ヘスとカクマレックの
THE 人工呼吸ブック

第2版

ESSENTIALS OF MECHANICAL VENTILATION
Third Edition

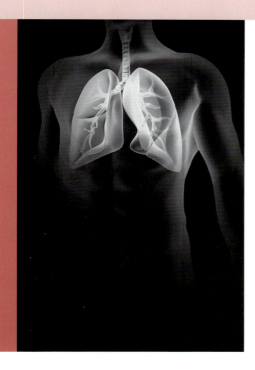

著 **DEAN R. HESS,** PhD, RRT
Associate Professor of Anaesthesia
Harvard Medical School
Assistant Director of Respiratory Care Services
Massachusetts General Hospital
Boston, Massachusetts

ROBERT M. KACMAREK, PhD, RRT
Professor of Anaesthesia
Harvard Medical School
Director of Respiratory Care Services
Massachusetts General Hospital
Boston, Massachusetts

訳 **田中 竜馬**
Pulmonary & Critical Care Medicine
Intermountain LDS Hospital, Utah, USA

瀬尾 龍太郎
神戸市立医療センター中央市民病院 救命救急センター

安宅 一晃
奈良県立医科大学附属病院 医療安全推進室

新井 正康
北里大学医学部附属新世紀医療開発センター 集中治療医学

メディカル・サイエンス・インターナショナル

For Susan, Terri, Rob, Max, Abby, Lauren, and Matt
—who make every day enjoyable.
D.R.H.

For my children Robert, Julia, Katie, and Callie
—who make it all worthwhile.
R.M.K.

Authorized translation of the original English edition,
"Essentials of Mechanical Ventilation", Third Edition
by Dean R. Hess and Robert M. Kacmarek

Copyright © 2014, 2002, 1996 by McGraw-Hill Education.
All rights reserved.

Japanese translation rigths arranged with
McGraw-Hill Global Education Holdings, LLC.
through Japan UNI Agency, Inc., Tokyo

© Second Japanese Edition 2015 by Medical Sciences International, Ltd., Tokyo

Printed and Bound in Japan

訳者序文

書店に行くと，人工呼吸器に関するあまたの書籍が並んでいます。しかし，各メーカーの人工呼吸器の紹介のような内容になっていて，根拠となる考え方があまり示されていないことも少なくありません。また，多数の執筆者による書籍では，表現や考え方が統一されていないため読者の混乱をまねくこともあります。

著者の序文に「この本は人工呼吸の本であって，人工呼吸器の本ではない」とあるように，本書は個々の人工呼吸器の操作方法を説明してくれる本ではありません。そのかわり，それらの操作の根底にある考え方を，成人用人工呼吸器一般に通用する表現で簡潔に説明してくれています。

簡潔な説明のなかに人工呼吸についての本質を突くコメントも多く，「PCVでもVCVでも，生理学的影響，肺傷害，同調性，患者の転帰に差はない（7章）」とか，「（新しい人工呼吸器モードは）従来のモードより優れているというエビデンスがあるからではなく，人工呼吸器にそのモードがついているからとか，医療者が好んでいるからといった理由で使われていることが多い（8章）」など，小気味よいHess & Kacmarek節が楽しめるのが本書の特徴でもあります。

著者のHess氏，Kacmarek氏のお2人は，呼吸管理の分野では世界的に有名な呼吸療法士です。合わせて75年以上という豊富な経験に裏づけられた本書は，全体を通じて表現や考え方が一貫しているため，人工呼吸を学ぶ読者にとって読みやすくわかりやすい本になっています。参考文献も厳選されていて，本書を読んだ読者が次に読んで役立つものが掲載されていますので，さらに発展した内容を学びたい読者にとっては非常に役に立ちます。

本書の翻訳に当たっては，原書の簡潔な表現を損なわないように留意し，日本の読者にとって補足が必要と思われる箇所には訳注として追記しました。読者のみなさんがよりよい呼吸管理を行える一助になることを，切に願っております。

田中　竜馬

訳者序文

　私が研修医として働き始めてから最初に手にした人工呼吸の教科書は，この本の原著の前の版である「Essentials of Mechanical Ventilation, 2nd edition」でした．たしか，どこぞの学会会場で売られていたのをたまたま手にとり，そのまま購入したと記憶しております．誰が書いているか，どれだけ売れているかなど全く知らずに読んでおりましたが，シンプルで，しかし奥深いこの本に惹かれ，のめり込むように読み，そして私の人工呼吸の礎がこの本によって築かれていきました．その後，いくつかの人工呼吸関連の書籍を読む機会がありましたが，誰かに人工呼吸管理の推奨書籍を尋ねられた際には一番にこの本を挙げておりました．
　この本を他人に薦める主な理由には，

- ぎりぎり読み切れる分量である
- 人工呼吸の原理・原則が学べる

という2点が挙げられます．読み切れる分量であるというのは，すなわち"体系的に学べる"ということを意味します．この本を読んだ後に，人工呼吸に関する新たな知識を得る際には，必ずこの本の中身と結びつけることができます．また，この本にはトリッキーなことはほとんど記載されていません．一貫して人工呼吸管理の原理・原則と，それに基づく管理方法が書かれております．第2版から第3版に変わっても，最小限の記載量で原理・原則に基づく内容であることは変わりありません．
　この本で人工呼吸を学ぶと，自分のなかに人工呼吸の礎を築くことができます．そしてそれは大多数の医療者から肯定されるものであるはずです．礎の部分の構築・見直しは，誰でもいつでも可能です．どんな職種であっても，どれほどの経験年数であっても，この本を利用して人工呼吸管理の土台づくりをしていただきたいと願っております．

瀬尾　龍太郎

訳者序文

　重症患者管理に人工呼吸器は必要不可欠なものです．私を含め誰しも，医学書を置いている書店に駆け込んで"人工呼吸"とついた本や雑誌の特集を探すことになります．しかし巷にはあふれるほどに"人工呼吸"の題の本があり，しかも内容が違っているので，どれを選べばよいかさっぱりわからなくなってしまいます．一方，全国レベルの学会では年々新たな機能が付加された人工呼吸器がモーターショーさながらに並べられ，その特徴を強調した宣伝がされ，翌年の学会にはその機能がよかったと報告されています．結局，私は人工呼吸の基本ではなく新しい機能ばかりに目が向いてしまい，学会が終われば，"新しい人工呼吸器"を借りて使用し，翌年には購入することを繰り返していました．そのため，基本的なことは全くわからないまま，いつのまにか指導する立場になり，アシスト/コントロールの従圧式とpressure supportの違いすらわからないという状態に気がつきました．それでも，学会でのきらびやかな新機種の品評会では新しい機能に目を奪われていました．結局，若手に鋭い質問に応じているうちに，必要に迫られて人工呼吸について書かれた本を読むようになり，自分の基本的な知識の誤りに気づいたのが今から数年前です．本書は私が通ったような"間違った道"に行かないための流れをコンパクトにまとめたものだと思います．さらに，最近ある人から「tidal volumeはどうして1回換気量と訳されているのか」と言われ，がくぜんとさせられました．実はtidal volume＝1回換気量は見事な訳ですが，呼吸生理や人工呼吸の用語にはこのように意訳や日本語にしづらい部分がたくさんあるために，訳者ごとにその日本語が違い，人工呼吸に関連する本をよりわかりにくくしているのだと気づかされました．実は，本書でも訳者間で用語に関して微妙なズレがあり，その調整も重要な翻訳作業の一貫でした．まだ，十分とはいえませんが，この本をきっかけにより多くの人が人工呼吸管理に対するコンプレックスをなくし，重症患者管理の一歩を踏み出すことを願っております．

安宅　一晃

訳者序文

　本書の原著は初版から2人の著者により執筆されており，そのためか一貫性があり，偏りがなく，教育的で，基礎から臨床まで系統だって記載されている．日本において，人工呼吸に関連した書物として，ハウツーもの，見開き2頁のQ＆A型，最新ジャーナルの解説集，などは多い．しかし本書のように，標準的なのにアップツーデートで，格調高い，いわゆる成書の類は非常に少ない．系統だった成書は，道を究めようとする人たちには不可欠である．わが国は決して医療後進国ではないが，人工呼吸について書かれた成書という意味においては，いまだ外国の言葉で書かれた書物に学ぶ必要はありそうだ．

　原著第2版は2007年に，そして今回第3版が日本語に翻訳されて上梓された．それは我々訳者が，日本語で読まれることが望ましい，あるいは理解が深まる，と信じたからにほかならない．しかし，英語が浸透しつつある我々の社会において，この領域にかかわる人たちの教育水準なども勘案して，本文の何を，どこまで翻訳するべきか，については翻訳を終了した今も，難しい問題として残った．原語のままアルファベットで残したほうがいいもの，カタカナで表記したほうがいいものなどがあり，これらに無理に訳語を当てはめることが本当に読む人の理解を助けるかは疑問であった．翻訳本ではあるが，英語と日本語の混合の文章はどこまで許容されるのかという問題である．

　一方，我々日本人が外国発の学問や文化，概念を，どのように理解し，発展させてきたのかということを考えるときに，やはり最初は日本語で理解し，考察し，時代とともに徐々に外国の言葉でも考えられるようになってきたのではないかと思う．日本は，日本語で書かれた一流の医学書，翻訳本が多い国だと思うが，そのことが医学を学ぶ人たちのレベル向上に貢献してきたことは想像に難くない．最初は日本語で知り，考え，理解することも重要な場合があると思う．その意味でもこの翻訳本は，用語も含めて，本文内容の概念やニュアンスを伝達する書であってほしいし，関連学会の用語集にも一石を投じる内容であってほしい．ほかの訳者らも，多少は，そんな悶絶を繰り返しながら翻訳作業をされたと思う．

　そんな苦労の結果の本書は，人工呼吸の暗い淵の入り口を覗くようなものになるかもしれないが，しかし一方で人工呼吸への探求心を駆り立て，暗い淵に真理の光が差し込むようになる，そんな書となればいいと思う．

新井　正康

原著序文

　人工呼吸管理は，多くの重症患者にとって欠かすことのできないケアである．それは長期急性期施設や家など，集中治療室以外の場所や病院の外でも使用されている．人工呼吸について理解しておくことは，呼吸療法士や集中治療医にとって必要不可欠である．人工呼吸の原理に関する一般的知識は，人工呼吸補助を必要とする患者を担当する集中治療室で働く看護師やプライマリ・ケア医にも求められている．

　この本は成人の人工呼吸管理の実用的なガイドブックを目指して作成したものである．我々は合わせて75年以上もの臨床医，教育者，研究者，執筆者としての経験に基づいてこの本を執筆した．臨床にはっきりと焦点を合わせ，最新の話題を扱うようにした．また前の版と同様，章を短く焦点を絞って，実用的であることを心掛けた．

　この10年で人工呼吸はかなり進歩した．それゆえ，この本の大部分が書き換えられた．前の版のようにこの本は4つのPartに分けられている．Part 1「人工呼吸の原理」では，人工呼吸の基礎的な原理について説明し，その後，人工呼吸の適応，適切な生理学的目標，人工呼吸器からの離脱について説明している．Part 2「人工呼吸マネージメント」では，さまざまな疾患の人工呼吸管理患者に対する実践的なアドバイスを提供している．Part 3「人工呼吸中のモニタリング」では，血液ガス，血行動態，メカニクス，波形について説明する．最後のPart 4「人工呼吸に関連したトピック」では，気道管理やエアロゾル投与，体外式生命維持装置，そしてさまざまな人工呼吸のテクニックについて説明する．

　この本は人工呼吸の本であって，人工呼吸器の本ではない．我々は特定の人工呼吸器の操作について説明してはいない（いくつかの人工呼吸器で特有の換気モードについて説明してはいるが）．この本に出てくる機械はノーブランドのものとし，全般的にどの成人用人工呼吸器にも応用できるように試みた．小児と新生児の人工呼吸器についてはカバーしていない．なぜなら，これらのトピックは小児と新生児の呼吸管理の本で適切にカバーされているため，本書では成人の人工呼吸器に焦点を当てることにした．各章の最後に短めの推奨文献一覧を掲載しているが，本書が実用的なものとなるよう心掛け，必要以上に広範な参考文献を挙げることは行っていない．

　この本は人工呼吸管理患者にかかわるすべての臨床医向けに書かれた本である．我々はこの本がユニークであることを信じているし，我々が楽しみながら書いたように，あなたたちにも楽しみながら読んでいただけることを願っている．

Dean R. Hess, PhD, RRT
Robert M. Kacmarek, PhD, RRT

訳者一覧（翻訳章順）

田中 竜馬
Pulmonary & Critical Care Medicine
Intermountain LDS Hospital, Utah, USA
（1 〜 16 章）

瀬尾 龍太郎
神戸市立医療センター中央市民病院 救命救急センター
（17 〜 21 章）

安宅 一晃
奈良県立医科大学附属病院 医療安全推進室
（22 〜 26 章）

新井 正康
北里大学医学部附属新世紀医療開発センター 集中治療医学
（27 〜 38 章）

注意

本書に記載した情報に関しては，正確を期し，一般臨床で広く受け入れられている方法を記載するよう注意を払った．しかしながら，著者（訳者）ならびに出版社は，本書の情報を用いた結果生じたいかなる不都合に対しても責任を負うものではない．本書の内容の特定な状況への適用に関しての責任は，医師各自のうちにある．

　著者（訳者）ならびに出版社は，本書に記載した薬物の選択，用量については，出版時の最新の推奨，および臨床状況に基づいていることを確認するよう努力を払っている．しかし，医学は日進月歩で進んでおり，政府の規制は変わり，薬物療法や薬物反応に関する情報は常に変化している．読者は，薬物の使用に当たっては個々の薬物の添付文書を参照し，適応，用量，付加された注意・警告に関する変化を常に確認することを怠ってはならない．これは，推奨された薬物が新しいものであったり，汎用されるものではない場合に，特に重要である．

1. 本書では，臨床現場で普段使われている用語を使用した．不統一が生じた場合は，訳者間で検討し，統一した．
2. 本書では，原則として，薬物名のカナ表記は独立行政法人 医薬品医療機器総合機構（http://www.pmda.go.jp）の医療用医薬品の添付文書情報に従い，記述した．日本で未承認の薬物および，日本にある薬物でも該当の剤形がない場合は原語表記とした．

目次

PART 1　人工呼吸の原理　　1
- Chapter 1　人工呼吸による生理学的影響　　1
- Chapter 2　人工呼吸の生理学的目標　　12
- Chapter 3　人工呼吸器関連肺傷害（VILI）　　20
- Chapter 4　人工呼吸器関連肺炎（VAP）　　30
- Chapter 5　人工呼吸器モードの分類　　41
- Chapter 6　従来の人工呼吸器モード　　52
- Chapter 7　圧制御換気と量制御換気　　62
- Chapter 8　新しい人工呼吸器モード　　74
- Chapter 9　流量波形とI：E比　　90
- Chapter 10　高頻度換気　　104
- Chapter 11　非侵襲的人工呼吸　　112
- Chapter 12　加湿と人工呼吸器回路　　123
- Chapter 13　吸入酸素濃度，呼気終末陽圧，平均気道内圧　　134
- Chapter 14　人工呼吸器初期設定　　146
- Chapter 15　患者−人工呼吸器非同調　　154
- Chapter 16　人工呼吸器離脱　　167

PART 2　人工呼吸マネージメント　　179
- Chapter 17　急性呼吸促迫症候群（ARDS）　　179
- Chapter 18　閉塞性肺疾患　　192
- Chapter 19　胸部外傷　　206
- Chapter 20　頭部外傷　　214
- Chapter 21　術後人工呼吸管理　　224
- Chapter 22　神経筋疾患　　232
- Chapter 23　心不全　　242
- Chapter 24　熱傷と気道熱傷　　249
- Chapter 25　気管支胸膜瘻　　259
- Chapter 26　薬物中毒　　267

PART 3　人工呼吸中のモニタリング　273
Chapter 27　血液ガス　273
Chapter 28　パルスオキシメトリー，カプノグラフィー，経皮的モニタリング　288
Chapter 29　血行動態のモニタリング　299
Chapter 30　人工呼吸中の肺メカニクス：基礎編　309
Chapter 31　人工呼吸中の肺メカニクス：上級編　318
Chapter 32　栄養評価　336

PART 4　人工呼吸に関連したトピック　347
Chapter 33　気道管理　347
Chapter 34　気道の清浄化　356
Chapter 35　吸入薬投与　365
Chapter 36　緊急時の換気と災害時の換気　372
Chapter 37　運動療法とポータブル人工呼吸器　382
Chapter 38　体外式生命維持装置　388

索引　397

略語一覧

略語	英語フルスペル	日本語
A/C	assist/control	アシスト/コントロール
ADH	antidiuretic hormone	血清抗利尿ホルモン
AG	anion gap	アニオン・ギャップ
AMI	acute myocardial infarction	急性心筋梗塞
ANP	atrial natriuretic peptide	心房性ナトリウム利尿ペプチド
APRV	airway pressure-release ventilation	―
ARDS	acute respiratory distress syndrome	急性呼吸促迫症候群
ASV	adaptive support ventilation	―
auto-PEEP	auto-positive end-expiratory pressure	―
AVAPS	average volume-assured pressure support	―
BAL	bronchoalveolar lavage	気管支肺胞洗浄
BE	base excess	過剰塩基
BEE	basal energy expenditure	基礎エネルギー消費量
BSA	body surface area	体表面積
Cao_2	oxygen content of arterial blood	動脈血酸素含量
CCI	chronic critical illness	慢性重症疾患
$Cc'o_2$	oxygen content of pulmonary end-capillary	肺終末毛細管酸素含量
CDC	Centers for Disease Control and Prevention	米国疾病対策センター
CI	cardiac index	心係数
C_L	lung compliance	肺のコンプライアンス
Cl^-	chloride ion	塩化物イオン
CMV	continuous mandatory ventilation	持続的強制換気
CO	carbon monoxide	一酸化炭素
Co_2	oxygen content of the blood	血液の酸素含量

略語一覧

略語	英語フルスペル	日本語
COPD	chronic obstructive pulmonary disease	慢性閉塞性肺疾患
CPAP	continuous positive airway pressure	持続気道陽圧
C_{pc}	compliance of the patient circuit	回路のコンプライアンス
CPP	cerebral perfusion pressure	脳灌流圧
CPR	cardiopulmonary resuscitation	心肺蘇生
C_{rs}	compliance of the respiratory system	呼吸器系のコンプライアンス
CSV	continuous spontaneous ventilation	持続的自発換気
$C\bar{v}O_2$	oxygen content of mixed venous blood	混合静脈血酸素含量
CVP	central venous pressure	中心静脈圧
C_W	chest wall compliance	胸壁コンプライアンス
DO_2	oxygen delivery	酸素供給
EAdi	electromyographic activity of the diaphragm	横隔膜の活動電位
ECLS	extracorporeal life support	体外式生命維持装置
ECMO	extracorporeal membrane oxygenation	体外膜型肺
EELV	end-expiratory lung volume	呼気終末肺気量
EPAP	expiratory positive airway pressure	呼気気道陽圧
FACT trial	fluid and catheter treatment trial	輸液とカテーテル治療トライアル
f_b	respiratory rate	呼吸数
f_c	heart rate	心拍数
FDA	Food and Drug Administration	米国食品医薬品局
F_{IO_2}	fraction of inspired oxygen	吸入酸素濃度
FRC	functional residual capacity	機能的残気量
FVC	forced vital capacity	努力肺活量
Hb	hemoglobin	ヘモグロビン
HbCO	carboxyhemoglobin	一酸化炭素ヘモグロビン
HFJV	high frequency jet ventilation	高頻度ジェット換気
HFO	high frequency oscillation	高頻度振動

略語	英語フルスペル	日本語
HFOV	high frequency oscillatory ventilation	高頻度振動換気
HFPPV	high frequency positive pressure ventilation	高頻度陽圧換気
HFPV	high frequency percussive ventilation	高頻度パーカッション換気
HFV	high frequency ventilation	高頻度換気
HME	heat and moisture exchanger	熱・湿度交換器
IBW	ideal body weight	理想体重
ICP	intracranial pressure	頭蓋内圧
ICU	intensive care unit	集中治療室
I：E	inspiratory time and expiratory time ratio	I：E比
IMV	intermittent mandatory ventilation	間欠的強制換気
iNO	inhaled nitric oxide	NO吸入
IPAP	inspiratory positive airway pressure	吸気気道陽圧
ISB	isothermic saturation boundary	等温飽和境界
IVAC	infection-related ventilator-associated complication	感染に関連した人工呼吸器関連合併症
LA	left atrium	左房
LV	left ventricle	左室
LVSWI	left ventricular stroke work index	左室1回仕事係数
MAP	mean arterial pressure	平均動脈圧
MCRF	mass casualty respiratory failure	多数傷病者呼吸不全
MDI	metered-dose inhaler	定量噴霧器
MIC	maximum insufflation capacity	最大強制吸気量
MIE	mechanical insufflation-exsufflator	排痰補助装置
MMV	mandatory minute ventilation	―
MODS	multiple organ dysfunction syndrome	多臓器不全症候群
MPAP	mean pulmonary artery pressure	平均肺動脈圧
NAVA	neurally adjusted ventilatory assist	―
NIV	noninvasive ventilation	非侵襲的人工呼吸

略語	英語フルスペル	日本語
NO	nitric oxide	一酸化窒素
NPE	neurogenic pulmonary edema	神経原性肺水腫
OI	oxygenation index	酸素指数
PA	pulmonary artery	肺動脈
ΔP_{aw}	change in airway pressure	気道内圧の変化
ΔP_L	transpulmonary pressure	肺内外圧差
ΔPOP	plethysmographic waveform amplitude	脈波波形の振幅の呼吸性変動
ΔPpl	change in pleural pressure	胸腔内圧の変化
$P_{(A-a)O_2}$	difference between alveolar P_{O_2} and arterial P_{O_2}	肺胞気酸素分圧と動脈血酸素分圧の差
Pa_{CO_2}	partial pressure of carbon dioxide in arterial blood	動脈血二酸化炭素分圧
P_{ACO_2}	alveolar P_{CO_2}	肺胞気二酸化炭素分圧
$P_{(a-et)CO_2}$	difference between arterial and end-tidal P_{CO_2}	動脈血二酸化炭素分圧と呼気終末二酸化炭素分圧の差
Palv	alveolar pressure	肺胞内圧
$\overline{P}alv$	mean alveolar pressure	平均肺胞内圧
Pa_{O_2}	partial pressure of oxygen in arterial blood	動脈血酸素分圧
P_{AO_2}	alveolar P_{O_2}	肺胞気酸素分圧
Pa_{O_2}/F_{IO_2}	ratio of arterial P_{O_2} to F_{IO_2}	動脈血酸素分圧と吸入酸素濃度の比
Pa_{O_2}/P_{AO_2}	ratio of arterial P_{O_2} to alveolar P_{O_2}	動脈血酸素分圧と肺胞気酸素分圧の比
PAP	pulmonary artery pressure	肺動脈圧
PAV	proportional-assist ventilation	–
Paw	airway pressure	気道内圧
$\overline{P}aw$	mean airway pressure	平均気道内圧
Pb	barometric pressure	大気圧
P_bO_2	brain P_{O_2}	脳酸素分圧
Pbt_{O_2}	brain tissue P_{O_2}	脳組織酸素分圧
PC-CMV	pressure-controlled continuous mandatory ventilation	圧制御-持続的強制換気
PC-IMV	pressure-controlled intermittent mandatory ventilation	圧制御-間欠的強制換気

略語	英語フルスペル	日本語
PCIRV	pressure-controlled inverse ratio ventilation	圧制御逆比換気
P_{CO_2}	partial pressure of carbon dioxide	二酸化炭素分圧
PC-SIMV	pressure-controlled synchronized intermittent mandatory ventilation	圧制御-同期式間欠的強制換気
PCV	pressure-controlled ventilation	圧制御換気
PCWP	pulmonary capillary wedge pressure	肺毛細管楔入圧
Pdi	transdiaphragmatic pressure	経横隔膜圧
$P_{\bar{E}CO_2}$	mixed exhaled P_{CO_2}	混合呼気ガス内の二酸化炭素分圧
PEEP	positive end-expiratory pressure	呼気終末陽圧
PEG	percutaneous endoscopic gastrostomy	経皮内視鏡的胃瘻造設術
Peso	esophageal pressure	食道内圧
P_{etCO_2}	end-tidal P_{CO_2}	呼気終末二酸化炭素分圧
P_{exhCO_2}	measured mixed exhaled P_{CO_2} including gas compressed in the ventilator circuit	測定した混合呼気二酸化炭素分圧（回路内で圧縮されたガスを含む）
PFO	patent foramen ovale	卵円孔開存
P_{H_2O}	water vapor pressure	水蒸気圧
PI	plethysmographic perfusion index	脈波灌流指数
PI_{max}	maximum inspiratory pressure	最大吸気圧
PImax	maximal value of the plethysmographic perfusion index	最大の脈波灌流指数
PImin	minimal value of the plethysmographic perfusion index	最小の脈波灌流指数
PIP	peak inspiratory pressure	最高気道内圧
P_{mus}	pressure generated by the respiratory muscles	患者の呼吸筋によってつくり出される圧
PMV	prolonged mechanical ventilation	遷延性人工呼吸
P_{O_2}	partial pressure of oxygen	酸素分圧
Pplat	plateau pressure	プラトー圧
PPV	pulse pressure variation	脈圧変動
PRVC	pressure-regulated volume control	－

略語一覧

略語	英語フルスペル	日本語
PSV	pressure support ventilation	プレッシャサポート換気
P_{tcCO_2}	transcutaneous P_{CO_2}	経皮的二酸化炭素分圧
P_{tcO_2}	transcutaneous P_{O_2}	経皮的酸素分圧
$P_{\bar{v}CO_2}$	mixed venous P_{CO_2}	混合静脈血二酸化炭素分圧
P_{vent}	pressure-generated by the ventilator	人工呼吸器が気道にかける圧
PVI	plethysmographic variability index	脈波変動指数
$P_{\bar{v}O_2}$	mixed venous P_{O_2}	混合静脈血酸素分圧
PVR	pulmonary vascular resistance	肺血管抵抗
PVRI	pulmonary vascular resistance index	肺血管抵抗指数
$\dot{Q}_c$	cardiac output	心拍出量
$\dot{Q}_S/\dot{Q}_T$	pulmonary shunt	シャント率
R	respiratory quotient	呼吸商
RA	rigth atrium	右房
RAD	reactive airways disease	反応性気道疾患
RCT	randomized controlled trial	無作為化比較試験
R_E	expiratory resistance	呼気抵抗
REE	resting energy expenditure	安静時エネルギー消費量
REM	rapid eye movement	–
R_I	inspiratory resistance	吸気抵抗
ROM	range-of-motion	関節可動域
RSBI	rapid-shallow breathing index	–
RV	rigth ventricle	右室
RVSWI	right ventricular stroke work index	右室1回仕事係数
RWV	respiratory waveform variation	波形の呼吸変動
S_{aO_2}	hemoglobin oxygen saturation of arterial blood	動脈血酸素飽和度
SAT	spontaneous awakening trial	自発覚醒トライアル
SBT	spontaneous breathing trial	自発呼吸トライアル
S_{cvO_2}	central venous oxygen saturation	中心静脈血の酸素飽和度
SI	stress index	応力係数
SID	strong ion difference	強イオン較差

略語	英語フルスペル	日本語
SIMV	synchronized intermittent mandatory ventilation	同期式間欠的強制換気
$Sjvo_2$	jugular venous bulb oxygen saturation	頸静脈球酸素飽和度
Spco	carbon monoxide measured by pulse oximetry	オキシメータによって見積もられた一酸化炭素ヘモグロビン
Sp_{HB}	hemoglobin measured by pulse oximetry	オキシメータによって見積もられたヘモグロビン濃度
Sp_{MET}	methemoglobin measured by pulse oximetry	オキシメータによって見積もられたメトヘモグロビン
Spo_2	hemoglobin oxygen saturation measured by pulse oximetry	経皮的酸素飽和度
SV	stroke volume	1回拍出量
SVI	stroke volume index	1回拍出量係数
$S\bar{v}o_2$	mixed venous oxygen saturation	混合静脈血酸素飽和度
SVR	systemic vascular resistance	体血管抵抗
SVRI	systemic vascular resistance index	体血管抵抗係数
T_E	expiratory time	呼気時間
THAM	tris (hydroxymethyl) aminomethane	トリスヒドロオキシメチルアミノメタン
T_I	inspiratory time	吸気時間
T_T	total cycle time	1回の呼吸周期の時間
UUN	urine urea nitrogen	尿中の尿素窒素
$\dot{V}$	flow	流量
$\dot{V}_A$	alveolar ventilation	肺胞換気量
VAC	ventilator-associated condition	人工呼吸器関連状態
VAE	ventilator-associated event	人工呼吸器関連事象
VAP	ventilator-associated pneumonia	人工呼吸器関連肺炎
VC	vital capacity	肺活量
VCV	volume-controlled ventilation	量制御換気
VC+	volume control+	—
VC-CMV	volume-controlled continuous mandatory ventilation	量制御-持続的強制換気

略語一覧

略語	英語フルスペル	日本語
VC-IMV	volume-controlled intermittent mandatory ventilation	量制御-間欠的強制換気
$\dot{V}_{CO_2}$	carbon dioxide production	二酸化炭素産生量
VC-SIMV	volume-controlled synchronized mandatory ventilation	量制御-同期式間欠的強制換気
$\dot{V}_D$	dead space ventilation	死腔換気量
V_D/V_T	dead space to tidal volume ratio	死腔/1回換気量比
$\dot{V}_E$	minute ventilation	分時換気量
$\dot{V}_f$	flow at the end of inspiration	吸気終末の流量
$\dot{V}_I$	inspiratory flow	吸気流量
VIDD	ventilator-induced diaphragm dysfunction	人工呼吸器惹起性横隔膜機能障害
VILI	ventilator-induced lung injury	人工呼吸器関連肺傷害
$\dot{V}_{O_2}$	oxygen consumption	酸素消費量
$\dot{V}/\dot{Q}$	ventilation-perfusion ratio	換気血流比
VS	volume support	—
V_T	tidal volume	1回換気量
W	work	仕事量
τ	time constant	時定数

PART 1
人工呼吸の原理

Chapter 1
人工呼吸による生理学的影響

- 導入
- 平均気道内圧
- 肺への影響
  - シャント
  - 換気
  - 無気肺
  - 圧傷害
  - 人工呼吸器関連肺傷害
  - 肺炎
  - 過換気と低換気
  - 酸素毒性
- 心臓への影響
- 腎臓への影響
- 胃への影響
- 栄養への影響
- 神経への影響
- 神経筋への影響
- 肝臓・内臓への影響
- 気道への影響
- 睡眠への影響
- 患者−人工呼吸器非同調
- 人工呼吸器の不具合
- 覚えておくべきポイント
- 推奨文献

1 人工呼吸による生理学的影響

> **目的**
> 1. 陽圧呼吸において平均気道内圧に影響する要因を理解する
> 2. シャントと死腔に対する陽圧呼吸による影響を理解する
> 3. 肺胞が過膨張したり，開放・虚脱を繰り返したりすることが人工呼吸器関連肺傷害へどのように影響するか理解する
> 4. 陽圧呼吸による，肺，心臓，腎臓，肝臓・内臓，胃，神経筋の機能への生理学的影響を理解する
> 5. 陽圧呼吸による，栄養，気道，睡眠への影響を理解する
> 6. 陽圧呼吸による悪影響を最低限にするための方法を理解する

導入

成人急性期医療で使用される人工呼吸器は，気道の入り口に陽圧をかけることで肺を膨らませる。人工呼吸では，陽圧呼吸が有益な効果を生み出すが，同時に多数の副作用も起こしうるので，人工呼吸器を用いるには利点と欠点の両方を知っておく必要がある。個々の患者への治療では，人工呼吸による利点を最大限にし，欠点を最小限に抑える戦略を用いなければならない。生体において肺とほかの臓器は相互に作用するため，人工呼吸器は体内のほとんどすべての臓器に影響する。本章では，人工呼吸器による生理学的影響のうち，有益なものと有害なものの両方を総括する。

平均気道内圧

正常の自発呼吸では，胸腔内圧は呼吸周期を通じて陰圧になっている。胸腔内圧は，呼気時の$-5\,cmH_2O$から吸気時の$-8\,cmH_2O$の間で変動する。肺胞内圧は，呼気時の$+1\,cmH_2O$から吸気時の$-1\,cmH_2O$の間で変動する。吸気では胸腔内圧が低下するため，肺の膨張と静脈還流が容易になる。肺内外圧差（transpulmonary pressure）とは，近位気道と胸腔内の圧の差のことである。自発呼吸を行っているときの正常の肺内外圧差は，最大でも$35\,cmH_2O$以下である。

　陽圧呼吸を行っているときの胸腔内圧の変動は，自発呼吸の場合とは正反対になる。陽圧呼吸では平均胸腔内圧は通常陽圧で，吸気で上昇し，呼気で低下する。したがって，呼気の間に静脈還流は多くなり，呼気時間が短すぎたり平均気道内圧が高すぎると少なくなる。

　人工呼吸による作用の多くは，有益なものも有害なものも，平均気道内圧に関連している。平均気道内圧とは呼吸周期を通じて気道にかかる圧の平均であり，吸気での圧の高さと時間（最高気道内圧，吸気圧波形，吸気時間）と，呼気での圧の高さと時間〔呼気終末陽圧（positive end-expiratory pressure：PEEP），呼吸数〕に影響される。

肺への影響

シャント

シャントとは，血流があって換気がないことである（図 1-1）。血液がガス交換することなく右心から左心に流れるときに肺シャントが起こり，低酸素血症の原因となる。シャントには，毛細血管でのシャントと解剖学的シャントの 2 種類がある。毛細血管でのシャントは，換気のない肺胞を血液が流れるときに起こる。例としては，無気肺，肺炎，肺水腫，急性呼吸促迫症候群（acute respiratory distress syndrome：ARDS）がある。解剖学的シャントは，血液が右心から左心へ完全に肺を素通りして流れるときに起こる。正常でも存在する解剖学的シャントには，Thebesian 静脈や気管支循環がある。異常な解剖学的シャントは先天性心疾患があるときに起こる。全シャント量は，毛細血管でのシャントと解剖学的シャントの合計である。

陽圧呼吸は通常，シャントを減少させて動脈血の酸素化を改善させる。肺胞の開放圧よりも高い吸気圧を用いることで虚脱した肺胞を開くことができ，肺胞の閉鎖圧よりも高い呼気圧を用いることで肺胞の虚脱を防ぐことができる。十分な呼気圧で肺胞のリクルートメントを維持すれば動脈血の酸素化は改善するが，陽圧により肺の一部が過膨張するようなことがあると，肺の血流は換気のない部分を流れることになるかもしれない（図 1-2）。その場合，陽圧呼吸は逆に低酸素血症を悪化させることになる。

陽圧呼吸は毛細血管でのシャントを改善するかもしれないが，解剖学的シャントを悪化させるおそれがある。というのは，肺胞内圧が高くなることで肺血管抵抗が上昇すると，解剖学的シャントを流れる血流が増えて，肺を流れる血流が減るためである。そのため，解剖学的シャントがある場合には，平均気道内圧をできるだけ低く保つようにする。

気道疾患のように換気の分布が不均一な場合にも，相対的にシャントのようになるこ

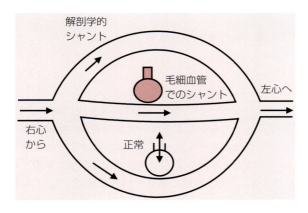

図 1-1　解剖学的シャントと毛細血管でのシャント

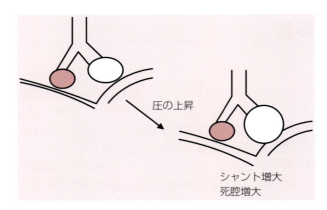

図 1-2 肺胞の過膨張があると肺血流の分布が変わり，換気のない部分への血流が増えてシャントが増える。

とがある。換気分布が不均一だと，肺胞の部分によっては血流に対して換気が少なくなり（シャントのように換気/血流比が低い状態），また部分によっては血流に対して換気が多くなる（死腔のように換気/血流比が高い状態）。このような場合に陽圧呼吸を行うと，特に換気が少なく換気/血流比が低かった部分の肺で換気が改善することで，換気分布がより均一になることがある。

換気

換気とは，肺を出入りする空気の動きのことである。1回換気量（tidal volume：V_T）とは1回ごとの呼吸で吸い込まれて吐き出される空気量のことで，分時換気量（$\dot{V}_E$）とは1分間に肺を出入りする空気の量のことである。$\dot{V}_E$ とは，V_T と呼吸数（f_b）を掛け合わせたものである：

$$\dot{V}_E = V_T \times f_b$$

換気量は，死腔換気量（$\dot{V}_D$）と肺胞換気量（$\dot{V}_A$）に分けられる。$\dot{V}_E$ とは，$\dot{V}_D$ と $\dot{V}_A$ を合わせたものである。

$$\dot{V}_E = \dot{V}_D + \dot{V}_A$$

肺胞換気は肺でガス交換を行うが，死腔換気はガス交換に関与しない（図 1-3）。言い換えると，死腔とは換気はあるが血流がない状態である。解剖学的死腔とは気道の部分の容量で，健常な成人ではおよそ 150 mL である。肺胞死腔とは換気はあるが血流のない部分の肺胞を指し，肺血流が減るような状態では必ず増大する。全生理学的死腔率（V_D/V_T）は，正常では $\dot{V}_E$ の 1/3 程度である。機械的死腔とは，人工呼吸器回路の空気が再呼吸されることで，解剖学的死腔の増大と同様に働くことを指す。解剖学的死腔は一定なため，V_T を小さくすると死腔率は高くなり，肺胞換気量は減少する。死腔が

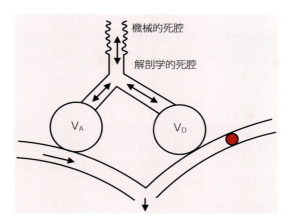

図 1-3　機械的死腔，解剖学的死腔，肺胞死腔
V_A：肺胞換気量，V_D：死腔換気量

増えているときには，$\dot{V}_E$ を増やすことで肺胞換気〔と動脈血二酸化炭素分圧（$Paco_2$）〕を維持する必要がある。

人工呼吸器では V_T と呼吸数を設定することができるので，換気量を調整することができる。必要な換気量は，目標 $Paco_2$ や肺胞換気量，組織での二酸化炭素（CO_2）産生量（$\dot{V}co_2$）によって異なる。このことは次の式で示されている（同じ条件下で同じ単位を使う場合，係数の 0.863 は使わないことに注意）：

$$Paco_2 \propto \frac{\dot{V}co_2}{\dot{V}_A}$$

および

$$Paco_2 = \frac{\dot{V}co_2 \times 0.863}{\dot{V}_E \times \left(1 - \dfrac{V_D}{V_T}\right)}$$

発熱や敗血症などで $\dot{V}co_2$ が増加すれば，目標 $Paco_2$ を維持するために必要な $\dot{V}_E$ も増える。死腔が増大した場合も $\dot{V}_A$ と $Paco_2$ を同じ値に保つために必要な $\dot{V}_E$ は増える。換気を増やすことで肺や循環にとって悪影響が起こる場合には，$Paco_2$ の上昇を許容することもある〔高二酸化炭素許容人工換気法（permissive hypercapnia）〕。人工呼吸は，正常の肺胞を過膨張させて肺胞死腔を増大させたり，気道を拡張させて解剖学的死腔を増大させたりすることがある。

無気肺

無気肺は人工呼吸でよく起こる合併症の 1 つである。重力のかからない部分の肺により

多くの空気が送られる一方で，重力のかかる部分では肺自体の重みにより肺が圧迫されたり気道が閉塞したりするために起こる。100%の酸素を投与すると吸収性無気肺が起こることがあるので，可能な限り避ける。肺気量を保つためにPEEPを用いるのは無気肺の予防に有効である。

圧傷害

圧傷害（barotrauma）とは，過膨張による肺胞の破裂である。圧傷害から肺の間質性気腫や縦隔気腫，心嚢気腫，皮下気腫，気胸が起こることもある（図1-4）。気胸は致死的な緊張性気胸に急速に進行することがあるため，最も深刻である。縦隔気腫や皮下気腫が臨床的に重大な影響を及ぼすことはまれである。

人工呼吸器関連肺傷害

肺胞の過膨張は急性肺傷害を引き起こす。肺胞がどれくらい広がるかは肺胞内圧と胸腔内圧の差で決まる。理想的には，最高肺胞内圧（吸気終末プラトー圧）はできるだけ低くし，30 cmH₂Oを超えないようにする。肺胞の広がりは胸腔内圧にも影響されるため，胸壁が硬ければ（胸腔内圧が高ければ）肺胞の過膨張は起こりにくくなる。1回換気量（たとえば，理想体重あたり4〜8 mL/kg）と肺胞拡張圧[訳注1]（＜25 cmH₂O）を制限することで，肺胞の過膨張を最小限にできる。呼気で肺胞が虚脱し，吸気で再び開くのを繰り返すことによっても人工呼吸器関連肺傷害（ventilator-induced lung injury：VILI）が起こる。このような肺傷害は，PEEPを使って肺胞虚脱を避ければ改善することができる。吸気で過膨張し，呼気で虚脱するような設定で人工呼吸を行うと，肺の炎症を助長することになる（biotrauma）。炎症性メディエーターは肺血流に入り，全身性の炎症を引き起こすことがある。人工呼吸患者の肺の特徴として重要なのに，不均一

訳注1
肺胞拡張圧＝肺胞内圧－胸腔内圧

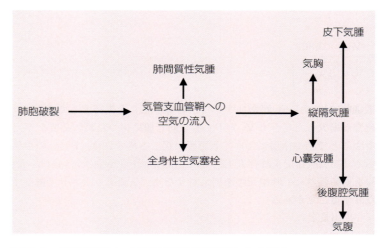

図1-4　肺胞破裂によって起こる圧傷害に関連した合併症

なことがある。すなわち，過膨張しやすい部分があると同時に虚脱しやすい部分も存在する。

肺炎

人工呼吸管理中には，人工呼吸器関連肺炎（vetilator-associated pneumonia：VAP）が起こることがある。VAPは，非侵襲的人工呼吸（noninvasive ventilation：NIV）よりも侵襲的人工呼吸を行っているときに起こりやすい。VAPは，口腔咽頭の分泌物が気管チューブのカフの外側から垂れ込むことで起こることが多い。VAPのリスクを減らすため，いくつもの予防策がバンドルとしてまとめられている。

過換気と低換気

過換気をすると$Paco_2$が低下して動脈血のpHが上昇するが，肺胞を過膨張させたりpHをアルカリ性に偏らせたりすると悪影響が起こるため，避けるべきである。呼吸性アルカローシスは，低カリウム血症やイオン化カルシウムの低下，ヘモグロビンの酸素との親和性増強（酸素ヘモグロビン解離曲線の左方移動による）を引き起こす。代償された慢性呼吸性アシドーシスがある患者に人工呼吸を行うときに，もし$Paco_2$を正常にしてしまうと，「相対的に」過換気となるためpHが上昇する。$Paco_2$を正常にしようと換気量を高くすることで起こる有害作用に比べると，人工呼吸管理中に高二酸化炭素血症が起こす悪影響は少ない。$Paco_2$が中等度に上昇（50〜70 mmHg）していても，pHが7.20に下がるまでは，多くの場合それほど悪影響はない。

酸素毒性

高濃度酸素には毒性があると考えられている。しかし，どのくらい高濃度なら毒性があるのかははっきりしていない。酸素毒性は，吸入酸素濃度（F_{IO_2}）と，高濃度酸素を吸っている時間の両方に関連すると考えられる。臨床的なエビデンスがあるわけではないが，特に48時間を超えるようであれば，0.6を超えるような高いF_{IO_2}は避けることが一般に推奨されている。高濃度酸素を使うことで動脈血酸素分圧（Pao_2）は正常よりも高くなることがある。高いPao_2は，①Haldane効果（CO_2のヘモグロビンからの解離），②換気が少ない部分の肺への血流の増加（低酸素性肺血管収縮の解除），③換気の抑制（起こる可能性は低い），によって$Paco_2$を上昇させることがある。しかし，人工呼吸管理中には換気量が調整されているので問題になることはまれである。新生児では高いPao_2によって未熟児網膜症が起こることがあるが，成人では報告されていない。

心臓への影響

陽圧呼吸は心拍出量を減少させるため，低血圧の原因となり，組織低酸素症を起こすこともある。これは平均気道内圧が高く，肺コンプライアンスが高く，循環血液量が減少しているときに最も起こりやすい。胸腔内圧が上昇することで静脈還流が減少し，右心

充満が減少することからも，心拍出量が減少する可能性がある．自発呼吸をしているときには，右房への静脈還流は胸腔内圧が最も低くなる吸気で最大となる．一方，陽圧呼吸を行っているときには，静脈還流は呼気で最大となる．

陽圧呼吸によって肺胞内圧が上昇すると肺血管を圧迫するため，肺血管抵抗を上昇させる可能性がある．これは特にPEEPを高くしたときに起こりやすい．肺血管抵抗が上昇すると，左室充満が減少して心拍出量が減少する．同時に，右室後負荷が上昇することで右室拡大が起こり，心室中隔が左室側へ偏位することからも左室機能が障害される．PEEPによって肺血管抵抗が上昇すると，Westのzone 1に相当する肺が増えて死腔が増加するので，肺胞換気が減少して$Paco_2$が上昇する^{訳注2}。

陽圧呼吸による心臓への悪影響は，平均気道内圧を下げることで改善できる．平均気道内圧を高くする必要があるときには，心拍出量と血圧を保つために輸液負荷と昇圧薬が必要になることがある．

> **訳注2**
> **Westのzone**
> Dr. Westが提唱する考え方で，肺を肺胞内圧（P_A）と肺動脈圧（P_a），肺静脈圧（P_V）の関係によってzone 1〜3の3種類に分ける．zone 1とは肺胞内圧が肺動脈圧よりも高いために，血流がなく死腔になっている部分を指す．
>
> それぞれのzoneでの圧の関係は以下のとおり．
> zone 1：$P_A > P_a > P_V$
> zone 2：$P_a > P_A > P_V$
> zone 3：$P_a > P_V > P_A$

腎臓への影響

人工呼吸によって尿量が減少することがある．原因には心拍出量が減少するために腎臓の灌流が減少することもあるが，人工呼吸によって血清抗利尿ホルモン（ADH）が上昇し，心房性ナトリウム利尿ペプチド（ANP）が低下することで起こることもある．人工呼吸管理中には体液量過剰になることが多いが，これは尿量減少に加えて，過剰な輸液が投与されたり，吸入気が加湿されているために気道からの不感蒸泄がなくなったりするためである．

胃への影響

人工呼吸管理中の患者には，胃の膨張（鼓腸）が起こることがある．ストレス性潰瘍と消化管出血が起こることもあるので，予防薬を投与する．

栄養への影響

人工呼吸管理中の患者に適度な栄養投与をするのは難しい．栄養が足りなければ呼吸筋の異化が起こり，肺炎や肺水腫のリスクが上昇する．逆に，栄養が過剰であれば代謝率が上昇するために，より大きな$\dot{V}_E$が必要になる．炭水化物を過剰に投与すると，$\dot{V}_{CO_2}$が増加するために，必要な$\dot{V}_E$はさらに大きくなる．

神経への影響

頭部外傷の患者では，陽圧呼吸により頭蓋内圧が亢進することがある．これは，静脈還流が減少することで，頭蓋内の血液量が増加し，圧が上昇するためである．平均気道内

圧を高くすると血圧が下がるので，さらに脳灌流を障害する訳注3。

人工呼吸管理中にはせん妄が起こる頻度が高い。人工呼吸管理中の患者において重要な治療法を忘れないようにするため，「ABCDE」という語呂合わせが提唱されている。

Awakening and **B**reathing：覚醒させて自発呼吸トライアル（spontaneous breathing trial：SBT）を行う
Choice of sedative and analgesic：鎮静と鎮痛を適切に選ぶ
Delirium monitoring：せん妄をモニタリングする
Early mobilization：早期離床を行う

このようなエビデンスに基づいたプロトコールは，死亡率を含めた患者の予後を改善する可能性がある。デクスメデトミジンなどのほかの鎮静薬と比較すると，ベンゾジアゼピンを用いた鎮静はせん妄のリスクを増大させるおそれがある。

> 訳注3
> 脳灌流圧
> 脳灌流圧＝平均血圧－頭蓋内圧
> なので，頭蓋内圧亢進に加えて血圧が低下しても脳灌流圧は低下する。

神経筋への影響

人工呼吸患者は，重症疾患による筋力低下（多発ニューロパチー，ミオパチー）を起こすリスクが高い。人工呼吸管理中に，筋弛緩されるなどして呼吸筋を使わなければ，人工呼吸器惹起性横隔膜機能障害（ventilator-induced diaphragm dysfunction：VIDD）を起こすことがある。反対に，呼吸筋が過度に活動を続けると筋肉疲労を起こす。したがって，呼吸筋の活動と人工呼吸器によるサポートのバランスを適切に保つことが重要になる。人工呼吸患者での全身性の筋力低下に対して早期離床を行うことが増えてきている。

肝臓・内臓への影響

PEEPによって門脈血流が低下することがある。しかし，陽圧呼吸による肝・内臓灌流への影響が臨床的にどれくらい重要なのかは明らかではない。

気道への影響

通常，重症患者への人工呼吸は気管チューブまたは気管切開チューブを用いて行われるため，チューブによる合併症が起こるリスクがある。このような合併症には，喉頭浮腫や気管粘膜損傷，下気道の汚染，副鼻腔炎があり，また上気道の加湿機能が失われたり，意思疎通ができにくくなったりという問題もある。

睡眠への影響

人工呼吸患者の睡眠パターンは正常ではない可能性がある。睡眠不足のために，せん妄

や患者-人工呼吸器非同調，鎮静による人工呼吸器依存が起こることもある。

患者-人工呼吸器非同調

患者の呼吸努力と人工呼吸器が同調しない原因として，トリガー感度が鈍い，auto-PEEP が存在する，吸気流量または吸気時間の設定が不適切，1回換気量が不適切，モードが不適切，などがある。非同調は，疼痛や不安，アシドーシスなどの人工呼吸器に関連しない原因によって起こることもある。

人工呼吸器の不具合

人工呼吸管理中にはさまざまな不具合が起こることがある。たとえば，接続の外れ，回路からの漏れ，電力供給の喪失，酸素・空気圧の喪失などがある。人工呼吸器の不具合を防ぐために，人工呼吸器システムを頻回にモニタリングすべきである。

覚えておくべきポイント

- 人工呼吸による利点と欠点の多くは平均気道内圧に関連している
- 陽圧呼吸は通常，Pao_2 と $Paco_2$ を改善するが，場合によってはシャントや死腔を増やすこともある
- 陽圧呼吸による肺への合併症には，無気肺，圧傷害，急性肺傷害，肺炎，低換気/過換気，酸素毒性がある
- 陽圧呼吸は，心臓，腎臓，栄養，神経，肝臓・内臓，気道に悪影響を及ぼすことがある
- ABCDE アプローチ〔**A**wakening and **B**reathing（覚醒させて自発呼吸トライアル），**C**hoice of sedative and analgesic（鎮静と鎮痛の適切な選択），**D**elirium monitoring（せん妄のモニタリング），**E**arly mobilization（早期離床）〕は，人工呼吸患者の予後を改善する可能性がある
- 非同調はよく起こるので，人工呼吸器を適切に設定することと，人工呼吸器以外の原因にも対応することで修正する

推奨文献

Blot S, Lisboa T, Angles R, Rello J. Prevention of VAP: is zero rate possible? *Clin Chest Med.* 2011;32:591-599.

Brower RG, Rubenfeld GD. Lung-protective ventilation strategies in acute lung injury. *Crit Care Med.* 2003;31:S312-S316.

Cabello B, Parthasarathy S, Mancebo J. Mechanical ventilation: let us minimize sleep disturbances. *Curr Opin Crit Care.* 2007;13:20-26.

Dueck R. Alveolar recruitment versus hyperinflation: a balancing act. *Curr Opin Anaesthesiol.* 2006;19:650-654.

Frontera JA. Delirium and sedation in the ICU. *Neurocrit Care.* 2011;14:463-474.

Gattinoni L, Carlesso E, Caironi P. Stress and strain within the lung. *Curr Opin Crit Care.* 2012;18:42-47.

Gattinoni L, Carlesso E, Caironi P, et al. Ventilator-induced lung injury: the anatomical and physiological framework. *Crit Care Med.* 2010;38:S539-S548.

Griffiths RD, Hall JB. Intensive care unit-acquired weakness. *Crit Care Med.* 2010;38:779-787.

Haitsma JJ. Diaphragmatic dysfunction in mechanical ventilation. *Curr Opin Anaesthesiol.* 2011;24:214-218.

Haitsma JJ. Physiology of mechanical ventilation. *Crit Care Clin.* 2007;23:117-134.

Hess DR. Approaches to conventional mechanical ventilation of the patient with acute respiratory distress syndrome. *Respir Care.* 2011;56:1555-1572.

Jubran A. Critical illness and mechanical ventilation: effects on the diaphragm. *Respir Care.* 2006;51:1054-1064.

Luecke T, Pelosi P. Clinical review: positive end-expiratory pressure and cardiac output. *Crit Care.* 2005;9:607-621.

MacIntyre NR. Current issues in mechanical ventilation for respiratory failure. *Chest.* 2005;128:561S-567S.

Morandi A, Brummel NE, Ely EW. Sedation, delirium and mechanical ventilation: the 'ABCDE' approach. *Curr Opin Crit Care.* 2011;17:43-49.

Mutlu GM, Mutlu EA, Factor P. Prevention and treatment of gastrointestinal complications in patients on mechanical ventilation. *Am J Respir Med.* 2003;2:395-411.

Patel SB, Kress JP. Sedation and analgesia in the mechanically ventilated patient. *Am J Respir Crit Care Med.* 2012;185:486-497.

Pierson DJ. Respiratory considerations in the patient with renal failure. *Respir Care.* 2006;51:413-422.

Pinsky MR. Cardiovascular issues in respiratory care. *Chest.* 2005;128:592S-597S.

Ramnath VR, Hess DR, Thompson BT. Conventional mechanical ventilation in acute lung injury and acute respiratory distress syndrome. *Clin Chest Med.* 2006;27:601-613.

Ricard JD, Dreyfuss D, Saumon G. Ventilator-induced lung injury. *Eur Respir J Suppl.* 2003;42:2s-9s.

Schweickert WD, Kress JP. Implementing early mobilization interventions in mechanically ventilated patients in the ICU. *Chest.* 2011;140:1612-1617.

Steingrub JS, Tidswell M, Higgins TL. Hemodynamic consequences of heart-lung interactions. *J Intensive Care Med.* 2003;18:92-99.

Yilmaz M, Gajic O. Optimal ventilator settings in acute lung injury and acute respiratory distress syndrome. *Eur J Anaesthesiol.* 2008;25:89-96.

Young N, Rhodes JK, Mascia L, Andrews PJ. Ventilatory strategies for patients with acute brain injury. *Curr Opin Crit Care.* 2010;16:45-52.

Chapter 2
人工呼吸の生理学的目標

- 導入
- 1回換気量と肺胞拡張圧
  - 1回換気量
  - 肺胞拡張圧
  - 呼気終末陽圧（PEEP）
- 高二酸化炭素許容人工換気法
  （permissive hypercapnia）
- 酸素毒性
- ガス交換の目標
  - 酸素化
  - 換気
  - 酸-塩基平衡
- 患者-人工呼吸器の同調
- 覚えておくべきポイント
- 推奨文献

目的

1. 人工呼吸で用いる圧と1回換気量の目標を理解する
2. 高二酸化炭素許容人工換気法（permissive hypercapnia）を定義し，いつ行うべきか，どのような問題があるかを理解する
3. 重症患者に高濃度酸素を用いる場合の問題を理解する
4. 重症患者でのガス交換と酸–塩基平衡の目標を理解する
5. 患者–人工呼吸器同調を理解する

導入

多くの場合，臨床的な治療方針は，異常な生理学的機能を正常にするように，または異常な検査データを正常にするように立てるものである。しかし，人工呼吸管理では，血液ガスを正常にすることのみを目標にして，そのときの1回換気量や圧，吸入酸素濃度（F_{IO_2}）に注意を払わないのは賢明ではない。人工呼吸器を不適切に使用すれば肺傷害が起こり，炎症性メディエーターが活性化され，多臓器不全を引き起こしたり悪化させたりする原因になることもある。急性呼吸促迫症候群（acute respiratory distress syndrome：ARDS）や喘息，慢性閉塞性肺疾患（chronic obstructive pulmonary disease：COPD）のような病態では，肺メカニクスに異常があるため特に注意する。換気補助を要する病態生理にかかわらず，人工呼吸では次の3つを目標にする。(1)肺への応力（stress）やゆがみ（strain）を最低限にして人工呼吸器関連肺傷害を避け，人工呼吸器がさらに肺傷害を起こさないようにする。(2)それぞれの患者に合ったガス交換や酸–塩基平衡を保ち，必要であれば高二酸化炭素血症や低酸素血症を許容する。(3)患者の呼吸努力に合った人工呼吸器のモードや設定を選ぶことで，肺保護をしながら患者と人工呼吸器を同調させる。

1回換気量と肺胞拡張圧

1回換気量

以前には，1回換気量（V_T）を理想体重（ideal body weight：IBW）あたり10～15 mL/kgにすることが推奨されていたが，現在ではどのような患者にもこれほどの1回換気量は大きすぎることがわかっている。肺メカニクスにかかわらず，急性期の患者では理想体重あたり10 mL/kgを超えるような1回換気量は常に避けるべきである。肺の一部だけが過膨張になっていることを臨床的にみつけるのは不可能なので，それぞれの患者にどのような1回換気量が適切かは肺胞拡張圧との関係で決める。

肺胞拡張圧

肺胞拡張圧は吸気終末のプラトー圧（Pplat）を測定することで評価する。プラトー圧は，

最高肺胞内圧を反映する。プラトー圧を測定するには，吸気終末で0.5〜2秒間息ごらえをする。胸壁コンプライアンスが正常であれば，プラトー圧は30 cmH$_2$O以下にする。ARDS患者であれば1回換気量を理想体重あたり4〜8 mL/kgに，それ以外では10 mL/kgを超えないように設定することで，通常はプラトー圧を30 cmH$_2$O以下にできる。胸壁が硬くなければ（胸壁コンプライアンスが低くなければ）30 cmH$_2$Oを超えるプラトー圧は避ける。

呼気終末陽圧（PEEP）

推奨される呼気終末陽圧（positive end-expiratory pressure：PEEP）設定は，軽症ARDSでは8〜15 cmH$_2$O，中等症〜重症のARDSでは10〜20 cmH$_2$Oで，これは肺リクルートメントを維持するのに必要な圧である。PEEPを10〜20 cmH$_2$Oに設定して，プラトー圧を30 cmH$_2$Oに保とうとすると，換気圧（肺に1回換気量を送るための圧）として使えるのは10〜20 cmH$_2$Oだけになる。そうすると，1回換気量は理想体重あたり4〜6 mL/kgになることもあるが，このような場合には（エア・トラッピングが起こっていない限り）呼吸数を増やすことで分時換気量を調節する。

　気流制限（例：COPD）とauto-PEEPがあるような場合には，PEEPを使うことで患者は人工呼吸器をトリガーしやすくなる。それ以外のほとんどの場合，機能的残気量（functional residual capacity：FRC）を維持して無気肺を防ぐためには，PEEPを5 cmH$_2$Oにするのが妥当である。これくらいのPEEPであれば悪影響を及ぼすことはまずない。しかし，血行動態が不安定であったり，大きな気管支胸膜瘻があったりする場合には，PEEPを0 cmH$_2$Oにまで下げなければならないこともある。

高二酸化炭素許容人工換気法（permissive hypercapnia）

高二酸化炭素許容人工換気法（permissive hypercapnia）とは，肺胞の過膨張を避けるためにあえて換気補助を制限することを意味し，そのために動脈血二酸化炭素分圧（Paco$_2$）が正常よりも高くなる（50〜100 mmHg）のを許容する。肺胞拡張圧が危険なほど高くなったり，著しいauto-PEEPが生じたりするのを避ける方法がほかにない場合に，このようにPaco$_2$が高くなることを許容するのである。Paco$_2$が上昇することによって起こりうる合併症を表2-1に挙げる。ほとんどの重大な合併症はPaco$_2$が150 mmHgを超えるときに起こるが，軽度のPaco$_2$上昇であっても脳血流を増加させるため，頭蓋内圧が亢進しているとき（例：頭部外傷）には，一般的に高二酸化炭素許容人工換気法は禁忌と考えられている。Paco$_2$が上昇すると換気が刺激されて，患者–人工呼吸器非同調の原因になる可能性もあるが，高二酸化炭素許容人工換気法を行うときには患者は鎮静されていることが多い。

　高二酸化炭素許容人工換気法は，酸素化に悪影響を及ぼす可能性もある。Paco$_2$が上昇してアシドーシスになると，酸素ヘモグロビン解離曲線は右方移動する。ヘモグロビンは肺で酸素と結合しにくくなり，運搬する酸素量は減少するが，一方で組織では酸素

表 2-1　高二酸化炭素許容人工換気法の生理学的影響

- 酸素ヘモグロビン解離曲線の右方移動
- 肺胞気酸素分圧（P_{AO_2}）の低下
- 心血管系の刺激と抑制
- 中枢神経系の抑制
- 換気ドライブの亢進
- 肺血管攣縮（肺高血圧）
- 体血管拡張（低血圧）
- 頭蓋内圧亢進
- 感覚消失（$Paco_2 > 200$ mmHg にて）
- 腎血流量の減少（$Paco_2 > 150$ mmHg にて）
- 細胞内カリウムの流出（$Paco_2 > 150$ mmHg にて）

を放しやすくなる。肺胞気式からわかるように，肺胞の P_{CO_2} が上昇すると肺胞での酸素分圧（P_{O_2}）は低下する。$Paco_2$ が 1 mmHg 上昇するごとに，Pao_2 はおよそ 1 mmHg 低下する。高二酸化炭素許容人工換気法を行うときには，酸素化を最大限にするように注意を払う。

図 2-1 に示すように，二酸化炭素（CO_2）は心血管系を刺激したり抑制したりするが，自律神経の刺激を介して反対の作用を起こしうる。そのため，高二酸化炭素許容人工換気法による心血管系の反応は予測が難しい。P_{CO_2} の上昇は，肺高血圧を起こして心拍出量に影響するかもしれない。まれに，高二酸化炭素許容人工換気法では薬物を調節しなければならないことがあるが，これは P_{CO_2} 上昇そのものではなくアシドーシスのためである。

高二酸化炭素許容人工換気法を行うのを困難にする要因は主にアシドーシスである。重篤な併存疾患がなければ，通常は pH が 7.2 に下がるまでアシドーシスの影響はなく，もともと健康な患者であればさらに低い pH でも影響はない。どの程度まで pH 低下を許容するかは，それぞれの患者の状態によって決める。$Paco_2$ がゆっくりと上昇したのであれば腎臓での代償が起こるが，急速に上昇した場合には代償が起こらないため影響が出やすい。

高二酸化炭素許容人工換気法によって起こったアシドーシスの治療のためにバッファーを投与するかには，議論が残っている。高二酸化炭素許容人工換気法を行っているときの炭酸水素ナトリウムの投与については，まだ十分に研究されていない。炭酸水素ナトリウムを投与することによって一時的に CO_2 産生が増えることも予測されるが，換気量が同じままであれば，この過剰な CO_2 が呼気として出ていくのには時間がかかる。かわりのバッファーとして THAM（トリスヒドロキシメチルアミノメタン）があるが，これは CO_2 を産生しないため，細胞内・細胞外両方で pH を緩衝する。THAM を使うことで P_{CO_2} が下がることもある。

1 回換気量とプラトー圧の目標を達成して，呼吸数がそれよりも上げられないときに限って，注意深く高二酸化炭素許容人工換気法を行うことが推奨される。ほとんどの患

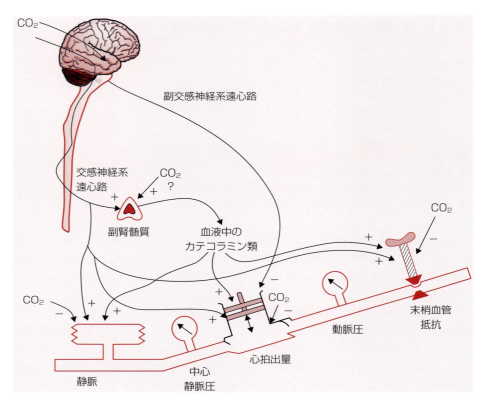

図 2-1　二酸化炭素が心血管系に及ぼす複雑なメカニズム。詳細は本文参照。
Nunn JF. Carbon dioxide. In : Nunn JF, ed. *Applied Respiratory Physiology*. 2nd ed. London, UK : Butterworth and Co. ; 1977 : 334-374 より許可を得て転載。

者で短期的な副作用はなさそうではあるものの，長期的な影響についてはまだわかっていない。

酸素毒性

　重症患者での高濃度酸素による肺傷害については議論がある。動物実験では，正常の肺を F_{IO_2} 1.0 に曝露すると，24～48時間以内に非心原性肺水腫（例：ARDS）が起こる。ARDSのような急性肺疾患の分布は不均一であり，正常の肺と病的な肺が入り交じっているため，高濃度酸素を使うと正常な部分の肺が傷害されるおそれがある。そのため，目標とする Pa_{O_2} を達成するのに十分かつ最も低い F_{IO_2} を設定するようにする。

　重症ARDSでは，F_{IO_2} を高くするのとプラトー圧を高くするのではどちらがより有害かが問題となる。一般的には，F_{IO_2} が高いことよりもプラトー圧が高いほうが問題だと考えられている。理想的には，F_{IO_2} は0.6以下に保って酸素毒性のリスクを避けるよ

うにするが，重症患者では実現できないこともある。肺胞拡張圧かF_{IO_2}のいずれかが，それ以上は危険と考えられる目標を超える場合には，低いPa_{O_2}の許容を考慮する〔低酸素許容人工換気法（permissive hypoxemia）〕。ある種の化学療法薬（例：ブレオマイシン）を使うときには酸素毒性が強くなるので，F_{IO_2}は組織低酸素症を起こさない程度でなるべく低く設定する。

ガス交換の目標

酸素化

海抜0mで室内気で呼吸しているときの正常なPa_{O_2}は80～100 mmHg〔経皮的酸素飽和度（Sp_{O_2}）95～98％〕であるが，重症患者の多くではPa_{O_2}を正常にするのに高い酸素濃度や圧が必要になるため，基準値を目標にはできない。表2-2に重症呼吸器疾患でのPa_{O_2}の目標を示す。ARDSネットワークによる研究では，Pa_{O_2}の目標を55～80 mmHg（Sp_{O_2} 88～95％）にしている。高地ではPa_{O_2}の目標をさらに低くする。COPD患者ではPa_{O_2}の目標は50～65 mmHg（Sp_{O_2} 88～92％）が妥当である。

換気

正常なPa_{CO_2}は35～45 mmHgなので人工呼吸患者でもこれを目標にするが，プラトー圧や1回換気量が高くなって，肺傷害のリスクのほうがPa_{CO_2}を正常にするメリットよりも大きくなる場合はその限りではない。頭蓋内圧亢進や重篤な代謝性アシドーシスがなければ，Pa_{CO_2}が80～100 mmHgくらいまで上昇するのを許容してもよい。100 mmHgを超えるようなPa_{CO_2}が必要になることはまずない。

表2-2 ガス交換の目標

状態	目標値
Pa_{O_2}	
正常肺	＞80 mmHg
ARDS	55～80 mmHg
COPD	50～65 mmHg
Pa_{CO_2}	
正常肺	35～45 mmHg
肺傷害	＜80 mmHg
pH	
正常肺	7.35～7.45
肺傷害	≧7.20

ARDS：急性呼吸促迫症候群，COPD：慢性閉塞性肺疾患

酸-塩基平衡

ほとんどの人工呼吸患者では，pH の目標は 7.35 ～ 7.45 である。しかし，プラトー圧と 1 回換気量を制限して $Paco_2$ 上昇を許容するときには，呼吸性アシドーシスが生じる。$Paco_2$ の上昇がゆっくりで腎機能と心血管系の機能が正常であれば，pH が 7.20 ～ 7.30 になっても通常あまり影響はない。しかし，$Paco_2$ が急速に上昇した場合には，pH が著明に低下することがある。多くの患者では pH が 7.25 にまで下がっても影響はなく，7.20 未満まで下がっても問題がない患者もいる。

呼吸性アルカローシスにすることは避ける。これまでは呼吸性アルカローシスには害はないと考える医療者が多かったが，さまざまな問題が起こりうる。例として，電解質異常（低カリウム血症，イオン化カルシウムの低下），けいれん，ヘモグロビンからの酸素遊離の低下（酸素ヘモグロビン解離曲線の左方移動による），脳血流量の減少がある。

患者-人工呼吸器の同調

非同調とは，「患者の呼吸中枢からの出力と，人工呼吸器の反応が協調していないこと」と定義される。どのような人工呼吸器モードを使っていても非同調は起こりうる。非同調があると，酸素消費量が増大し，二酸化炭素産生量が増え，血行動態が不安定になり，必要な鎮静量が増える。また，肺胞拡張圧が高くなり，1 回換気量が過剰になることから，人工呼吸器関連肺傷害の原因となることもある。

非同調には，ミストリガーやオートトリガー，二段呼吸に加えて，患者の吸気努力に比して人工呼吸器からの流量が小さすぎたり，患者の吸気が終わっても人工呼吸器が呼気に移行しなかったりといったものがある。同調性を高めるためには，鎮静を開始する前に人工呼吸器設定を評価する。

覚えておくべきポイント

- 人工呼吸管理中には生理学的正常の概念を考え直す必要がある
- 人工呼吸器関連肺傷害のリスクを減らすためには，プラトー圧を 30 cmH_2O 以下に保つ
- 急性または慢性肺疾患の患者では，1 回換気量を理想体重あたり 4 ～ 8 mL/kg にする
- 1 回換気量は理想体重あたり 10 mL/kg を超えないようにする
- 早期急性呼吸促迫症候群（ARDS）では，肺リクルートメントを維持するように呼気終末陽圧（PEEP）を設定する（10 ～ 20 cmH_2O）
- 高二酸化炭素許容人工換気法（permissive hypercapnia）とは，あえて $Paco_2$ が 40 mmHg より高くなるのを許容するように設定する方法である
- 重篤な併存疾患がなければ，ほとんどの患者で pH が 7.20 まで下がっても影響はない
- Fio_2 は 0.6 以下にすることを目標に，できるだけ低く設定する
- Fio_2 を制限することよりも，プラトー圧と 1 回換気量を制限するほうが重要である
- 急性肺疾患の重症度が上がるにつれて Pao_2 の目標は低くする

- 患者-人工呼吸器非同調はどの人工呼吸器モードでも起こりうる
- 非同調に対して鎮静を開始する前に人工呼吸器設定を見直す

推奨文献

Abdelsalam M, Cheifetz IM. Goal-directed therapy for severely hypoxic patients with acute respiratory distress syndrome: permissive hypoxemia. *Respir Care.* 2010;55:1483-1490.

Brochard L. New goals for positive end-expiratory pressure in acute respiratory distress syndrome: a paradigm shift or the end of an area of uncertainty? *Am J Respir Crit Care Med.* 2010;181:528-530.

Chiumello D, Carlesso E, Cadringher P, et al. Lung stress and strain during mechanical ventilation of the acute respiratory distress syndrome. *Am J Respir Crit Care Med.* 2008;178:346-355.

Chonghaile M, Higgins B, Laffey J. Permissive hypercapnia: role in protective lung ventilatory strategies. *Curr Opin Crit Care.* 2005;11:56-62.

De Prost N, Dreyfuss D. How to prevent ventilator-induced lung injury? *Minerva Anestesiol.* 2012;78:1054-1066.

de Wit M, Miller KB, Green DA, et al. Ineffective triggering predicts increased duration of mechanical ventilation. *Crit Care Med.* 2009;37:2740-2745.

Hager DN, Krishnan JA, Hayden DL, Brower RG. Tidal volume reduction in patients with acute lung injury when plateau pressures are not high. *Am J Respir Crit Care Med.* 2005;172:1241-1245.

Kallet RH, Matthay MM. Hyperoxic acute lung injury. *Respir Care.* 2013;58:123-140.

MacIntyre NR. Supporting oxygenation in acute respiratory failure. *Respir Care.* 2013;58:142-148.

Phoenix SI, Paravastu S, Columb M, et al. Does a higher positive end expiratory pressure decrease mortality in acute respiratory distress syndrome? A systematic review and meta-analysis. *Anesthesiology.* 2009;110:1098-1105.

Serpa Neto A, Cardoso SO, Manetta JA, et al. Association between use of lung-protective ventilation with lower tidal volumes and clinical outcomes among patients without acute respiratory distress syndrome. *JAMA.* 2012;308:1651-1659.

The Acute Respiratory Distress Syndrome Network. Ventilation with lower tidal volumes as compared with traditional tidal volumes for acute lung injury and the acute respiratory distress syndrome. *N Engl J Med.* 2000;342:1301-1308.

Thille AW, Rodriguez P, Cabello B, et al. Patient-ventilator asynchrony during assisted mechanical ventilation. *Intensive Care Med.* 2006;32:1515-1522.

Villar J, Kacmarek RM, Perez-Mendez L, Aguirre-Jaime A. A high positive end-expiratory pressure, low tidal volume ventilatory strategy improves outcome in persistent acute respiratory distress syndrome: a randomized, controlled trial. *Crit Care Med.* 2006;34:1311-1318.

Chapter 3
人工呼吸器関連肺傷害（VILI）

- 導入
- 圧傷害
- 酸素毒性
- 応力とゆがみ
- 容量傷害
  - 胸壁コンプライアンス
  - 吸気努力
  - 既存の肺傷害
- atelectrauma
- biotrauma
- 細胞の移行
- そのほかのメカニズム
- VILIと多臓器不全症候群
- 覚えておくべきポイント
- 推奨文献

目的

1. 人工呼吸器関連肺傷害（VILI）に関与する要素を理解する
2. 肺傷害と応力・ゆがみの関係を理解する
3. 小さい1回換気量と呼気終末陽圧（PEEP）がVILIを緩和するメカニズムを理解する
4. 不適切な人工呼吸による炎症性メディエーターの反応と細胞・分子の移行への作用を理解する
5. VILIと多臓器不全症候群（MODS）の間にあると提唱されている関係を理解する
6. 肺保護戦略を支持する臨床データを理解する

導入

人工呼吸器はガス交換を向上させ，肺メカニクスを改善し，心肺系の負担を減らすことで命を救う．このような利点があるにもかかわらず，次のような多くの副作用も起こりうる．

- シャントと死腔の増加
- 心拍出量と腎血流量の減少
- 院内肺炎リスクの増大
- 頭蓋内圧の亢進

しかし，過去20年間に注目を集めてきている問題は，人工呼吸器関連肺傷害（ventilator-induced lung injury：VILI）である．人工呼吸器を不適切に使うと，急性呼吸促迫症候群（acute respiratory distress syndrome：ARDS）に似た肺傷害（表3-1）を起こすことが明らかになってきた．さらに，多臓器不全を引き起こしたり増悪させたりすることも示唆されている．

圧傷害

歴史的にみると，人工呼吸器が引き起こす肺傷害で最も多いのは圧傷害であった．肺胞-毛細血管膜が破綻することで空気が入り込み，胸腔やそのほかの空間に貯留するか，皮下気腫を形成する．換気圧が高ければ高いほど圧傷害が起こりやすいと考えるのが妥当である．高い圧と肺の過膨張を避けている最近の報告に比べると，最高気道内圧を制

表3-1 人工呼吸器による肺傷害の種類

- 圧傷害（barotrauma）
- 酸素毒性
- 容量傷害（volutrauma）
- atelectrauma
- biotrauma

限していなかったかつての ARDS や喘息の報告では，圧傷害の頻度が高かった。圧と圧傷害の間には明確な関係は示されていないが，高い肺胞内圧と大きな 1 回換気量（V_T）で人工呼吸したときに圧傷害が起こるというのは，多くの医療者の同意するところである。どれほどの 1 回換気量や圧で圧傷害が起こるかは，おそらく患者によって異なる。

酸素毒性

高濃度の酸素を吸入すると，活性酸素・フリーラジカル（超酸化物，過酸化水素，水酸基イオン）が形成される。これらのフリーラジカルは，急性肺傷害に似た肺微細構造の変化を起こすことがある。動物モデルでは，100％の酸素を吸入すると 24～48 時間以内に死亡する。ヒトの健康なボランティアでは，100％酸素によって 24 時間以内に気道の炎症性変化と気管支炎が起こっている。細菌エンドトキシンや炎症性メディエーター，致死レベル以下の酸素濃度（≦85％）にあらかじめ曝露されていると，高濃度酸素を吸入したときの肺傷害が予防されるという実験データもある。

　酸素毒性の懸念があるからといって，低酸素血症のある患者に対して高濃度酸素を投与することを控えてはいけない。動脈血酸素分圧（PaO_2）がわからずパルスオキシメータがないときには，吸入酸素濃度（F_{IO_2}）をまず 1.0 にして，その後で PaO_2 55～80 mmHg〔経皮的酸素飽和度（SpO_2）88～95％〕を目標に F_{IO_2} を下げる。F_{IO_2} は 0.6 以下を目標にする。ほとんどの医療者は酸素毒性よりも組織低酸素症のほうが害が大きいと考える。例外はブレオマイシンを投与された患者である。ブレオマイシンと酸素を組み合わせると著しい肺傷害を起こすので，F_{IO_2} はなるべく低くして PaO_2 は 50 mmHg（SpO_2 85～88％）まで下がっても許容する。

応力とゆがみ

肺傷害を決めるのは主に応力（stress）とゆがみ（strain）である。応力とは，ある構造に対して外部から負荷がかかったときに，内部から対抗しようとする力を表面積ごとに示したものと定義され，構造の内外での圧差と同義である。ゆがみとは，外部からの負荷により形がゆがむこと，すなわち，ある構造の大きさや形の変化である。肺の場合でいうと，応力とは肺胞拡張圧（肺胞内圧－胸腔内圧）で，ゆがみとは応力がかかったときの肺気量の変化〔1 回換気量＋呼気終末陽圧（positive end-expiratory pressure：PEEP）によって増えた分の肺気量〕と機能的残気量（functional residual capacity：FRC）の比率となる。

　肺のゆがみが 2 を超えると肺傷害が起こると考えられている。応力とゆがみは特異的肺エラスタンス 13.5 cmH_2O/mL という係数で相関している。すなわち，

$$応力 = 13.5\ cmH_2O/mL \times ゆがみ$$

という関係が成り立つ。ベッドサイドで応力とゆがみにかわって指標となるのは，プラ

ト―圧と 1 回換気量である。したがって、肺胞-毛細血管膜を破綻させないためには、肺胞拡張圧は理論的には最高で 27 cmH₂O となる。胸壁コンプライアンスが正常であるときには、これはプラトー圧を 30 cmH₂O 以下に制限するのと近くなる。呼吸努力のない重症患者では、肺胞拡張圧がプラトー圧を超えることはなく、たいていの場合で少なくとも数 cmH₂O はプラトー圧よりも低くなる。

容量傷害

容量傷害とは人工呼吸によって引き起こされる肺実質の損傷で、ARDS と似ている（図 3-1）。容量傷害は VILI で、肺胞-毛細血管膜の透過性亢進や、肺水腫の発生、好中球と蛋白の貯留、サーファクタント産生の破綻、ヒアリン膜形成、コンプライアンス低下を呈する（表 3-2）。肺胞の過膨張によって起こる傷害であるため、容量傷害（volu-trauma）という用語が使われる。ベッドサイドではそれぞれの部分の肺の過膨張を測定することができないので、臨床的には量のかわりになる指標として圧を用いる。部位による肺の過膨張のかわりになる指標として使われているのが、プラトー圧である。プラトー圧が 30 cmH₂O を超えると VILI のリスクが増大するので、なるべく低く保つようにする。

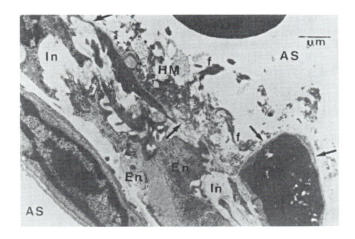

図 3-1 大きな 1 回換気量、ピーク圧 45 cmH₂O、PEEP 0 cmH₂O で人工呼吸を行ったラットの肺胞-毛細血管の断面を電子顕微鏡で観察した写真。肺胞と 3 つの毛細血管との間に明らかな異常があるのがわかる。右側では上皮が壊れ、基底膜が剥離している（矢印）。細胞残屑とフィブリン (f) からなるヒアリン膜 (HM) がある。間質 (In) の中にもう 1 つの毛細血管の内皮細胞 (En) が 2 つある。左下では、正常な血管空気関門のある 3 番目の毛細血管を単核細胞が満たしている。AS：肺胞腔

Dreyfuss D, Basset G, Soler P, Saumon G. Intermittent positive-pressure hyperventilation with high inflation pressures produces pulmonary microvascular injury in rats. *Am Rev Respir Dis*. 1985；Oct；132（4）：880-884 より許可を得て転載。

表3-2 人工呼吸器による肺傷害

- 無気肺
- 肺胞出血
- 肺胞への好中球の浸潤
- 肺胞へのマクロファージの集積
- コンプライアンス低下
- 内皮細胞の脱落
- 基底膜の剥離
- 気腫性変化
- 肺水腫
- ヒアリン膜形成
- 間質水腫
- 間質でのアルブミン上昇
- 間質へのリンパ球浸潤
- 毛細血管内出血
- 気胸
- 重度の低酸素血症
- 皮下気腫
- 空気塞栓
- 緊張性囊胞の形成
- II型肺細胞の増殖

胸壁コンプライアンス

肺胞がどれだけ広がるかは肺胞内圧と胸腔内圧の差によって決まるので,過膨張の程度には胸壁も影響する。胸壁が硬い（コンプライアンスが低い）ときには,プラトー圧が高くても過膨張のリスクは高くないことがある。すなわち,胸壁が硬い（例：腹部膨満,大量の輸液蘇生,胸壁変形,胸部熱傷,重度肥満）と,VILIが起こりにくくなる。

吸気努力

自発呼吸のある患者では,肺胞拡張圧は呼吸ごとに大きく変わる。特に,吸気努力の大きい患者に圧制御換気を行ったときによく起こる。気道内圧が一定でも,患者が強く息を吸うと,肺胞拡張圧は気道内圧から予測されるものを上回ることになる。たとえば,プレッシャーコントロールで圧を 25 cmH$_2$O と設定していても,患者の吸気努力により胸腔内圧が -10 cmH$_2$O に下がれば肺胞拡張圧は 35 cmH$_2$O となり,気道内圧から予測されるよりも 10 cmH$_2$O 大きくなる。圧制御換気では,患者の吸気努力も肺胞拡張圧を高くすることに注意する。

既存の肺傷害

すでに肺傷害があればVILIを起こすリスクが高くなる。これを肺傷害の2-ヒット作用と呼ぶ。もともと傷害があれば肺はVILIを起こしやすくなるので,すべての患者に肺保護戦略が必要になる。人工呼吸を開始すると同時に肺保護戦略（1回換気量と圧を制限）を用いれば,ARDSのリスクを抑えることができる。

atelectrauma

VILIが起こるもう1つのメカニズムは,不安定な肺胞が吸気で開き,呼気で虚脱する

のを繰り返すことである（atelectrauma）。開いている肺胞と虚脱している肺胞の境界では応力が高まる（図 3-2）。虚脱した肺胞に接した肺胞を 30 cmH₂O の圧で広げると，およそ 100 cmH₂O 以上の応力が生じると推定されている。図 3-3 に示すように，肺胞拡張圧が同じでも，PEEP を用いることで VILI の程度が軽くなる。ARDS において肺

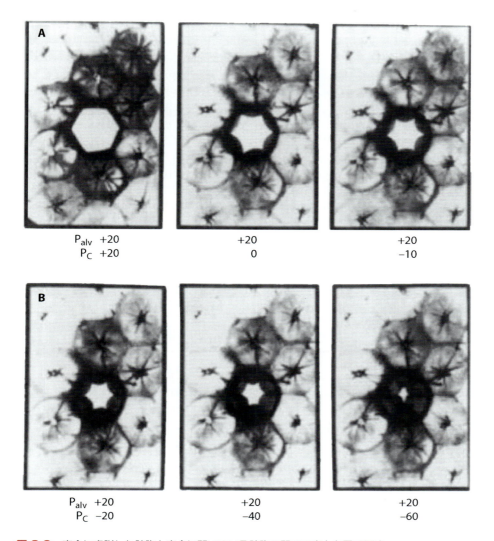

図 3-2　完全に虚脱した肺胞と完全に開いている肺胞の間での応力を図で示す。
P_{alv}：周辺の肺胞内部の圧，P_C：中心の肺胞内部の圧

Mead J, Takishima T, Leith D. Stress distribution in lungs：a model of pulmonary elasticity. *J Appl Physiol*. 1970；May；28（5）：596-608 より許可を得て転載。

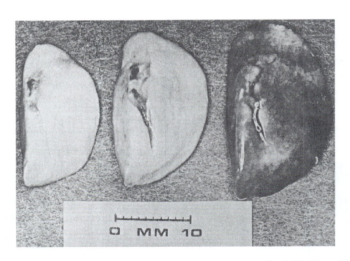

図 3-3 左から順に，ピーク圧 14 cmH$_2$O と PEEP 0 cmH$_2$O，ピーク圧 45 cmH$_2$O と PEEP 10 cmH$_2$O，ピーク圧 45 cmH$_2$O と PEEP 0 cmH$_2$O で人工呼吸を行ったラットの摘出肺。ピーク圧 45 cmH$_2$O で人工呼吸を行った肺では，浮腫のために血管周囲溝が膨らんでいる。ピーク圧 45 cmH$_2$O と PEEP 0 cmH$_2$O で人工呼吸を行った肺は肉眼的に出血しているが，PEEP 10 cmH$_2$O を加えることで傷害は軽減している（中央）。
Webb HH, Tierney DF. Experimental pulmonary edema due to intermittent positive pressure ventilation with high inflation pressures. Protection by positive end-expiratory pressure. *Am Rev Respir Dis*. 1974；Nov；110（5）：556-565 より許可を得て転載。

胞が虚脱するのを防ぐ PEEP を決める方法にはまだ議論が残っているが，最適な PEEP とは呼気終末での肺胞の虚脱を防ぐ圧である。

biotrauma

肺が大きな 1 回換気量によって過膨張したり，不安定な肺が開いたり虚脱したりを繰り返すことによって，肺の中で炎症性メディエーターが活性化される。肺傷害を起こすような人工呼吸によって，数多くの炎症性・抗炎症性メディエーター（サイトカイン，ケモカイン）が活性化される。これらのメディエーターにより浮腫が形成され，好中球が遊走し，血管平滑筋が弛緩する。肺保護戦略を用いた場合と比較して，肺傷害を起こすような人工呼吸を行った場合，全身性炎症性メディエーター反応が増強される。

細胞の移行

健康な動物の肺に細菌を注入して不適切な人工呼吸を行うと，菌血症を起こす。このような細菌の移行は，肺保護戦略を用いることによって最低限に抑えることができる。

そのほかのメカニズム

予備的でまだ議論が残っているが動物実験でのデータでは，循環血液量と呼吸数，体温がVILIに影響することが示唆されている。すなわち，循環血液量が多かったり，呼吸数が多かったり，体温が高かったりすると，肺傷害がさらに悪化する可能性がある。このような要因による傷害は，肺保護戦略を使わないときにおそらく最も懸念すべきである。

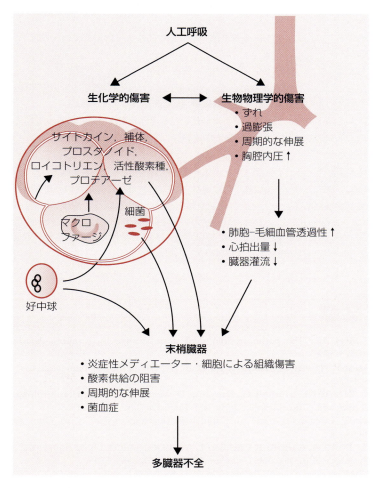

図 3-4 人工呼吸によって多臓器不全が起こるメカニズム
Slutsky A, Tremblay L. Multiple system organ failure：Is mechanical ventilation a contributing factor? *Am J Respir Crit Care Med*. 1998；Jun；157（6 Pt 1）：1721-1725 より許可を得て転載。

VILIと多臓器不全症候群

肺に傷害を与えるような人工呼吸は，VILIだけでなく多臓器不全症候群（multiple organ dysfunction syndrome：MODS）を引き起こしたり増悪させたりする可能性がある。肺胞－毛細血管膜の破綻により肺炎症性メディエーターが血流に漏れることで，臓器不全が起こる（図3-4）。

覚えておくべきポイント

- プラトー圧が高いほど，1回換気量が大きいほど，疾患が重篤であるほど，圧傷害のリスクは高くなる
- 酸素毒性のおそれがあっても，組織低酸素症を避けるためには適切に酸素投与を行わなければならない
- 肺の応力とは，肺胞内外の圧差（肺胞内圧－胸腔内圧）である
- 肺のゆがみとは，応力がかかったときの肺気量の変化〔1回換気量＋呼気終末陽圧（PEEP）によって増えた分の肺気量〕と機能的残気量（FRC）の比率である
- 肺傷害は大きな1回換気量や高いプラトー圧，低いPEEPを使うことによって起こる
- PEEPは肺胞の虚脱を防ぎ，容量傷害を軽減する
- プラトー圧で肺過膨張の程度が決まる
- 不適切な人工呼吸によって炎症性メディエーターが活性化される
- 不適切な人工呼吸によって多臓器不全症候群（MODS）が引き起こされる可能性がある
- 肺保護戦略を用いることで人工呼吸器関連肺傷害（VILI）を防ぐことができる。肺保護戦略には，1回換気量を小さくし（4～8 mL/kg），肺胞拡張圧を低くし（＜27 cmH$_2$O，プラトー圧＜30 cmH$_2$O），肺胞虚脱を防ぐために十分なPEEPを使うこと〔急性呼吸促迫症候群（ARDS）では8～20 cmH$_2$O〕が含まれる

推奨文献

Adeniji K, Steel AC. The pathophysiology of perioperative lung injury. *Anesthesiol Clin.* 2012;30:573-579.

Calzia E, Asfar P, Hauser B, Matejovic M, et al. Hyperoxia may be beneficial. *Crit Care Med.* 2010;38:S559-S568.

de Prost N, Ricard JD, Saumon G, Dreyfuss D. Ventilator-induced lung injury: historical perspectives and clinical implications. *Ann Intensive Care.* 2011;1:28.

Della Rocca G, Coccia C. Acute lung injury in thoracic surgery. *Curr Opin Anaesthesiol.* 2013;26:40-46.

Gattinoni L, Protti A, Caironi P, Carlesso E. Ventilator-induced lung injury: the anatomical and physiological framework. *Crit Care Med.* 2010;38:S539-S548.

Heffner JE. The story of oxygen. *Respir Care.* 2013;58:18-31.

Kallet RH, Matthay MA. Hypoxemic acute lung injury. *Respir Care.* 2013;58:123-141.

Pelosi P, Rocco PR. Ventilator-induced lung injury in healthy and diseased lungs: better to prevent than cure! *Anesthesiology.* 2011;115:923-925.

Pierson DJ. Oxygen in respiratory care: a personal perspective from 40 years in the field. *Respir Care.* 2013;58:196-204.

Ranieri VM, Suter PM, Tortorella C, et al. Effect of mechanical ventilation on inflammatory mediators in patients with acute respiratory distress syndrome: a randomized controlled trial. *JAMA.* 1999;282:54-61.

Slutsky A, Tremblay L. Multiple system organ failure: Is mechanical ventilation a contributing factor? *Am J Respir Crit Care Med.* 1998;157:1721-1725.

The Acute Respiratory Distress Syndrome Network. Ventilation with lower tidal volumes as compared with traditional tidal volumes for acute lung injury and the acute respiratory distress syndrome. *N Engl J Med.* 2000;342:1301-1308.

Chapter 4
人工呼吸器関連肺炎（VAP）

- 導入
- VAPの疫学
  - 人工呼吸器回路 vs. 人工気道
  - 早期VAP vs. 晩期VAP
- VAPの同定
  - これまでの方法
  - 2013年 CDC ガイドライン
- VAPの予防
  - 手指衛生とそれに関連した予防策
  - 人工気道のケア
  - 人工呼吸器回路のケア
  - 口腔衛生
  - 非侵襲的人工呼吸（NIV）
  - 人工呼吸器装着期間を最小限に
  - 呼気終末陽圧（PEEP）
  - 必要のない搬送を避ける
  - 体位
  - 消化管の治療
- 覚えておくべきポイント
- 推奨文献

目的

1. 人工呼吸器関連肺炎（VAP）の疫学を理解する
2. これまでの VAP 同定方法を理解する
3. 人工呼吸器関連事象（VAE）サーベイランスの意味を理解する
4. VAP を予防するための適切な人工気道と回路のケアを理解する
5. 人工呼吸患者における口腔衛生の役割を理解する
6. 非侵襲的人工呼吸（NIV）や自発覚醒トライアル（SAT），自発呼吸トライアル（SBT），体位の VAP に対する影響を理解する
7. VAP のリスクを最小限にするための消化管の役割を理解する

導入

人工呼吸器関連肺炎（ventilator-associated pneumonia：VAP）という用語からは人工呼吸器が院内肺炎の原因であるように聞こえるが，人工気道関連肺炎（artificial airway-associated pneumonia）という用語のほうがより適切だろう。人工呼吸器回路の汚染によって起こることもあるが，VAP の原因で最も多いのは汚染された口腔内分泌物の誤嚥である（図 4-1）。VAP は医療コストを増やすだけでなく，人工呼吸器装着期

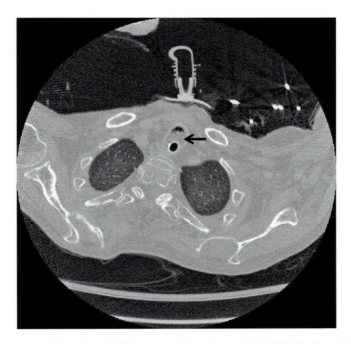

図 4-1　気管チューブカフよりも頭側での CT 画像。カフの上に分泌物がたまっているのがわかる（矢印）；誤嚥して分泌物が気管に入るかもしれない。

間の延長や合併症の増加につながり，死亡率を高める可能性もあるため注目を集めてきている。VAP が 1 件起こるごとに，医療費が余分に 50,000 ドルかかると推定されている。医療保険会社は，このような医原性の感染症のために生じるコストは病院が負担するべきではないかと検討している。そのため，VAP は人工呼吸患者の治療を行う病院や医師，呼吸療法士，看護師にとって大きな懸念となっている。VAP のリスク因子や VAP 発症率を減らす効果的な方法が盛んに研究されてきている。本章では，VAP の定義，原因，予防戦略について議論する。

VAP の疫学

人工呼吸器回路 vs. 人工気道

VAP は人工呼吸管理中に微生物が気道に入ることで起こる。これは人工呼吸器回路から入るか，または人工気道のカフの上にたまった汚染された口腔内分泌物を誤嚥するために起こる。清潔な回路を使っていて，回路を一度も外していないのであれば，回路にたまっている微生物は患者由来のものであることになる。しかし，回路の接続を外したり，汚染を防ぐようなケアを怠っていたりすると，回路が VAP の原因になることがある。しかし，回路が原因で VAP が起こる頻度は，汚染された口腔咽頭の分泌物を誤嚥することによって起こる頻度に比べるとはるかに少ない。

VAP の主な原因は，汚染された口腔咽頭の分泌物をカフ周囲から誤嚥することである（図 4-2）。このようなことが起こるのは，膨らませたカフに縦向きの溝ができるためである。カフ周囲からのたれ込みを最小限にするには，カフ上に分泌物がたまるのを避け，胃内容物が咽頭に逆流しないようにすることが重要である。

早期 VAP vs. 晩期 VAP

VAP は早期と晩期に分類されることが多い。早期 VAP は口腔内の分泌物を誤嚥することで起こると考えられているので，原因菌は通常，口腔内か消化管に存在する〔グラム陽性球菌，インフルエンザ菌（*Haemophilus influenzae*），腸内グラム陰性菌〕。晩期 VAP は，ほかの臓器で院内感染を起こすのと同じ菌によって起こる〔メチシリン耐性黄色ブドウ球菌（methicillin-resistant *Staphylococcus aureus*），緑膿菌（*Pseudomonas aeruginosa*），アシネトバクター（*Acinetobacter*）属，そのほかのグラム陰性菌〕。原因菌から，早期 VAP は通常では口腔内分泌物の誤嚥が原因であり，晩期 VAP は感染コントロールの不備による二次汚染が原因であることが多い。早期 VAP は人工呼吸開始から 5〜7 日のうちに起こることが多いが，晩期 VAP はその後に起こる。

VAP の同定

過去に使われていた VAP サーベイランスの方法は主観的なものが多かった。2013 年に

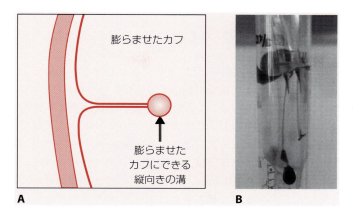

図 4-2　(A) 人工気道のカフにできた縦向きの溝のために，液体がカフを通り抜ける通り道が形成されている様子を示す。(B) 誤嚥のモデル。気管チューブのカフにできた縦向きの溝を通って分泌物がたれ込む様子を染料を使って示している。
Deem S, Treggiari MM. New endotracheal tubes designed to prevent ventilator-associated pneumonia：do they make a difference? *Respir Care*. 2010；Aug；55（8）：1046-1055 より許可を得て転載。

米国疾病対策センター（Centers for Disease Control and Prevention：CDC）は，より正確に施設ごとのばらつきなく VAP を同定できるよう，新たに客観的なガイドラインを作成した。

これまでの方法

これまで VAP の同定は客観的ではなかった。診断基準には，胸部 X 線，体温の変化，白血球数，気道分泌物の量と性状を用いていたため，VAP の頻度は報告によってまちまちであった。VAP の頻度が 0 であると報告する施設もあり，この診断基準が主観的であることに疑問が呈された。さらに，VAP サーベイランスによって VAP と診断されても，臨床的な診断とは合致しないことが多かった。

2013 年 CDC ガイドライン

2013 年，CDC の National Healthcare Safety Network は，人工呼吸器関連事象（ventilator-associated event：VAE）の新しいサーベイランス法を導入した。VAE とは，医原性の原因による患者の状態の悪化と定義され，VAP だけでなく人工呼吸器に関するほかの合併症も含む。この段階的なアプローチ方法では，最初に人工呼吸器関連状態（ventilator-associated condition：VAC）を同定する。VAC があれば，感染に関連した人工呼吸器関連合併症（infection-related ventilator-associated complication：IVAC）の評価を行う。IVAC があれば，VAP 可能性例か推定例かの評価を行う。この客観的サーベイランスは VAC や IVAC があれば報告することを求めているが，VAP を報告する必要はない。このガイドラインの意図は，VAE の報告を客観的に行うことで施設間の

成績を比較することにある。

VACとは，安定期間の後に，吸入酸素濃度（F_{IO_2}）が 0.2 以上高くなるか，呼気終末陽圧（positive end-expiratory pressure：PEEP）の 3 cmH$_2$O 以上の上昇が 2 日間以上続くことである（図 4-3）。安定期間とは，2 日以上にわたって F_{IO_2} と PEEP が同じか低下している期間と定義される。安定期間は気管挿管したときからでもよいし，侵襲的人工呼吸を行っている期間のうちいつでも構わない。VAC 発生率は外部組織に報告する。

VAC の基準を満たせば，次に IVAC を評価する（図 4-4）。人工呼吸開始から 3 日目以降，かつ酸素化の悪化が始まった日の前後 2 日間以内に，以下の 2 つの基準両方を満たせば IVAC である。2 つの基準とは，(1) 体温 > 38℃ または < 36℃，あるいは白血球数 ≧ 12,000/mm³ または ≦ 4,000/mm³，(2) 新しい抗菌薬が開始され 4 日以上継続される，である。IVAC は外部組織に報告する。

人工呼吸器を装着していて，安定しているか改善している基準期間がある。安定しているか改善しているとは，2 日以上にわたって 1 日の最低 F_{IO_2} と PEEP が同じか低下していることと定義される。基準期間とは，最低 F_{IO_2} か PEEP が初めて上昇した日の直前 2 日間と定義される

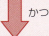
かつ

安定もしくは改善期間の後，次の酸素化悪化の指標のうち少なくとも 1 つを満たす：
(1) 基準期間よりも 1 日の最低 F_{IO_2} が 0.2 以上上昇することが 2 日以上続く
(2) 基準期間よりも 1 日の最低 PEEP が 3 cmH$_2$O 以上上昇することが 2 日以上続く

図 4-3 人工呼吸器関連状態（VAC）
PEEP：呼気終末陽圧
CDC Guidelines Device Associated Events：Ventilator Associated Events（VAE）January 2013. http://www.cdc.gov/nhsn/PDFs/pscManual/10-VAE_FINAL.pdf より。

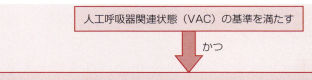

図 4-4 感染に関連した人工呼吸器関連合併症（IVAC）
CDC Guidelines Device Associated Events：Ventilator Associated Events（VAE）January 2013. http://www.cdc.gov/nhsn/PDFs/pscManual/10-VAE_FINAL.pdf より。

```
┌─────────────────────────┐
│  VAC と IVAC の基準を満たす  │
└─────────────────────────┘
             ↓ かつ
```

人工呼吸開始から 3 日目以降で，かつ酸素化の悪化が始まった日の前後 2 日間以内に以下の基準のうち 1 つを満たす：

(1) 膿性の呼吸分泌物（1 つ以上の検体で）
  ・定義：肺，気管支，気管からの分泌物で，低倍率視野で好中球が 25 個以上あり，扁平上皮細胞は 10 個以下しかない
  ・検査室からの報告が半定量結果である場合，上記の定量に相当する結果でなければならない

または

(2) 喀痰，気管吸引*，気管支肺胞洗浄*，肺組織，検体保護ブラシ（protected specimen brushing）*の培養（質的，半定量的，定量的）が陽性

*ただし以下は除外する：
  ・正常な呼吸器・口腔内常在菌，複数の呼吸器・口腔内常在菌
  ・カンジダ類または酵母
  ・コアグラーゼ陰性ブドウ球菌類
  ・エンテロコッカス類

図 4-5 人工呼吸器関連肺炎可能性例（possible ventilator-associated pneumonia）
IVAC：感染に関連した人工呼吸器関連合併症，VAC：人工呼吸器関連状態
CDC Guidelines Device Associated Events：Ventilator Associated Events (VAE) January 2013.
http://www.cdc.gov/nhsn/PDFs/pscManual/10-VAE_FINAL.pdf より。

　IVAC の基準を満たせば，次に量的および質的な細菌学的検査を用いて，VAP 可能性例（図 4-5）と推定例（図 4-6）の評価を行う。VAE のうち VAP は，医療施設において医療の質の改善を進めるのに用いることを目的としている。

VAP の予防

予防には VAP バンドルが使われている（表 4-1）。VAP の予防には，1 つ 1 つの方法を別個に行うより，まとめて行ったほうが効果的であることがバンドルを使うことでわかった。

手指衛生とそれに関連した予防策

感染コントロールの基本的な考え方は，微生物を患者から患者へと伝播させないことである。そのためには，それぞれの患者に触れる前後に適切な手洗いをする。体液に触れ

```
          ┌─────────────────────────┐
          │  VAC と IVAC の基準を満たす  │
          └─────────────────────────┘
                      ↓ かつ
```

人工呼吸開始から 3 日目以降で，かつ酸素化の悪化が始まった日の前後 2 日間以内に以下の基準のうち 1 つを満たす：

(1) 膿性の呼吸分泌物（1 つ以上の検体で。定義は図 4-5 と同じ）

かつ以下の 1 つを満たす：

- 気管吸引の培養陽性*：$\geq 10^5$ CFU/mL か，それに相当する半定量結果
- 気管支肺胞洗浄の培養陽性*：$\geq 10^4$ CFU/mL か，それに相当する半定量結果
- 肺組織の培養陽性：$\geq 10^4$ CFU/g か，それに相当する半定量結果
- 検体保護ブラシ（protected specimen brushing）の培養陽性*：$\geq 10^3$ CFU/mL か，それに相当する半定量結果

*図 4-5 の除外項目に示した微生物は除く

または

(2) 以下の 1 つを満たす（膿性の呼吸分泌物がなくてもよい）：
- 胸水培養陽性（胸腔穿刺によるか，あるいは胸腔チューブを挿入したときに採取した検体。すでに留置してある胸腔チューブからの検体は**含まれない**）
- 肺病理組織診断陽性
- レジオネラの診断的検査陽性
- インフルエンザウイルス，RSウイルス，アデノウイルス，パラインフルエンザウイルス，ヒトメタニューモウイルス，コロナウイルスに対する呼吸分泌物の検査陽性

図 4-6 人工呼吸器関連肺炎推定例（probable ventilator-associated pneumonia）
IVAC：感染に関連した人工呼吸器関連合併症，VAC：人工呼吸器関連状態
CDC Guidelines Device Associated Events：Ventilator Associated Events（VAE）January 2013. http://www.cdc.gov/nhsn/PDFs/pscManual/10-VAE_FINAL.pdf より。

る可能性がある場合には手袋を着用する。患者の感染状況によっては，ガウン，手袋，マスクといったさらなる予防策が必要になることもある。再使用できるものは次の患者に使う前に適切に洗浄・消毒する。

人工気道のケア

経鼻よりも経口での気管挿管が望ましい。人工気道のカフは呼気で 20～30 cmH$_2$O になるように膨らませて，口腔内からの分泌物の誤嚥を予防し，かつ気管傷害が最小限になるようにする。カフ圧を適切にしていても，カフの縦向きの溝を通じて誤嚥が起こる

表4-1　VAP予防バンドルに含まれることの多い項目

- 適切な手指衛生を行う
- 感染症に応じた予防策を行う
- 非侵襲的人工呼吸（NIV）を使用する
- 頭部を挙上させる（> 30度）
- ルーチンで口腔ケアを行う
- カフ圧を20～30 cmH$_2$Oにする
- 閉鎖式吸引カテーテルを使用する
- 人工呼吸器回路をルーチンで交換しない
- 人工呼吸器回路の結露は患者から遠い側から除去する
- 経鼻挿管ではなく経口挿管する
- 声門下吸引のある気管チューブや，誤嚥を最小限にするようなカフの付いた気管チューブを使用する
- 使用後のネブライザーは滅菌水（または生理食塩水）でゆすいで，空気乾燥する
- エアロゾルの薬物は回路の接続を外さなくて済む方法で投与する
- 消化管の細菌定着を減らす；消化性潰瘍を予防する
- 胃の過膨張を避ける
- 十分な栄養を投与する
- 毎日，自発覚醒トライアル（SAT）と自発呼吸トライアル（SBT）を行う
- 呼気終末陽圧（PEEP）は最低でも5 cmH$_2$Oに設定する
- 診断的検査のために集中治療室（ICU）の外に搬送する機会を最小限にする

ことがある。したがって，カフ上に分泌物がたまるのを最小限にするために定期的に咽頭深くを吸引し，体動の前にも吸引を行う。声門下に吸引口が付いた気管チューブを使えばVAPのリスクが減る可能性があるが，吸引口が詰まってしまわないよう注意する必要がある。このような気管チューブを使うと，吸引によって気管が傷ついたり，気管チューブが硬いために喉頭傷害を起こしたりするリスクが懸念されている。銀で覆われた気管チューブや，チューブの内側に付着した分泌物をこすって取り除くような器具もある。先が細くなったデザインのカフや，極薄ポリウレタンのような素材を使ったカフなど，新しい気管チューブでは誤嚥が減るかもしれないが，これらの新しいチューブの費用対効果はまだわかっていない。

人工呼吸器回路のケア

人工呼吸器回路はルーチンで交換する必要はない。回路の内部が汚染されないよう，回路の接続を外さないことが重要である。そのために重要なのは，閉鎖式吸引カテーテルを用いることである。閉鎖式吸引カテーテルは回路の一部に組み込まれていて，ルーチンで交換する必要もない。回路にたまった結露は患者から遠い側から無菌操作で取り除

く。どのような加湿を行うか（能動的，受動的）は，VAP発生率に影響しない。エアロゾルで薬物投与するときには，人工呼吸器回路に付けたままにする器具（定量吸入器のスペーサー，メッシュネブライザー，ジェットネブライザー用の弁付きT字接続）を用いる。再利用可能なネブライザーは，使用後に滅菌水（または生理食塩水）でゆすいで空気乾燥する。

口腔衛生

VAP予防に重要なのは口腔衛生である。目標は口腔や咽頭の細菌量を減らすことにある。このためには口腔咽頭を吸引し，歯を磨き，クロルヘキシジンで洗浄する。

非侵襲的人工呼吸（NIV）

適切な場合には非侵襲的人工呼吸（noninvasive ventilation：NIV）を使用することでVAPのリスクが減る。これは気管挿管を避けられるためである。

人工呼吸器装着期間を最小限に

気管挿管されている期間が短いほどVAPのリスクは低くなる。そのため，自発覚醒トライアル（spontaneous awakening trial：SAT）と自発呼吸トライアル（spontaneous breathing trial：SBT）を毎日行い，抜管できるかどうか確認する。再挿管もVAPのリスクなので，抜管後呼吸不全を起こす可能性のある患者にはNIVを用いるなどして，抜管失敗を最小限にするように努める。

呼気終末陽圧（PEEP）

PEEPを使うことでVAP発生率が減ることが示されている。気管内に陽圧をかけることで，人工気道のカフを越えての誤嚥を防ぐことがその機序である。

必要のない搬送を避ける

人工呼吸患者を集中治療室（ICU）の外に搬送することはVAPのリスクを高めることが示されている。したがって，診断的検査のために患者を搬送するのは最小限にして，搬送するときにも気道が汚染されないように注意を払う。

体位

禁忌がない限り，人工呼吸患者は頭部を30度以上挙上した体位にする。これは，胃内容物の口腔咽頭への逆流と，それによる誤嚥を防ぐためである。しかし，腹臥位や，側臥位のトレンデレンブルク（Trendelenburg）位のほうが気道分泌物の除去や誤嚥の予防に効果的であると考える研究者もいる。

消化管の治療

消化管の細菌量を減らすことがVAPのリスクに影響する。消化性潰瘍の予防が推奨さ

れている。適切に栄養を投与すべきであるが，逆流のリスクを減らすために胃の過膨張は避ける。ヨーロッパでは消化管の選択的除菌が行われているが，それ以外の地域ではまだ広まっていない。

覚えておくべきポイント

- 人工呼吸器関連肺炎（VAP）は，人工気道関連肺炎と呼ぶほうがより適切である
- 下気道の感染は，主に気管チューブのカフを越えて誤嚥することによって起こる
- 気管チューブのカフを膨らませたときにできる縦向きの溝を通じて誤嚥が起こる
- 新しい米国疾病対策センター（CDC）のガイドラインは，人工呼吸器関連事象（VAE）に焦点をおいている
- 人工呼吸器関連状態（VAC）とは，安定期間の後に F_{IO_2} や呼気終末陽圧（PEEP）の上昇が遷延することと定義される
- 患者と接触する前後では手洗いを行う
- 頭部は30度以上挙上する
- ルーチンで口腔衛生を行う
- 人工気道のカフは圧が20〜30 cmH_2O になるよう膨らませる
- 閉鎖式吸引カテーテルを使用する
- 人工呼吸器回路や閉鎖式吸引カテーテルはルーチンで交換しない
- 声門下吸引の付いた気管チューブの費用対効果はまだわかっていない
- ネブライザーは使った後に滅菌水（または生理食塩水）でゆすいで空気乾燥する
- 人工呼吸患者では消化性潰瘍を予防する
- 胃の過膨張は避ける
- 可能なときには非侵襲的人工呼吸（NIV）を使う
- 自発覚醒トライアル（SAT）と自発呼吸トライアル（SBT）を毎日行う

推奨文献

Bird D, Zambuto A, O'Donnell C, et al. Adherence to ventilator-associated pneumonia bundle and incidence of ventilator-associated pneumonia in the surgical intensive care unit. *Arch Surg*. 2010;145:465-470.

Bouadma L, Mourvillier B, Deiler V, et al. A multifaceted program to prevent ventilator-associated pneumonia: impact on compliance with preventive measures. *Crit Care Med*. 2010;38:789-796.

Bouadma L, Wolff M, Lucet JC. Ventilator-associated pneumonia and its prevention. *Curr Opin Infect Dis*. 2012;25:395-404.

Caserta RA, Marra AR, Durão MS, et al. A program for sustained improvement in preventing ventilator associated pneumonia in an intensive care setting. *BMC Infect Dis*. 2012;12:234-239.

CDC Guidelines Device Associated Events: Ventilator Associated Events (VAE) January 2013. http://www.cdc.gov/nhsn/PDFs/pscManual/10-VAE_FINAL.pdf. Viewed on February 20th, 2013.

Coffin SE, Klompas M, Classen D, Arias KM, et al. Strategies to prevent ventilator-associated pneumonia in acute care hospitals. *Infect Control Hosp Epidemiol.* 2008;29:S31-S40.

Deem S, Treggiari MM. New endotracheal tubes designed to prevent ventilator-associated pneumonia: do they make a difference? *Respir Care.* 2010;55:1046-1055.

Fernandez JF, Levine SM, Restrepo MI. Technologic advances in endotracheal tubes for prevention of ventilator-associated pneumonia. *Chest.* 2012;142:231-238.

Gentile MA, Siobal MS. Are specialized endotracheal tubes and heat-and-moisture exchangers cost-effective in preventing ventilator associated pneumonia? *Respir Care.* 2010;55:184-197.

Han J, Liu Y. Effect of ventilator circuit changes on ventilator-associated pneumonia: a systematic review and meta-analysis. *Respir Care.* 2010;55:467-474.

Harbrecht BG. Head of bed elevation and ventilator-associated pneumonia. *Respir Care.* 2012;57:659-560.

Hess DR. Noninvasive positive-pressure ventilation and ventilator-associated pneumonia. *Respir Care.* 2005;50:924-931.

Hess DR, Kallstrom TJ, Mottram CD, et al. Care of the ventilator circuit and its relation to ventilator-associated pneumonia. *Respir Care.* 2003;48:869-879.

Hillier B, Wilson C, Chamberlain D, King L. Preventing ventilator-associated pneumonia through oral care, product selection, and application method: a literature review. *AACN Adv Crit Care.* 2013;24:38-58.

Kaynar AM, Mathew JJ, Hudlin MM, et al. Attitudes of respiratory therapists and nurses about measures to prevent ventilator-associated pneumonia: a multicenter, cross-sectional survey study. *Respir Care.* 2007;52:1687-1694.

Klompas M, Magill S, Robicsek A, et al. Objective surveillance definitions for ventilator-associated pneumonia. *Crit Care Med.* 2012;40:3154-3161.

Mietto C, Pinciroli R, Patel N, Berra L. Ventilator associated pneumonia: evolving definitions and preventive strategies. *Respir Care.* 2013;58:990-1007.

Morris AC, Hay AW, Swann DG, et al. Reducing ventilator-associated pneumonia in intensive care: impact of implementing a care bundle. *Crit Care Med.* 2011;39:2218-2224.

O'Grady NP, Murray PR, Ames N. Preventing ventilator-associated pneumonia: does the evidence support the practice? *JAMA.* 2012;307:2534-2539.

Pérez-Granda M, Muñoz P, Heras C, et al. Prevention of ventilator-associated pneumonia: can knowledge and clinical practice be simply assessed in a large institution? *Respir Care.* 2013;58:1213-1219.

Pneumatikos IA, Dragoumanis CK, Bouros DE. Ventilator-associated pneumonia or endotracheal tube-associated pneumonia? An approach to the pathogenesis and preventive strategies emphasizing the importance of endotracheal tube. *Anesthesiology.* 2009;110:673-680.

Rosenthal VD, Rodrigues C, Álvarez-Moreno C, et al. Effectiveness of a multidimensional approach for prevention of ventilator-associated pneumonia in adult intensive care units from 14 developing countries of four continents: findings of the International Nosocomial Infection Control Consortium. *Crit Care Med.* 2012;40:3121-3128.

Sinuff T, Muscedere J, Cook DJ, et al. Implementation of clinical practice guidelines for ventilator-associated pneumonia: a multicenter prospective study. *Crit Care Med.* 2013;41:15-23.

Torres A, Bassi GL, Ferrer M. Diagnosis of ventilator-associated pneumonia: do we need surrogate parameters? *Crit Care Med.* 2012;40:3311-3312.

Trouillet JL. Ventilator-associated pneumonia: a comprehensive review. *Hosp Pract (Minneap).* 2012;40:165-175.

Chapter 5
人工呼吸器モードの分類

- 導入
- 人工呼吸器動力システム
  - 空気系システム
  - 電子系システム
- 人工呼吸の分類
  - 制御変数
  - 呼吸の配分
  - 作動アルゴリズム
  - 目標スキーム
- 運動方程式
- 覚えておくべきポイント
- 推奨文献

目的

1. 空気系システムと電子系システムの違いを理解する
2. 人工呼吸器の動作を制御するのに用いる変数,呼吸の配分,目標を理解する
3. 圧制御,量制御,流量制御,時間制御を比較する
4. トリガー,リミット,サイクルの違いを理解する
5. 自発呼吸と強制呼吸の定義を理解する
6. 持続的強制換気(CMV),間欠的強制換気(IMV),持続的自発換気(CSV)を比較する
7. 定点,デュアル(二重),サーボ,アダプティブ,オプティマル,インテリジェントといった目標スキームの違いを理解する
8. 運動方程式を使って患者-人工呼吸器相互作用を説明する

導入

現在の人工呼吸器は洗練された生命維持装置である。人工呼吸器は信頼でき,柔軟で,使いやすい必要がある。本章では,人工呼吸器システムと人工呼吸の分類,人工呼吸中の呼吸の種類について説明する。

人工呼吸器動力システム

人工呼吸器は空気を患者に送るので,空気系の要素がなければならない。第1世代の人工呼吸器は典型的には気体の圧力で作動していて,人工呼吸器の動力にも換気するのにも気体の圧力を使っていた。現在の人工呼吸器は電子制御でマイクロプロセッサを使っている。人工呼吸器システムをブロックダイアグラムで示したのが図5-1である。

空気系システム

空気系システムは,混合気を患者に送る働きをする。室内気と100%の酸素が50 lb/in² の圧で人工呼吸器に送られる。人工呼吸器はこの圧を低下させ,設定吸入酸素濃度(F_{IO_2})になるように気体を混合して,人工呼吸器回路へと送り出す。回路は患者へ空気を送るだけでなく,吸入気をフィルターして,加温・加湿する。呼気では,空気は呼気側の回路をたどってフィルター,呼気弁を通り,大気へと放出される。呼気弁には,吸気の間には閉じて肺を膨らませ,呼気では呼気終末陽圧(positive end-expiratory pressure:PEEP)を調節する役割がある。以前には,吸気の間には呼気弁は完全に閉鎖していたが,新しい人工呼吸器の圧制御換気では能動的呼気弁を用いるため,吸気の間でも設定圧よりも圧が高くなると呼気弁が開くようになっている。

空気系システムでは,回路が1つのことも2つのこともある。回路が1つであれば,人工呼吸器の動力となる気体がそのまま患者へと送られる。回路が2つあるときには,人工呼吸器の空気系システムの動力となる気体と,患者へ送られる気体は別である。

人工呼吸器は陽圧を発生させることも,陰圧を発生させることもある。陽圧呼吸器は

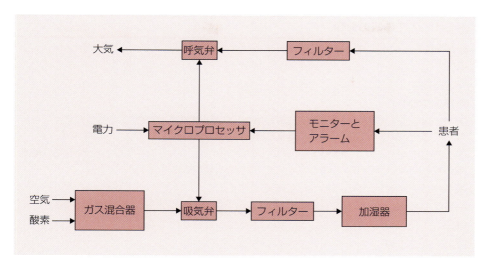

図 5-1　簡略なブロックダイアグラムで示した人工呼吸器システム

気道に陽圧をかけ，陰圧呼吸器は胸壁に陰圧をかける。集中治療で用いる人工呼吸器は陽圧呼吸器である。陰圧呼吸器が使われることは多くないが，遷延性人工呼吸を要する患者に使われることがある。

電子系システム

現在の人工呼吸器はマイクロプロセッサで制御されている。マイクロプロセッサは吸気弁と呼気弁を制御し，また，人工呼吸器のモニターシステム（圧，流量，1回換気量をモニタリング）からの情報を管理して表示する。アラームもマイクロプロセッサで制御されている。

人工呼吸の分類

人工呼吸の分類とは，人工呼吸器がどのように機能するかを示す。ここで説明する一般的な内容は，市販されているどの人工呼吸器にも当てはまる。人工呼吸の分類の要素には，制御変数，呼吸の配分，目標スキームがある（表5-1）。

制御変数

制御変数は，人工呼吸器が吸気でどのように圧，1回換気量，流量を制御するかを示す。呼吸負荷が変わっても制御変数は一定である。制御変数とは，具体的には圧，1回換気量，流量，時間である（図5-2）。現在の人工呼吸器は，吸気で流量または圧のどちらかを制御する。いかなるときにも人工呼吸器は流量と圧の両方を同時に制御することはできない。吸気が量制御で始まって，呼吸が終わる前に圧制御に変更する（あるいはその反

表 5-1　人工呼吸の分類

● **制御変数**
- 圧
- 1回換気量

● **呼吸の配分**
- 持続的強制換気（CMV）：患者が人工呼吸器をトリガーすれば，実際の呼吸数は設定よりも多くなることがある。無呼吸の場合に備えて最低限の回数をバックアップとして設定する
- 間欠的強制換気（IMV）：患者は強制呼吸と強制呼吸の間に自発呼吸をすることができる。無呼吸の場合に備えて最低限の回数をバックアップとして設定する
- 持続的自発換気（CSV）：患者がすべての呼吸をトリガーする

● **目標スキーム**
- 定点
- デュアル（dual）
- サーボ（servo）
- アダプティブ（adaptive）
- オプティマル（optimal）
- インテリジェント（intelligent）

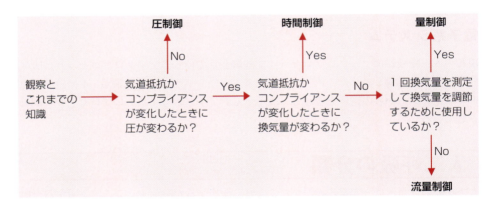

図 5-2　吸気での制御変数を決める基準
Chatburn RL. Classification of mechanical ventilators. *Respir Care*. 1992；Sep；37（9）：1009–1025 より許可を得て転載。

対）ような場合には，デュアル（二重）コントロールになっている。

　気道抵抗やコンプライアンスが変化しても圧が変わらなければ，圧制御である。気道抵抗やコンプライアンスが変化しても換気量が変わらなければ，量制御か流量制御である。人工呼吸器が1回換気量を測定して，それに基づいて換気量を制御するのであれば，量制御である。1回換気量がフィードバックの信号として使われず，換気量が一定にな

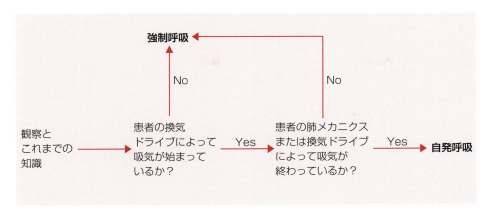

図 5-3　人工呼吸での呼吸のタイプを決める基準
Chatburn RL. Classification of mechanical ventilators. *Respir Care*. 1992；Sep；37（9）：1009–1025 より許可を得て転載。

るのであれば，流量制御である。吸気時間と呼気時間だけが制御変数の場合には，時間制御である。

呼吸の配分

人工呼吸では，強制呼吸と自発呼吸という2種類の呼吸タイプがある（図 5-3）。自発呼吸は，息を吸い始めるのも吸い終えるのも患者が行う。強制呼吸は人工呼吸器が息の吸い始めか，吸い終わりか，あるいはその両方を決める。人工呼吸には3種類の呼吸の配分があり，持続的強制換気（continuous mandatory ventilation：CMV），間欠的強制換気（intermittent mandatory ventilation：IMV），持続的自発換気（continuous spontaneous ventilation：CSV）と呼ばれる（図 5-4）。人工呼吸器のモードは表 5-2 に示すようにいずれかの呼吸配分のパターンとなる。

作動アルゴリズム

相変数は，呼吸周期の相を始めるのに用いる。具体的にはトリガー変数，リミット変数，サイクル変数がある（図 5-5）。トリガー変数は吸気を開始する。時間トリガーであれば，人工呼吸器は設定の時間間隔で吸気を始める。たとえば，呼吸数設定が20回/分であれば，人工呼吸器は3秒ごとに吸気を開始することになる。患者がトリガーして吸気を始めることもできる。人工呼吸器は患者の吸気を，圧シグナル，流量シグナル（図 5-6），あるいは横隔膜活動電位シグナルとして感知する。患者の吸気努力によって，あらかじめ設定したレベル（トリガー感度設定）にまで気道内圧が下がれば，圧トリガーによって患者が吸気をトリガーする。患者の吸気努力による流量が設定したレベルに達すれば，流量トリガーとなる。流量トリガーの一種にAuto-Trakがある。このトリガー法では，患者の実際の流量シグナルから15 L/分だけ減らして300ミリ秒遅らせたシェイ

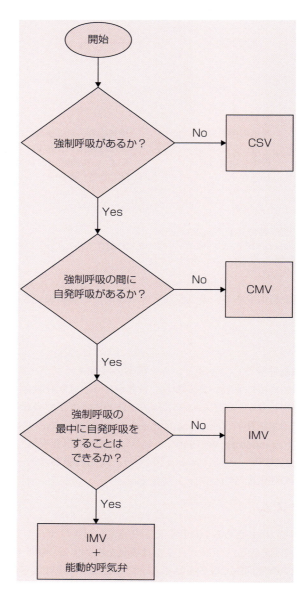

図 5-4　人工呼吸での呼吸の配分
CMV：持続的強制換気，CSV：持続的自発換気，IMV：間欠的強制換気
Chatburn RL. Classification of ventilator modes：update and proposal for implementation. *Respir Care*. 2007；Mar；52（3）：301-323 より改変。

表5-2 呼吸パターンによる人工呼吸器モード

制御変数	呼吸の配分	略語
量	持続的強制換気（CMV）	VC-CMV
	間欠的強制換気（IMV）	VC-IMV
圧	持続的強制換気（CMV）	PC-CMV
	間欠的強制換気（IMV）	PC-IMV
	持続的自発換気（CSV）	PC-CSV（例：プレッシャーサポート換気）

Chatburn RL. Classification of ventilator modes: update and proposal for implementation. *Respir Care*. 2007; Mar; 52 (3): 301-323 より改変。

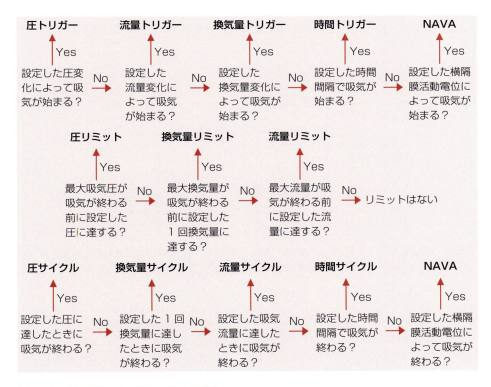

図5-5 人工呼吸での相変数を決める基準
NAVA: neurally adjusted ventilatory assist
Chatburn RL. Classification of mechanical ventilators. *Respir Care*. 1992; Sep; 37 (9): 1009-1025 より。

プシグナルを人工呼吸器が作成する。コンピュータがつくったこのシェイプシグナルは，患者の流量よりも若干遅れることになる。患者の流量が急に変わると，患者の流量シグナルはシェイプシグナルと交差することになり，人工呼吸器は吸気をトリガーしたり，

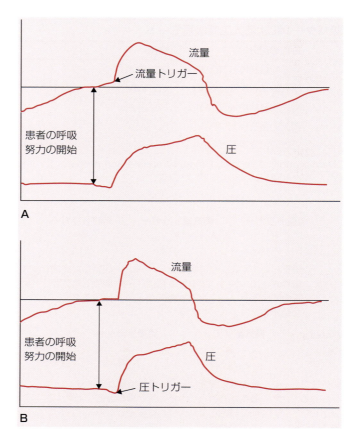

図 5-6　流量トリガー（A）と圧トリガー（B）。流量トリガーでは，人工呼吸器は流量の変化に反応する。圧トリガーでは，人工呼吸器は気道内圧の低下に反応する。

吸気から呼気へと切り替えたりする。neurally adjusted ventilatory assist（NAVA）では，横隔膜の活動電位によって呼吸がトリガーされる。

　リミット変数には圧，換気量，流量があり，吸気相では設定したリミット変数を超えることはできない。吸気は必ずしもリミット変数に達したときに終わるわけではない。圧制御換気（pressure-controlled ventilation：PCV）では吸気が終わる前に圧リミットに達するので，リミット変数は圧である。人工呼吸器によっては，吸気流量，吸気時間，1回換気量を別々に設定するものもある。このような場合には，吸気が終わる前に決められた1回換気量が送られるので，換気量リミットである。

　サイクル変数には圧，換気量，流量，時間があり，吸気の終わりを決める。初期の人工呼吸器は圧サイクルであった。プレッシャーサポート換気（pressure support ventilation：PSV）では通常，流量サイクルになる。量制御換気（volume-controlled ventilation：VCV）では，換気量サイクルあるいは時間サイクルになる。PCV は，時間サイクルである。基準変数とは呼気相で制御するものであり，PEEP や持続気道陽圧（continuous positive airway pressure：CPAP）の設定を指す。

　制御変数や相変数をどのように調節するか人工呼吸器が決めるために，人工呼吸器の作動論理システムは条件変数を用いる。条件変数とは「もしこうなったら，こうする」というような内容で，たとえば「もし分時換気量が設定よりも低くなったら，強制呼吸（強制呼吸による分時換気量）を供給する」というようになる。コンピュータによる論理は，人工呼吸器設定とフィードバック信号，呼吸パターンの関係から，設定で決められていないほかの動作を追加する（例：adaptive support ventilation）。

目標スキーム

目標スキームは，人工呼吸器が使うフィードバック制御アルゴリズムを決定する。目標を定点にするときには，圧や換気量，吸気流量をある決まった値に設定する。VCV や PCV，PSV といった通常のモードではこのような設定を行う。1 回換気量と流量（量制御）または圧（圧制御）を設定するわけである。吸気が量制御で始まるが，患者の吸気努力が大きければ圧制御に切り替わる場合には，目標がデュアル（二重）に制御されている。

　proportional-assist ventilation（PAV）や NAVA のようなサーボ（servo）制御では，患者の吸気流量によって人工呼吸器が作動し，吸気を増幅する。pressure-regulated volume control（PRVC）のようなアダプティブ（adaptive）制御では，肺メカニクスが変わっても人工呼吸器が圧制御を調整して 1 回換気量を維持する。adaptive support ventilation のようなオプティマル（optimal）制御はアダプティブ制御の進化した形で，人工呼吸器は呼吸仕事量が最小になるような呼吸パターンにしようとする。SmartCare のようなインテリジェント（intelligent）制御はルールに基づいたシステムを用い，人工呼吸器は設定に従って出力を調整する。

　クローズドループ（closed-loop）制御とは，フィードバック信号に基づいて出力を調整することを指す。現在の人工呼吸器ではクローズドループ制御が使われることが多い。患者の状態が変わっても圧や流量を一定に保つのに，人工呼吸器はクローズドループを用いる。人工呼吸器による出力をフィードバック信号として用い，それを設定した入力と比較することで達成される。出力と入力の差に基づいて，目標とする出力に近づけるようにする。ネガティブフィードバックでは，人工呼吸器は目標とする値と実際の値の差を最小にしようとする。簡単な例としては，PCV または PSV において，人工呼吸器が気道内圧を一定にするために吸気流量を調整することが挙げられる。ネガティブフィードバックのもう 1 つの例には，アダプティブ制御のモードにおいて，実際の 1 回換気量と目標 1 回換気量の差を最小限にするよう圧を変化させることがある。ポジティブフィードバックは，実際の値と目標値の差を大きくする。例としては PAV や NAVA がある。

運動方程式

肺が膨らむことは運動方程式で説明できる。これは，吸気を送るのに必要な圧が，呼吸器系の弾性〔1回換気量（V）とコンプライアンス（C）〕と抵抗〔流量（$\dot{V}$）と気道抵抗（R）〕で決まることを示している。圧とは，人工呼吸器が気道にかける圧（P_{vent}）と，患者の呼吸筋によってつくり出される圧（P_{mus}）の両方を合わせたものである。したがって，式にすると次のようになる：

$$P_{vent} + P_{mus} = \frac{V}{C} + \dot{V}R$$

VCVでは吸気流量と1回換気量が一定なので（肺メカニクスが変わらなければ式の右辺が一定になる），患者が吸気努力を行う（P_{mus}が上昇する）と気道内圧は低下する。これは，患者-人工呼吸器非同調でよくみられる徴候である。PCVでは気道内圧は一定なので，患者が吸気努力を行う（式の左辺が大きくなる）と，流量と1回換気量が増大する。これによって患者-人工呼吸器同調性はよくなるかもしれないが，肺過膨張による肺傷害を引き起こすリスクもある。

覚えておくべきポイント

- 人工呼吸器動力システムには空気系と電子系の2つがある
- 吸気相で人工呼吸器を操作する変数が制御変数である
- 相変数は呼吸周期においてそれぞれの相（吸気と呼気）を開始させる
- 吸気相は，時間，近位気道での圧変化または流量変化，横隔膜活動電位によってトリガーされる
- サイクル変数とは吸気の終わりを決める変数で，それには圧，換気量，流量，時間がある
- 人工呼吸器は，強制呼吸と自発呼吸という2つの異なる呼吸を供給する
- 目標スキームには，定点，デュアル，サーボ，アダプティブ，オプティマル，インテリジェントがある
- 人工呼吸器はクローズドループ制御を使って，状態が変わったときでも圧や流量を維持する
- 患者-人工呼吸器相互作用の効果を知るのに運動方程式を用いることができる

推奨文献

Branson RD. Techniques for automated feedback control of mechanical ventilation. *Semin Respir Crit Care Med.* 2000;21:203-209.

Branson RD, Chatburn RL. Controversies in the critical care setting. Should adaptive pressure control modes be utilized for virtually all patients receiving mechanical ventilation? *Respir Care.* 2007;52(4):478-488.

Branson RD, Davis K Jr. Does closedloop control of assist control ventilation reduce ventilator-induced lung injury? *Clin Chest Med.* 2008;29:343-350.

Branson RD, Johannigman JA, Campbell RS, Davis K Jr. Closed-loop mechanical ventilation. *Respir Care.* 2002;47:427-513.

Chatburn RL. Classification of ventilator modes: update and proposal for implementation. *Respir Care.* 2007;52:301-323.

Chatburn RL. Understanding mechanical ventilators. *Expert Rev Respir Med.* 2010;4:809-819.

Chatburn RL, Mireles-Cabodevila E. Closed-loop control of mechanical ventilation: description and classification of targeting schemes. *Respir Care.* 2011;56:85-102.

Chatburn RL, Primiano FP Jr. A new system for understanding modes of mechanical ventilation. *Respir Care.* 2001;46:604-621.

Mireles-Cabodevila E, Diaz-Guzman E, Heresi GA, Chatburn RL. Alternative modes of mechanical ventilation: a review for the hospitalist. *Cleve Clin J Med.* 2009;76:417-430.

Mireles-Cabodevila E, Hatipoglu U, Chatburn RL. A rational framework for selecting modes of ventilation. *Respir Care.* 2013;58:348-366.

Volsko TA, Hoffman J, Conger A, Chatburn RL. The effect of targeting scheme on tidal volume delivery during volume control mechanical ventilation. *Respir Care.* 2012;57:1297-1304.

Chapter 6
従来の人工呼吸器モード

- 導入
- 量制御換気（VCV）vs. 圧制御換気（PCV）
- 持続的強制換気（CMV）
- 持続的自発換気（CSV）
  持続気道陽圧（CPAP）
  プレッシャーサポート換気（PSV）
- 同期式間欠的強制換気（SIMV）
- 完全換気補助 vs. 部分換気補助
- 覚えておくべきポイント
- 推奨文献

目的

1. 圧制御換気（PCV）と量制御換気（VCV）の違いを理解する
2. 持続的強制換気（CMV），持続的自発換気（CSV），同期式間欠的強制換気（SIMV）の違いを理解する
3. 持続気道陽圧（CPAP）とプレッシャーサポート換気（PSV）の違いを理解する
4. 完全換気補助と部分換気補助の違いを理解する

導入

呼吸のタイプと相変数の関係は，人工呼吸器モードと呼ばれる。モードは，人工呼吸において主要な設定の1つである。数多くのモードがあるが，どのモードがより優れているというようなエビデンスはないため，どれを選ぶかは医師または施設ごとの好みによる。本章では，従来のモードである持続的強制換気（continuous mandatory ventilation：CMV），持続的自発換気（continuous spontaneous ventilation：CSV），同期式間欠的強制換気（synchronized intermittent mandatory ventilation：SIMV）について説明する（表6-1）。

量制御換気（VCV）vs. 圧制御換気（PCV）

換気補助の2つの主な方法は，量制御換気（volume-controlled ventilation：VCV）と圧制御換気（pressure-controlled ventilation：PCV）である。人工呼吸器は，一度に1回換気量（流量）か気道にかかる圧のいずれか一方しか制御できない。pressure-regulated volume control や adaptive support ventilation のような量制御モードは，実際には目標1回換気量に達するための圧を調整している。量制御では「量」という言葉を使っているが，実際に人工呼吸器が制御しているのは吸気流量である。VCVにおける主要

表6-1 人工呼吸器モード

モード	強制呼吸の制御変数	自発呼吸の制御変数	名称
CMV	量	なし	VC-CMV
	圧	なし	PC-CMV
CSV	なし	圧	CPAP あるいは PSV
SIMV	量	圧	VC-SIMV
	圧	圧	PC-SIMV

CMV：持続的強制換気，CPAP：持続気道陽圧，CSV：持続的自発換気，PC-CMV：圧制御-持続的強制換気，PC-SIMV：圧制御-同期式間欠的強制換気，PSV：プレッシャーサポート換気，SIMV：同期式間欠的強制換気，VC-CMV：量制御-持続的強制換気，VC-SIMV：量制御-同期式間欠的強制換気

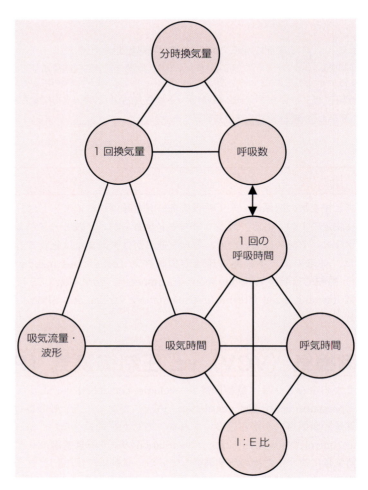

図6-1 量制御換気（VCV）における主要な変数とそれらの関係を示す。
Chatburn RL. A new system for understanding mechanical ventilators. *Respir Care* 1991；36：1123-1155 より改変。

な変数を図6-1に示す。PCVでは，肺胞内圧が気道内圧に近づくにつれて吸気流量は小さくなる。PCVにおける主要な変数を図6-2に示す。

持続的強制換気（CMV）

CMVでは最低呼吸数を設定する（図6-3）。患者は人工呼吸器をトリガーして，もっと呼吸数を増やすことができるが，すべての呼吸は強制呼吸のパターンになる。強制呼

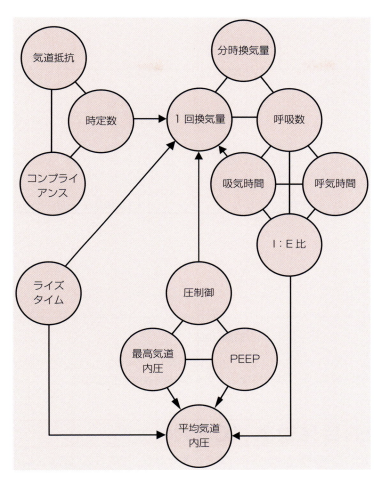

図 6-2 圧制御換気（PCV）における主要な変数とそれらの関係を示す。
PEEP：呼気終末陽圧

Chatburn RL. A new system for understanding mechanical ventilators. *Respir Care* 1991；36：1123-1155 より改変。

吸は量制御にすることも圧制御にすることもできる。CMV はアシスト/コントロール（A/C）換気と呼ばれることも多く，CMV と A/C という用語は同じ意味で使われる。人工呼吸器の観点からは，強制呼吸だけのモードというのは存在しない。もし強制呼吸だけになっているとすれば，薬物[訳注1]あるいは病態[訳注2]によるものであり，人工呼吸器によるものではない。モードにかかわらず，人工呼吸器は呼吸を「アシスト（補助）」する。

訳注1
例：筋弛緩薬

訳注2
例：神経筋疾患や呼吸停止

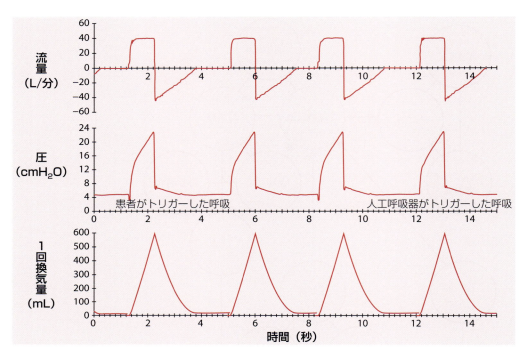

図 6-3 量制御-持続的強制換気（VC-CMV）のグラフィック。患者が呼吸をトリガーすることも，人工呼吸器がトリガーすることもできるのに注目する。いったん吸気がトリガーされると，すべての吸気は強制呼吸になる。

持続的自発換気（CSV）

CSVではすべての呼吸は自発呼吸である。すなわち，患者自身が吸気を始めて，吸気を終える。CSVの2つの主な方法に，持続気道陽圧（continuous positive airway pressure：CPAP）とプレッシャーサポート換気（pressure support ventilation：PSV）がある。

持続気道陽圧（CPAP）

CPAPは自発呼吸のモードなので，強制呼吸が行われることはない（図6-4）。CPAPでは，呼吸サイクルを通じて気道にかかる陽圧を設定する。0 cmH$_2$Oに設定することもでき，この場合，気道内圧は大気圧と同じになる。CPAPが最もよく使われるのは，人工呼吸器から離脱できるか評価するときである。現在の人工呼吸器の多くでは，CPAPにしていても少しプレッシャーサポートがかかる（1～2 cmH$_2$O）。CPAPでは流量トリガーにしていたほうが圧トリガーにするよりも感度がよいので，CPAPを使うときには流量トリガーが推奨される。

持続的自発換気（CSV） 57

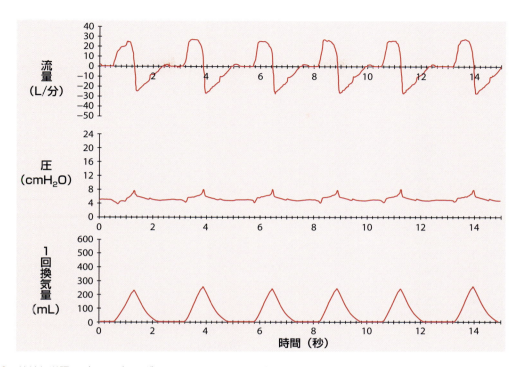

図 6-4 持続気道陽圧（CPAP）のグラフィック。すべての呼吸は自発呼吸であることに注目する。

プレッシャーサポート換気（PSV）

PSVでは，人工呼吸器は患者の吸気努力を設定の圧で補助する。吸気は患者の吸気努力でトリガーされ，吸気努力が終わると呼気に移る。PSVでは，呼吸数，吸気時間，1回換気量は患者次第である（図6-5）。現在の人工呼吸器はPSVで無呼吸になるとバックアップ換気〔量制御－持続的強制換気（VC-CMV）または圧制御－持続的強制換気（PC-CMV）〕を始めるが，これは警戒すべき状態である。通常，PSVでは流量サイクルであるが，二次的なサイクルとして圧と時間がある。つまり，PSVでは決まったレベルにまで吸気流量が低下すると呼気相に移るが，圧が決まったレベルにまで上昇したときにも，あるいは吸気時間が決まった長さになったときにも呼気相に変わる。流量によるサイクルで呼気相に移るのは，吸気流量があらかじめ決められた値になったときのこともあれば，最大吸気流量の何％というようにして決まる流量になったときのこともあり，また，最大吸気流量に基づく流量と吸気時間の両方で決まることもある。最新の人工呼吸器では，人工呼吸器サイクルの流量を患者の状態に応じて調整することができる。最新の人工呼吸器は，吸気が始まるときのプレッシャーサポートのライズタイムを設定したり，最大の吸気時間を設定することもできる。ライズタイムとは，吸気が始まってから設定したプレッシャーサポート圧に達するまでにかかる時間のことである。

6 従来の人工呼吸器モード

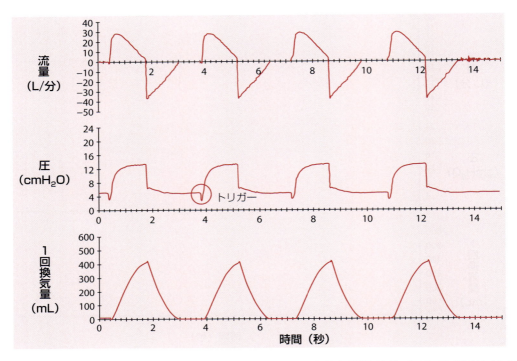

図 6-5 プレッシャーサポート換気（PSV）のグラフィック。すべての吸気は患者がトリガーしていて，流量サイクルになっていることに注目する。

同期式間欠的強制換気（SIMV）

SIMVとは，人工呼吸器が間欠的に量制御または圧制御による強制呼吸を送るモードである。強制呼吸と強制呼吸の間に，患者は自発呼吸を行うことができる。強制呼吸は患者の吸気努力に**同期して**供給される（図6-6）。吸気努力が検知されなければ，人工呼吸器は決まった時間で強制呼吸を送る。これは，アシストウィンドウを使うことで行われる（図6-7）。このウィンドウは設定した呼吸数で決まる呼吸間隔で開き，それぞれの人工呼吸器メーカーが設定している時間だけ開いたままとなる。ウィンドウが開いているときに患者の吸気努力が検知されると，強制呼吸が送られる。ウィンドウが開いている間に患者の吸気努力がなければ，ウィンドウの終わりに強制呼吸が送られる。自発呼吸には通常，プレッシャーサポートを加える（図6-8）。SIMVでは，強制呼吸では人工呼吸器が呼吸仕事量を担い，自発呼吸では患者が呼吸仕事量を負担することで，人工呼吸器と患者が呼吸仕事量を分け合うと提唱されてきたが，そうならないことが多い。特に，呼吸数設定が低ければ，患者は強制呼吸をしている間も，自発呼吸のときと同じだけの吸気努力をすることになる。

同期式間欠的強制換気（SIMV）

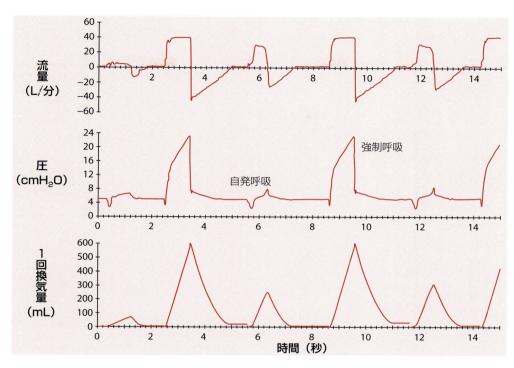

図 6-6　同期式間欠的強制換気（SIMV）での強制呼吸と自発呼吸を示すグラフィック。この図での強制呼吸は量制御になっている。

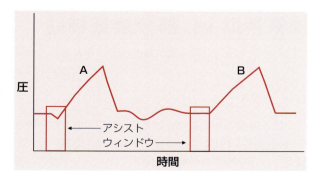

図 6-7　同期式間欠的強制換気（SIMV）の圧波形。強制呼吸を同期させるアシストウィンドウを示している。

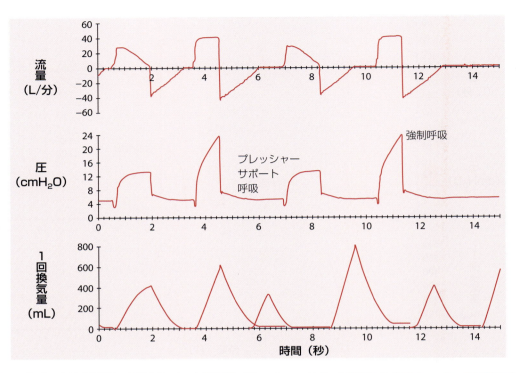

図 6-8 同期式間欠的強制換気（SIMV）で，自発呼吸にプレッシャーサポートを加えたグラフィック。この図での強制呼吸は量制御になっている。

完全換気補助 vs. 部分換気補助

人工呼吸器は，完全換気補助と部分換気補助に分けられる。これは，運動方程式で示される：

$$P_{vent} + P_{mus} = \frac{V}{C} + \dot{V}R$$

ここでP_{vent}：人工呼吸器が気道にかける圧，P_{mus}：患者の呼吸筋によってつくり出される圧，V：1回換気量，C：コンプライアンス，$\dot{V}$：流量，R：気道抵抗である。

完全換気補助では，呼吸筋の活動はないので$P_{mus}=0$である。部分換気補助では呼吸筋が活動しているので，運動方程式にはP_{mus}も貢献する。

完全換気補助では，呼吸に必要な仕事をすべて人工呼吸器が行い，患者は人工呼吸器をトリガーすることも自発呼吸をすることもない。このようになるのは，患者の病態（例：神経筋疾患）によるか，薬物（例：筋弛緩薬）によるか，分時換気量を大きくして患者の換気ドライブを抑制した場合（例：過換気）である。重症患者では，呼吸による酸素消費を減らし，呼吸パターンを制御するために，完全換気補助が好まれることが多い。

完全換気補助にはCMVを用いる。

部分換気補助では，呼吸仕事量の一部を人工呼吸器が行い，残りは患者が担う。部分換気補助は，人工呼吸器からの離脱で使われることが多い。患者が呼吸仕事をすることで呼吸筋の緊張が保たれ，患者が呼吸パターンをある程度コントロールすることができ，患者の快適性と同調性を高めると考えて，部分換気補助の使用を好む医療者もいる。完全に呼吸筋を抑制してしまうと，呼吸筋はすぐに萎縮し筋力低下を起こす。部分換気補助ができるモードは，CMV，SIMV，PSVである。

覚えておくべきポイント

- 持続的強制換気（CMV）では，すべての呼吸は量制御または圧制御の強制呼吸である
- 持続気道陽圧（CPAP）では，すべての呼吸は自発呼吸である
- プレッシャーサポート換気（PSV）では，人工呼吸器は患者の吸気努力を設定の圧で補助する
- 同期式間欠的強制換気（SIMV）では，人工呼吸は強制呼吸も自発呼吸も供給し，強制呼吸は患者の吸気努力に同期する
- 完全換気補助では，人工呼吸器が呼吸仕事量のすべてを担う
- 部分換気補助では，呼吸仕事量の一部を人工呼吸器が行い，残りを患者が担う

推奨文献

Chatburn RL. Classification of ventilator modes: update and proposal for implementation. *Respir Care*. 2007;52:301-323.

Mireles-Cabodevila E, Hatipoglu U, Chatburn RL. A rational framework for selecting modes of ventilation. *Respir Care*. 2013;58:348-366.

Chapter 7
圧制御換気と量制御換気

- 導入
- 量制御換気（VCV）
- 圧制御換気（PCV）
  - プレッシャーサポート換気（PSV）
  - 圧制御-持続的強制換気〔PC-CMV（PC-A/C）〕
- 吸気流量と吸気流量波形
- 吸気終末ポーズ
- 吸気時間とエア・トラッピング
- 調節換気への移行
- 呼吸仕事量
- モニタリング
- **PCV vs. VCV**
  - PCVの利点と欠点
  - VCVの利点と欠点
- 覚えておくべきポイント
- 推奨文献

目的

1. 量制御換気（VCV）と圧制御換気（PCV）ではそれぞれどのように吸気が供給されるか理解する
2. プレッシャーサポート換気（PSV）やPCVで，ライズタイムや吸気サイクルクライテリアを変更するとどのような影響があるか理解する
3. PCVではどのように吸気終末プラトーが起こるか理解する
4. PCVとVCVで吸気をどのようにモニタリングするか理解する
5. PCVとVCVの利点と欠点を対比して理解する

導入

新しい人工呼吸器モードには常に議論がつきまとう。1970年代終盤にはアシスト/コントロール〔持続的強制換気（continuous mandatory ventilation：CMV）〕と間欠的強制換気（intermittent mandatory ventilation：IMV）が比較され，1980年代半ばから終盤ではIMVとプレッシャーサポート換気が，今日では量制御換気（volume-controlled ventilation：VCV）と圧制御換気（pressure-controlled ventilation：PCV）が比較される。

量制御換気（VCV）

初代の集中治療用人工呼吸器はどれもVCVしかできず，1970年代までは患者が人工呼吸器をトリガーすることはできなかった。圧を設定する人工呼吸器（BirdやPuritan Bennettなど）が登場したのは1950年代のことだったが，持続的換気補助には使えなかった。

　VCVでは，どの呼吸でも一定になる変数は1回換気量（V_T）である。吸気圧は呼吸によって変わる。1回換気量が一定なので，肺メカニクス（気道抵抗とコンプライアンス）や患者の吸気努力が変わると気道内圧が変化する。VCVでは，1回換気量と吸気流量波形，最大吸気流量，呼吸数，トリガー感度を設定する。人工呼吸器によっては，1回換気量や吸気流量のかわりに，吸気時間と分時換気量，I：E比を設定するものもある。そのほかに，吸気時間と吸気流量の両方を設定する人工呼吸器もあるが，この場合，吸気時間設定が1回換気量を供給するのに必要な時間よりも長ければ，吸気終末ポーズが起こることになる。実際は，現在の人工呼吸器は，VCVでは吸気流量を制御している。VCVはCMVにも（VC-CMV），同期式間欠的強制換気（synchronized intermittent mandatory ventilation：SIMV）にも（VC-SIMV）用いることができる。

圧制御換気（PCV）

PCVでは，吸気相を通じて決まった圧が気道にかかる。吸気圧のほかに，吸気時間またはI：E比，トリガー感度を設定する。圧が一定なので，肺メカニクス（気道抵抗とコンプライアンス）や患者の吸気努力が変わると，1回換気量が変わる。表7-1にある

表7-1 PCVとVCVの比較

	PCV	VCV
1回換気量	変化する	一定
最高気道内圧	一定	変化する
プラトー圧	一定	変化する
吸気パターン	変化する	設定する
最大吸気流量	変化する	設定する
吸気時間	設定する	設定する
最低呼吸数	設定する	設定する

PCV：圧制御換気, VCV：量制御換気

ように，VCVとPCVの主な違いは，1回換気量が一定か，最高気道内圧（peak inspiratory pressure：PIP）が一定かである．最近の人工呼吸器ではライズタイムを設定することもできるが，これは設定した圧に達するまでに要する時間のことである．最大吸気流量に達するまでの流量の増加速度を変えることで，ライズタイムの長短が決まる．

プレッシャーサポート換気（PSV）

プレッシャーサポート換気（pressure support ventilation：PSV）は圧リミットであるが，PCVとは異なる．一般に，PSVで設定するのはプレッシャーサポート圧だけで，呼吸数や吸気時間，吸気流量，1回換気量は患者の呼吸で決まる．

　最近の人工呼吸器では，PSVでもライズタイムを設定する．人工呼吸器によっては，設定した圧に到達するのに50ミリ秒かからないものもあるが，吸気の終わり近くにならないと設定した圧に到達しないものもある（図7-1）．吸気流量があらかじめ設定したレベルにまで低下すると，呼気へ移る．ほとんどの集中治療用人工呼吸器では，最大吸気流量の何%という形で吸気サイクルクライテリアを設定することができる．

　患者が快適に呼吸できるように，ライズタイムと吸気ターミネーションクライテリアは最適に設定しなければならない．ライズタイムは患者が要する最大吸気流量に合うように設定する．吸気始めの圧が設定圧よりも高くなる場合には，ライズタイムが短すぎる（流量が大きすぎる）ことを示し，吸気の圧波形の始まりが下向きに凹むようであれば，ライズタイムが長すぎる（流量が小さすぎる）ことを示す．患者が2回続けて吸気をトリガーしたり，吸気終末に自ら呼気を始めて吸気を終わらせたりしないようにターミネーションクライテリアを調整する．人工呼吸器の動作を患者自身の吸気時間に合わせるのである．吸気終末に圧が上がるようであれば，人工呼吸器の吸気が終わるより先に患者が自分で呼気を始めていることを意味する．

　ライズタイムと吸気ターミネーションクライテリア，プレッシャーサポート圧は，互いに関連している．ライズタイムを短くしたり，プレッシャーサポート圧を高くしたりすると，最大吸気流量は大きくなる．したがって，人工呼吸器が吸気の終わりを「流量

圧制御換気（PCV）

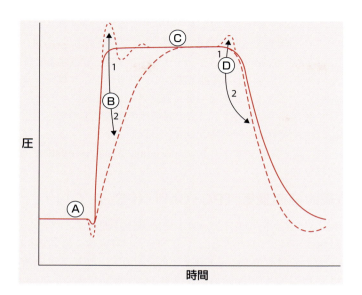

図 7-1 プレッシャーサポート換気（PSV）の圧波形。患者の吸気努力により気道内圧が低下（A点）することで，人工呼吸器による吸気圧がトリガーされる。この陰圧波形の深さと長さから，デマンドバルブの感度と反応性がわかる。圧の上昇（Bの線）は，吸気始めに決まった高流量が気道に流れることで起こる。患者の吸気努力を上回る吸気流量が供給されると，吸気始めに設定した圧を超え（B1），患者の吸気努力を下回る吸気流量が供給されると，圧の立ち上がりが遅くなる（B2）。流量のサーボ制御により吸気圧は一定に保たれる（Cの線）。圧波形がなめらかに一定になっていれば，患者の吸気努力に適切に反応していることを意味し，変動するようであればサーボ制御の反応性が低いことを示す。プレッシャーサポートの終わりはD点だが，これは患者の吸気努力の終わりに一致していなければならない。もしプレッシャーサポートが終わるのが遅れれば，患者はその前に呼気を始めてしまう（圧波形が上に飛び出る）ことになる（D1）。プレッシャーサポートが終わるのが早すぎると，患者はその後も吸気努力を続けることになる（D2）。
McIntyre N, et al. The Nagoya conference on system design and patient-ventilator interactions during pressure support ventilation. *Chest*. 1990；Jun；97（6）：1463-1466 より許可を得て転載。

が最大吸気流量の何％になったとき」というように決めていれば，吸気終末の流量も大きくなる。3つの変数（プレッシャーサポート圧，ライズタイム，ターミネーションクライテリア）のうちのどれか1つを変更すれば，残りの2つも再評価しなければならないことになる。ライズタイムや吸気ターミネーションクライテリアを適切に設定するには圧波形が役立つ。

　PSVでは，リークがあったり，ターミネーションクライテリア設定が低すぎたりすると，患者の吸気時間よりも人工呼吸器による吸気時間が長くなることがある。人工気道カフ周囲からのリーク，気管支胸膜瘻，回路からのリークがあると，吸気ターミネーションクライテリアを満たしにくくなり，吸気時間が長くなることがある。これは，吸気流量が呼気を始める基準まで下がりにくくなるためである。PSVで吸気時間が長く

なっているときには，リークや不適切なターミネーションクライテリアを疑う。

　PSVでのもう1つの問題に，呼吸数が安定しないことがある。これは，PSVでは呼吸数を設定しないためである。プレッシャーサポートでは，覚醒すると呼吸が促進されて，プレッシャーサポート圧による補助も相俟って呼吸性アルカローシスとなり，そのために次に無呼吸が起こることがある（特に睡眠時）。無呼吸になると，人工呼吸器のアラームが鳴って患者の呼吸が刺激される。呼吸数を設定できるモードに比べて，PSVでは患者が睡眠時に覚醒することが多い。プレッシャーサポート圧を下げたり，呼吸数を設定するモードに変えたり，モードをproportional-assist ventilation（PAV）に変更したりすることで対処する。

圧制御-持続的強制換気〔PC-CMV（PC-A/C）〕

　PSVとPC-CMV（アシスト/コントロール）では，吸気を供給するパターンは似ている。この2つは，吸気の終わりの決め方と，PC-CMVでは呼吸数を設定できる点が異なる。PSVでは吸気の終わりは流量によって決まるのに対して，PCVでは吸気は設定した吸気時間で終わる。PCVでもPSVでもライズタイムを設定できる。PCVはSIMVでも使うことができる（PC-SIMV）。

吸気流量と吸気流量波形

　PCVとVCVの大きな違いは吸気流量波形である。VCVでは吸気流量を設定するのに対して，PCVやPSVでは設定圧と患者の吸気努力，気道抵抗，コンプライアンス，人工呼吸器が設定圧を維持するのに用いるアルゴリズムによって吸気流量が決まる。PCVやPSVでは十分な流量が供給されるので，設定した吸気圧に到達するまでの時間は設定したライズタイムで決まる。圧が高いほど，吸気努力が大きいほど，気道抵抗が低いほど，最大吸気流量は大きくなる。人工呼吸器によっては，PCVやPSVでの最大吸気流量が180 L/分を超えるものもある。実験モデルでは，吸気始めの流量の大きさと肺傷害発症の増加との相関が示されているが，臨床的な関連はわかっていない。

　PCVでは独特の流量波形になる。吸気始めの大きな吸気流量によって設定圧に達し，吸気の間を通じて吸気圧が一定に保たれるため，時間が経つにつれて吸気流量は指数関数的に減少する。減少の仕方は，設定圧，患者の吸気努力，肺メカニクスによって決まる。設定の圧が低かったり，吸気努力が小さかったり，コンプライアンスが低かったり，気道抵抗が低かったりすると，吸気流量は急速に減少する。設定の圧が高かったり，吸気努力が大きかったり，コンプライアンスが高かったり，気道抵抗が高かったりすると，吸気流量はゆっくりと減少することになる。

　VCVでは，吸気が供給される流量波形を厳密に人工呼吸器で設定する。さまざまな吸気流量波形（例：矩形波，漸減波）を選ぶことができる。VCVでの気道内圧は，患者の吸気努力が大きいほど，気道抵抗が低いほど，コンプライアンスが高いほど低くなる。PIPは，コンプライアンスが低いほど，気道抵抗が高いほど高くなる。図7-2に

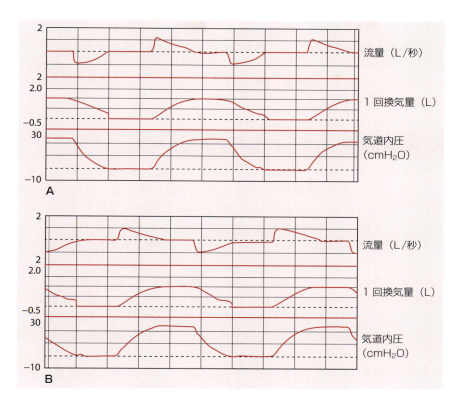

図 7-2 **A**：圧制御換気（PCV）。**B**：量制御換気（VCV）。いずれも肺モデルでの波形。PCVでの流量波形に一致するように（最大吸気流量，吸気時間，吸気終末ポーズが同じ）VCVの設定をしている。このように設定するとPCVとVCVは区別がつかない。

示すように，吸気努力とコンプライアンス，気道抵抗が一定であれば，VCVで漸減波を選択して似たような吸気流量波形にすると，PCVと容易には見分けがつかなくなる。

吸気終末ポーズ

PCVで患者が人工呼吸器をトリガーしていない状態では，吸気時間またはI：E比は設定どおりとなり，吸気流量波形は設定した圧と肺メカニクスで決まることになる。圧の設定と肺メカニクスが変わらなければ，吸気時間をある長さ以上に延ばしても，それ以降の吸気流量は0のままになる。吸気流量が0になるところよりも吸気時間を短くすると，プラトーがなくなり1回換気量は減少する。VCVでは，圧がプラトーになるようにするためには吸気終末ポーズを設定しなければならない。VCVでは設定を変えない限りプラトーの時間は一定になるのに対して，PCVでは吸気終末プラトーの時間は肺メカニクスによって変わる。コンプライアンスが低下するにつれて，吸気終末プラトー

時間は長くなり，気道抵抗が上昇するにつれて，プラトー時間は短くなる．VCV でも PCV でも，流量が減少していく吸気流量波形では，吸気相の始めに 1 回換気量のほとんどが送られる（図 7-2）．これによって吸気がより均一に肺に分布して，動脈血酸素分圧（PaO_2）が高くなり，動脈血二酸化炭素分圧（$PaCO_2$）が低くなる可能性があるものの，通常その効果は小さい．

吸気時間とエア・トラッピング

最高肺胞内圧を上昇させずに平均気道内圧（$\overline{Paw}$）を上昇させる唯一の方法は，吸気時間を長くすることと，吸気流量波形を変えることである（表 7-2）．重度の急性呼吸不全では，ガス交換を改善するために吸気時間を長くする方法がとられてきたが，通常その効果は PaO_2 を軽度上昇させる程度にとどまる．

VCV では，吸気流量設定を小さくしたり，1 回換気量設定を大きくしたり，吸気終末ポーズを加えることで，吸気時間を長くすることができる．このうち，吸気終末ポーズを加える方法のみが，PIP を変えずに $\overline{Paw}$ を高くする．吸気流量を小さくすると，最高肺胞内圧を変えずに吸気時間を長くすることができる．しかし，吸気を供給する速度が遅くなるので，吸気時間が長くなることによる $\overline{Paw}$ の上昇は，吸気が遅いことによる $\overline{Paw}$ の低下によって相殺される．1 回換気量を大きくすると，$\overline{Paw}$ と最高肺胞内圧の両方が高くなる．

PCV では，吸気時間を長くしたり吸気圧設定を高くしたりすると，$\overline{Paw}$ が高くなる．吸気圧設定を高くすると，1 回換気量が大きくなり，最高肺胞内圧は高くなる．一方で吸気時間を長くすると，$\overline{Paw}$ は高くなるが，1 回換気量は大きくなることもならないこともある．図 7-3 に示すように，吸気時間を長くすると 1 回換気量はあるところまでは大きくなるが，その後は小さくなる．吸気時間による 1 回換気量の変化は，気道抵抗とコンプライアンスによる．コンプライアンスが低い場合には，吸気時間が短いときに 1 回換気量は最大となる．気道抵抗が高い場合には，1 回換気量を最大にするためには

表 7-2　平均気道内圧を高くする方法

- PEEP を上げる
- 1 回換気量を大きくする
- 呼吸数を増やす
- PIP を高くする
- 漸減波を選択する[a]
- 吸気時間を長くする[a]

PEEP：呼気終末陽圧，PIP：最高気道内圧
[a]（auto-PEEP が起こらなければ）最高肺胞内圧や換気量に影響しない唯一の方法

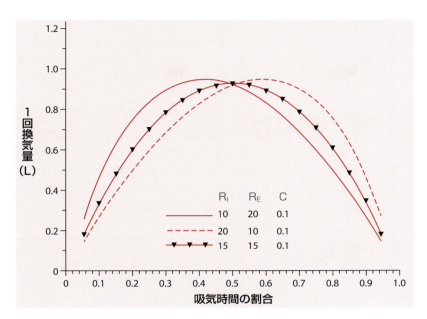

図 7-3　圧制御換気（PCV）での吸気時間の割合と 1 回換気量の関係（吸気圧は 20 cmH$_2$O にしてある）。吸気の気道抵抗（R$_I$）と呼気の気道抵抗（R$_E$）が等しければ，最適な吸気時間の割合（D）は 0.5 になる（C はコンプライアンス）。R$_I$ > R$_E$ の場合，吸気時間を長くする必要があり，最適 D > 0.5 になる。逆に，R$_E$ > R$_I$ の場合，最適 D < 0.5 になる。
Marini JJ, Crooke PS, Truwit JD. Determinants and limits of pressurepreset ventilation. A mathematical model of pressure control. J Appl Physiol. 1989；Sep；67（3）：1081-1092 より許可を得て転載。

表 7-3　auto-PEEP による影響

圧制御換気	量制御換気
● 変化なし： 　-最高肺胞内圧 　-最高気道内圧 ● 低下： 　-1 回換気量	● 変化なし： 　-1 回換気量 ● 上昇： 　-最高肺胞内圧 　-最高気道内圧

吸気時間を長くする必要がある。PCV ではいったん吸気流量が 0 になると，1 回換気量はそれ以上大きくならないが，吸気時間がエア・トラッピングや auto-PEEP を起こすほど長くなれば 1 回換気量は減少する（表 7-3）。

　吸気時間が長いと呼気時間は短くなり，エア・トラッピングが起こるようになる。

VCVとPCVではエア・トラッピングが起こったときの変化が異なる。VCVでは1回換気量が一定なので，エア・トラッピングやauto-PEEPが起こるとPIPとプラトー圧（Pplat）が上昇する。PCVでは，エア・トラッピングやauto-PEEPが起こると，1回換気量が減少して肺胞内圧は一定のままになる。

調節換気への移行

患者が薬物により調節換気になった場合，VCVとPCVでは変化が異なる。PSVはバックアップ換気がないのでこのような場合に用いることはできない。呼吸努力がなくなることで，PCVでは1回換気量が減少することがある。VCVでもPCVでも同調性は向上する。VCVでは胸壁筋肉の張力がなくなることで気道内圧は低下する。

呼吸仕事量

圧制御モードのほうが，量制御モードよりも患者の呼吸仕事量が小さくなるかもしれない。圧制御モードでは吸気流量は患者の吸気努力に応じて変わるため，吸気努力が大きくなれば吸気流量も大きくなる。しかし，これによって1回換気量が大きくなりすぎて，人工呼吸器関連肺傷害のリスクが高くなる可能性もある。PCVでの肺胞の伸展（応力）は，人工呼吸器での圧設定と，患者の呼吸筋によって生み出される胸腔内圧の低下で決まる。VCVでは，患者の吸気努力に見合うような吸気流量に設定する。VCVでもPCVでも，患者が続けて2回トリガーしたり，吸気終末で呼気を始めたりしないよう吸気時間を設定する。

モニタリング

VCVでは気道内圧に焦点をおいてモニタリングする。気道抵抗やコンプライアンスが変わると，PIPやPplat, $\overline{Paw}$が変化する。特に注意するのは，気胸や気道閉塞が起こったときに気道内圧が上昇するのを素早くみつけることである。呼吸努力のない患者では，アラームをPIPの平均より5～10 cmH$_2$O高く設定する。呼吸努力のある患者では，アラームをPIPの平均より10 cmH$_2$O高く設定する（表7-4）。

PCVでは，1回換気量や分時換気量の変化に焦点をおいてモニタリングする。呼吸努力のない患者では，1回換気量や分時換気量の下限アラームを，それぞれの平均より50%低く設定する。呼吸努力のある患者では，分時換気量下限アラームを設定するより1回換気量下限アラームを設定するほうが適切である。というのは，1回換気量が減少すると，患者は代償として呼吸数を増やすことで分時換気量を維持するためである。この場合には，1回換気量下限アラームを1回換気量の平均よりも50%低く設定する。

PCVで注意すべきなのは，いかに気胸や気道閉塞をみつけるかである。PIPが一定のため，気胸が大きくなると1回換気量は減少するが，胸腔内圧と気道内圧が釣り合え

表7-4 量制御換気・圧制御換気でモニタリングするもの

量制御換気　圧をモニタリングする	圧制御換気　1回換気量をモニタリングする
● 人工呼吸器がトリガーする呼吸： 　−PIP アラームを PIP の平均より 5 cmH$_2$O 高く設定する ● 患者がトリガーする呼吸： 　−PIP アラームを PIP の平均より 10 cmH$_2$O 高く設定する	● 人工呼吸器がトリガーする呼吸： 　−1 回換気量または分時換気量下限アラームをそれぞれの平均より 50％低く設定する ● 患者がトリガーする呼吸： 　−1 回換気量下限アラームを 1 回換気量の平均より 50％低く設定する

PIP：最高気道内圧

ばそれ以上は1回換気量が減少しない。そのため，VCVの場合ほどは気胸が増大せず，血行動態への影響も VCV のときほどは大きくならないことがある。PCV で気胸が起こったときの最初の手掛かりは，ガス交換の悪化である。VCV では緊張性気胸が起こったときの変化は即座に起こり，劇的で，すぐに発見できるが，PCV ではそれほど変化が劇的でないため，発見するのが難しく，ルーチンの胸部X線や動脈血ガスを行うまでみつからないこともある。

PCV vs. VCV

PCV にも VCV にも利点と欠点の両方がある。どちらを選ぶかは個人の好みによることが多く，どの利点または欠点がそれぞれの患者にとって最も重要かによって判断する。PCV でも VCV でも，生理学的影響，肺傷害，同調性，患者の転帰に差はない。特に漸減波を用いた VCV を PCV と比べるとそうである。

PCV の利点と欠点

PCV の主な利点は，PIP と最高肺胞内圧が一定に保たれることである。患者の吸気努力によって流量が変わることも非同調性を減らす可能性がある。しかし，患者の吸気努力が大きくなると，1回換気量が大きくなりすぎて肺傷害を起こすリスクがある。主な欠点は，肺メカニクスによって1回換気量が変化するため血液ガスの値が変化しやすく，肺メカニクスが大きく変化したときにすぐにみつけにくいことである。

VCV の利点と欠点

VCV の主な利点は，1回換気量が一定になることである。このため，肺胞換気を一定に保つことができ，PIP や Pplat の変化から容易に肺メカニクスの変化をみつけることができる。しかし，流量波形を固定するため，非同調性の原因となることがある。PCV と違って吸気努力があっても1回換気量が設定を超えることはないが，そのために非同調が起こることもある。

覚えておくべきポイント

- 量制御換気（VCV）では1回換気量は一定だが，肺メカニクスや患者の吸気努力によって圧は変化する
- 圧制御換気（PCV）では気道内圧は一定だが，肺メカニクスや患者の吸気努力によって1回換気量は変化する
- プレッシャーサポート換気（PSV）は，吸気時間を設定しない圧制御モードである
- ほとんどの人工呼吸器でPCVやPSVのライズタイムを調整できる
- ほとんどの人工呼吸器でPSVの吸気ターミネーションクライテリアを調整できる
- PSVとPCVでは吸気が供給される流量波形が似ている
- PSVでは呼吸数を設定しないので，呼吸数が不安定になることがある
- PCVでは流量が次第に下がる吸気流量波形になり，VCVでは吸気流量波形を人工呼吸器で設定する
- PCVでは，吸気圧や吸気時間，気道抵抗，コンプライアンスによっては吸気終末プラトーが起こることがある
- 流量が次第に下がる吸気流量波形では，1回換気量のほとんどが吸気の始めに供給される
- PCVもVCVも，持続的強制換気（CMV）にも同期式間欠的強制換気（SIMV）にも使うことができる
- 吸気流量波形が決まっている場合，最高肺胞内圧を変えずに$\overline{P}aw$を高くする唯一の方法は，吸気時間を長くすることである
- 吸気時間を長くするとエア・トラッピングを引き起こすことがある
- 吸気努力がある場合には，VCVよりもPCVで患者の呼吸仕事量が小さくなる可能性がある
- VCVでは気道内圧をモニタリングし，PCVでは1回換気量をモニタリングする必要がある
- PSVではリークがあると（例：気管支胸膜瘻）吸気が長くなることがある
- 薬物によって呼吸努力をなくして調節換気にすると，PCVでは1回換気量が減少し，VCVでは最高気道内圧（PIP）が低下する

推奨文献

Bosma K, Ferreyra G, Ambrogio C, et al. Patient-ventilator interaction and sleep in mechanically ventilated patients: pressure support versus proportional assist ventilation. *Crit Care Med.* 2007;35:1048-1054.

Chatmongkolchart S, Williams P, Hess DR, Kacmarek RM. Evaluation of inspiratory rise time and inspiration termination criteria in new-generation mechanical ventilators: a lung model study. *Respir Care.* 2001;46:666-677.

Chiumello D, Pelosi P, Taccone P, et al. Effect of different inspiratory rise time and cycling off criteria during pressure support ventilation in patients recovering from acute lung injury. *Crit Care Med.* 2003;31:2604-2610.

Chiumello D, Polli F, Tallarini F, et al. Effect of different cycling-off criteria and positive end-expiratory pressure during pressure support ventilation in patients with chronic obstructive pulmonary disease. *Crit Care Med.* 2007;35:2547-2552.

Garnero AJ, Abbona H, Gordo-Vidal F, et al. Pressure versus volume controlled modes in invasive mechanical ventilation. *Med Intensiva.* 2013;37:292-298.

Hess DR. Ventilator waveforms and the physiology of pressure support ventilation. *Respir Care.* 2005;50:166-186.

Kallet RH, Campbell AR, Dicker RA, et al. Work of breathing during lung-protective ventilation in patients with acute lung injury and acute respiratory distress syndrome: a comparison between volume and pressure-regulated breathing modes. *Respir Care.* 2005;50:1623-1631.

Kallet RH, Hemphill JC 3rd, Dicker RA, et al. The spontaneous breathing pattern and work of breathing of patients with acute respiratory distress syndrome and acute lung injury. *Respir Care.* 2007;52:989-995.

MacIntyre N. Counterpoint: is pressure assist-control preferred over volume assist-control mode for lung protective ventilation in patients with ARDS? No. *Chest.* 2011;140:290-294.

MacIntyre NR, Sessler CN. Are there benefits or harm from pressure targeting during lung-protective ventilation? *Respir Care.* 2010;55:175-183.

Marini JJ. Point: is pressure assist-control preferred over volume assist-control mode for lung protective ventilation in patients with ARDS? Yes. *Chest.* 2011;140:286-290.

Murata S, Yokoyama K, Sakamoto Y, et al. Effects of inspiratory rise time on triggering work load during pressure-support ventilation: a lung model study. *Respir Care.* 2010;55:878-884.

Parthasarathy S, Tobin MJ. Effect of ventilator mode on sleep quality in critically ill patients. *Am J Respir Crit Care Med.* 2002;166:1423-1429.

Struik FM, Duiverman ML, Meijer PM, et al. Volume-targeted versus pressure-targeted noninvasive ventilation in patients with chest-wall deformity: a pilot study. *Respir Care.* 2011;56:1522-1525.

Tassaux D, Gainnier M, Battisti A, Jolliet P. Impact of expiratory trigger setting on delayed cycling and inspiratory muscle workload. *Am J Respir Crit Care Med.* 2005;172:1283-1289.

Tassaux D, Michotte JB, Gainnier M, et al. Expiratory trigger setting in pressure support ventilation: from mathematical model to bedside. *Crit Care Med.* 2004;32:1844-1850.

Thille AW, Cabello B, Galia F, et al. Reduction of patient-ventilator asynchrony by reducing tidal volume during pressure-support ventilation. *Intensive Care Med.* 2008;34:1477-1486.

Uchiyama A, Imanaka H, Taenaka N. Relationship between work of breathing provided by a ventilator and patients' inspiratory drive during pressure support ventilation: effects of inspiratory rise time. *Anaesth Intensive Care* 2001;29:349-358.

Yang LY, Huang YC, Macintyre NR. Patient-ventilator synchrony during pressure-targeted versus flow-targeted small tidal volume assisted ventilation. *J Crit Care.* 2007;22:252-257.

Chapter 8
新しい人工呼吸器モード

- 導入
- デュアル制御モード
- adaptive pressure control
  volume support（VS）
  Automode
  average volume-assured pressure support（AVAPS）
- SmartCare/PS
- adaptive support ventilation（ASV）
  Intellivent
- 患者が制御する人工呼吸
  proportional-assist ventilation（PAV）
  neurally adjusted ventilatory assist（NAVA）
- チューブ補正
- airway pressure-release ventilation（APRV）
- mandatory minute ventilation（MMV）
- 覚えておくべきポイント
- 推奨文献

目的

1. デュアル制御モードを比較する
2. adaptive pressure control を理解する
3. volume support，AutoMode，SmartCare，average volume-assured pressure support を比較する
4. proportional-assist ventilation と neurally adjusted ventilatory assist の気道内圧の制御を比較する
5. adaptive support ventilation と Intellivent での吸気の仕組みを理解する
6. チューブ補正を理解する
7. airway pressure-release ventilation の機能を理解する
8. mandatory minute ventilation の原理を理解する

導入

新しい人工呼吸器ができるたびに新しいモードが出たり，これまでのモードが変更されたりするので，今ではさまざまなメーカーから数多くの人工呼吸器モードが出されている。本章では，最近出てきた新しい人工呼吸器モードの技術面と臨床使用について説明する。メーカーが盛んに宣伝しているものの，これらの新しいモードの臨床的役割はまだ不明である。従来のモードより優れているというエビデンスがあるからではなく，人工呼吸器にそのモードがついているからとか，医療者が好んでいるからといった理由で使われていることが多い。

デュアル制御モード

デュアル（二重）制御モードでは，人工呼吸器は1回の呼吸のなかで圧制御と量制御を切り替えられる。しかし，ある瞬間に制御しているのはどちらか一方だけで，両方同時に制御することはできないことは知っておかなければならない。

　このモードの利点と提唱されているのは，分時換気量と1回換気量（V_T）を維持しながら呼吸仕事量を減らす点である。強制呼吸でもプレッシャーサポートの呼吸でも作動し，圧制御により吸気始めの吸気流量を大きくし，量制御により一定の1回換気量を供給する。このモードには，volume-assured pressure support, pressure augmentation, machine volume などの名前がついている。これらの機能は最新の集中治療用人工呼吸器でもついていないものが多い。

　吸気は，患者がトリガーしても人工呼吸器がトリガーしてもよい。人工呼吸器は設定した圧になるべく早く到達しようとする。吸気始めは圧制御で，吸気流量は一定でない。設定した圧に到達すると，人工呼吸器は供給した換気量を計算し，目標とする1回換気量に到達するか判断する。供給された換気量と設定した1回換気量が同じであれば，呼吸はプレッシャーサポートである（図 8-1）。吸気努力が小さければ，圧制御から量制

御に切り替わり,吸気流量は目標1回換気量が得られるまで一定になる。この間は,圧は設定よりも高くなるが,圧が高圧アラーム設定に達した場合にはそこで吸気が終わる。患者は設定よりも大きな1回換気量を吸うことができる。

Maquet 社 Servo-i の量制御は,デュアル制御モードのついた量制御換気(volume-controlled ventilation:VCV)の例である。毎回の吸気は VCV で始まるが,患者の吸気努力によって気道内圧が 3 cmH$_2$O 以上低下すれば,1回の呼吸のなかで圧制御換気(pressure-controlled ventilation:PCV)に切り替わる。そのため,患者に吸気努力があると,設定よりも大きな1回換気量を吸うことができる。吸気努力の強さ次第では,人工呼吸器はまた VCV に切り替わって換気量サイクルとなるか,プレッシャーサポートに似た流量サイクルで吸気を終了する。

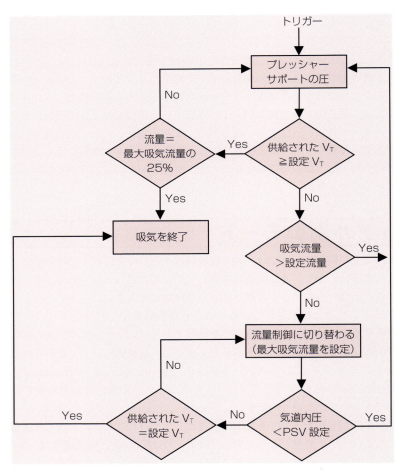

図 8-1 volume-assured pressure support での制御ロジック
PSV:プレッシャーサポート換気,V$_T$:1回換気量

adaptive pressure control

adaptive pressure control とは，クローズドループの PCV である。1 回換気量によるフィードバック制御が毎呼吸で圧を調整する（図 8-2）。トリガーは患者または人工呼吸器で，圧制御，時間サイクルとなる。現在の集中治療用人工呼吸器のほとんどがこのモードを装備しており，メーカーによって，AutoFlow, pressure-regulated volume control（PRVC），volume control＋（VC＋），adaptive pressure ventilation, volume-targeted pressure control, pressure-controlled volume guarantee など，さまざまな名前がつけられている。人工呼吸器はまずテスト呼吸を 1 回行ってコンプライアンスを計算し，それに基づいて決まった回数の吸気を供給し，設定した 1 回換気量を得るために必要な圧を調べる。その後は，設定した 1 回換気量になるように毎呼吸で圧を増減させる。

おそらく，このモードでの最大の利点は，分時換気量を一定に保ちながら人工呼吸器が患者の吸気努力に応じて吸気流量を変えられる点であろう（図 8-3）。重大な欠点は，肺コンプライアンスが低下したとき（例：急性呼吸促迫症候群）にも 1 回換気量を一定に保つために最高肺胞内圧が上昇することだろう。このため，肺胞の過膨張と急性肺傷害が起こるおそれがある。このモードでは，患者の吸気努力が強いときには 1 回換気量が設定よりも大きくなる。そうすると，人工呼吸器は補助を過度に減らしてしまって，非同調の原因になることがある。人工呼吸器によっては，圧の上限だけでなく下限も設定できるものがある。

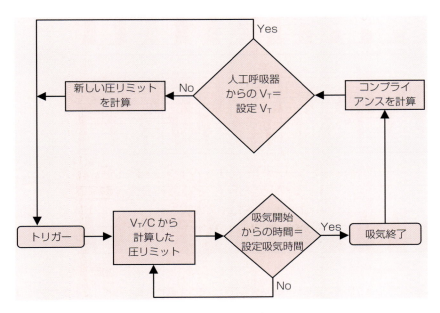

図 8-2　adaptive pressure control での制御ロジック
V_T：1 回換気量，C：コンプライアンス

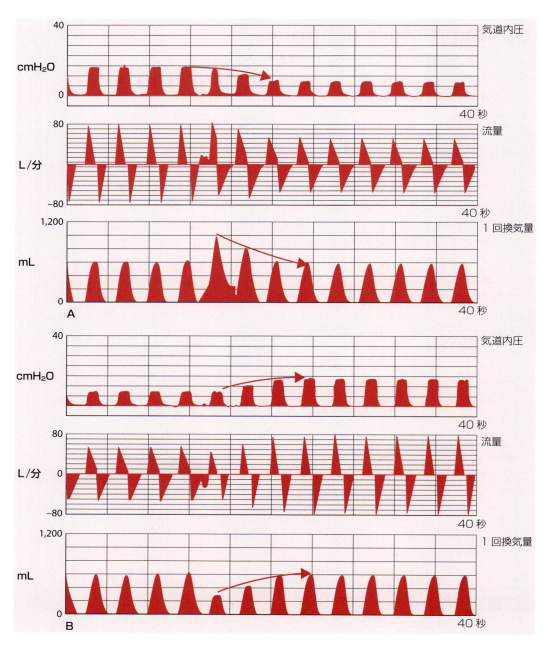

図 8-3　A：コンプライアンスが上昇したり患者の吸気努力が増大したりして，1回換気量が増加したときの変化。B：コンプライアンスが低下したり患者の吸気努力が減少したりして，1回換気量が減少したときの変化。

Branson RD, Johannigman JA. The role of ventilator graphics when setting dual-control modes. *Respir Care*. 2005；Feb；50（2）：187-201 より許可を得て転載。

adaptive pressure control

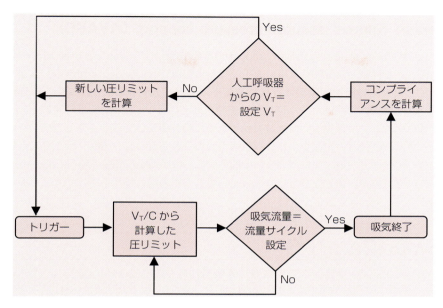

図 8-4 volume support での制御ロジック
V_T：1 回換気量，C：コンプライアンス

volume support（VS）

volume support（VS）とは，クローズドループ制御のついたプレッシャーサポート換気（PSV）である．1 回換気量によるフィードバック制御でプレッシャーサポート圧を調整する．患者トリガー，圧リミット，流量サイクルのモードである（図 8-4）．まず低圧でのテスト呼吸を行い，測定した 1 回換気量からコンプライアンスを計算する．目標 1 回換気量が得られるよう圧を計算して，決まった回数の吸気で確認する．その後は，設定した 1 回換気量になるように人工呼吸器が毎呼吸で圧を調整する．VS は PSV の亜型なので，PSV 同様に流量サイクルである．

このモードで起こりうる問題がいくつかある．気道閉塞のある患者に 1 回換気量を維持しようとして圧を上げると，auto-PEEP が生じるかもしれない．患者の吸気努力が大きいときには，人工呼吸器は補助を減らしてしまうが，これは逆効果になる可能性がある．現在，ほとんどの集中治療用人工呼吸器でこのモードを使うことができる．

AutoMode

AutoMode では，人工呼吸器は強制呼吸と自発呼吸を切り替えることができる．患者が無呼吸であれば，人工呼吸器は VCV や PCV，PRVC で換気を行い，患者に自発呼吸が戻れば，VCV は VS に，PCV は PSV に，PRVC は VS に切り替わる．再び無呼吸になれば，人工呼吸器はそれぞれ VCV，PCV，PRVC に戻る．

average volume-assured pressure support（AVAPS）

average volume-assured pressure support（AVAPS）は，adaptive pressure control の一種で，非侵襲的人工呼吸専用の人工呼吸器に搭載されていることがある。設定した最小圧と最大圧の間で呼吸器は吸気気道陽圧（inspiratory positive airway pressure：IPAP）を自動的に調節して，1回換気量を設定以上に保つ。AVAPS は時間ごとの1回換気量を平均して，目標1回換気量を保つために数分間かけてゆっくりと IPAP を変更する。患者の吸気努力が減少すれば，目標1回換気量を保つよう IPAP は上昇し，反対に患者の吸気努力が増大すれば IPAP は低下する。ほかの adaptive pressure control と同様に，吸気努力が強くなったときに人工呼吸器が不適切に補助を下げてしまうおそれがある。

SmartCare/PS

SmartCare/PS は，患者の1回換気量，呼吸数，呼気終末二酸化炭素分圧（Petco₂），患者の状態[訳注1] に基づいてあらかじめ設定したパラメータに応じて，プレッシャーサポートを調整するモードである。SmartCare は，プレッシャーサポート圧を調整して正常範囲の換気（zone of comfort と呼ばれる）を維持する。正常範囲とは，1回換気量 > 300 mL，呼吸数 12～30 回/分，Petco₂ < 55 mmHg〔体重 > 55 kg で，慢性閉塞性肺疾患（COPD）や神経疾患がない場合〕と定義される。患者の換気が正常範囲になければ，現在の測定値，あらかじめ設定したパラメータ，患者のこれまでの呼吸パターンに応じて，SmartCare はプレッシャーサポートを5分ごとに調整する。SmartCare は患者を自動的に人工呼吸器から離脱させるように設計されている。プレッシャーサポートの設定が十分低くなると，人工呼吸器が自動的に自発呼吸トライアル（spontaneous breathing trial：SBT）を行い，SBT に成功すると抜管を促すメッセージを表示する。

> **訳注1** 人工気道の種類（気管切開か気管挿管か）や，疾患の既往（神経筋疾患や COPD）といった情報をあらかじめ人工呼吸器に入力する。

adaptive support ventilation（ASV）

adaptive support ventilation（ASV）は，呼吸仕事量を最小限にするという考え方に基づいている。肺の弾性や抵抗による負荷を最小限にするような1回換気量と呼吸数で呼吸して，同時に酸素化と酸-塩基平衡を保つのである。ASV の考え方は数学的に次のように表される：

$$呼吸数 = \frac{\sqrt{1 + 4\pi^2 \tau \left(\frac{\dot{V}_E - f_b V_D}{V_D} \right)} - 1}{2\pi^2 \tau}$$

ここで，τ は時定数（気道抵抗×コンプライアンス），$\dot{V}_E$ は分時換気量，f_b は呼吸数，V_D は死腔換気量のことである。人工呼吸器は分時換気量 100 mL/分/kg を目標に換気

を行うが，これを完全に補助するのか自発呼吸を促すのかに応じて，目標の25～350％の間で設定を調整することができる。

　人工呼吸器を患者につなぐと何回かテスト呼吸を送り，コンプライアンス，気道抵抗，auto-PEEPを測定する。人工呼吸器は毎呼吸で肺メカニクスを測定して，目標を満たすように設定を変更する（図8-5）。人工呼吸器は呼気の時定数（コンプライアンス×気道抵抗）を計算して，呼気時間が時定数の3倍以上になるようにI：E比と呼気時間を調整する。呼吸はadaptive pressure controlで調整され，自発呼吸があればVSになる。

　自発呼吸と強制呼吸を合わせた分時換気量が目標に達するようにする〔ある意味で間欠的強制換気（IMV）と同じ〕。自発呼吸がなければ，人工呼吸器が呼吸数，1回換気量，1回換気量を供給するのに要する圧，吸気時間，I：E比を決める。自発呼吸があれば，強制呼吸の回数は減り，十分な肺胞換気量に必要な1回換気量を保つプレッシャーサポート圧を決める。この場合，死腔換気量を2.2 mL/kgとして肺胞換気量は計算される。

Intellivent

IntelliventとはASVの考え方を発展させて，換気だけでなく酸素化のクローズドループ制御を追加したモードである。換気制御は基本的にASVに基づいて行われるが，$Petco_2$に基づいて制御するというオプションがついている。$Petco_2$を用いたアルゴリズムには，正常の肺，急性呼吸促迫症候群（ARDS），頭部外傷，COPDに対応したも

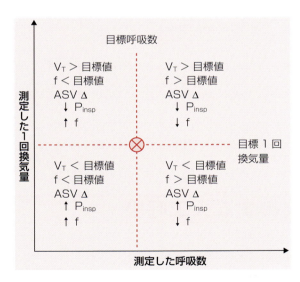

図8-5　adaptive support ventilation（ASV）では目標とする呼吸パターンを維持するために，強制呼吸と自発呼吸の吸気圧および，強制呼吸の呼吸数を調整する。
f：呼吸数，P_{insp}：吸気圧，V_T：1回換気量
Branson RD. Modes to facilitate ventilator weaning. *Respir Care*. 2012；Oct；57（10）：1635-1648より許可を得て転載。

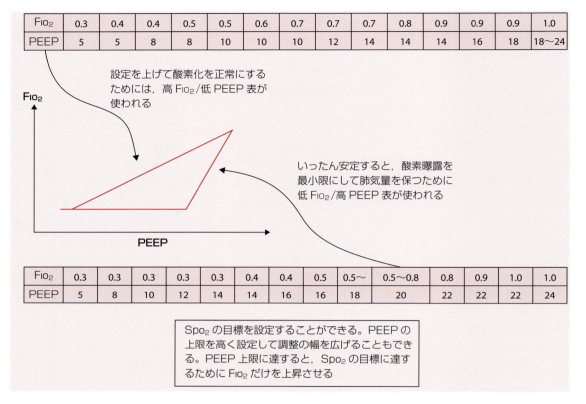

図 8-6 Intellivent とは，adaptive support ventilation（ASV）に，呼気終末陽圧（PEEP）と F_{IO_2} のクローズドループ制御を合わせたものである。
Branson RD. Modes to facilitate ventilator weaning. *Respir Care*. 2012；Oct；57（10）：1635-1648 より許可を得て転載。

のがある。酸素化は ARDS ネットワークの PEEP/F_{IO_2} 表に基づいており，経皮的酸素飽和度（SpO_2）から呼気終末陽圧（PEEP）と吸入酸素濃度（F_{IO_2}）を調整する（図 8-6）。

患者が制御する人工呼吸

この方法では，医療者ではなく患者が人工呼吸器からの吸気を制御する。患者が制御する人工呼吸には，proportional-assist ventilation（PAV）と neurally adjusted ventilatory assist（NAVA）の 2 つのモードがある。これらのモードでは，医療者は呼吸仕事のうち患者が行う割合を設定するが，換気パターンを強制するわけではない。患者は自分の呼吸パターンに応じて，速くて浅い呼吸をすることも，ゆっくりで深い呼吸をすることもできる。これらのモードでは，患者-人工呼吸器同調性が向上し，また患者は呼吸パターンを変えやすくなるかもしれない。

proportional-assist ventilation（PAV）

PAVは，患者の吸気努力に比例して圧を調整する。このモードは，リアルタイムでの吸気流量と1回換気量に比例するように圧を増幅させるポジティブフィードバックによる制御を行っている。PAVでは，人工呼吸器による補助は患者の吸気努力によって変化し，人工呼吸器の行う呼吸仕事量と患者の行う呼吸仕事量の比率が一定になるように補助が行われる。吸気努力は換気ドライブを反映するので，このように補助をすることでさらに生理学的な呼吸パターンになる可能性がある。

PAVは運動方程式に基づいている：

$$P_{aw} = \frac{V}{C} + R\dot{V}$$

P_{aw} とは気道にかかる圧の合計で，Vは換気量，Cはコンプライアンス，Rは気道抵抗，$\dot{V}$ は吸気流量である。呼吸筋が生み出す圧に比例するように気道内圧は増幅される。吸気流量と換気量は毎回の呼吸で異なるので，PAVでの気道内圧も呼吸ごとに変化する（図8-7）。PAVでは，呼吸数，吸気時間，吸気圧は変化する。

Puritan Bennett 840に装備されているPAV+と呼ばれる新しいアルゴリズムは，8～15呼吸ごとに300ミリ秒間の吸気ポーズを行って自動的にコンプライアンスと気道抵抗を推定する。吸気流量を測定し，リアルタイムで換気量の計算に用いる。測定した吸気流量と，運動方程式から計算した圧によって，呼吸仕事量は次の式で計算できる：

$$呼吸仕事量 = \int P \times \dot{V} dt$$

PAVは，患者の呼吸仕事量を正常範囲（0.3～0.7 J/L）に保つように補助のレベルを決める。すべての呼吸は患者トリガー（圧トリガーまたは流量トリガー）で，流量サイクルである。

neurally adjusted ventilatory assist（NAVA）

NAVAは，横隔膜の活動電位（EAdi）に応じて気道内圧を上げたり下げたりする。この人工呼吸器モードで設定するのは，EAdi 1μボルトごとにかかる気道内圧である。特別に設計された経鼻胃管を食道に留置する。この管には4つの筋電図電極があるが，適切に留置するためには2つの電極が左右どちらかの横隔膜上になければならない。NAVAでは経鼻胃管を適切な場所に保つのが問題になることがある。数cmずれただけでもNAVAは適切に作動しなくなることもあるので，管の位置は定期的に確認する。NAVAは，侵襲的人工呼吸でも非侵襲的人工呼吸でも用いることができる。PAVと比較したNAVAの利点は，auto-PEEPがあっても効率的に作動することである。

VCV，PCV，PAV，NAVAでの人工呼吸器による補助と患者の吸気努力の関係を図8-8に示す。VCVでは，患者の吸気努力が増大すると人工呼吸器による圧（仕事量）は減少する。PCVでは，圧（仕事量）は患者の努力にかかわらず一定である。PAVと

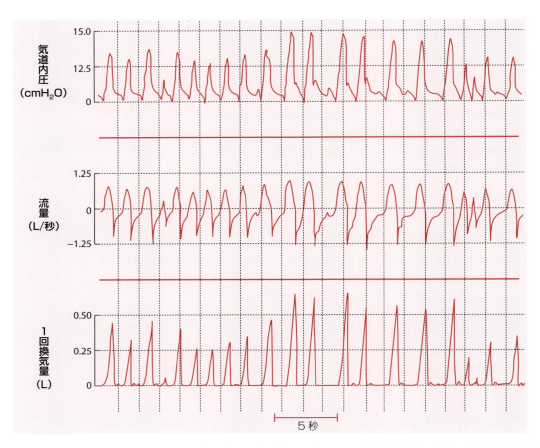

図 8-7　proportional-assist ventilation（PAV）での気道内圧，流量，1回換気量の波形。患者の必要とする吸気流量と1回換気量によって気道内圧が変化していることに注目する。
Marantz S, et al. Response of ventilator-dependent patients to different levels of proportional assist. *J Appl Physiol*. 1996；Feb；80（2）：397-403 より許可を得て転載。

NAVA では，患者の吸気努力が増大すれば人工呼吸器による圧も増大するような関係にある。

チューブ補正

チューブ補正（tube compensation：TC）では，気管チューブによる抵抗を毎呼吸で補うために，人工呼吸器が気管内圧を持続的に計算する。計算した気管内圧によるクローズドループ制御によって，気管チューブの抵抗を補正する。気管切開チューブと気管チューブそれぞれの既知の抵抗係数と，リアルタイムで測定した流量から，呼吸周期全体を通じてチューブの抵抗に抗するだけ圧を上下させる（図 8-9）。

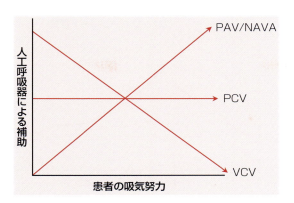

図 8-8 患者の吸気努力が増大したときの，proportional-assist ventilation (PAV)，neurally adjusted ventilatory assist (NAVA)，圧制御換気 (PCV)，量制御換気 (VCV) での気道内圧。PAV と NAVA では患者の努力が増大すると人工呼吸器による補助も増大するが，VCV では減少し，PCV では変化しないことに注目する。

　実際に使用している気管チューブの抵抗は実験での抵抗よりも大きいので，気管チューブの抵抗を完全には補正していない可能性がある。また，チューブの折れ曲がりやチューブ内の気道分泌物貯留によって抵抗係数が変化すると，補正が不十分になる。成人患者において，気管チューブの抵抗が臨床的に問題になるほど呼吸仕事量を増大させるかどうかは議論の残るところである。成人患者に普通に使う径の気管チューブを用い，通常の分時換気量で呼吸しているのであれば，チューブによる呼吸仕事量は大きくはない。SBT を低いプレッシャーサポート圧で行っても，TC で行っても，T ピースで行っても，成績に差はない。また，SBT 終わり間際の呼吸仕事量と，抜管直後の呼吸仕事量はほぼ同じであるという報告もある。チューブの抵抗があるので，気管チューブを使っているときに長時間自発努力のみで呼吸することは望ましくないが，SBT を行って抜管可能か評価するだけであれば，このことはあまり重要ではないのかもしれない。

airway pressure-release ventilation (APRV)

airway pressure-release ventilation (APRV) では，肺を膨らませる時間を長く (3～5秒)，縮ませる時間を短く (0.2～0.8秒) する。APRV のほかに，BiLevel，BIPAP，BiVent，BiPhasic，PCV＋，DuoPAP という呼び名もある。酸素化は主に高いほうの圧 (P high：20～30 cmH$_2$O に設定することが多い) と F$_{IO_2}$ で決まる。換気は，低い圧 (P low) へ "release (開放)" する頻度と，P high と P low の差，自発呼吸の強さによって決まる。P low は通常 0～5 cmH$_2$O に設定する。P high，P low のいずれでも自発呼吸を行うことができるが，P low のほうは通常短すぎるので，この間に自発呼吸を行うことはない (図 8-10)。強制呼吸と自発呼吸を組み合わせるので，APRV は厳密には間欠的強制換気である。

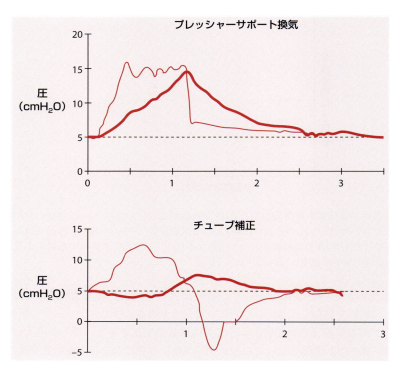

図 8-9 プレッシャーサポート換気とチューブ補正での，気管（太線）と近位気道（細線）で測定した圧波形。チューブ補正では気管内圧の変動がほとんどないことに注目する。
Fabry B, et al. Breathing pattern and additional work-of-breathing in spontaneously breathing patients with different ventilatory demands during inspiratory pressure support and automatic tube compensation. *Intensive Care Med*. 1997；May；23（5）：545-552 より許可を得て転載。

　APRV での P high の時間（T high）と P low の時間（T low）の割合はさまざまで，1:1 から 9:1 の間である。肺リクルートを維持するためには，呼吸周期のほとんど（80〜95％）が T high になるようにする。肺の虚脱を最小限にするために，T low を短くする。T low は短いので，呼気は完全には終わらず，auto-PEEP による肺胞リクルートが起こる。通常は P low を 0 cmH₂O に設定するので，APRV では故意に auto-PEEP を起こすことが必要になる。この方法では，呼気終末の流量が最大呼気流量の 50〜75％になるように T low を設定する。人工呼吸器によっては APRV の自発呼吸にプレッシャーサポートを加えることもできる（図 8-11）。

　高圧相で自発呼吸をすると，胸腔内が陰圧になり，肺胞拡張圧が人工呼吸器による陽圧より大きくなる可能性がある。APRV では P high から P low へ圧が開放されると，呼気 1 回換気量が非常に大きくなることがある。このような比較的大きな 1 回換気量と肺内外圧差によって，人工呼吸器関連肺傷害を起こす懸念がある。APRV によって得られるかもしれない酸素化の改善と，起こりうる肺傷害のリスクを天秤にとって考える

airway pressure-release ventilation（APRV）

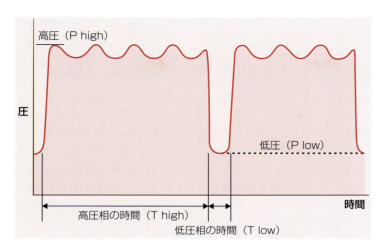

図 8-10 airway pressure-release ventilation（APRV）の圧波形を示す。高圧相でも低圧相でも患者は自発呼吸をすることができ，低圧相の時間（T low）は短いことに注目する。

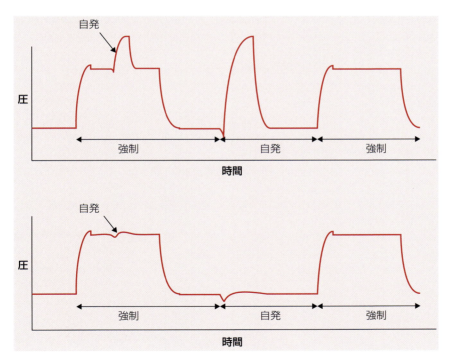

図 8-11 BiLevel モードにプレッシャーサポートを加えたとき（上）と，加えなかったとき（下）の圧波形を示す。
Chatburn RL, Primiano FP. A new system for understanding modes of mechanical ventilation. *Respir Care*. 2001；Jun；46（6）：604-621 より許可を得て転載。

必要がある。

mandatory minute ventilation（MMV）

mandatory minute ventilation（MMV）とは，人工呼吸器離脱において分時換気量を保証することを目的としたモードである。患者の自発換気量が目標分時換気量を下回ると，人工呼吸器がその差の分を補う。患者の分時換気量が目標分時換気量を上回るときには，人工呼吸器は補助をしない。MMVはクローズドループ換気の一種で，人工呼吸器は患者の反応によって出力を調整する。米国ではMMVは数種類の人工呼吸器でのみ使用可能で，人工呼吸器離脱を早めるかどうかは不明である。MMVでは，人工呼吸器は呼吸数または1回換気量を変えることで分時換気量を保つ。分時換気量が目標を下回った場合，強制呼吸の回数を増やす人工呼吸器もあれば，プレッシャーサポート圧を上げる人工呼吸器もある。

覚えておくべきポイント

- デュアル制御では，人工呼吸器は1回の呼吸のなかで圧制御換気と量制御換気を切り替える
- adaptive pressure control では，設定した1回換気量を保つために人工呼吸器が圧リミットを上げたり下げたりする
- volume support（VS）とは，圧を調整するプレッシャーサポート換気である
- AutoMode では，人工呼吸器は強制呼吸のモードと自発呼吸のモードを切り替えることができる
- SmartCare では，人工呼吸器離脱のために人工呼吸器がプレッシャーサポート圧を低下させる
- average volume-assured pressure support（AVAPS）は adaptive pressure control の一種で，非侵襲的人工呼吸で用いられる
- adaptive support ventilation（ASV）は，呼吸仕事量を最小限にするという考え方に基づいている
- proportional-assist ventilation（PAV）は，患者の吸気努力に応じて気道内圧を上げたり下げたりする
- neurally adjusted ventilatory assist（NAVA）は，横隔膜活動電位の変化に応じて気道内圧を上げたり下げたりする
- チューブ補正（TC）は，計算した気管内圧によるクローズドループ制御によって気管チューブの抵抗分を補う
- airway pressure-release ventilation（APRV）では，肺を膨らませる時間を長く，縮ませる時間を短くする
- mandatory minute ventilation（MMV）とは，人工呼吸器離脱において最低分時換気量を保証することを目的にしたモードである

推荐文献

Alexopoulou C, Kondili E, Vakouti E, et al. Sleep during proportional-assist ventilation with load-adjustable gain factors in critically ill patients. *Intensive Care Med.* 2007;33:1139-1147.

Bosma K, Ferreyra G, Ambrogio C, et al. Patient-ventilator interaction and sleep in mechanically ventilated patients: pressure support versus proportional assist ventilation. *Crit Care Med.* 2007;35:1048-1054.

Branson RD, Chatburn RL. Controversies in the critical care setting. Should adaptive pressure control modes be utilized for virtually all patients receiving mechanical ventilation? *Respir Care.* 2007;52:478-488.

Branson RD, Davis K Jr. Does closed loop control of assist control ventilation reduce ventilator-induced lung injury? *Clin Chest Med.* 2008;29:343-350.

Branson RD, Johannigman JA. Innovations in mechanical ventilation. *Respir Care.* 2009;54:933-947.

Branson RD, Johannigman JA. The role of ventilator graphics when setting dual-control modes. *Respir Care.* 2005;50:187-201.

Branson RD, Johannigman JA. What is the evidence base for the newer-ventilation modes? *Respir Care.* 2004;49:742-760.

Branson RD. Modes to facilitate ventilator weaning. *Respir Care.* 2012;57:1635-1648.

Costa R, Spinazzola G, Cipriani F, et al. A physiologic comparison of proportional assist ventilation with load-adjustable gain factors (PAV+) versus pressure support ventilation (PSV). *Intensive Care Med.* 2011;37:1494-1500.

de la Oliva P, Schüffelmann C, Gómez-Zamora A, et al. Asynchrony, neural drive, ventilatory variability and comfort: NAVA versus pressure support in pediatric patients. A non-randomized cross-over trial. *Intensive Care Med.* 2012;38:838-846.

Esan A, Hess DR, Raoof S, et al. Severe hypoxemic respiratory failure: part 1—ventilatory strategies. *Chest.* 2010;137:1203-1216.

Kacmarek RM. Proportional assist ventilation and neurally adjusted ventilatory assist. *Respir Care.* 2011;56:140-148.

Morato JB, Sakuma MT, Ferreira JC, Caruso P. Comparison of 3 modes of automated weaning from mechanical ventilation: a bench study. *J Crit Care.* 2012;27:741.e1-e8.

Myers TR, MacIntyre NR. Respiratory controversies in the critical care setting. Does airway pressure release ventilation offer important new advantages in mechanical ventilator support? *Respir Care.* 2007;52:452-460.

Patroniti N, Bellani G, Saccavino E, et al. Respiratory pattern during neurally adjusted ventilatory assist in acute respiratory failure patients. *Intensive Care Med.* 2012;38:230-239.

Piquilloud L, Tassaux D, Bialais E, et al. Neurally adjusted ventilatory assist (NAVA) improves patient-ventilator interaction during noninvasive ventilation delivered by face mask. *Intensive Care Med.* 2012;38:1624-1631.

Randolph AG, Wypij D, Venkataraman ST, et al. Effect of mechanical ventilator weaning protocols on respiratory outcomes in infants and children: a randomized controlled trial. *JAMA.* 2002;288:2561-2568.

Samir J, Delay JM, Matecki S, Sebbane M. Volume-guaranteed pressure-support ventilation facing acute changes in ventilatory demand. *Intensive Care Med.* 2005;31:1181-1188.

Sulemanji DS, Marchese A, Wysocki M, Kacmarek RM. Adaptive support ventilation with and without end-tidal CO_2 closed-loop control versus conventional ventilation. *Intensive Care Med.* 2013;39:703-710.

Xirouchaki N, Kondili E, Vaporidi K, et al. Proportional-assist ventilation with load-adjustable gain factors in critically ill patients: comparison with pressure support. *Intensive Care Med.* 2008;34:2026-2034.

Chapter 9
流量波形とI：E比

- 導入
- 時定数
- 流量波形
  - 量制御換気（VCV）
  - 圧制御換気（PCV）
  - プレッシャーサポート換気（PSV）
  - proportional-assist ventilation（PAV），neurally adjusted ventilatory assist（NAVA），airway pressure-release ventilation（APRV）
- 呼気流量
- 流量波形による生理学的影響
- 流量波形によるI：E比への影響
- ため息呼吸
- I：E比
- 覚えておくべきポイント
- 推奨文献

目的

1. 時定数の概念を人工呼吸の生理学に当てはめる
2. 量制御換気（VCV）における矩形波と漸減波を比較する
3. VCV で，呼吸器系メカニクスが気道内圧波形に及ぼす影響を理解する
4. 圧制御換気（PCV）で，気道抵抗とコンプライアンスが流量に及ぼす影響を理解する
5. PCV とプレッシャーサポート換気（PSV）におけるライズタイム調整の影響を理解する
6. PSV での吸気終末流量の影響を理解する
7. 人工呼吸におけるため息呼吸の役割を理解する
8. I：E 比を変えることによる生理学的影響を理解する

導入

マイクロプロセッサで制御された人工呼吸器では，吸気流量波形を選ぶことができる。本章では，人工呼吸でのさまざまな吸気流量波形の技術的および生理学的側面を述べる。

時定数

人工呼吸における肺メカニクスを理解するうえで重要なのは，時定数の原則である。時定数とは，肺の1単位が受動的に膨らまされたりしぼまされたりするときの容量の変化の割合を決めるもので，次のような式で表される：

$$Vt = Vi \times e^{-\frac{t}{\tau}}$$

ここで，Vt とは時間 t における肺 1 単位の容量で，Vi とは肺 1 単位の最初の容量，e は自然対数の底，τ は時定数である。Vt と τ の関係を図 9-1 に示す。容量の変化は時定数の5倍の時間でほぼ終了することに注目する。

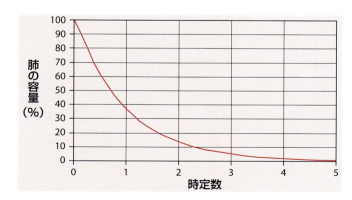

図 9-1　受動的呼気における肺容量と時定数の関係。時定数 1 回分の時間で肺の容量は 37% になり，2 回分で 13%，3 回分で 5%，4 回分で 2%，5 回分で 1% 未満になる。

呼吸生理では，τ は気道抵抗とコンプライアンスの積である．気道抵抗が高いかコンプライアンスが高い肺の単位を完全に膨らませたりしぼませたりするには，より長い時間がかかることになる．逆に，気道抵抗やコンプライアンスが低い肺の単位では，膨らませたりしぼませたりするのにかかる時間は短くなる．呼気での時定数を簡単に求めるには，受動的に陽圧呼吸しているときの最大呼気流量〔$\dot{V}_{E(peak)}$〕で呼気の1回換気量（V_T）を割る：

$$\tau = \frac{V_T}{\dot{V}_{E(peak)}}$$

これは肺全体での呼気の時定数を考えるときには有用な指標ではあるが，肺を1つのコンパートメントとして扱っており，時定数が肺の部位によって不均一であることは考慮していない．

流量波形

量制御換気（VCV）

吸気流量が一定の場合の流量，圧，換気量の波形は図9-2のようになる．流量波形の形状から矩形波と呼ばれることが多い．吸気流量が一定のパターンでは，吸気を通じて時間あたりに同じだけの空気が肺に送られる．言い換えると，時間あたりに送られる空気の量は，吸気の始めでも終わりでも同じになる．気管チューブによる抵抗のために気道内圧は最初に急速に上昇した後，吸気を通じて直線的に上昇することに注目する．矩形波を使っているときに，気道抵抗とコンプライアンスが気道内圧波形にどのように影響するかを図9-3に示した．

VCVでは，吸気流量を徐々に減少するように設定することもできる．このような波形（漸減波）では，吸気流量は最初に最も大きくなり，吸気終末に向かって減少していく．漸減波での流量，圧，換気量の典型的な波形を図9-4に示す．1回換気量のほとんどは吸気の始めに送られ，気道内圧波形はより四角に近い形になることに注目する．漸減波では，矩形波のときよりも最大吸気流量の設定を上げなければ，吸気時間が長くなる．人工呼吸器の機種によって，漸減波にはいくつかの種類がある（図9-5）．完全に流量が下がる機種では，吸気終末に吸気流量は0になる．50％下がる機種では，吸気終末での吸気流量は吸気始めの半分になる．機種によっては吸気流量が固定した値（例：5 L/分）まで下がるようになっているものもある．

圧制御換気（PCV）

PCVでの典型的な圧，流量，換気量波形を図9-6に示す．圧波形の形状と，指数関数的に下がる流量波形に注目する．また，1回換気量のほとんどが吸気相の始めに供給されることにも注目する．PCVでの吸気流量は，気道にかかる圧，吸気努力，気道抵抗，

流量波形

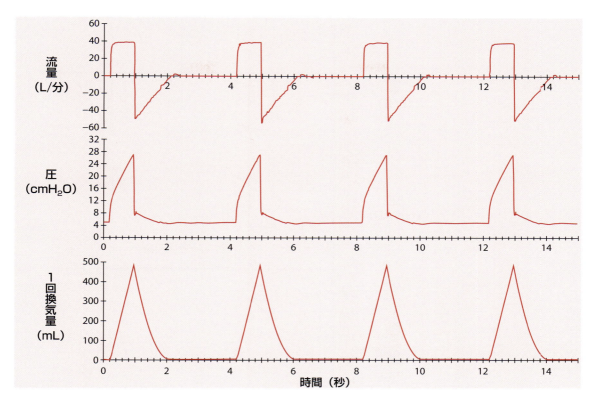

図 9-2　量制御換気（VCV）で矩形波を使った場合の流量，圧，1回換気量波形

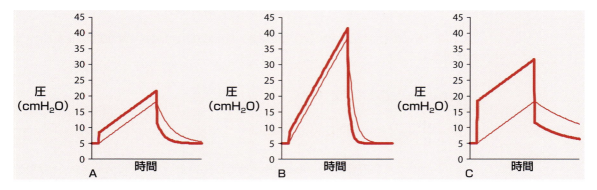

図 9-3　量制御換気（VCV）で矩形波を使った場合の気道内圧波形。すべて1回換気量は 0.675 L，吸気流量は 40 L/分，呼気終末陽圧（PEEP）は 5 cmH₂O に設定している。太線は気道内圧，細線は肺胞内圧を示す。**A**：気道抵抗 5 cmH₂O/L/秒，コンプライアンス 50 mL/cmH₂O の場合。**B**：気道抵抗 5 cmH₂O/L/秒，コンプライアンス 20 mL/cmH₂O の場合。A に比べると最高気道内圧と肺胞内圧の両方が上昇しているが，両者の差は変わらない。**C**：気道抵抗 20 cmH₂O/L/秒，コンプライアンス 50 mL/cmH₂O の場合。A に比べると最高気道内圧が上昇しているが，肺胞内圧に変化しておらず，両者の差は大きくなっている。

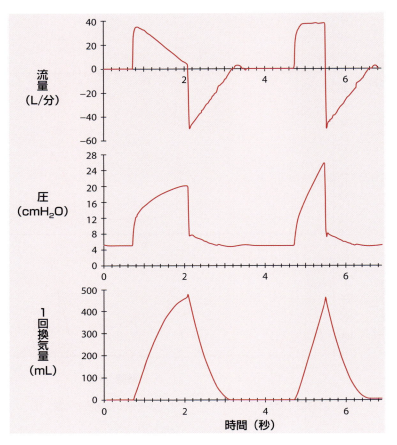

図 9-4　漸減波（左）と矩形波（右）での波形。圧波形の形状と最高気道内圧が変化することに注目する。

時定数によって決まる（図 9-7）：

$$\dot{V} = \frac{\Delta P}{R} \times e^{-\frac{t}{\tau}}$$

ここで，ΔP とは肺内外圧差（気道内圧と胸腔内圧の差）で，R は気道抵抗，t は吸気開始からの時間，e は自然対数の底，τ は気道抵抗と呼吸器系のコンプライアンスの積（呼吸器系の時定数）である。吸気終末に流量が 0 のままになっている時間は吸気時間で決まり，吸気時間を長くするとこの時間が長くなる。

　多くの人工呼吸器では，最高気道内圧に達するまで時間（ライズタイム）を調整することができる。ライズタイムは吸気相始めの流量を決める（図 9-8）。ライズタイムを速くすると，吸気始めでの流量は大きくなり，換気ドライブの大きな患者では同調性が

流量波形

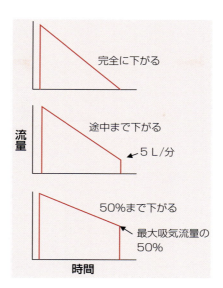

図 9-5　量制御換気（VCV）での漸減波のパターン。完全に流量が 0 に下がるパターンと途中まで下がるパターンがある。

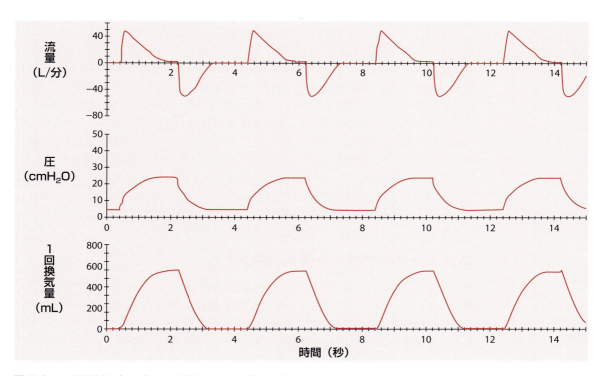

図 9-6　圧制御換気（PCV）での流量，圧，1 回換気量波形

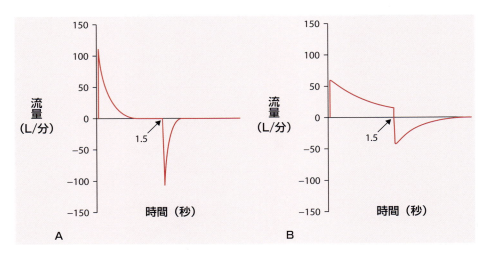

図 9-7　圧制御換気（PCV）での吸気流量のパターンは気道抵抗と呼吸器系のコンプライアンスによって決まる。**A**：気道抵抗 10 cmH$_2$O/L/秒，コンプライアンス 20 mL/cmH$_2$O。吸気時間が 1.5 秒だと 1 回換気量（流量波形の下の部分の面積）は 400 mL になる。**B**：気道抵抗 20 cmH$_2$O/L/秒，コンプライアンス 50 mL/cmH$_2$O。吸気時間が 1.5 秒だと 1 回換気量（流量波形の下の部分の面積）は 775 mL になる。

よくなるが，1 回換気量が大きくなる。

　PCV では吸気と呼気の比率を逆にすることができる。これが圧制御逆比換気（pressure-controlled inverse ration ventilation：PCIRV）で，治療への反応が悪い低酸素血症に使われてきた。生理学的影響は平均気道内圧を高くすることで，auto-PEEP を生じることも多い。臨床的効果は VCV を使うか PCV を使うかではなく，どの流量波形を使うかによって決まる。PCV でも VCV でも漸減波で吸気ポーズが起こるように設定することができる。PCIRV を使っても患者の転帰がよくなることはないようである。

　急性呼吸促迫症候群（acute respiratory distress syndrome：ARDS）の患者には PCV を使うのを好む医療者がいるが，PCV のほうが優れているというエビデンスはない。VCV でも 1 回換気量と吸気時間を同じにして，漸減波を使えば，PCV を使った場合と比較しても動脈血酸素分圧（Pao$_2$）の差はわずかである。

プレッシャーサポート換気（PSV）

　プレッシャーサポート換気（PSV）の典型的な波形を図 9-9 に示す。PSV では人工呼吸器がトリガーされると，設定した圧〔呼気終末陽圧（PEEP）を上回る分の圧を設定する〕に到達するのに十分な吸気流量が供給される。PCV と同様に，現在の集中治療用人工呼吸器では PSV でも吸気始めの流量（ライズタイム）を調整することができ，どれくらい速く設定した圧に達するかを制御することができる。

　PSV では，患者が吸気努力をやめたときに人工呼吸器による吸気も終わるはずであ

流量波形

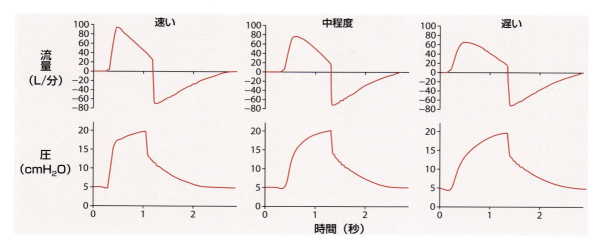

図 9-8　ライズタイム調整による影響。ライズタイムが速ければ吸気始めの流量は大きくなることに注目する。

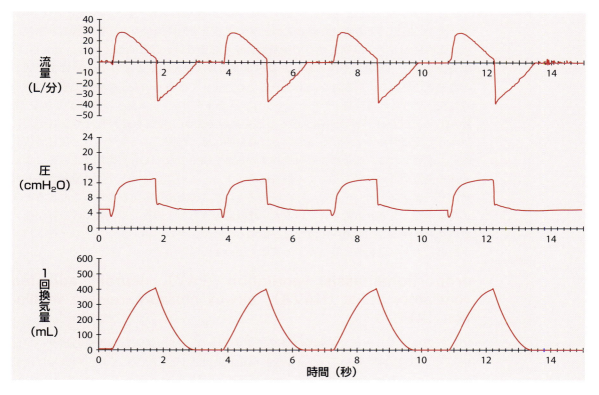

図 9-9　プレッシャーサポート換気での流量，圧，1回換気量波形

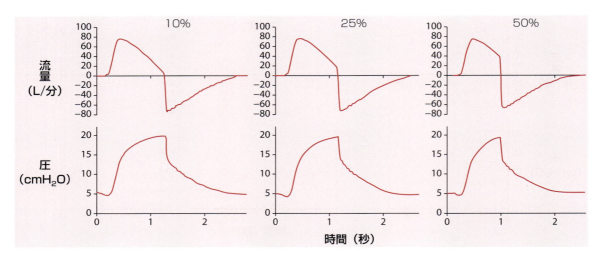

図 9-10 プレッシャーサポート換気で吸気終了の基準（ターミネーションクライテリア）を変えたときの影響。吸気時間がどのように変わるかに注目する。

る。人工呼吸器による吸気が終わるのが早すぎると2段呼吸になり，遅すぎると患者は吸気相の終わりで呼吸筋を使って強制的に息を吐かなければならなくなる。吸気相は，吸気流量が人工呼吸器で決められたレベル（通常は最大吸気流量の25％）にまで低下したときに終わる。同調性を向上させるため，現在では多くの人工呼吸器で吸気相から呼気相へ切り替わる流量（ターミネーションクライテリア）を調整することができる（図9-10）。吸気が終わるのが遅すぎることを避けるため，吸気を終わらせるシステムにはあえて重複があるようになっている。典型的には，時間によるシステムと圧によるシステムが使われる。流量による吸気終了の基準を満たさなくても，時間または圧による基準を満たせば人工呼吸器による吸気は終了する。このようにシステムに重複があるのは，リークがあったり，患者の呼吸器系メカニクスのために吸気が長かったりするときに特に重要である。市販されている人工呼吸器のうちの1機種では，人工呼吸器が肺メカニクスを測定し，気道内圧波形を評価することで，クローズドループ・フィードバック制御によって自動的に吸気終了の基準を決める。

proportional-assist ventilation（PAV），neurally adjusted ventilatory assist（NAVA），airway pressure-release ventilation（APRV）

これらのモードはすべて圧制御である。したがって，肺へ送られる流量のパターンはPCVやPSVに類似する。proportional-assist ventilation（PAV）では，吸気相は流量トリガーで流量サイクルである。neurally adjusted ventilatory assist（NAVA）では，吸気相のトリガーもサイクルも横隔膜の活動電位によって行われる。airway pressure-release ventilation（APRV）では，高圧相のトリガーもサイクルも人工呼吸器によって行われる。患者の自発呼吸は流量トリガーで流量サイクルである。

呼気流量

呼気流量は正常では受動的に起こり（すなわち，呼気筋を使う必要がない），肺胞内圧（Palv）と気道抵抗（R），呼気が始まってからの時間（t），呼吸器系の時定数（τ）によって決まる：

$$\dot{V} = -\frac{Palv}{R} \times e^{-\frac{t}{\tau}}$$

人工呼吸における慣習では，呼気流量は流量-時間波形で下向きに表示され，吸気流量は上向きに表示される。呼気終末に呼気流量が0になっていなければ，肺胞内圧が近位気道内圧よりも高くなっている。これはエア・トラッピング（内因性PEEPまたはauto-PEEP）があることを示す。

流量波形による生理学的影響

吸気流量波形を変えることが臨床的に有用かどうかには議論がある。流量波形を変えることで患者の予後が変わるというエビデンスはない。流量波形の選択は，何らかの治療的目標を達成するためというよりも，通常は医療者の好みによる。吸気流量波形を変えることに関して一般には次のようなことがいえる。

- 漸減波を使ったほうが矩形波を使ったときよりも平均気道内圧は高くなる
- 漸減波を使ったほうが矩形波を使ったときよりも最高気道内圧は低くなる
- 呼吸器系メカニクスと1回換気量が同じであれば，吸気流量波形にかかわらず最高肺胞内圧（プラトー圧）は同じになる
- 漸減波を使ったほうが換気の分布はより均一になる。それによってガス交換が改善することが多いが，程度は小さい
- 吸気終末ポーズがあると平均気道内圧は上昇する。吸気終末ポーズによって換気分布は改善するかもしれない。吸気終末ポーズで空気が流れていない間に，（時定数が短い）気道抵抗が低い部分の肺から，（時定数が長い）気道抵抗が高い部分の肺へ空気が再分布することがある。これを振り子呼吸と呼ぶ
- 吸気流量波形によって同調性が変わることがある。患者によっては，1つの流量波形（矩形波または漸減波）でもう一方の波形を使ったときよりも同調性が悪くなることがあるが，これは患者によって異なるため，どちらの波形のほうが常に同調性がよいと推奨することはできない

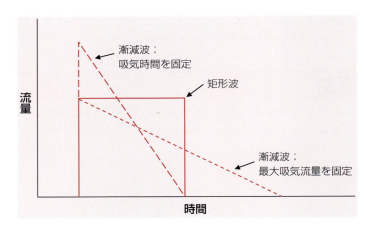

図 9-11　吸気流量波形を矩形波から漸減波に変更するときには，吸気時間か最大吸気流量を増やさなければならない。

流量波形によるⅠ：Ｅ比への影響

VCV で吸気流量波形を矩形波から漸減波に変えるとき，1 回換気量（V_T）を同じにするために人工呼吸器は最大吸気流量か吸気時間を調整しなければならない（図 9-11）。最大吸気流量を調整すると，吸気時間と I：E 比は変化しない。漸減波では，最大吸気流量（$\dot{V}_{pk}$）は吸気時間（T_I）と吸気終末の流量（$\dot{V}_f$）で決まる：

$$\dot{V}_{pk} = \frac{V_T - 0.5 \dot{V}_f \times T_I}{0.5 T_I}$$

たとえば，1 回換気量が 0.75 L，吸気時間が 1.5 秒，吸気終末の流量が 5 L/分（0.083 L/秒）であれば，最大吸気流量は 55 L/分（0.92 L/秒）にしなければならない。

　流量波形を変更するときに吸気時間を調整するのであれば，最大吸気流量は変わらない。漸減波では，吸気時間は最大吸気流量と吸気終末での流量によって決まる：

$$T_I = \frac{V_T}{0.5(\dot{V}_{pk} + \dot{V}_f)}$$

たとえば，1 回換気量が 0.75 L，最大吸気流量が 90 L/分（1.5 L/秒），吸気終末の流量が 5 L/分（0.083 L/秒）であれば，吸気時間は 0.95 秒になる。吸気終末に流量が 0 L/分まで下がる場合には，吸気時間か最大吸気流量を 2 倍にしなければならない。

ため息呼吸

ため息呼吸とは，決まった間隔で 1 呼吸か 2 呼吸だけあえて 1 回換気量を大きくするこ

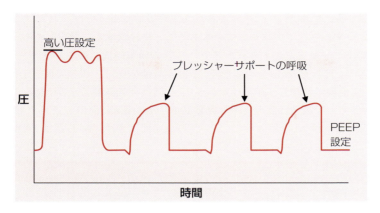

図 9-12 プレッシャーサポート換気でため息呼吸をしたときの圧波形
PEEP：呼気終末陽圧

とである。人工呼吸においてため息呼吸は1970年代によく使われたが，それからはほとんど使われなくなっている。ため息呼吸をリクルートメント手技として用いることが注目されているが，その効果はわかっていない。プレッシャーサポート換気でため息呼吸を行う方法の1つとして，能動的呼気弁のついた人工呼吸器で，1分間に2～4回，1～3秒間だけ吸気圧を20～30 cmH$_2$Oにするというものがある（図9-12）。

I：E比

人工呼吸において，吸気時間と呼気時間の関係（I：E比）は重要である。吸気時間が長ければ（呼気時間が短ければ）平均気道内圧は高くなり，酸素化をよくするかもしれないが，同時に心拍出量を減少させるかもしれない。吸気時間を長くすると，特に吸気時間のほうが呼気時間より長いとき（逆I：E比）には，エア・トラッピング（auto-PEEP）が起こることがある。正常では呼気時間のほうが吸気時間より長い。成人患者への人工呼吸では，通常は呼気時間0.5～1.5秒が適切である。呼吸数の多い患者では，吸気時間を短くするのが望ましい。自発呼吸のある患者では，非同調を避けるために吸気時間の設定を患者自身の吸気時間に合わせるべきである。

　人工呼吸器でI：E比を設定する方法にはいくつかある。

- I：E比と呼吸数で設定。たとえば，I：E比＝1：3で呼吸数を15回/分（1回の呼吸が4秒）に設定すると，吸気時間は1秒で呼気時間は3秒になる
- 吸気流量と1回換気量，呼吸数で設定。吸気流量30 L/分で矩形波，1回換気量0.35 L，呼吸数12回/分と設定すると，吸気時間は0.7秒，呼気時間は4.3秒，I：E比は1：6になる
- 吸気時間と呼吸数で設定。吸気時間を1秒，呼吸数を10回/分に設定すると，呼気

時間は5秒，I：E比は1：5になる．人工呼吸器によっては，VCVで吸気時間と吸気流量を独立して調整するものもあることに注意する．設定した吸気時間が終わる前に1回換気量が入り終わると，残りの吸気時間は吸気終末ポーズになる．たとえば，流量を60 L/分の矩形波，1回換気量を0.5 L，吸気時間を1秒に設定すると，1回換気量が入り終わってから0.5秒間は吸気終末ポーズになる
- 吸気時間率と呼吸数で設定．呼吸数を15回/分，吸気時間率を25％と設定すると，吸気時間は1秒（1呼吸4秒の25％），呼気時間は3秒，I：E比は1：3になる

覚えておくべきポイント

- 時定数は気道抵抗とコンプライアンスの積である
- 吸気流量波形には矩形波と漸減波がある
- 圧制御換気（PCV）では吸気流量は気道抵抗とコンプライアンスで決まる
- プレッシャーサポート換気（PSV）では吸気始めの流量が大きく，その後それぞれの人工呼吸器で設定された吸気終了流量の基準まで低下する
- PCVとPSVではライズタイムを調整できる
- 現在の人工呼吸器のPSVでは，吸気終了を決める流量基準を調整できる
- 漸減波では矩形波に比べて平均気道内圧は高くなり，最高気道内圧は低くなる．漸減波のほうが換気の分布はより均一になる可能性がある
- 吸気終末ポーズは平均気道内圧を上昇させる
- 量制御換気（VCV）で矩形波以外の波形を使う場合，1回換気量を同じに保つために最大吸気流量か吸気時間のどちらかを調整する必要がある
- I：E比は平均気道内圧に影響するので，酸素化と心拍数に影響する

推奨文献

Calderini E, Confalonieri M, Puccio PG, Francavilla N, Stella L, Gregoretti C. Patient-ventilator asynchrony during noninvasive ventilation: the role of expiratory trigger. *Intensive Care Med.* 1999;25:662-667.

Chatmongkolchart S, Williams P, Hess DR, Kacmarek RM. Evaluation of inspiratory rise time and inspiration termination criteria in new-generation mechanical ventilators: a lung model study. *Respir Care.* 2001;46:666-677.

Chiumello D, Pelosi P, Croci M, et al. The effects of pressurization rate on breathing pattern, work-of-breathing, gas exchange, and patient comfort in pressure support ventilation. *Eur Respir J.* 2001;18:107-114.

Chiumello D, Pelosi P, Taccone P, Slutsky A, Gattinoni L. Effect of different inspiratory rise time and cycling off criteria during pressure support ventilation in patients recovering from acute lung injury. *Crit Care Med.* 2003;31:2604-2610.

Du HL, Amato MB, Yamada Y. Automation of expiratory trigger sensitivity in pressure support ventilation. *Respir Care Clin N Am.* 2001;7:503-517.

Hess DR. Ventilator waveforms and the physiology of pressure support ventilation. *Respir Care.* 2005;50:166-186.

Patrioniti N, Foti G, Cortihovis B, et al. Sigh improves gas exchange and lung volume in patients with acute respiratory distress syndrome undergoing pressure support ventilation. *Anesthesiology.* 2002;96:788-794.

Tassaux D, Gainnier M, Battisti A, Jolliet P. Impact of expiratory trigger setting on delayed cycling and inspiratory muscle workload. *Am J Respir Crit Care Med.* 2005;172:1283-1289.

Tassaux D, Michotte JB, Gainnier M, Gratadour P, Fonseca S, Jolliet P. Expiratory trigger setting in pressure support ventilation: from mathematical model to bedside. *Crit Care Med.* 2004;32:1844-1850.

Tokioka H, Tanaka T, Ishizu T, et al. The effect of breath termination criterion on breathing patterns and the work of breathing during pressure support ventilation. *Anesth Analg.* 2001;92:161-165.

Uchiyama A, Imanaka H, Taenaka N. Relationship between work of breathing provided by a ventilator and patients' inspiratory drive during pressure support ventilation; effects of inspiratory time. *Anaesth Intensive Care.* 2001;29:349-358.

Chapter 10
高頻度換気

- 導入
- 方法
- ガス交換に関与する要因
- 使用する根拠
- 使用する適応
- 覚えておくべきポイント
- 推奨文献

目的

1. 高頻度換気（HFV）に使われるさまざまな方法を理解する
2. HFVの生理学的効果を理解する
3. HFVが最もよく使われてきた状況を理解する
4. 通常のHFVと高頻度パーカッション換気（HFPV）の違いを理解する
5. HFVを使用する根拠を理解する
6. HFVの適応を理解する

導入

高頻度換気（high frequency ventilation：HFV）は1960年代後半から利用可能であったが，20世紀後半まで成人患者での換気補助の方法としては受け入れられなかった。受け入れられなかった主な理由は，HFVが通常の人工呼吸より優れているという決定的なエビデンスがないためである。HFVに生理学的利点があることを示す動物実験は多数あるものの，成人患者に高頻度振動（high frequency oscillation：HFO）を行うことで生存率が改善するというエビデンスはない。通常の人工呼吸に肺保護戦略を用いた場合と比べると，HFVの優位性はさらにはっきりしなくなる。最近のエビデンスでは，通常の人工呼吸ではすでに知られているのと同じように，高い気道内圧を用いるとHFVでも害があることが示されている。

方法

通常の人工呼吸では呼吸数を1 Hz未満（1 Hz＝60回/分）にするが，HFVでは呼吸数を2〜15 Hzにする。呼吸数はそれぞれの換気方法や患者の体の大きさによって決める。換気方法にかかわらず，成人患者では呼吸数は上記の範囲のなかでも低めにし，新生児では高めにする。

　HFVには次の4つの方法がある。高頻度陽圧換気（high frequency positive pressure ventilation：HFPPV），高頻度ジェット換気（high frequency jet ventilation：HFJV），高頻度振動換気（high frequency oscillatory ventilation：HFOV），高頻度パーカッション換気（high frequency percussive ventilation：HFPV）である（表10-1）。

表10-1　HFVの種類

種類	呼吸数
高頻度陽圧換気（HFPPV）	2〜4 Hz
高頻度ジェット換気（HFJV）	2〜8 Hz
高頻度振動換気（HFOV）	2〜15 Hz
高頻度パーカッション換気（HFPV）	2〜8 Hz

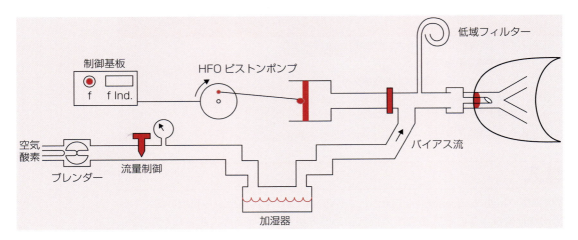

図10-1　高頻度振動換気（HFOV）に必須の要素
HFO：高頻度振動

Chatburn RL, Branson RD. High frequency ventilators. In：Branson RD, Hess DR, Chatburn RL. *Respiratory Care Equipment*. Philadelphia：Lippincott, Williams & Wilkins；1995：458-469 より許可を得て転載。

　HFPPVでは通常の人工呼吸器を使用し，呼吸数はHFVのなかでも低めにする。通常の人工呼吸と同じような呼吸数を用い（HFPPVのほうが若干高いかもしれないが），空気を供給するメカニズムも通常の人工呼吸と同じである。このタイプのHFVはあまり使われていない。HFJVでは，高圧で気道に空気が注入される一方，もう1つのガス供給源から1回換気量が送られる。HFJVでは，HFVのなかでは低〜中程度の呼吸数を用いる。HFJVを行うには，ジェット人工呼吸器を通常の人工呼吸器に合わせて使う必要がある。HFOVには能動的な吸気相と呼気相がある。HFOVでは，ダイアフラムまたはピストンが急速に動くことで空気が気道に送られる（図10-1）。成人のHFOVでは呼吸数を3〜8Hzとし，動脈血二酸化炭素分圧（$PaCO_2$）を適切にできる限り最大の呼吸数にする。HFOVはHFVのなかで最もよく使われる。HFPVでは，通常の圧制御換気に加えて，小さな1回換気量で呼吸数2〜8Hzの振動換気を行う（図10-2）。

ガス交換に関与する要因

　HFJVやHFOVでの呼吸数（振動数）では，1回換気量は通常の人工呼吸の場合よりも小さくなることが多い。一般的に，振動数が高くなるにつれて1回換気量は小さくなる。中〜高頻度の振動数（≧8Hz）では，1回換気量は解剖学的死腔よりも小さくなることもある。
　HFVのガス交換にはさまざまな機序が関与しているが（図10-3），対流と分子拡散が主な機序である。ほかの機序は，分子拡散と気道での空気の拡散を促進する。HFPVでの1回換気量は，圧制御換気の設定によっても変わる。

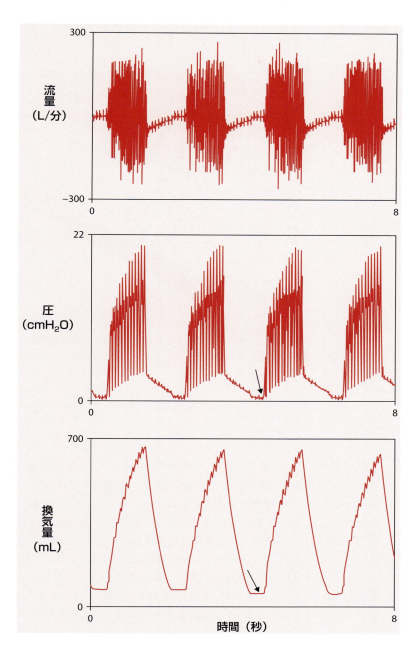

図 10-2　高頻度パーカッション換気（HFPV）での流量，圧，換気量の波形（8秒間）。通常の圧制御換気に加えて，吸気時間の間に高頻度の圧と流量が蓄積することで，1回換気量は低頻度で供給されるのを示している。呼気終末を矢印で示す。
Allan PF. High-frequency percussive ventilation : pneumotachograph validation and tidal volume analysis. *Respir Care*. 2005；Jun；55（6）：734-740 より許可を得て転載。

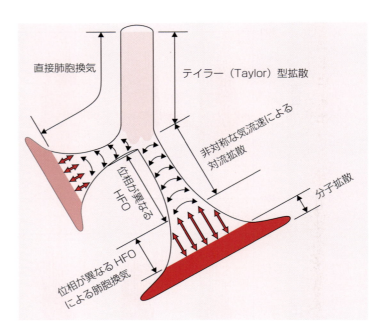

図 10-3　高頻度換気では，肺の部位によって1つ以上のガス交換機序が働いている可能性がある。さらに，複数の機序が相乗的に作用しているかもしれない。気道の入り口から肺胞に向かうにつれて気流速は低下する。
HFO：高頻度振動
Chang HF. Mechanisms of gas-transport during ventilation by high-frequency oscillation. *J Appl Physiol Respir Environ Exerc Physiol*. 1984；Mar；56（3）：553-563 より。

　HFOVでは，振動数，I：E比，アンプリチュード（気道内圧振幅）の3つが換気に影響する。1回換気量も振動数に影響を受ける。振動数を下げると1回換気量は増加し，振動数を上げると1回換気量は減少する。アンプリチュード（振動器が空気を気道に送ることで生じる圧）を高くしたり，吸気時間を長くしたりしても1回換気量は大きくなる（表10-2）。一般的に，新生児では振動数を高く（10〜15 Hz），アンプリチュードを低く（20〜30 cmH$_2$O）するので，1回換気量は小さくなる。成人では振動数を低く（3〜8 Hz），アンプリチュードを高く（60〜90 cmH$_2$O）する。新生児では回路のバイアス流量を10 L/分くらいにするが，成人では30 L/分程度にする。成人患者では，振動数を3 Hz，アンプリチュードを90 cmH$_2$Oにすれば，通常の人工呼吸に近い1回換気量（3〜4 mL/kg）にすることも可能である。HFOVでは患者が人工呼吸器をトリガーできないので，患者-人工呼吸器同調のために深い鎮静と，場合によっては筋弛緩が必要になる。人工呼吸器の設定を最大限にしているにもかかわらずPaco$_2$が高い場合には，気管チューブのカフから空気を抜いて，中枢気道と気管チューブから二酸化炭素を除去する。HFOVでの酸素化は，吸入酸素濃度（F$_{IO_2}$）と平均気道内圧（$\overline{Paw}$）で決まる。$\overline{Paw}$

> **表 10-2　成人患者での HFOV 設定**
> - 振動数：3〜8 Hz（$Paco_2$ を許容範囲に保てる限り最も高い振動数にする）
> - アンプリチュード：60〜90 cmH_2O
> - I：E 比：1：2
> - バイアス流量：30 L/分
> - 平均気道内圧：25〜35 cmH_2O

の酸素化への影響は，通常の人工呼吸での呼気終末陽圧（positive end-expiratory pressure：PEEP）による影響と似ている。というのは，HFOV では（特に振動数が高いときには）肺胞レベルでの圧変化はほとんどないためである。

　内径 8 mm の気管チューブを使って，振動数 8 Hz で換気しているときには，アンプリチュードの 15% しか肺胞には到達しない。もっと細い気管チューブを使ったり，振動数がもっと多い場合には，さらに低い圧しか到達しないことになる。内径 8 mm の気管チューブを使って，振動数 8 Hz，アンプリチュード 60 cmH_2O（吸気では $\overline{Paw}$ より 30 cmH_2O 高く，呼気では 30 cmH_2O 低くなる）で換気したとすると，肺胞内圧は $\overline{Paw}$ の上下 4.5 cmH_2O の間で変動することになる。HFOV を開始するときには肺リクルートメント手技を行うことが多い。肺リクルートメント手技では，$\overline{Paw}$ を短時間だけ高くして，その後に酸素化を維持するのに必要な最低限の圧にまで下げる。成人患者での HFOV では，$\overline{Paw}$ を 25〜35 cmH_2O にすることが多い。

　HFJV では，1 回換気量は通常の人工呼吸器から供給される空気によって影響される。HFOV や HFPV では 1 回換気量を推定することはできない。HFJV や HFPV では，酸素化は通常の人工呼吸と同じように調節し，目標となる酸素化が得られるように PEEP と F_{IO_2} を設定する。

使用する根拠

通常の人工呼吸と比べて，HFOV では最高気道内圧と平均気道内圧が高くなる傾向がある。さらに，振動数を低く（3〜6 Hz）設定すると，アンプリチュードの減衰は予想ほどではなく，特に平均気道内圧 ≧ 30 cmH_2O の場合には，肺胞内圧が 30 cmH_2O を大きく上回る可能性もある。HFJV と HFPV では，最高肺胞内圧を推定することは難しい。ジェット換気では，ジェット流量による圧が高くなればなるほど，最高気道内圧は高くなる可能性がある。HFPV は，気管気管支に沿って分泌物をより効果的に中枢に動かす働きがあると提唱されている。

使用する適応

成人患者では，HFOV は重症の急性呼吸促迫症候群（acute respiratory distress syndrome：ARDS）による治療抵抗性の低酸素血症に使われる．しかし，HFOV が通常の人工呼吸より優れているというエビデンスはなく，逆に通常の人工呼吸よりも生存率が悪い可能性を示すエビデンスがある．したがって，HFOV で酸素化を改善したからといって転帰がよくなるわけではない．HFOV を使う際の問題として，現在の HFOV 用人工呼吸器が高額であることや，深い鎮静とときには筋弛緩が必要になること，ほとんどの医療者が慣れていないことなどがある．さらに，HFOV を行っているときには，最高肺胞内圧や 1 回換気量をモニタリングするすべがない．米国で使用可能な器械を使うと，通常の人工呼吸器を使った場合と比べてはるかに頻回に血液ガスを測定する必要がある．成人患者では，HFOV を重症 ARDS の治療以外に使うことはない．

　成人において HFJV は，手術室において気管挿管ができないときに，経皮経気管人工呼吸として使用されるのみである．気管や気管支の手術中に換気補助を行う方法として用いられることもある．外傷で気管挿管が困難か不可能なときにも HFJV が使われることがある．輪状甲状膜から経気管ジェット換気を行うのは，挿管困難アルゴリズムの一部である．

　HFPV は，熱傷センターにおける ARDS の治療というニッチな分野で使用されている．圧制御換気に加えて振動を使うと，気道分泌物を中枢気道まで移動させるので，吸引で取り除けるようになると考える者もいるが，通常の人工呼吸と比較して HFPV が転帰を改善することを示す信頼に足るエビデンスはない．

覚えておくべきポイント

- 高頻度換気（HFV）とは，呼吸数が 2 〜 15 Hz の人工呼吸である
- 高頻度振動換気（HFOV）は，HFV のなかで最もよく使われている
- HFOV では，振動数が高いほど 1 回換気量は小さくなる
- HFOV のアンプリチュードのほとんどは肺胞まで到達しない
- 成人患者の急性呼吸促迫症候群（ARDS）に HFOV を使用すると，通常の人工呼吸と比較して転帰が悪くなる可能性がある
- 成人患者での高頻度ジェット換気（HFJV）は，主に挿管困難に対して手術室で用いる
- 高頻度パーカッション換気（HFPV）は，主に熱傷センターで ARDS の治療に使用される
- どの HFV を使う場合でも，肺保護に見合った圧と 1 回換気量になっていることを確認する

推奨文献

Ahmad Y, Turner MW. Transtracheal jet ventilation in patients with severe airway compromise and stridor. *Br J Anaesth.* 2011;106:602.

Ali S, Ferguson ND. High-frequency oscillatory ventilation in ALI/ARDS. *Crit Care Clin.* 2011;27:487-499.

Allan PF, Osborn EC, Chung KK, Wanek SM. High-frequency percussive ventilation revisited. *J Burn Care Res.* 2010 Jul-Aug;31:510-520.

Allan PF. High-frequency percussive ventilation: pneumotachograph validation and tidal volume analysis. *Respir Care.* 2010;55:734-740.

Chung KK, Wolf SE, Renz EM, et al. High-frequency percussive ventilation and low tidal volume ventilation in burns: a randomized controlled trial. *Crit Care Med.* 2010;38: 1970-1977.

Derdak S. Lung-protective higher frequency oscillatory ventilation. *Crit Care Med.* 2008;36: 1358-1360.

Esan A, Hess DR, Raoof S, et al. Severe hypoxemic respiratory failure: part 1—ventilatory strategies. *Chest.* 2010;137:1203-1216.

Ferguson ND, Cook DJ, Guyatt GH, et al. High-frequency oscillation in early acute respiratory distress syndrome. *N Engl J Med.* 2013;368:795-805.

Fessler HE, Hess DR. Respiratory controversies in the critical care setting. Does high-frequency ventilation offer benefits over conventional ventilation in adult patients with acute respiratory distress syndrome? *Respir Care.* 2007;52:595-608.

Goffi A, Ferguson ND. High-frequency oscillatory ventilation for early acute respiratory distress syndrome in adults. *Curr Opin Crit Care.* 2014;20:77-85.

Hess D, Mason S, Branson R. High-frequency ventilation design and equipment issues. *Respir Care Clin N Am.* 2001;7:577-598.

Ip T, Mehta S. The role of high-frequency oscillatory ventilation in the treatment of acute respiratory failure in adults. *Curr Opin Crit Care.* 2012;18:70-79.

Kuluz MA, Smith PB, Mears SP, et al. Preliminary observations of the use of high-frequency jet ventilation as rescue therapy in infants with congenital diaphragmatic hernia. *J Pediatr Surg.* 2010;45:698-702.

Leiter R, Aliverti A, Priori R, et al. Comparison of superimposed high-frequency jet ventilation with conventional jet ventilation for laryngeal surgery. *Br J Anaesth.* 2012;10:690-907.

Norfolk SG, Hollingsworth CL, Wolfe CR, et al. Rescue therapy in adult and pediatric patients with pH1N1 influenza infection: a tertiary center intensive care unit experience from April to October 2009. *Crit Care Med.* 2010;38:2103-2107.

Pawlowski J. Anesthetic considerations for interventional pulmonary procedures. *Curr Opin Anaesthesiol.* 2013;26:6-12.

Starnes-Roubaud M, Bales EA, Williams-Resnick A, et al. High frequency percussive ventilation and low F_{IO_2}. *Burns.* 2012;38:984-991.

Young D, Lamb SE, Shah S, et al. High-frequency oscillation for acute respiratory distress syndrome. *N Engl J Med.* 2013;368:806-813.

Chapter 11
非侵襲的人工呼吸

- 導入
- 患者の要因
  患者の選択
  いつ始めていつやめるか
- 技術的な要因
  患者のインターフェイス
  非侵襲的人工呼吸（NIV）用人工呼吸器
- 医療者の問題
- 臨床への適用
- 覚えておくべきポイント
- 推奨文献

> **目的**
> 1. 非侵襲的人工呼吸（NIV）の患者選択を理解する
> 2. NIVのインターフェイスを比較する
> 3. NIVに使うさまざまな人工呼吸器の利点と欠点を理解する
> 4. NIVを開始するための段階を理解する

導入

過去20年間での呼吸器集中治療における大きな進歩の1つに，非侵襲的人工呼吸（non-invasive ventilation：NIV）の登場がある。NIVは，急性呼吸不全の患者に使われることが増えてきている。適切に患者を選べば，NIVを使うことで気管挿管を減らすことができる。人工気道は院内肺炎のリスクを高めるので，NIVを使うことで人工呼吸器関連肺炎を減らせることは驚くに値しない。慢性閉塞性肺疾患（chronic obstructive pulmonary disease：COPD）急性増悪や急性心原性肺水腫などの状況では，NIVを使うことで死亡率を下げられる。本章では，NIV使用の臨床的および技術的内容を説明する。

患者の要因

患者の選択

急性呼吸不全をきたすさまざまな原因に対してNIVを使用するエビデンスの強さを表11-1にまとめる。COPD急性増悪に対してNIVを使用することは，高いレベルのエビデンスで支持されている。急性心原性肺水腫にも同様に強いエビデンスがある。固形臓器移植後や免疫抑制のある患者の呼吸不全にも，NIV使用を支持するエビデンスがある。喘息発作への使用を支持するエビデンスもあるが，強くはない。重度の低酸素血症がある急性呼吸促迫症候群（acute respiratory distress syndrome：ARDS）患者に侵襲的人工呼吸のかわりとしてNIVを用いることは推奨されない。

自発呼吸トライアル（spontaneous breathing trial：SBT）に成功しない患者を早期に抜管するためにNIVを使うこともできるが，このような使い方はCOPD急性増悪か神経筋疾患のために気管挿管されている患者に限定すべきである。SBTに成功したが抜管に失敗するリスクのある患者には，抜管後呼吸不全を防ぐために，抜管後すぐにNIVを開始すべきである。SBTに成功したが抜管後に呼吸不全を起こしてしまった患者にNIVを使うときには注意が必要である。抜管後呼吸不全に対してNIVが適応になるのは，高二酸化炭素血症性呼吸不全の場合のみである。

表 11-1　急性呼吸不全に対する非侵襲的人工呼吸（NIV）のエビデンスレベル

COPD 急性増悪	気管挿管率の低下と生存率の上昇を示す RCT が多数ある
心原性肺水腫	気管挿管率の低下と生存率の上昇を示す RCT が多数ある
抜管後呼吸不全の予防	抜管後呼吸不全のリスクがある患者での使用を支持する RCT と観察研究がいくつかある
移植・免疫抑制	使用を支持する RCT と観察研究がいくつかある
肺切除術後の呼吸不全	使用を支持する RCT と観察研究がいくつかある
神経筋疾患	使用を支持する RCT と観察研究がいくつかある
肥満−低換気症候群	使用を支持する観察研究がある
喘息	使用を支持する RCT と観察研究がいくつかある
DNI・DNR	COPD または心原性肺水腫での使用を支持する観察研究がある
ARDS	ほとんどの場合，使用は支持されない
抜管後呼吸不全	高二酸化炭素症のある抜管後呼吸不全でのみ有効

ARDS：急性呼吸促迫症候群，COPD：慢性閉塞性肺疾患，DNI：Do Not Intubate（気管挿管しない治療方針），DNR：Do Not Resuscitate（心肺蘇生しない治療方針），RCT：無作為化比較試験

表 11-2　非侵襲的人工呼吸（NIV）に適する患者の選択

- **ステップ 1：人工呼吸を要する**
  - 呼吸促迫（呼吸苦や呼吸補助筋の使用，奇異呼吸を伴う）
  - 呼吸性アシドーシス（pH ＜ 7.35 かつ $Paco_2$ ＞ 45 mmHg）
  - 頻呼吸（呼吸数 ＞ 25 回/分）
  - NIV が有効な原因疾患（例：COPD 急性増悪，心原性肺水腫）
- **ステップ 2：除外因子がない**
  - 気道保護（呼吸停止，不安定な血行動態，誤嚥のリスク，大量の分泌物）
  - マスクが合わない（顔面の手術，頭蓋顔面の外傷・熱傷，上気道の解剖学的病変）
  - 非協力的（不安）
  - 本人の希望

COPD：慢性閉塞性肺疾患

いつ始めていつやめるか

NIV が効きそうな患者を同定するには 2 段階の評価を行う（表 11-2）。適切に患者を選べば NIV を使うことで気管挿管の必要は減るが，完全になくなるわけではない。したがって，NIV を使っても改善していない患者を素早くみつけることが重要である。NIV による治療がうまくいっていれば，動脈血二酸化炭素分圧（$Paco_2$）はより速く低下する。疾患の重症度が高かったり，口からのリークが多かったり，NIV に慣れるの

表 11-3　非侵襲的人工呼吸（NIV）の効果判定 [a]

● **開始後すぐの評価**
- 気管挿管のかわりに NIV を使っているのか？
- 低酸素血症性呼吸不全か？（心原性肺水腫や免疫不全患者の呼吸不全を除く）
- NIV が効かなければ気管挿管するのか？
- NIV の相対的禁忌があるか？（気道保護，誤嚥のリスク，大量の分泌物）
- NIV の受け入れがよくないか，または不快に見えるか？
- NIV の受け入れのために指導が必要か？
- 設定を頻回に調整する必要があるか？
- 血行動態が不安定か？
- 低酸素血症（$SpO_2 < 92\%$ または $FiO_2 > 0.6$）が遷延しているか？
- **1 つでも当てはまる項目があれば，すぐに ICU へ転床する**

● **2 時間後の評価**
- ガス交換と呼吸苦が 2 時間で改善したか？
- NIV の目標は達成したか？
- 30〜60 分間マスクを外すことが可能か？
- NIV の受け入れがよく，快適に見えるか？
- $FiO_2 < 0.6$ で $SpO_2 > 92\%$ か？
- 血行動態は安定しているか？
- 過度の指導をしなくても NIV を受け入れているか？
- $IPAP \leq 15\ cmH_2O$ で安定しているか？
- **1 つでも当てはまらない項目があれば，すぐに ICU に転床する**

ICU：集中治療室，IPAP：吸気気道陽圧
[a] 開始後すぐの評価と 2 時間後の評価は，NIV の継続および ICU への転床の決定に使用することができる。

が難しい患者では，NIV が失敗することが多い。治療開始前の pH 低下の程度が小さいほど成功率は高くなるが，これは pH 低下が疾患の重症度の指標であるためだろう。COPD や急性高二酸化炭素性呼吸不全では，意識レベルが保たれているほうが NIV による治療に成功しやすい。NIV がうまくいかないほかの要因としては，不適切な患者選択，原因疾患の悪化，医療者の不慣れ，適切な器具がないことなどがある。NIV 開始から 1〜2 時間以内に改善しない場合には，気管挿管のようなほかの治療を考慮する。急性呼吸不全に対して NIV を行っている患者は，集中治療室（ICU）のように緊密にモニタリングできる場所へ移す（表 11-3）。

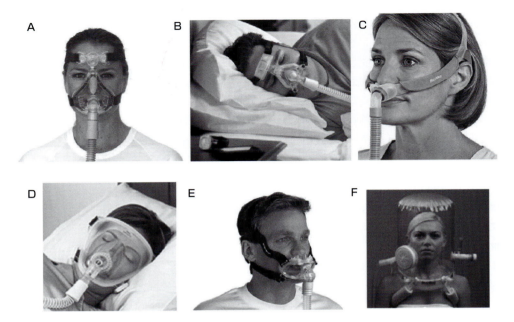

図 11-1 非侵襲的人工呼吸に用いるさまざまなインターフェイス。A：口鼻マスク（ResMed 社製）。B：鼻マスク（Philips Respironics 社製）。C：鼻ピローマスク（ResMed 社製）。D：トータルフェイスマスク（Philips Respironics 社製）。E：ハイブリッドマスク（ResMed 社製）。F：ヘルメット（StarMed 社製）。

技術的な要因

患者のインターフェイス

侵襲的人工呼吸と NIV の違いはインターフェイスである。気道が密閉されている侵襲的人工呼吸とは異なり，NIV では程度の違いこそあれリークが存在する。数多くのインターフェイスがあり，近年種類が増えて質が向上している。NIV ではインターフェイスが快適さと治療受け入れに大きく影響する。急性呼吸不全でのインターフェイスとしてよく用いられるのは，口鼻マスク，鼻マスク，トータルフェイスマスクである（図11-1）。鼻ピローマスクやマウスピースは，慢性呼吸不全や閉塞型睡眠時無呼吸症候群への持続気道陽圧（continuous positive airway pressure：CPAP）に用いられる。急性呼吸不全では，口鼻マスクかトータルフェイスマスクが用いられることが多い。北米以外の地域では，NIV と CPAP にヘルメットを用いることがある。それぞれのインターフェイスには利点と欠点がある（表11-4）。

　正しいサイズのマスクを選ぶことが重要である。鼻マスクの場合，上は鼻骨と鼻軟骨の継ぎ目のすぐ上，横は外鼻孔のすぐ外側，下は鼻のすぐ下で上唇の上にくるようにする。口鼻マスクの場合，上は鼻骨と鼻軟骨の継ぎ目のすぐ上，下は下唇のすぐ下にくる

表 11-4 非侵襲的人工呼吸に用いるインターフェイスの利点と欠点

インターフェイス	利点	欠点
鼻マスク	誤嚥のリスクが低い 分泌物を喀出しやすい 閉所恐怖症になりにくい 会話しやすい 食事をとれることもある マスクを着用・固定しやすい 死腔が小さい	口からのリークが起こる 鼻を通るため気道抵抗が大きい 鼻閉があると効果が少ない 鼻の刺激と鼻漏が起こる 口腔が乾燥する
鼻ピロー	眼鏡をかけることができる 顔面の皮膚損傷が起こりにくい ヘッドギアが簡単 マスクを着用しやすい	口からのリークが起こる 鼻を通るため気道抵抗が大きい 鼻閉があると効果が少ない 鼻の刺激と鼻漏が起こる 口腔が乾燥する
口鼻マスク	口からのリークは少ない 口呼吸の患者にも効果的	死腔が大きい 閉所恐怖症が起こる 誤嚥のリスクが高い 会話しにくく，食事をとりにくい 呼吸器に不具合があると窒息するおそれがある
マウスピース	会話するのを妨げない 死腔が小さい ヘッドギアを必要としないこともある	口を閉じていられない患者では効果が小さい 夜間には鼻または口鼻のインターフェイスを要することが多い 鼻からのリークが起こる 歯を損傷するおそれがある
ハイブリッド	口からのリークがない 眼鏡をかけることができる 顔面の皮膚損傷が起こりにくい	誤嚥のリスクが高い 会話しにくく，食事をとりにくい 呼吸器に不具合があると窒息するおそれがある
トータルフェイスマスク	より快適に感じる患者もいる 着用しやすい （1つのサイズですべての患者に合う） 顔面の皮膚損傷が起こりにくい	死腔が大きくなるおそれがある 目の乾燥が起こるおそれがある エアロゾルの薬物を投与できない
ヘルメット	より快適に感じる患者もいる 着用しやすい （1つのサイズですべての患者に合う） 顔面の皮膚損傷が起こりにくい	再呼吸が起こる 患者-人工呼吸器同調性が悪い 呼吸筋負荷の軽減が少ない 騒音による耳の損傷が起こる エアロゾルの薬物を投与できない

ようにする。よくみられる間違いは大きすぎるマスクを選ぶことで，そうするとリークが起こったり，効果が低下したり，不快感の原因になったりする。鼻マスクを使う場合には，口からのリークが起こることが多い。口からのリークのせいで効果的に換気ができない場合には，口鼻マスクに変更する。急性呼吸不全では，口鼻マスクかトータルフェイスマスクのほうが鼻マスクよりも患者の受け入れもよく効果的である。鼻マスクを使ったほうが，口からのリークが起こるため，上気道が乾燥しやすい。このような場合には，加温加湿器を用いるか，口鼻マスクに変更する。NIVでは加湿器を用い，患者にとって快適となるように設定する。

よくある間違いは，ヘッドギアをきつく締めすぎることである。ヘッドギアと顔の間には指が1本か2本入るくらいのゆとりがあるようにしなければならない。ヘッドギアをきつく締めすぎても，たいていフィッティングはよくならない一方で，必ず患者の不快感が増し，受け入れが悪くなる。ほとんどのマスクはてっぺんが鼻梁ではなく，前額部で固定するように設計されている。マスクのアームを調節してパッドがしっかりと前額に当たるようにして，鼻梁に過度の圧がかからないようにすることで，マスクの不快感を減らし，褥瘡のできるリスクを減らす。

NIVでは空気嚥下症が起こることが多いが，NIVでの気道内圧は食道を開く圧よりは低いので，通常は軽度であり，ルーチンで胃管を入れる必要はない。実際，胃管を入れると次のようないくつかの機序により，マスク換気の効率に支障をきたす。胃管があることでマスクを密着させるのが難しくなり，胃管が顔に押しつけられることで皮膚の損傷が起こりやすくなる。また，胃管があるために空気が通る鼻腔の抵抗が高くなり，特に鼻マスクを使ったときにはマスク換気による効率が下がるおそれがある。

NIVを使用しているときには鼻梁に褥瘡ができることがある。幸い，たいていの患者では皮膚の潰瘍や損傷は避けることができる。正しいマスクのサイズとフィッティングを再評価し，ヘッドギアによる締めつけは緩めるようにして，必要ならば違う種類のマスクを試す。ハイドロコロイド被覆材や鼻に当てる市販のクッションも有用である。

非侵襲的人工呼吸（NIV）用人工呼吸器

NIVでの患者−人工呼吸器非同調の主な原因にリークがある。リークが大きいと吸気・呼気の気道内圧が下がり，1回換気量が得られなくなる。したがって，リーク補正機能のある人工呼吸器を選ぶことが重要である。

NIVに用いる人工呼吸器には，集中治療用人工呼吸器，NIV専用器，中級人工呼吸器の3種類がある。NIV専用器の回路は1本で，呼気ポートがついている。集中治療用人工呼吸器には別々の吸気回路と呼気回路があり，呼気弁がある。中級人工呼吸器は通常は患者の搬送や在宅用に使われるもので，呼気ポートか呼気弁のいずれかが付いている。これまでは，呼気弁のついた人工呼吸器はリークにうまく対応できなかったが，最近の集中治療用人工呼吸器のNIVモードはリーク補正を行うことができる。NIV専用器でのリークには，呼気ポートからの意図するリークと，回路やマスクからの意図しないリークの2種類がある。

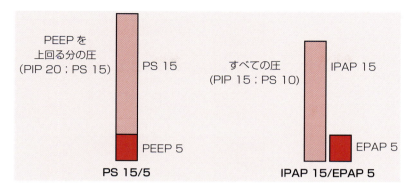

図 11-2　集中治療用人工呼吸器でのプレッシャーサポート（PS）と非侵襲的人工呼吸（NIV）専用器での吸気気道陽圧（IPAP）の比較。IPAP は最高気道内圧であり呼気気道陽圧（EPAP）を含む圧であるのに対して，プレッシャーサポートは呼気終末陽圧（PEEP）を上回る分の圧として設定するので，最高気道内圧はプレッシャーサポート圧と PEEP を合わせた圧になる。
PIP：最高気道内圧

　NIV 専用器はリーク補正能力が高い。NIV 専用器とは，患者の努力に合わせて吸気と呼気で異なる圧をかける送風機である。圧制御換気（pressure-controlled ventilation：PCV）を行うことも，プレッシャーサポート換気（pressure support ventilation：PSV）を行うことも可能である。量制御換気（volume-controlled ventilation：VCV）を行うものはないが，目標とする 1 回換気量が得られるよう圧を調節するものはある。機種によっては，患者の吸気・呼気流量を追尾して自動的に吸気のトリガーと呼気のサイクルを調整するものや，医療者がトリガーやサイクルを調整できるものもある。患者−人工呼吸器同調性を改善するために，ライズタイムを調整できる NIV 専用器もある。二酸化炭素の再呼吸を最低限にするため，NIV 専用器では呼気終末陽圧（positive end-expiratory pressure：PEEP）を 4 cmH$_2$O より低くして使うことはできない。現在の NIV 専用器は空気と酸素の混合器が装備されており，吸入酸素濃度（F$_{IO_2}$）を正確に調整することができる。

　集中治療用人工呼吸器におけるプレッシャーサポート圧とは，PEEP を上回る分の圧のことである。NIV 専用器では設定方法が異なり，吸気気道陽圧（inspiratory positive airway pressure：IPAP）と呼気気道陽圧（expiratory positive airway pressure：EPAP）の 2 つを設定する。IPAP と EPAP の差がプレッシャーサポートに相当する（図 11-2）。

医療者の問題

　NIV を成功させるためには，医療者（医師，看護師，呼吸療法士）が真摯に取り組む必要がある。このためには，NIV が効果的であるという強いエビデンスのある病態を知る必要がある。医師は患者の選択基準を理解し，呼吸療法士は人工呼吸器や適切なマ

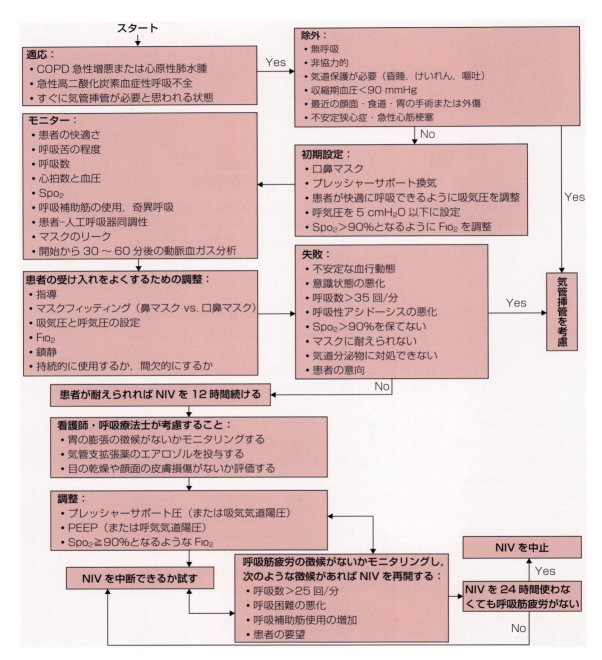

図11-3 急性呼吸不全に対する非侵襲的人工呼吸(NIV)開始のアルゴリズム
COPD：慢性閉塞性肺疾患，PEEP：呼気終末陽圧

スク選択に関する問題を知り，看護師はマスクフィッティングや皮膚ケアの問題を認識しなければならない。NIV による治療を開始するときに要する時間や遭遇する問題への懸念から，NIV を使うのをためらう医療者もいる。NIV を開始してからの最初の数時間は，マスクフィッティングをし，適切に人工呼吸器を設定し，患者を指導するのに大きな手間がかかる。

臨床への適用

NIV を適用するには，人工呼吸器を扱う技術と，患者を指導してマスクと人工呼吸器に慣れさせる能力の両方で，医療者には忍耐と技量が要求される（図 11-3）。NIV を開始するときの最大の目標は，単に動脈血ガスがよくなることではなく，患者が快適に呼吸できるようになることである（通常，患者が快適に呼吸できるようになり呼吸筋負荷が軽減してから血液ガスが改善する）。NIV を臨床に適用する場合に重要なのは以下のステップである：

(1) 患者の必要に応じた呼吸補助のできる人工呼吸器を選ぶ（通常は PSV か PCV）
(2) 正しいインターフェイスを選択して大きすぎるマスクを避ける
(3) 治療をあらかじめ患者に説明する
(4) アラームを消音にして，低い圧設定にする
(5) 医療者がマスクを手で持って患者の顔に当てて NIV を開始する
(6) きつくなりすぎないようにマスクを固定する
(7) 患者が快適に呼吸できるように圧を調整する
(8) 経皮的酸素飽和度（Sp_{O_2}）＞ 90％となるように F_{IO_2} を調整する
(9) ピーク圧が 20 cmH_2O を超えないようにする（胃への空気嚥下が増える）
(10) トリガーのしやすさと Sp_{O_2} に応じて PEEP を調整する
(11) 患者を指導して安心させる。治療の受け入れをよくするために調整する。

NIV の合併症（通常は軽度）には，リーク，マスクの不快感，顔面の皮膚損傷，口腔咽頭の乾燥，眼の刺激，副鼻腔閉塞，患者-人工呼吸器非同調，胃への空気嚥下，不安定な血行動態がある。

覚えておくべきポイント

- 適切に選択した患者に非侵襲的人工呼吸（NIV）を使用すると，気管挿管が必要になる頻度が下がり，生存率が向上する
- NIV の成功率が最も高いのは，慢性閉塞性肺疾患（COPD）と心原性肺水腫である
- 患者にとって不快ではなくリークが最も少ないインターフェイスを選ぶ
- NIV に使う人工呼吸器にはリーク補正能力が高いものを選ぶ
- NIV 専用器はリーク補正能力が高い
- NIV 開始には手間がかかるが，費用対効果が高い

推奨文献

Agarwal R, Aggarwal AN, Gupta D, Jindal SK. Role of noninvasive positive-pressure ventilation in postextubation respiratory failure: a meta-analysis. *Respir Care.* 2007;52:1472-1479.

Agarwal R, Aggarwal AN, Gupta D. Role of noninvasive ventilation in acute lung injury/acute respiratory distress syndrome: a proportion meta-analysis. *Respir Care.* 2010;55:1653-1660.

Azoulay E, Demoule A, Jaber S, et al. Palliative noninvasive ventilation in patients with acute respiratory failure. *Intensive Care Med.* 2011;37:1250-1257.

Bello G, De Pascale G, Antonelli M. Noninvasive ventilation for the immunocompromised patient: always appropriate? *Curr Opin Crit Care.* 2012;18:54-60.

Boldrini R, Fasano L, Nava S. Noninvasive mechanical ventilation. *Curr Opin Crit Care.* 2012;18:48-53.

Burns KE, Adhikari NK, Meade MO. A meta-analysis of noninvasive weaning to facilitate liberation from mechanical ventilation. *Can J Anaesth.* 2006;53:305-315.

Chiumello D, Chevallard G, Gregoretti C. Non-invasive ventilation in postoperative patients: a systematic review. *Intensive Care Med.* 2011;37:918-929.

Curtis JR, Cook DJ, Sinuff T, et al. Noninvasive positive pressure ventilation in critical and palliative care settings: understanding the goals of therapy. *Crit Care Med.* 2007;35:932-939.

Hess DR. How to initiate a noninvasive ventilation program: bringing the evidence to the bedside. *Respir Care.* 2009;54:232-245.

Hess DR. Noninvasive positive-pressure ventilation and ventilator-associated pneumonia. *Respir Care.* 2005;50:924-931.

Hess DR. Patient-ventilator interaction during noninvasive ventilation. *Respir Care.* 2011;56:153-167.

Hess DR. Noninvasive ventilation for acute respiratory failure. *Respir Care.* 2013;58:950-972.

Jaber S, Chanques G, Jung B. Postoperative noninvasive ventilation. *Anesthesiology.* 2010;112:453-461.

Keenan SP, Mehta S. Noninvasive ventilation for patients presenting with acute respiratory failure: the randomized controlled trials. *Respir Care.* 2009;54:116-126.

Keenan SP, Sinuff T, Burns KE, et al. Clinical practice guidelines for the use of noninvasive positive-pressure ventilation and noninvasive continuous positive airway pressure in the acute care setting. *CMAJ.* 2011;183:E195-E214.

Mehta S, Al-Hashim AH, Keenan SP. Noninvasive ventilation in patients with acute cardiogenic pulmonary edema. *Respir Care.* 2009;54(2):186-197.

Nava S, Hill N. Non-invasive ventilation in acute respiratory failure. *Lancet.* 2009;374:250-259.

Nava S, Schreiber A, Domenighetti G. Noninvasive ventilation for patients with acute lung injury or acute respiratory distress syndrome. *Respir Care.* 2011;56:1583-1588.

Ram FS, Picot J, Lightowler J, Wedzicha JA. Non-invasive positive pressure ventilation for treatment of respiratory failure due to exacerbations of chronic obstructive pulmonary disease. *Cochrane Database Syst Rev.* 2004:CD004104.

Soroksky A, Klinowski E, Ilgyev E, et al. Noninvasive positive pressure ventilation in acute asthmatic attack. *Eur Respir Rev.* 2010;19:39-45.

Vital FM, Saconato H, Ladeira MT, et al. Non-invasive positive pressure ventilation (CPAP or bilevel NPPV) for cardiogenic pulmonary edema. *Cochrane Database Syst Rev.* 2008:CD005351.

Chapter 12
加湿と人工呼吸器回路

- 導入
- 加湿
  - 生理学的原則
  - 不十分な加湿と過度の加湿
- 吸気の加湿方法
  - 能動的加湿
  - 受動的加湿
- 人工呼吸器回路
  - 圧縮容量
  - 気道抵抗
  - 死腔
  - バイアス流
  - 院内肺炎
  - トラブルシューティング
- アラーム
- 覚えておくべきポイント
- 推奨文献

目的

1. 人工呼吸ではなぜ吸気を加湿する必要があるのか理解する
2. 能動的加湿と受動的加湿の違いを理解する
3. 人工呼吸器回路と患者に供給される空気に関する問題を理解する
4. 人工呼吸において回路の圧縮容量が重要である理由を理解する
5. 人工呼吸におけるアラームの適切な役割を理解する

導入

人工呼吸管理中の患者を治療するには，生理学的な問題と技術的な問題の両方に注意する必要がある。十分な1回換気量を送るためには，回路と人工気道には閉塞がなく，リークがなく，回路のコンプライアンスも圧縮容量も最低限でなければならない。本章では，加湿と人工呼吸器回路に関連した問題について述べる。

加湿

生理学的原則

吸気は気道で加湿され，肺胞に到達するときには体温において完全に加湿された状態になっている（37℃，相対湿度100％，絶対湿度44 mg/L，水蒸気圧47 mmHg）。気道において吸気の温度が体温と同じになり，完全に加湿されるところが等温飽和境界（isothermic saturation boundary：ISB）である。これよりも遠位では，温度も湿度も変動しない。ISB は通常は気管分岐部のすぐ遠位にある。ISB よりも近位では，吸気には熱と湿度が加えられ，呼気からは熱と湿度が奪われる。気道においてこの部分は，熱・湿度交換器（heat and moisture exchanger：HME）としての働きをする。気管チューブや気管切開チューブを使った患者ではこの部分のほとんどがバイパスされるので，呼吸回路に加湿装置を付ける必要がある。吸気を加湿するために，正常では肺から1日に250 mL の不感蒸泄がある。

不十分な加湿と過度の加湿

人工呼吸器から供給される空気は乾燥していて，上気道は人工気道によってバイパスされる。湿度が不十分な場合に起こる生理学的影響は，熱と湿度の喪失によって起こる。吸気を加湿することで気道から熱が喪失するが，体温維持に関していうと呼吸以外の機序による熱の喪失のほうが重要である。気道から湿度が奪われると，気道の脱水が起こり，特に気管や上部気管支で上皮傷害の原因となる。これは，コンプライアンス低下やサーファクタント活性低下といった呼吸機能の変化をきたす原因になる。臨床的には，気道分泌物の乾燥や無気肺，低酸素血症が起こることがある。

吸気の温度や湿度が生理学的状態よりも高ければ，加湿が過度になることもある。これは，心停止後の患者を治療のため低体温にしているときに起こることがある。このような場合，吸気の温度は患者の中核体温になるようにし，湿度はその温度で相対湿度100%になるようにする。加温加湿器では加湿を過度にすることは困難だが，人工呼吸管理中に吸気を完全に加湿すると呼吸による不感蒸泄はなくなる。これを考慮に入れなければ，水分バランスがその分（250 mL/日）だけプラスに偏ることになる。

　能動的加湿システムを使った場合，重大な熱の獲得はまず起こらず，加湿器からの高温による気管傷害はまれである。気体の比熱は低いため，エアロゾル粒子がないときに気管熱傷を起こすほどの多くの熱を運ぶことは困難である。低体温の患者に体温よりも高い温度にした吸気を供給しても，中核体温の復温にはほとんど影響しないが，正常な温度と湿度にした空気で人工呼吸を行えば，気道からさらに熱が喪失するのを防げるので復温の補助になる。

　エアロゾルが投与されているときには過度な加湿が起こる可能性が高くなる。エアロゾル療法は，特に腎不全の患者で水分バランスをプラスにする可能性がある。また，エアロゾルは下気道を汚染することがある。冷えたエアロゾルは，気道分泌物の量を増やし気道を刺激することで，気道抵抗を上昇させることがある。反応性気道疾患がある患者や，人工呼吸管理中の患者には，エアロゾル化した水ではなく，分子湿度を使うべきである。

吸気の加湿方法

吸気の加温・加湿は，吸気が呼吸器系に入る部位における正常な状態と合致した状態にする必要がある（図 12-1）。温度と湿度が正常よりも低いと湿度不足になる。温度と湿度が正常よりも高いと，過度の加湿が起こる。（気管チューブや気管切開チューブによって）上気道をバイパスした吸気は，通常37℃の温度で相対湿度100%にすべきである。

能動的加湿

加湿器は水分子（水蒸気）をつくる。高流量の加温加湿器は，体温での相対湿度を100%にすることができる。人工呼吸器に使用される加温加湿器では，空気が加湿器の中を通り抜ける仕組みになっている。多くの加温加湿器はサーボ制御を行っており，近位気道の温度を温度計で測定して，供給する空気の温度を維持している。

　加温加湿器と患者をつなぐ回路も通常は加温されている。これによって回路内で温度が低下するのを防ぎ，患者に送る空気の温度をより正確に保つことができる。吸気・呼気の回路を加温することによって，回路内の結露を減らすこともできる。回路の温度が加温加湿器から出てくる空気の温度よりも低ければ，回路に結露が生じる。反対に，回路の温度のほうが加温加湿器から出てくる空気の温度よりも高ければ，空気の相対湿度は低下し，気道分泌物を乾燥させることになるかもしれない（図 12-2）。吸気回路の

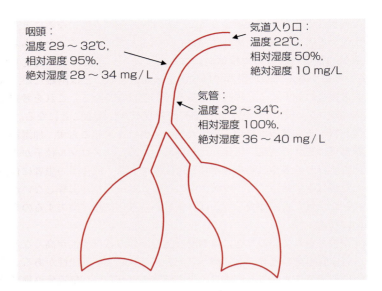

図 12-1 気道の3箇所における正常な体温，相対湿度，絶対湿度。医療用ガスを供給するときには，供給する部位での正常な状態に合致した状態にしなければならない。

患者近くや，気管チューブの近位側に結露があるときには，吸気の相対湿度が100%であることを意味する。

人工呼吸器回路の加湿に関連したもう1つの問題は気流抵抗である。人工呼吸器が患者の吸気努力を感知する部位にもよるが，加湿器によって人工呼吸器が患者の吸気努力に十分に反応できなくなるかもしれない。人工呼吸器が患者の吸気を感知する部位と患者との間に加湿器があると，患者はより大きな呼吸仕事量を行わなければならなくなる。しかし，患者に近い気道（加湿器より患者に近い気道）でトリガー圧を測定していれば，加湿器の気流抵抗はそれほど問題にならない。人工呼吸器では後者のような配置になっているのが一般的である。

受動的加湿

HMEは，日常的には人工鼻とも呼ばれるが，患者の呼気から熱と湿度を集めて次の吸気を受動的に加温・加湿する（図12-3）。人工鼻は動力を必要とせず（電力や加温を必要としない），比較的安価であるため，加温加湿器のかわりとして魅力的である。

人工鼻は気道抵抗と死腔を増やすため，呼吸仕事量と分時換気量を増やすという問題点がある。肺保護換気のように1回換気量を小さくしているときには，特にこの死腔が問題になる。人工鼻による加湿性能は加温加湿器によるものほどは高くない。人工鼻を遷延性人工呼吸患者に用いる場合には，加湿が不十分であることを示す徴候（粘稠痰，気管支キャスト，粘液栓）がないか頻回に評価し，あれば加温加湿器に変更しなければならない。人工鼻が禁忌になる状態もある（表12-1）。

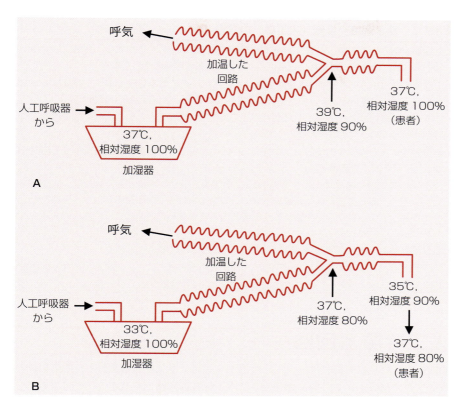

図 12-2　A：適切に設定した加湿器と回路の加温によって，100%の湿度が供給されている。
B：回路の加温設定が低すぎるため，不十分な湿度が供給されている。

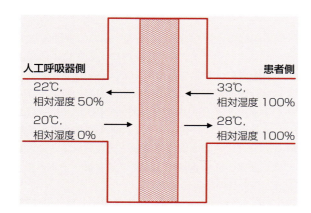

図 12-3　熱・湿度交換器（人工鼻）を使ったときの，患者側と人工呼吸器側での吸気・呼気の温度と相対湿度を示す。

表 12-1　熱・湿度交換器（人工鼻）の禁忌

- 粘稠痰がある：人工鼻に気道分泌物が入ると気道抵抗が著しく上昇する。粘稠な分泌物があるときには，治療的に湿度を上げなければ分泌物が固くなるおそれがある
- 1回換気量が小さい：1回換気量が小さいときには，人工鼻の死腔によって換気が不十分になり，二酸化炭素（CO_2）貯留を引き起こすことがある。肺保護換気で問題になる
- 自発分時換気量が大きい（＞10 L/分）：人工鼻の抵抗は時間とともに大きくなるので，自発呼吸が難しくなるおそれがある
- 自発呼吸による換気余力が低い：換気余力の低い患者では，人工鼻の抵抗によって自発呼吸が低下するおそれがある
- 呼気1回換気量＜吸気1回換気量の70％：人工鼻が適切に機能するためには，吸気と呼気の両方が人工鼻を通過しなければならない。気管支胸膜瘻がある患者では，人工鼻を十分な呼気が通らない。鼻マスクを使って非侵襲的人工呼吸をしているときに口から息を吐くと同じようなことが起こる
- 低体温がある：体温が32℃未満のときには人工鼻は禁忌である
- ネブライザーを回路に接続してエアロゾル療法を行うときには，人工鼻をいったん回路から外さなければならない

人工呼吸器回路

一般的な人工呼吸器回路には，人工呼吸器から患者に空気を送る部分と，患者の呼気を大気へと流す部分がある。前述のとおり，人工呼吸器回路は空気を流すだけでなく，吸気をフィルターしたり加湿したりする。人工呼吸器回路は滅菌して再利用することができるが，多くは1回のみ使用できる使い捨てである。回路には一般に3種類のパターンがある（図12-4）。

圧縮容量

圧縮容量は，人工呼吸器内部の容量，加湿器の容量，回路の特性に基づき，回路の容量，回路素材のコンプライアンス（弾性），人工呼吸器による圧によって決まる。回路の中で圧縮された分の空気は患者には供給されないので，高い圧と小さい1回換気量で人工呼吸をしているときには臨床的に重要になる。人工呼吸器の呼気弁から出ていく容量には，患者からの呼気の容量に加えて，人工呼吸器回路内で圧縮された空気も含まれる。換気量を患者の気道で直接測定しない限り，人工呼吸器に表示される呼気1回換気量は圧縮された空気の容量の分だけ実際の1回換気量を過大評価することになる。現在の人工呼吸器のほとんどは，回路の圧縮容量で1回換気量を補正するので，表示されている1回換気量は患者に送られた量の推定値である。

　圧縮容量は，圧縮因子で示されることが多い。圧縮因子とは，圧縮容量を吸気圧で割った値である。圧縮因子がわかっていれば，圧縮容量は吸気圧をかけることで求められる。患者に供給された1回換気量は，呼気弁から出ていった換気量から圧縮容量を引いた値

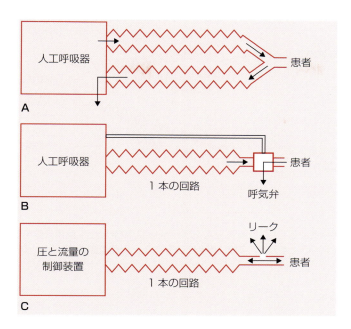

図 12-4　**A**：回路は 2 本あり，吸気と呼気が別になっている．集中治療用人工呼吸器で最もよく使われているパターン．**B**：回路は 1 本で，患者の近くに呼気弁がある．小型人工呼吸器で最もよく使われているパターン．**C**：回路は 1 本で，呼気ポートがある．非侵襲的人工呼吸で使われているパターン．このパターンでは，呼気の間に回路を流れる流量が再呼吸を防ぐのに十分な量でなければならない．

になる：

$$V_T = V_T\text{exh} - [圧縮因子 \times (PIP - PEEP)]$$

ここで，PIP は最高気道内圧，PEEP は呼気終末陽圧，$V_T\text{exh}$ は呼気弁から出ていった換気量，V_T は圧縮容量で補正した 1 回換気量である（図 12-5）．

　圧縮容量を考慮することが重要なのにはいくつか理由がある．最も重要なのは，患者に送られる 1 回換気量が減ることである．圧縮容量を考慮しなければ，肺コンプライアンスを過大評価することになる．auto-PEEP の測定も，回路の圧縮容量に影響される：

$$\text{auto-PEEP} = \frac{(Crs + Cpc)}{Crs} \times 測定\text{auto-PEEP}$$

ここで，Crs は呼吸器系のコンプライアンス，Cpc は回路のコンプライアンスである．圧縮容量は次の式に示されるように混合呼気二酸化炭素分圧（$P\bar{E}CO_2$）にも影響する：

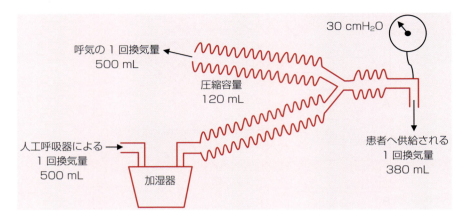

図 12-5 圧縮容量を示した図。吸気圧を 30 cmH$_2$O，設定した 1 回換気量を 500 mL，圧縮因子を 4 mL/cmH$_2$O とすると，実際に患者に送られる 1 回換気量は 380 mL のみになる。

$$P\bar{E}_{CO_2} = Pexh_{CO_2} \times \frac{V_T exh}{V_T}$$

ここで，$P\bar{E}_{CO_2}$ とは真の混合呼気 P_{CO_2} で，$Pexh_{CO_2}$ とは測定した混合呼気 P_{CO_2}（人工呼吸器回路で圧縮された空気を含む）である。圧縮容量による $P\bar{E}_{CO_2}$ への影響を避けるためには，メインストリーム容積測定カプノグラフィーを使う。

気道抵抗

人工呼吸器回路と気管チューブは患者の呼吸仕事量を増大させる。気管チューブの抵抗に加えて回路の抵抗がかかることになる。人工鼻があると，回路の抵抗はさらに高くなる。呼気回路の抵抗は主に呼気弁と PEEP 弁による。現在の人工呼吸器では，電子制御された大きな膜の呼気弁を使っているため，流量にかかわらず以前の人工呼吸器に比べて回路の圧は安定している。ほとんどの人工呼吸器は圧制御換気のときに能動的呼気弁を用いるので，回路内の圧が高くなりすぎるリスクは低くなっている。回路内の圧を人工呼吸器で設定した目標圧に保つように，能動的呼気弁が開閉する。

死腔

回路の死腔とは，再呼吸される容量のことである。機械的死腔と呼ばれ，機能的には患者自身の解剖学的死腔の延長と考えることができる。Y 字管と人工気道の間にあるチューブ内の空気の容量が機械的死腔になる。死腔は 1 回換気量を小さくしているときに特に問題になる。肺保護戦略のように 1 回換気量を小さくしているときには，機械的死腔の容量を最低限にする必要がある。人工鼻を使うと死腔は増大する。

バイアス流

現在の人工呼吸器の多くは呼気相で回路にバイアス流を流している。このバイアス流の目的は，流量トリガーの感度を上げることである。バイアス流があるために，人工呼吸器の呼気流出口よりも遠位では，1回換気量や呼気中の気体濃度を正確に測ることはできない。

院内肺炎

気管挿管されて人工呼吸器を装着している患者では，院内肺炎のリスクが高くなる。以前には，人工呼吸器回路が人工呼吸器関連肺炎（ventilator-associated pneumonia：VAP）のリスクに関与していると考えられていたが，実際には上気道の分泌物をカフ周囲から誤嚥することが下気道汚染の原因である。人工呼吸器関連肺炎は，気管チューブ関連肺炎と呼ぶほうが適切かもしれない。人工呼吸器回路を定期的に交換する必要はなく，新しい患者に使うとき，回路の不具合があるとき，見た目でわかる汚れがあるときにのみ交換する。加温加湿器と人工鼻のどちらでVAPのリスクが低くなるかについて，はっきりしたエビデンスはない。

トラブルシューティング

人工呼吸器の技術面と患者の病態生理について，定期的に患者と人工呼吸器の評価を行う。人工呼吸器と，人工呼吸器の補助に対する患者の反応を評価して記録する。評価と記録は定期的に行い，患者の状態が不安定であったり，人工呼吸器設定の調整が必要なときにはより頻回に行う。一般的にはこのような評価をフローシートに記録する。

　人工呼吸器のトラブルシューティングで最も問題になるのは，リークを発見して修正することであろう。低換気による患者への害を防ぐためには素早く修正しなければならない。低酸素症による傷害（と場合によっては死）を防ぐために，回路外れのアラームは常にオンにしておく。回路外れのアラームが鳴るのは，通常，呼気の1回換気量が減少しているか気道内圧が低下している場合である。人工呼吸器の不具合が起こったときに換気できるよう，人工呼吸患者のベッドサイドには蘇生用バッグを常備しておくべきである。

　人工呼吸器を新しい患者に使用する前には，常にキャリブレーションとメーカー推奨の動作確認操作を行う。現在のマイクロプロセッサ制御の人工呼吸器では，コンピュータによる洗練された内部自己診断を行うことができる。メーカーが決めた間隔でさらに徹底した予防的メンテナンスを行う。

アラーム

集中治療用人工呼吸器はすべて，有害事象を警告するさまざまなアラームを備えている。これには，人工呼吸器不具合（例：回路のリーク），患者-人工呼吸器インターフェイ

スの不具合（例：回路の外れ），患者の状態の病的変化（例：気道内圧上昇）がある。アラームは，(1) 致死的である，(2) 致死的な可能性がある，(3) 致死的ではないが患者に害を及ぼすおそれがある，に分類される。人工呼吸器のアラームは必要ではあるが，集中治療室の騒音汚染の原因となることもある。アラーム感度は重大な事象をみつけられるよう鋭敏に設定しなければならないが，誤って鳴ることのないようにもしなければならない。アラームが頻回に誤って鳴ると医療者が注意を払わなくなり，真のアラームが鳴ったときに重大な結果となりうる。

覚えておくべきポイント

- 吸気の加湿が不十分であると，気道分泌物を乾燥させて無気肺を起こすことがある
- 医療用ガスを供給するときには，供給する部位での正常な状態に合致した温度と湿度にしなければならない
- 加温加湿器は水蒸気分子をつくる
- 熱・湿度交換器は受動的に吸気を加温・加湿する
- 圧縮容量とは，吸気の間に人工呼吸器回路で圧縮される空気の容量で，患者には供給されない
- 通常，人工呼吸器関連肺炎の原因は人工呼吸器回路ではない
- 人工呼吸器回路を定期的に交換する必要はない
- 人工呼吸器アラームは重大事象をみつけられるよう鋭敏に設定しなければならないが，誤って鳴ることのないようにしなければならない

推奨文献

Doyle A, Joshi M, Frank P, et al. A change in humidification system can eliminate endotracheal tube occlusion. *J Crit Care.* 2011;26:637.e1-4.

Gross JL, Park GR. Han J, Liu Y. Effect of ventilator circuit changes on ventilator-associated pneumonia: a systematic review and meta-analysis. *Respir Care.* 2010;55:467-474.

Hess D. Prolonged use of heat and moisture exchangers: why do we keep changing things? *Crit Care Med.* 2000;28:1667-1668.

Hess DR, Kallstrom TJ, Mottram CD, et al. Care of the ventilator circuit and its relation to ventilator-associated pneumonia. *Respir Care.* 2003;48:869-879.

Gross JL, Park GR. Humidification of inspired gases during mechanical ventilation. *Minerva Anestesiol.* 2012;78:496-502.

Kelly M, Gillies D, Todd DA, Lockwood C. Heated humidification versus heat and moisture exchangers for ventilated adults and children. *Cochrane Database Syst Rev.* 2010;CD004711.

Kola A, Eckmanns T, Gastmeier P. Efficacy of heat and moisture exchangers in preventing ventilator-associated pneumonia: meta-analysis of randomized controlled trials. *Intensive Care Med.* 2005;31:5-11.

Lacherade JC, Auburtin M, Cerf C, et al. Impact of humidification systems on ventilator-associated pneumonia: a randomized multicenter trial. *Am J Respir Crit Care Med.* 2005;172:1276-1282.

Lellouche F, Pignataro C, Maggiore SM, et al. Short-term effects of humidification devices on respiratory pattern and arterial blood gases during noninvasive ventilation. *Respir Care.* 2012;57:1879-1886.

Morán I, Cabello B, Manero E, Mancebo J. Comparison of the effects of two humidifier systems on endotracheal tube resistance. *Intensive Care Med.* 2011;37:1773-1779.

Nishida T, Nishimura M, Fujino Y, Mashimo T. Performance of heated humidifiers with a heated wire according to ventilatory settings. *J Aerosol Med.* 2001;14:43-51.

Pelosi P, Chiumello D, Severgnini P, et al. Performance of heated wire humidifiers: an in vitro study. *J Crit Care.* 2007;22:258-264.

Restrepo RD, Walsh BK. Humidification during invasive and noninvasive mechanical ventilation: 2012. *Respir Care.* 2012;57:782-788.

Sottiaux TM. Consequences of under- and over-humidification. *Respir Care Clin N Am.* 2006;12:233-252.

Chapter 13
吸入酸素濃度，呼気終末陽圧，平均気道内圧

- 導入
- 低酸素血症の病態生理
  - シャント
  - $\dot{V}/\dot{Q}$ ミスマッチ
  - 拡散障害
  - 低換気
  - 心血管機能の低下
- 吸入酸素濃度（F_{IO_2}）
  - 酸素毒性
  - 100%酸素
- 呼気終末陽圧（PEEP）
  - 生理学的影響
    - 肺メカニクス
    - ガス交換
    - 心血管機能
    - 頭蓋内圧
    - 圧傷害
  - 適応
    - 急性呼吸促迫症候群（ARDS）
    - 胸部外傷
    - 術後無気肺
    - 心原性肺水腫
    - 人工気道
    - auto-PEEP
    - 人工呼吸器関連肺炎
    - ARDS に対する PEEP
- 平均気道内圧（$\bar{P}_{aw}$）
- 酸素化の治療
- 覚えておくべきポイント
- 推奨文献

> **目的**
> 1. 低酸素血症の病態生理を理解する
> 2. 呼気終末陽圧（PEEP）の生理学的影響を理解する
> 3. PEEP を使う適応を理解する
> 4. 急性呼吸促迫症候群（ARDS）における PEEP の適用，モニタリング，減圧を理解する
> 5. 重症患者における酸素化の治療を理解する

導入

酸素化の治療原則は換気に比べると複雑である。心血管機能と二酸化炭素（CO_2）産生が一定だとすると，一般的に肺胞換気量を増やせば動脈血二酸化炭素分圧（$Paco_2$）は低下し，肺胞換気量を減らせば $Paco_2$ は上昇する。酸素化は吸入酸素濃度（F_{IO_2}）に依存するものの，心肺疾患や呼気終末陽圧（positive end-expiratory pressure：PEEP），平均気道内圧（$\bar{P}aw$）にも影響される。本章では，人工呼吸において酸素化に影響する要因と，低酸素血症の治療方法について述べる。

低酸素血症の病態生理

海抜 0 m の室内気で呼吸しているときの正常な動脈血酸素分圧（Pao_2）は 80～100 mmHg で，低酸素血症とは $Pao_2 < 80$ mmHg と定義される。組織での酸素化を正常に保つには，十分な F_{IO_2}，適切な換気/血流比（$\dot{V}/\dot{Q}$），十分なヘモグロビン量，十分な心拍出量，組織におけるヘモグロビンからの適切な酸素解離が必要である。この段階のいずれが破綻しても組織低酸素症が起こる。海抜 0 m で低酸素血症が起こるのは，心肺機能のいずれかに変調があるためである。具体的にいうと，低酸素血症の原因となるのは，シャント，$\dot{V}/\dot{Q}$ ミスマッチ，拡散障害，低換気である。心血管機能の障害によっても低酸素血症は悪化する。人工呼吸患者での妥当な Pao_2 の目標は 55～80 mmHg〔経皮的酸素飽和度（SpO_2）88～95％〕である。

シャント

シャントとは，血流があっても換気がない状態である。シャントが存在すると，肺静脈または左心において静脈血（シャント血）が動脈血化された血液と混じることになるので，左心から出ていく血液の Pao_2 が低下する。酸素のほとんどはヘモグロビンによって運搬されるので，少しのシャントがあるだけで重大な低酸素血症が起こる（図 13-1）。F_{IO_2} を上げることで酸素化が改善するのはシャントが小さいときだけで，大きなシャントがあるときには F_{IO_2} を上げても酸素化は改善しない。大きなシャントがあるときに酸素化を改善させるには，通常はシャントを治療する（気胸を脱気する，肺炎を治療する，無気肺を再膨張させる，利尿する）ことに焦点を当てる。PEEP の使用や肺

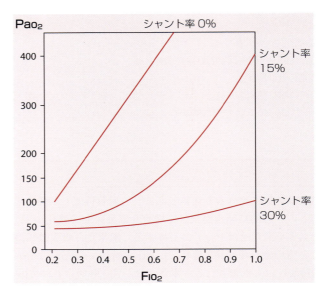

図13-1　シャント率0％，15％，30％での理論上のF_{IO_2}とPao_2の関係を比較した。換気は正常，ヘモグロビンは15g，C（a-v̄）O_2[訳注1]は5mL/dL，心拍出量・代謝率・pH・Pco_2はすべて正常と仮定して計算している。シャントが増えるにつれて，同じF_{IO_2}に対するPao_2は著しく低下することに注目する。
Shapiro BA, et al. *Clinical Application of Blood Gases*. 4th ed. Chicago, IL：Mosby-Year Book；1994 より許可を得て転載。

訳注1
動脈血の酸素含有量（Cao_2）と混合静脈血の酸素含有量（$Cv̄o_2$）の差。組織での酸素取り込みの指標として使われる。

リクルートメント手技，$\bar{P}aw$を上昇させる手技によって，酸素化が改善することがある。人工呼吸患者のシャントの原因として多いが見逃されることが少なくないものに，卵円孔開存（patent foramen ovale：PFO）がある。それまで機能的に閉鎖していた卵円孔が，人工呼吸管理中や急性呼吸不全の治療中に開くことがある。

$\dot{V}/\dot{Q}$ミスマッチ

正常の$\dot{V}/\dot{Q}$比は0.8であるが，この値が低いと低酸素血症が起こる（図13-2）。$\dot{V}/\dot{Q}$ミスマッチがあるときにPao_2を改善させるための最も有効な方法は，換気分布を改善することとF_{IO_2}を上げることである。慢性閉塞性肺疾患（chronic obstructive pulmonary disease：COPD）患者のような重度の$\dot{V}/\dot{Q}$ミスマッチがある場合では特にそうである。図13-2に示すように，F_{IO_2}を少し上げただけでもPao_2が著しく上昇することがある。人工呼吸患者の多くでは，シャントと$\dot{V}/\dot{Q}$ミスマッチの両方によって低酸素血症が起こっている。このような場合に酸素化を改善するためには，F_{IO_2}とPEEP，$\bar{P}aw$を上げる必要がある。

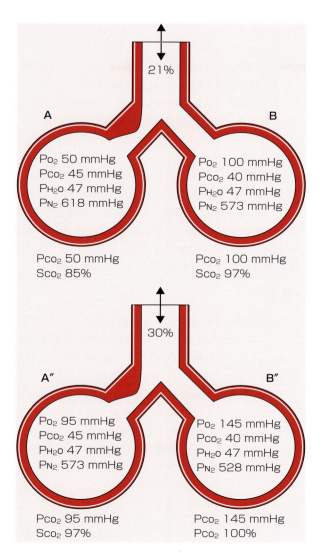

図 13-2 $\dot{V}/\dot{Q}$ ミスマッチの酸素化への影響。肺胞 A（A″）では $\dot{V}/\dot{Q} < 0.8$ なので，肺に到達する酸素は循環によって減る量を下回り，肺胞の P_{O_2} は低下し，P_{CO_2} は上昇する。肺胞 B（B″）では $\dot{V}/\dot{Q}$ 比は正常に維持されている。F_{IO_2} を 0.21 から 0.30 に上げると（A″ と B″），低い $\dot{V}/\dot{Q}$ 比による酸素化への影響は著しく減少する。
P_{CO_2}：肺毛細血管での酸素分圧，P_{H_2O}：水蒸気圧，P_{N_2}：窒素分圧，S_{CO_2}：肺毛細血管での酸素飽和度

Shapiro BA, et al. *Clinical Application of Blood Gases*. 4th ed. Chicago, IL：Mosby-Year Book；1994 より許可を得て転載。

拡散障害

拡散障害があると，酸素が肺胞-毛細血管膜を介して平衡に達する時間が長くなるため，低酸素血症が起こる．拡散障害は，肺胞-毛細血管膜が厚くなるか，拡散に使える表面積が小さくなることで起こる．間質液の貯留や肺胞-毛細血管膜の線維性変化，肺実質の気腫性変化が主な原因である．拡散障害による低酸素血症は F_{IO_2} を上げることで改善する．

低換気

肺胞気式からわかるように，肺胞の二酸化炭素分圧（P_{CO_2}）が上昇すると肺胞の酸素分圧（P_{O_2}）は低下する．Pa_{CO_2} 上昇は，酸素ヘモグロビン解離曲線を右方偏位させて動脈血酸素飽和度（Sa_{O_2}）を低下させるが，同時に組織におけるヘモグロビンからの酸素の解離を増やす．低換気による低酸素血症の治療には換気を改善するのが最もよいが，酸素投与によっても低酸素血症は改善する．

心血管機能の低下

肺機能が正常であれば，心拍出量が減少しても低酸素血症になることはない．しかし，$\dot{V}/\dot{Q}$ ミスマッチやシャントがある場合には，心血管機能の低下は低酸素血症をさらに悪化させる．心拍出量が少ないと組織での酸素取り込みが増え，混合静脈血の酸素含有量は減少する．心拍出量が減少しているときにシャントや $\dot{V}/\dot{Q}$ ミスマッチがあると，シャントの部分を通る酸素含有量の少ない血液がシャントのない部分を通る血液と混じるため，心機能が高い場合と比べて低酸素血症の程度が強くなる．心血管機能低下による低酸素血症を補正するには，血行動態の治療を適切に行う．F_{IO_2} を高くすることは適切であるが，状態によっては（例：心原性肺水腫）中等度の PEEP が有用である．

　人工呼吸は $\dot{V}/\dot{Q}$ ミスマッチを起こすので，重大な心肺機能の障害がない患者（例：術後，薬物中毒）でも，正常な Pa_{O_2} を保つために F_{IO_2} を上げなければならないことがある．しかし，このようなときに 0.40 を超えるような F_{IO_2} が必要になることは，ある種の処置（例：気管吸引，気管支鏡）を行う場合を除くとまずない．

吸入酸素濃度（F_{IO_2}）

酸素毒性

重症患者における酸素毒性の作用にはまだ議論がある．健康な哺乳類が 100％酸素で 24 時間呼吸すると，肺胞-毛細血管膜の構造的な変化，肺水腫，無気肺が起こり，Pa_{O_2} が低下する．健康なヒトでも同じことが観察されているが，このような変化が起こるにはもっと時間がかかる．したがって，常に目標 Pa_{O_2} を維持するのに必要な最も低い F_{IO_2} を使用すべきである．しかし，重度の肺疾患では，高い F_{IO_2} による効果を最小限にす

るような抗酸化物質が誘導され，高いF_{IO_2}に耐性ができる可能性がある。一般的に急性肺傷害の患者には0.60を超えるF_{IO_2}を使用するのは避ける。しかし，高い肺胞内圧（＞30 cmH₂O）による肺への悪影響に比べると，F_{IO_2}を高くすることによるリスクはそれほど大きくない。

100％酸素

100％酸素を使い続けることは避けるべきである。酸素毒性のリスクに加えて，換気の悪い不安定な部分の肺では窒素が減ることで吸収性無気肺が起こることがある。これは，100％酸素をいかなるときにも使ってはいけないという意味ではない。酸素化の状態がはっきりしないか，心肺機能が全般的に不安定になったときには100％酸素を投与すべきであり，急性の問題が解決し次第，適切なレベルにまで下げる。気管支鏡のような手技の最中には100％酸素を使うことが推奨される。さらに，人工呼吸器の初期設定では通常100％酸素を投与し，Pa_{O_2}とSp_{O_2}が適切になればすぐに下げる。

呼気終末陽圧（PEEP）

PEEPとは，呼気相で気道にかける，大気圧よりも高い圧のことである。持続気道陽圧（continuous positive airway pressure：CPAP）とは，自発呼吸をしている場合に持続的にかける，大気圧よりも高い圧を通常は指す。CPAPでは患者が換気を行う（吸気でさらに高い陽圧がかかることはない）のに対して，PEEPでは吸気にも補助がある。

生理学的影響

PEEPは$\bar{P}aw$と平均胸腔内圧を上昇させるので，多くの生理学的機能に影響する（表13-1）。臨床的な状態に応じて適切に設定すれば，PEEPは肺メカニクスとガス交換を改善して，心血管機能にさまざまな影響を与える。

肺メカニクス　肺では圧と容量が相関しているので，PEEPをかけることによって機能的残気量（functional residual capacity：FRC）は増加する。肺胞が虚脱しているようなときには，PEEPによって肺胞のリクルートメントを維持することができる。虚脱した肺胞をリクルートすることで，肺コンプライアンスは改善する。PEEPによって肺気量が大きくなるのは，肺胞リクルートメントによることもあるが，すでに開いている肺胞をさらに大きくするためのこともある。PEEPによってすでに開いている肺胞が過膨張すると，コンプライアンスは低下する。肺のリクルートメントと過膨張の全体としてのバランス次第で，PEEPはコンプライアンスを上昇させることも，低下させることも，変化させないこともある。しかし，一般には肺傷害の患者に適切なPEEPを使うことで肺コンプライアンスは改善する。自発呼吸のある患者に適切なPEEPを使うと，呼吸仕事量も減少する。過剰なPEEPをかけると，肺は圧−容量曲線で上のほうの平らな部分の状態になるので，コンプライアンスは低下して呼吸仕事量は増大する。

表 13-1 呼気終末陽圧（PEEP）を適切に設定した場合，過剰にした場合に起こりうる生理学的影響

	適切な PEEP	過剰な PEEP
胸腔内圧	↑	↑
機能的残気量（FRC）	↑	↑
肺コンプライアンス	↑	↓
$Paco_2$	↓	↑
Q_s/Q_T	↓	↑
$P\bar{v}o_2$	→	↓
$Paco_2$–$Petco_2$	↓	↑
V_D/V_T	↓	↑
呼吸仕事量	↓	↑
肺血管抵抗	→	↑
心拍出量	→	↓
左室後負荷	↓	↓
動脈圧	→	↓
頭蓋内圧	→	↑
尿量	→	↓

$Petco_2$：呼気終末二酸化炭素分圧，$P\bar{v}o_2$：混合血酸素分圧，Q_s/Q_T：シャント率，V_D/V_T：死腔/1 回換気量比

ガス交換 臨床では，PEEP はたいてい Pao_2 を改善させる目的で使われる。肺胞をリクルートして肺内シャントを減らすことによって Pao_2 は改善する。適切に PEEP を設定すると，死腔が減ることで $Paco_2$–$Petco_2$（呼気終末二酸化炭素分圧）と $Paco_2$ が改善することもある。過剰な PEEP をかけると，換気がよい部分の肺への血流量を減少させて死腔を増やし，$Paco_2$ を上昇させることになる。片側性の肺疾患では，PEEP が健側肺を過膨張させるので，患側肺への血流が増えてシャントが増大し，低酸素血症が悪化することがある。

心血管機能 PEEP による心血管系への影響は，PEEP の高さ，呼吸器系のコンプライアンス，心血管機能次第である。PEEP は $\bar{P}aw$ と平均胸腔内圧を上昇させるので，PEEP を使うことで静脈還流と心拍出量は減ることがある。PEEP による心拍出量への影響は，肺コンプライアンスが高く，胸壁コンプライアンスが低く，心血管機能の余力が少ないときに最も大きくなる。高い PEEP をかけると，右室前負荷が減り，右室後負荷は増える（肺血管抵抗が上昇する）。心室中隔は左室側へ偏位することがある。加えて，心臓の壁内外圧差が低下することで，左室の伸展は制限され，左室拡張終期容積と 1 回拍出量は低下する。したがって PEEP は，肺血管の圧と体血管の圧の両方に影響することになる。PEEP は心臓の外側の圧を上昇させるので，左室後負荷を低下させ

表 13-2 呼気終末陽圧（PEEP）の適応

急性呼吸促迫症候群（ARDS）
胸部外傷
術後無気肺
心原性肺水腫
急性期の人工気道
auto-PEEP

る作用がある．これらの作用を合わせると，心拍出量は減少し，動脈血圧は低下し，尿量は減少し，組織酸素化は低下することがある．したがって，PEEPを使うことで動脈血の酸素化が改善しても，組織の酸素化は悪化することがある．

頭蓋内圧 PEEPは静脈還流を減らすので，頭蓋内圧を亢進させることがあるが，頭蓋内圧がすでに亢進していない限り通常は問題にならない．PEEPによる頭蓋内圧への影響は頭部を挙上することで軽減させることができ，頭蓋内圧亢進のある患者では一般的に行われている．頭蓋内圧亢進の懸念がある患者ではPEEPは慎重に使う必要があるが，10 cmH$_2$O以下なら通常は問題になることはない．

圧傷害 PEEPによる肺過膨張の程度によって圧傷害の起こる確率が決まる．多くの場合，肺傷害は不均一なので，どのようにPEEPを設定しても肺のそれぞれの部分での過膨張は起こりうる．しかし，圧傷害は吸気終末圧が高いことによって起こるので，PEEPが吸気終末に過膨張を起こした分だけ圧傷害のリスクは高くなる．

適応

PEEPの適応を表13-2に示す．

急性呼吸促迫症候群（ARDS） 早期ARDSでは，肺胞リクルートメントを維持するために10～20 cmH$_2$OのPEEPを使うのが標準的である．晩期のARDSでは線維増殖が起こるので，PEEPは5～10 cmH$_2$Oに設定する．

胸部外傷 胸壁を安定させて，フレイルチェストによる奇異呼吸を防ぐためにPEEPを使う．肺からの空気のリークがなく，血行動態が安定している限り，ARDSでなければPEEPを5～10 cmH$_2$Oに設定する．

術後無気肺 術後無気肺を治療するのにフェイスマスクでCPAPを使う（非侵襲的人工呼吸）のが有効なことがある．CPAPは持続的に使ってもよいし，5～10 cmH$_2$Oの圧で2～6時間おきに15～30分間使ってもよい．

心原性肺水腫　PEEPは左室の前負荷と後負荷を減らす。5〜10 cmH₂OのPEEPまたはCPAPを使うことで，酸素化が改善し，呼吸仕事量が減少し，左室機能が改善し，心拍出量が増加する。

人工気道　人工気道を使うとFRCが低下して，ガス交換が悪化することがある。気管挿管されている患者では，禁忌がない限り5 cmH₂OのPEEPを使う。しかし，長期気管切開患者にはPEEPやCPAPを使う必要はない。

auto-PEEP　auto-PEEPの程度は，時定数（気道抵抗とコンプライアンスの積）と呼気時間，1回換気量（V_T）による。呼気終末ホールドを使わない限り，人工呼吸器でauto-PEEPを検出することはできない。患者が人工呼吸器をトリガーできないのがauto-PEEPの最初の手掛かりになることがある。このような場合にPEEPを使うとauto-PEEPを相殺するので，患者が人工呼吸器をトリガーするために行う吸気努力を減らせるが，呼気終末の肺胞内圧には影響しない。人工呼吸器をトリガーするために患者が大きな吸気努力をしなければならない場合には，それほど努力しなくても毎呼吸トリガーできるようになるまでPEEPをゆっくり上げる。適切なPEEPを使えば，呼吸数は減少し，心臓・肺へのストレスを示す徴候は落ち着く。PEEPは気流制限（動的気道閉塞）によるauto-PEEPを相殺するが，分時換気量が大きいことによるauto-PEEPには影響しない。量制御換気（VCV）では，もしPEEPによって呼気終末肺胞内圧が上昇すれば，最高気道内圧（PIP）とプラトー圧（Pplat）は上昇するはずである。PEEP設定を変えてもPIP（VCVの場合）や1回換気量〔圧制御換気（PCV）の場合〕が変化しなければ，auto-PEEPが存在することになる。

人工呼吸器関連肺炎　PEEPは気管内圧を上昇させるので，人工気道のカフ周囲から起こる微小誤嚥の量を減らす。このようにしてPEEPは下気道の汚染を減らし，人工呼吸器関連肺炎のリスクを低下させる。

ARDSに対するPEEP

PEEPの主な適応はARDSである。このときのPEEPの目標は肺胞の虚脱を防ぎ，組織酸素化を保つことである。PEEPはシャントを減らして，低酸素血症を改善し，呼吸仕事量を減少させる。さらに，これらを心拍出量を減らすことなく達成するようにする。

　肺胞リクルートメントを最大限にして，かつ過膨張を避けるようにPEEPを設定することが目標である。中等症〜重症のARDSではPEEPを高く設定し，軽症のARDSではそれほど高く設定しないのが適切かもしれない。ARDSでは肺がどれくらいリクルートされるかは患者によって異なるので，それぞれの患者に応じてPEEPを調整する必要がある。PEEPを使うときには動脈圧とパルスオキシメータをモニタリングする。どのようにPEEPを調整すべきかは，人工呼吸管理において最も議論の多い議題の1つである。PEEPはリクルートメント手技の後に調整することができる。この方法では，

表 13-3 平均気道内圧に影響する因子

吸気圧
呼気終末陽圧（PEEP）
I：E比（吸気時間と呼吸数）
吸気圧波形

　まず肺胞リクルートメントを維持するのに必要な圧より高くPEEPを設定し，それから最大コンプライアンスを保つのに必要な最も低いPEEPまでゆっくりと設定を下げる。ほかの方法として，SpO_2，Pplat，コンプライアンス，血圧をモニタリングしながら，段階的にPEEPを上げていくというものがある。SpO_2低下やコンプライアンス低下，血圧低下，30 cmH_2Oを超えるPplatがあると，肺が過膨張していることが示唆される。胸壁が硬い場合，胸壁によって肺胞が虚脱するのを相殺するようにPEEPを設定する。この場合には，胸腔内圧を推定するのに食道バルーンが有用なこともある。そのほかの方法として，ARDSネットワークの研究に使われているようなPEEP/FiO_2表を使うというものがある。ARDSでは一般的にPEEPを10～20 cmH_2Oに設定する。心血管機能へ悪影響を及ぼすリスクがあるので，PEEPを調整するときには血行動態のモニタリングが必要である。
　PEEPは急に下げるべきではない。PEEPを定期的に再評価しても，通常は大きく変更する必要はない。PEEPを下げると，肺胞の虚脱が起こったり，血行動態が不安定になったりする懸念がある。PEEPを下げたときにSpO_2が低下すれば，FiO_2を上げて対応するよりはPEEPを元のレベルに上げるようにする。

平均気道内圧（$\overline{Paw}$）

$\overline{Paw}$とは，呼吸周期全体での気道内圧の平均である。換気に影響するすべての要因が$\overline{Paw}$を左右する（表13-3）。吸気時間を延ばすと，auto-PEEPが起こらない限り，最高肺胞内圧を上昇させずに$\overline{Paw}$が上昇し，換気量は保たれる。auto-PEEPが起こると，最高肺胞内圧が上昇するか，1回換気量が減少する。VCVでは1回換気量が一定なので，auto-PEEPが起こると最高肺胞内圧が上昇し，PCVでは1回換気量が減少する。吸気時間を延ばすときには，auto-PEEPが起こらない程度にとどめる。人工呼吸器によるPEEPに比べて，auto-PEEPではPEEPとFRCの分布が不均一になる。これは肺疾患が不均一なためで，時定数は肺の部位によってかなり異なる。auto-PEEPがあるときには，FRCや全PEEP（＝設定PEEP＋auto-PEEP）はコンプライアンスの高い部分の肺（呼気の時定数が長い）で大きくなり，コンプライアンスの低い部分（呼気の時定数が短い）では小さくなる。

酸素化の治療

原疾患への治療を適切に行う以外に，酸素化を最適化するためには，PEEPを使用して，酸素を投与し，十分な心血管機能を確保することが必要になる。酸素化の治療は常に原因となる病態生理に基づいて行う。びまん性のARDSには高いPEEPが必要になるかもしれないが，限局性の肺炎に高いPEEPを使うと逆に酸素化は悪化するかもしれない。PEEPはリクルートメントと過膨張のバランスをとるように設定する。Pao_2が55〜80 mmHg（Spo_2 88〜95%）になるように，Fio_2やPEEP，$\overline{Paw}$を設定する。

覚えておくべきポイント

- 正常な組織酸素化には，十分なPao_2とヘモグロビン量，心拍出量が必要である
- 低酸素血症は，シャント，$\dot{V}/\dot{Q}$ミスマッチ，拡散障害，低換気，心血管機能低下によって起こることが多い
- 目標とするPao_2を保つのに必要な最も低いFio_2に設定する
- 100%酸素は，人工呼吸を開始するとき，循環・呼吸が不安定なとき，侵襲的な手技を行うときに使う
- 呼気終末陽圧（PEEP）は機能的残気量を増やし，不安定な肺のリクルートメントを維持する
- PEEPによる肺胞リクルートメントはシャントを減らし，酸素化を改善する
- PEEPによる血行動態への影響は，PEEPの高さ，呼吸器系のコンプライアンス，心血管機能によって決まる
- PEEPの適応は，急性呼吸促迫症候群（ARDS），胸部外傷，術後無気肺，心原性肺水腫，auto-PEEPの相殺である
- PEEPを調整するときには，血液ガス，パルスオキシメータ，血行動態をモニタリングする必要がある
- ARDSでは，PEEPは肺胞の虚脱を防ぐのに必要な最低の圧に設定する（10〜20 cmH_2O）
- Pao_2が55〜80 mmHg（Spo_2 88〜95%）になるように，Fio_2やPEEP，平均気道内圧（$\overline{Paw}$）を設定する

推奨文献

Briel M, Meade M, Mercat A, et al. Higher vs lower positive end-expiratory pressure in patients with acute lung injury and acute respiratory distress syndrome: systematic review and meta-analysis. *JAMA*. 2010;303:865-873.

Brower RG, Lanken PN, MacIntyre N, et al. Higher versus lower positive end-expiratory pressures in patients with the acute respiratory distress syndrome. *N Engl J Med*. 2004;351: 327-336.

Dasenbrook EC, Needham DM, Brower RG, Fan E. Higher PEEP in patients with acute lung injury: a systematic review and meta-analysis. *Respir Care*. 2011;56:568-575.

Di Marco F, Devaquet J, Lyazidi A, et al. Positive end-expiratory pressure-induced functional recruitment in patients with acute respiratory distress syndrome. *Crit Care Med*.

2010;38:127-132.

Gordo-Vidal F, Gómez-Tello V, Palencia-Herrejón E, et al. High PEEP vs. conventional PEEP in the acute respiratory distress syndrome: a systematic review and meta-analysis. *Med Intensiva.* 2007;31:491-501

Hess DR. Approaches to conventional mechanical ventilation of the patient with acute respiratory distress syndrome. *Respir Care.* 2011;56:1555-1572.

Hess DR. How much PEEP? Do we need another meta-analysis? *Respir Care.* 2011;56:710-713.

Koutsoukou A, Bekos B, Sotiropoulou C, et al. Effects of positive end-expiratory pressure on gas exchange and expiratory flow limitation in adult respiratory distress syndrome. *Crit Care Med.* 2002;30:1941-1949.

Meade MO, Cook DJ, Guyatt GH, et al. Ventilation strategy using low tidal volumes, recruitment maneuvers, and high positive end-expiratory pressure for acute lung injury and acute respiratory distress syndrome: a randomized controlled trial. *JAMA.* 2008;299:637-645.

Mercat A, Richard JC, Vielle B, et al. Positive end-expiratory pressure setting in adults with acute lung injury and acute respiratory distress syndrome: a randomized controlled trial. *JAMA.* 2008;299:646-655.

Miller RR, Macintyre NR, Hite RD, et al. Point: should positive end-expiratory pressure in patients with ARDS be set on oxygenation? Yes. *Chest.* 2012;141:1379-1382.

Oba Y, Thameem DM, Zaza T. High levels of PEEP may improve survival in acute respiratory distress syndrome: A meta-analysis. *Respir Med.* 2009;103:1174-1181.

Putensen C, Theuerkauf N, Zinserling J, et al. Meta-analysis: ventilation strategies and outcomes of the acute respiratory distress syndrome and acute lung injury. *Ann Intern Med.* 2009;151:566-576

Schmidt GA. Counterpoint: should positive end-expiratory pressure in patients with ARDS be set based on oxygenation? No. *Chest.* 2012;141:1382-1387.

Villar J, Kacmarek RM, Pérez-Méndez L, Aguirre-Jaime A. A high positive end-expiratory pressure, low tidal volume ventilatory strategy improves outcome in persistent acute respiratory distress syndrome: a randomized, controlled trial. *Crit Care Med.* 2006;34:1311-1318.

Chapter 14
人工呼吸器初期設定

- 導入
- 高二酸化炭素血症性呼吸不全と低酸素血症性呼吸不全
  - 高二酸化炭素血症性呼吸不全
  - 低酸素血症性呼吸不全
- 人工呼吸の適応
- 人工呼吸の開始
- 初期設定
  - モード
  - 1回換気量と吸気圧
  - 流量波形,最大吸気流量,吸気時間
  - 呼吸数
  - 吸入酸素濃度(F_{IO_2})と呼気終末陽圧(PEEP)
- 倫理的な問題
- 覚えておくべきポイント
- 推奨文献

高二酸化炭素血症性呼吸不全と低酸素血症性呼吸不全

> **目的**
> 1. 高二酸化炭素血症性呼吸不全と低酸素血症性呼吸不全の違いを理解し，それぞれの原因を挙げる
> 2. 人工呼吸の適応を理解する
> 3. 人工呼吸開始での注意事項とアプローチの方法を理解する
> 4. 正常な肺，閉塞性肺疾患，拘束性肺疾患での人工呼吸器初期設定の基準を理解する
> 5. 人工呼吸開始の際の倫理的な問題を理解する

導入

患者がガス交換を維持できず，補助がなければ死が避けられないレベルにまでガス交換能が低下したときには，人工呼吸を開始すべきである。呼吸不全は，高二酸化炭素血症性と低酸素血症性に分類される。人工呼吸を開始すると決めたら，患者の生理学的状態と最も質の高いエビデンスに基づいて，人工呼吸器の初期設定を決定する。人工呼吸開始を検討するときには，常に倫理的にどのような結果になるかも考える。

高二酸化炭素血症性呼吸不全と低酸素血症性呼吸不全

低酸素血症性呼吸不全は，酸素化を行えないことが特徴である。高二酸化炭素血症性呼吸不全では，換気ポンプ（換気のための筋肉）が十分に機能していない。呼吸不全は低酸素血症性と高二酸化炭素血症性両方の問題であることが多く，代償性と非代償性とに分類することもできる。

高二酸化炭素血症性呼吸不全

換気ポンプは横隔膜と胸壁の筋肉，およびそれらを制御する神経からなり，十分な肺胞換気を確保する役割を担う。換気ポンプの4つの障害が単独あるいは合わさって，ポンプ不全を起こす。4つの障害とは，筋力低下，過剰な換気負荷，神経筋伝達の異常，換気ドライブの低下である（表14-1）。高二酸化炭素血症性呼吸不全では動脈血二酸化炭素分圧（$Paco_2$）が上昇する。

筋力低下は遺伝性のミオパチーや筋ジストロフィーのほか，低栄養，電解質異常，末梢神経機能の障害，伝達物質の搬送不足によって起こることがある。長期の副腎皮質ステロイド使用や，アミノグリコシド系抗菌薬またはカルシウムチャネル拮抗薬の使用は，神経筋伝達の障害を起こすことがある。慢性呼吸器疾患や神経筋疾患は，筋肉の力速度関係を低下させて最大筋収縮を減弱させるので，ポンプ不全の原因になることがある。重症の慢性閉塞性肺疾患でみられるように横隔膜が平坦化していたり，後側弯症でみられるように胸郭が変形していたりすることで，機械的に不利な状態にあることから呼吸筋力が低下することもある。集中治療室（ICU）で人工呼吸管理中の患者は，特に筋弛

表14-1　高二酸化炭素血症性呼吸不全の原因

不十分な呼吸筋機能
- 電解質異常
  - マグネシウム
  - カリウム
  - リン酸
- 低栄養
- 薬物
  - 長期の副腎皮質ステロイド
  - アミノグリコシド系抗菌薬
  - カルシウムチャネル阻害薬
- 遺伝性ミオパチーや筋ジストロフィー
- 機械的に不利な状態
  - 平坦化した横隔膜
  - 胸郭異常
- 呼吸筋萎縮
- 呼吸筋疲労

神経筋伝達の異常
- 脊髄損傷
- 運動ニューロン疾患
- 神経筋遮断薬

過剰な換気負荷
- 分泌物
- 粘膜浮腫
- 気管支攣縮
- 死腔増大
- CO_2産生の増加
- 動的過膨張（auto-PEEP）

中枢性換気ドライブの低下
- 薬物（鎮静薬，麻薬）
- 甲状腺機能低下症
- 特発性中枢性肺胞低換気
- 延髄の重度な障害

PEEP：呼気終末陽圧

緩薬とステロイドを投与されていると，重症疾患ミオパチー（critical illness myopathy）を起こすことがある．さらに，慢性呼吸器疾患や神経筋疾患によって，呼吸筋の廃用や萎縮，疲労が起こり，換気効率が低下して二酸化炭素（CO_2）が貯留することもある．

　過剰な換気負荷がかかると高二酸化炭素血症性呼吸不全の原因になることがあるが，ポンプ機能を障害するほかの要素を合併していることが多い．慢性呼吸器疾患や神経筋疾患のある患者では，分泌物貯留や粘膜浮腫，気管支攣縮によって負荷が増えることで，呼吸不全になることがある．胸郭異常のある患者では，換気負荷の増大が慢性的に起こっている．もともと神経筋の余力が少ないところに，分時換気量を増やして換気負荷を増大させるような要因があると，呼吸不全が起こる．

　換気ドライブの低下は，薬物や甲状腺機能低下症，そのほかの呼吸中枢に影響する疾患によって起こる．ポンプ機能が障害されていたり，換気負荷が増大している場合には特に，換気ドライブが増大することによっても急性呼吸不全となる．たとえば，代謝性アシドーシスやCO_2産生の増加，呼吸苦による不安などは，大幅に換気ドライブを増

表14-2 低酸素血症性呼吸不全の原因
- 換気-血流比不均衡
- 右→左シャント
- 肺胞低換気
- 拡散障害
- 低い F_{IO_2}

表14-3 人工呼吸の適応
- 無呼吸
- 急性換気不全
- 差し迫った急性換気不全
- 重度の酸素化障害

大させることがある。

低酸素血症性呼吸不全

肺が動脈血の酸素化を維持できないのが低酸素血症性呼吸不全である（表14-2）。急性または慢性のポンプ不全を合併していない限り，低酸素血症性呼吸不全では通常は CO_2 の貯留は起こらない。低酸素血症性呼吸不全は通常は酸素投与で治療できるが，急性呼吸促迫症候群（acute respiratory distress syndrome：ARDS）や心不全，肺炎などの重症例では人工呼吸器が必要になることがある。

人工呼吸の適応

生理学的観点から見た人工呼吸の適応を表14-3に挙げる。急性呼吸不全によって Pa_{CO_2} が上昇して急性のアシドーシス（pH＜7.30）を起こすようであれば，人工呼吸器が必要になる。しかし，pHや Pa_{CO_2} の限界を厳密にどのように決めるかは，患者ごとに評価する必要がある。

　最大限の治療にもかかわらず状態が悪化しているとき，差し迫った換気不全は人工呼吸の適応になる。このような例としては，神経筋疾患や喘息の患者で最大限の治療にもかかわらず呼吸不全が悪化している場合などがある。

　人工呼吸の適応として最も頻度が低いのは酸素化の障害である。しかし，ARDSや肺炎によって重度の低酸素血症がある場合には，人工呼吸を要することがある。0.8を超える高い吸入酸素濃度（F_{IO_2}）が必要な場合には，人工呼吸を考慮すべきである。人工呼吸器による補助で換気ポンプの仕事量が軽減すると，酸素化も改善することが多い。これは，呼吸による酸素消費が減るのと，高い平均気道内圧がかかるためである。

人工呼吸の開始

人工呼吸を開始するときには血圧が低下することが多い。人工呼吸を開始すると，平均胸腔内圧が陰圧から陽圧になり，換気と酸素化が十分になると自律神経の緊張が低下し，また人工呼吸開始時には鎮静薬が使われることが多いため，低血圧になることがある。人工呼吸開始に関連した血圧低下は，輸液と昇圧薬で治療する必要がある。

初期設定

人工呼吸器の設定は，患者と人工呼吸器の相互作用，病態生理，呼吸器系のメカニクスによって決まる。体型と年齢が似た患者であっても，薬物中毒の患者と重症な喘息の患者では人工呼吸器設定は同じにならないはずである。

モード

どのモードが最善かについては議論が多いが，モードの選択を決めるようなエビデンスはほとんどない。より重要なのは，人工呼吸開始時には完全補助を行うことである。このためには，量制御換気（volume-controlled ventilation：VCV）または圧制御換気（pressure-controlled ventilation：PCV）で持続的強制換気〔continuous mandatory ventilation：CMV（アシスト/コントロールと同じ）〕を行う。重要なのは呼吸数を高く設定して，患者が自発呼吸努力をしなくてよいようにすることである。

1回換気量と吸気圧

人工呼吸器関連肺傷害の懸念があるため，胸壁コンプライアンスが低下しているのでなければプラトー圧は 30 cmH$_2$O を超えないようにする。1回換気量は理想体重あたり 4〜8 mL/kg にする。正常な肺（例：薬物中毒，術後）であれば1回換気量は理想体重あたり 6〜8 mL/kg に設定し，肺疾患があれば 4〜8 mL/kg に設定する（表14-4）。1回換気量を設定するための理想体重は次のように計算する：

男性：50 + 0.91 ×［身長（cm）− 152.4］kg
女性：45.5 + 0.91 ×［身長（cm）− 152.4］kg

PCV では得られる1回換気量に基づいて吸気圧を設定するが，VCV の場合と同じような1回換気量になるようにする。どのようなモードを使うにせよ，1回換気量は肺疾患があるときには小さくし（4〜8 mL/kg），正常な肺では中等度にする（6〜8 mL/kg）。

流量波形，最大吸気流量，吸気時間

VCV では最大吸気流量と流量波形を人工呼吸器で設定する。漸減波のほうが1回換気量の分布をより均一にする可能性があるが，矩形波で初期設定をしても構わない。最大吸気流量は，吸気時間が1秒以下となるように初期設定する。患者が吸気努力をしてい

> **表 14-4　1回換気量と呼吸数の初期設定**
> - 正常な肺メカニクス
>   - 1回換気量 6〜8 mL/kg
>   - 呼吸数 15〜20 回/分
> - 急性肺傷害
>   - 1回換気量 4〜8 mL/kg
>   - 呼吸数 20〜25 回/分
> - 閉塞性肺疾患
>   - 1回換気量 4〜8 mL/kg
>   - 呼吸数 8〜12 回/分
>
> 胸壁コンプライアンスが低下していなければ，プラトー圧は 30 cmH_2O を超えないようにする。

る場合には，それに見合った吸気流量や吸気時間になるように設定する。エア・トラッピングや血圧低下を防ぐため，吸気時間は呼気時間より短くなるようにする。

呼吸数

呼吸数の設定は，1回換気量，肺メカニクス，$Paco_2$ に基づいて行う（表 14-4）。閉塞性肺疾患では呼吸数を 8〜12 回/分と低く設定して，分時換気量を低くすることで auto-positive end-expiratory pressure（auto-PEEP）が起こるのを防ぐ。急性肺傷害では，必要な分時換気量を保つのに，呼吸数の初期設定を通常 20〜25 回/分にすれば十分である。正常な肺では，呼吸数の初期設定は通常 15〜20 回/分でよい。人工呼吸の効果をモニタリングしてから呼吸数の調整を行う。

吸入酸素濃度（Fio_2）と呼気終末陽圧（PEEP）

Fio_2 は初期設定では 1.0 にして，その後，経皮的酸素飽和度（Spo_2）88〜95％，動脈血酸素分圧（Pao_2）55〜80 mmHg になるよう調整することが推奨される。機能的残気量を保ち，無気肺を予防するために，PEEP の初期設定は 5 cmH_2O にする。急性肺傷害では PEEP をもっと高く設定するのが適切である。

倫理的な問題

人工呼吸器による補助を開始すると決めてしまう前に，疾患が可逆的かどうか考える必要がある。急性疾患が可逆的である可能性が低いのであれば，長期人工呼吸が必要になる可能性と人工呼吸を行わなかった場合の転帰を天秤にかけて考えなければならない。気管挿管して長期人工呼吸を行うべきか評価するまでの間，非侵襲的人工呼吸を行うことが適切な場合もある。進行性の神経筋疾患などの患者では，患者の希望に応じて，非

侵襲的人工呼吸を常時行うのか，気管切開して長期人工呼吸を行うのかを決める。

覚えておくべきポイント

- 呼吸不全は，呼吸筋力低下や過剰な換気負荷，中枢性の換気ドライブ低下，またはそれらの合併によって起こる
- 換気ドライブは，薬物や甲状腺機能低下症，神経学的病変によって低下する
- 人工呼吸の生理学的適応は，無呼吸，急性換気不全，切迫する換気不全，重度の酸素化障害である
- 人工呼吸器モードの初期設定をするときには，量制御換気（VCV）または圧制御換気（PCV）で持続的強制換気〔CMV（アシスト/コントロールと同じ）〕にすることが推奨される。その際，完全換気補助となるように呼吸数を設定する
- 1回換気量と吸気圧は肺メカニクスと病態生理に応じて設定し，プラトー圧が 30 cmH$_2$O を超えないようにする
- 1回換気量は理想体重あたり，正常な肺では 6〜8 mL/kg，肺疾患がある場合には 4〜8 mL/kg に設定する
- VCV の初期設定では，吸気時間が 1 秒以下となるように吸気流量と流量波形を設定する
- 呼吸数は，1回換気量と肺メカニクス，目標とする Paco$_2$ に応じて設定する
- F$_{IO_2}$ の初期設定は 1.0 にし，Spo$_2$ に応じて調整する
- 人工呼吸を要する急性の病態が可逆性でない限り，人工呼吸による補助を開始すべきでない
- 場合によっては，患者の希望によって気管切開と長期人工呼吸を行うこともある

推奨文献

Fuller BM, Mohr NM, Drewry AM, Carpenter CR. Lower tidal volume at initiation of mechanical ventilation may reduce progression to acute respiratory distress syndrome—a systematic review. *Crit Care.* 2013;18;17:R11.

Gattinoni L. Counterpoint: is low tidal volume mechanical ventilation preferred for all patients on ventilation? No. *Chest.* 2011;140:11-13.

Gattinoni L, Carlesso E, Langer T. Towards ultraprotective mechanical ventilation. *Curr Opin Anaesthesiol.* 2012;25:141-147.

Hubmayr RD. Point: is low tidal volume mechanical ventilation preferred for all patients on ventilation? Yes. *Chest.* 2011;140:9-11.

Lipes J, Bojmehrani A, Lellouche F. Low tidal volume ventilation in patients without acute respiratory distress syndrome: a paradigm shift in mechanical ventilation. *Crit Care Res Pract.* 2012;2012:416862.

Mohr NM, Fuller BM. Low tidal volume ventilation should be the routine ventilation strategy of choice for all emergency department patients. *Ann Emerg Med.* 2012;60:215-216.

Nyquist P, Stevens RD, Mirski MA. Neurologic injury and mechanical ventilation. *Neurocrit Care.* 2008;9:400-408.

Papadakos PJ, Karcz M, Lachmann B. Mechanical ventilation in trauma. *Curr Opin Anaesthesiol.* 2010;23:228-32.

Ramsey CD, Funk D, Miller RR, Kumar A. Ventilator management for hypoxemic respiratory failure attributable to H1N1 novel swine origin influenza virus. *Crit Care Med.* 2010;

38(4 Suppl):e58-e65.

Rose L. Clinical application of ventilator modes: ventilatory strategies for lung protection. *Aust Crit Care*. 2010;23:71-80.

Chapter 15
患者−人工呼吸器非同調

- 導入
- トリガーによる非同調
- 流量による非同調
- サイクルによる非同調
- モードによる非同調
- 同調性 vs. 快適さ vs. 呼吸困難
- 覚えておくべきポイント
- 推奨文献

目的

1. トリガーによる非同調の原因を理解する
2. auto-PEEP があるとなぜトリガーできなくなるのかを理解する
3. 量制御換気（VCV），圧制御換気（PCV），プレッシャーサポート換気（PSV）での流量による非同調を理解する
4. VCV，PCV，PSV でのサイクルによる非同調を理解する
5. 人工呼吸器モードがどのように非同調に影響するか理解する
6. 非同調を解消するためのアプローチを理解する
7. 人工呼吸患者での呼吸困難を評価する

導入

非同調とは，患者の呼吸努力と人工呼吸器の反応の間に起こるミスマッチのことである。非同調は比較的よく起こり，因果関係は確立されていないものの，人工呼吸器装着期間の長期化と相関している。非同調は患者にとっては苦痛なため，一般的に患者-人工呼吸器の同調性はよいほうが望ましい。患者が人工呼吸器とどのように作用し合うかには，多くの要因がかかわっている（図 15-1）。これには，基礎疾患，治療による効果，人工呼吸器の性能，医療者による人工呼吸器の設定が含まれる。本章では，非同調の原因

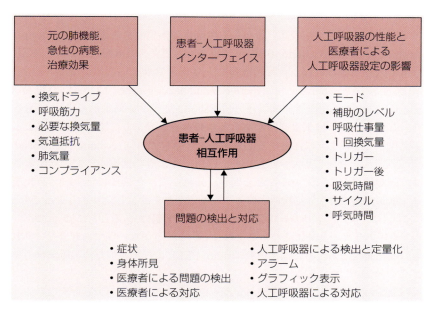

図 15-1　患者-人工呼吸器相互作用に影響する要因
Pierson DJ. Patient-ventilator interaction. *Respir Care*. 2011；Feb；56（2）：214-228 より許可を得て転載。

とそれに対する適切な対応を述べる。

トリガーによる非同調

患者の吸気努力が始まっているのに人工呼吸器が吸気相に入らないときには，トリガーによる非同調が起こっている。言い換えると，患者自身の吸気と人工呼吸器の反応が同調していないのである。トリガーによる非同調は，人工呼吸器がオートトリガーを起こすことでも，または患者が人工呼吸器をトリガーできないことでも起こる。人工呼吸器のトリガー感度は，オートトリガーを起こさない範囲でできるだけ鋭敏にすべきである。流量トリガーを使うことが多いが，現在の人工呼吸器では流量トリガーと圧トリガーの間に性能の差はほとんどない。

オートトリガーとは，患者が吸気努力をしていないのに人工呼吸器がトリガーされることである。1つの例として心拍がある。心臓が肺に接して拍動することで，人工呼吸器をトリガーするほどの流量や圧の変化が近位気道に生じる（図 15-2）。これにはトリガー感度を調整して対応する。オートトリガーが起こるほかの原因としては，人工呼吸器回路にたまった過剰な結露や，回路のリークがある。このような場合，回路にたまった水を破棄し，リークを修正することで対応する。非侵襲的人工呼吸ではリーク補正を使うことでオートトリガーを最低限にすることができる。

患者が人工呼吸器をトリガーできない原因として，トリガー感度の設定が鈍いことがある。呼吸筋力が低下しているときにもトリガーできないことがある。しかし，トリガー不全の原因として最も多いのは，おそらく閉塞性肺疾患のある患者での auto-positive end-expiratory pressure（auto-PEEP）であろう。患者の吸気努力が auto-PEEP に打ち勝つほど大きくなければ，人工呼吸器をトリガーできないことになる（図 15-3）。慢性閉塞性肺疾患（chronic obstructive pulmonary disease：COPD）の患者では，auto-PEEP を相殺する呼気終末陽圧（PEEP）を使うのが効果的なことがある（図 15-4）。しかし，これは気流制限があるときのみ有効であり，また PEEP によって過膨張を悪化させないように注意する必要がある。量制御換気（volume-controlled ventilation：VCV）を使っていて，PEEP を上げたときに最高気道内圧が上昇するようであれば，過膨張が起こっていることを疑う。分時換気量を減らしたり，I：E 比を短くしたり，気管支拡張薬や分泌物除去によって気道閉塞を改善したりすることでも auto-PEEP は低下するので，トリガーは改善する。auto-PEEP があるときには，流量トリガーに変えても圧トリガーよりよくなることはない。というのは，圧であれ流量であれ，近位気道に変化を起こすためには，患者は auto-PEEP に打ち勝つための吸気努力を行わなければならないためである。

人工呼吸器によって患者の呼吸がトリガーされることを逆トリガー呼吸と呼ぶ。これは，人工呼吸器が吸気から呼気に移るときに起こる（図 15-5）。逆トリガー呼吸によって2段呼吸や過膨張が起こることに注意する。

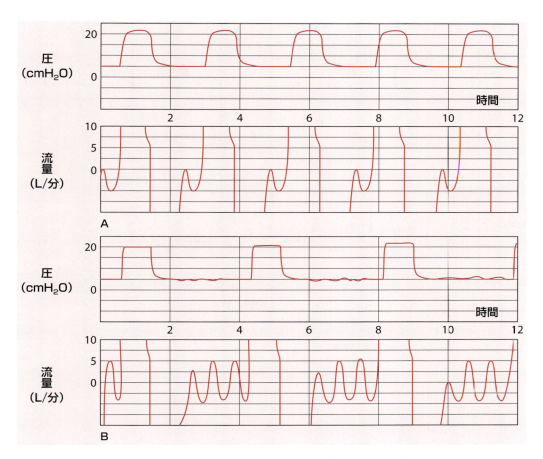

図 15-2　A：流量トリガー感度が 2 L/分の設定のときに，心拍が人工呼吸器を 24 回/分でトリガーしている。B：流量トリガー感度を 8 L/分に変更した後には，呼吸数は 16 回/分で設定どおりになっている。心拍によって近位気道に 4～6 L/分の流量が生じている。

流量による非同調

流量による非同調は，患者の要求に見合う吸気流量を人工呼吸器が供給しないときに起こり，気道内圧波形から読みとることができる。非同調があると圧波形が呼吸ごとに異なり，最高気道内圧も毎呼吸で変化する（図 15-6）。流量による非同調の臨床的徴候には，頻呼吸，陥没呼吸，胸腹奇異呼吸がある。流量による非同調があるときには，VCV では流量設定を上げるか吸気流量波形を変えるか，またはモードを圧制御換気（pressure-controlled ventilation：PCV）へ変更することで対応し，PCV やプレッシャーサポート換気（pressure support ventilation：PSV）では吸気圧やライズタイム設定を上げることで対応する。

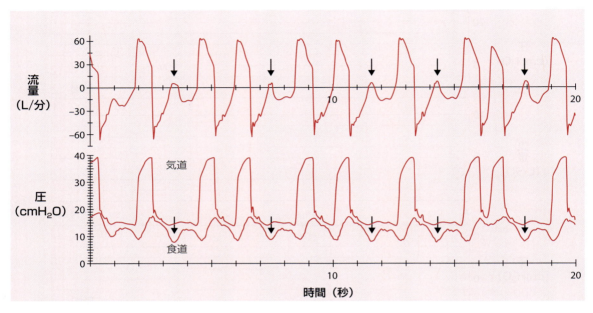

図 15-3 auto-PEEP のある慢性閉塞性肺疾患（COPD）患者の流量，気道内圧，食道内圧の波形。↓は患者の吸気努力が人工呼吸器をトリガーしなかったことを示す。

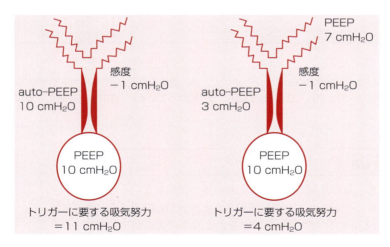

図 15-4 auto-PEEP が 10 cmH$_2$O でトリガー感度が －1 cmH$_2$O の場合，人工呼吸器をトリガーするために患者は 11 cmH$_2$O の吸気努力をしなければならない。PEEP を 7 cmH$_2$O に上げると，人工呼吸器をトリガーするために患者が行わなければならない吸気努力は 4 cmH$_2$O になる。気流制限があるときには，auto-PEEP を相殺するように PEEP を設定する。
PEEP：呼気終末陽圧

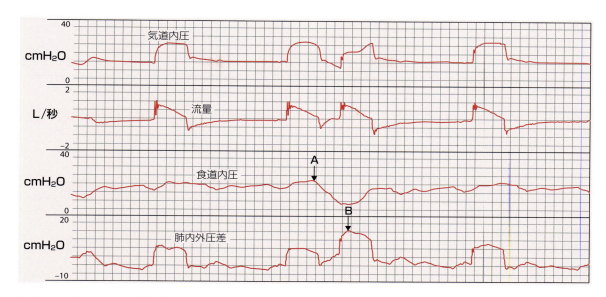

図 15-5 逆トリガー呼吸の例。人工呼吸器の吸気相の終わり（A）で患者の呼吸がトリガーされている。これによって 2 段呼吸が起こり，肺内外圧差が上昇している（B）。

　VCV よりも PCV のほうが同調性がよいかどうかは議論の残るところである。PCV のほうが同調性がよいとの報告もあるが，それを確認できないとする意見もある。患者の吸気努力が大きくなったときに吸気流量が大きくなるという理由で PCV を好む医療者もいる。しかし，PCV や PSV といった圧を設定するモードでは，吸気流量と 1 回換気量は気道内圧と胸腔内圧の差によって決まる。そのため，圧を設定するモードでは気道内圧は一定でも，患者の吸気努力が加わると胸腔内圧が低下して，肺内外圧差は増大することになる（図 15-7）。圧を設定するモードでは，吸気努力が強いときに肺胞過膨張を避けるのが難しくなることがある。慣れた医療者であれば，VCV でも PCV でも効果的に用いることができる。最も重要なのは，人工呼吸器モードにかかわらず，同調性を促進しながらも，1 回換気量と肺胞拡張圧は制限することである。

　ライズタイムとは，PCV か PSV で吸気始めにおいて設定した圧に到達するまでの時間である。これは，吸気相の始めに圧をかける速さのことである。ライズタイムは患者の快適さと同調性に応じて調整するが，そのためには人工呼吸器のグラフィックが役立つ。PCV や PSV では，ライズタイムを調整することで吸気始めの流量を調整することができる。ライズタイムが速ければ（設定圧に速く到達すれば），吸気始めの流量は大きくなる。ライズタイムが遅ければ（設定圧に到達するのがゆっくりであれば），吸気始めの流量は小さくなる。理論的には吸気努力の大きい患者にはライズタイムを速くしたほうがよく，吸気努力の小さい患者にはライズタイムを遅くしたほうがよい。ライズタイムが速すぎて吸気始めに圧がオーバーシュートすることのないようにする。

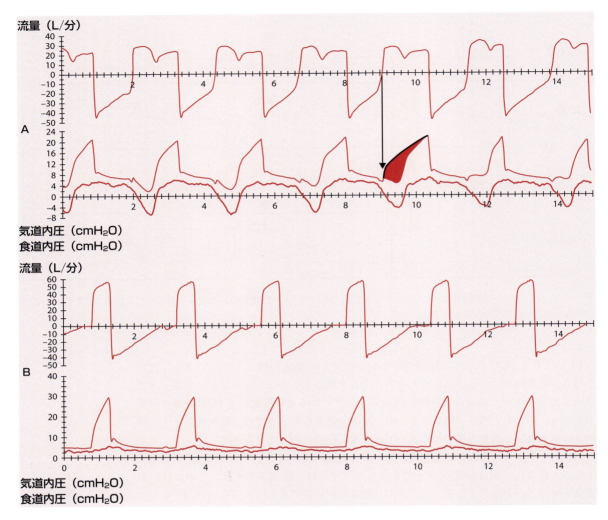

図15-6 **A**：量制御換気（VCV）において，吸気流量設定が患者の吸気努力に足りていないことによる非同調。黒線は患者の吸気努力がなかった場合の圧波形を示し，色つきの部分は人工呼吸器からの吸気流量が不十分なために患者が行う呼吸仕事量である。**B**：人工呼吸器の流量設定を上げることで同調性が改善している。

「1回換気量を6 mL/kgに下げると患者-人工呼吸器非同調が起こる」と感じる医療者が多い。なぜこれが起こるかは明らかではない。正常の1回換気量は6〜8 mL/kgなので，人工呼吸管理中であってもこの1回換気量であれば快適なはずである。急性呼吸促迫症候群（acute respiratory disease syndrome：ARDS）の患者にとって6〜8 mL/kgの1回換気量が快適でない原因として，いくつか考えられる。1つは，ARDSでは死腔が増大するため，分時換気量を増やさなければ呼吸性アシドーシスが起こるた

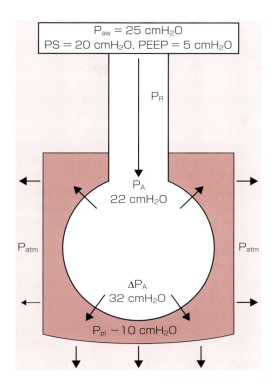

図 15-7 圧を設定する人工呼吸器モードにおいて，患者が吸気努力をしたときの肺内外圧差。肺胞にかかる圧は気道内圧だけでなく，胸腔内圧の変化にも影響されることに注目する。
P_A：肺胞内圧，P_{atm}：大気圧，P_{aw}：近位気道内圧，PEEP：呼気終末陽圧，P_{pl}：胸腔内圧，P_R：気道抵抗による圧の低下，PS：プレッシャーサポート圧，ΔP_A：肺内外圧差

めである。呼吸性アシドーシスを避けるためには，呼吸数を最大 35 回/分まで上げる。考えられるもう1つの原因として，気管チューブや病態による疼痛や不安がある。したがって，このような原因にも十分な注意を払う必要がある。肺保護換気を行っているときに患者－人工呼吸器の同調性を高めるためにできることは数多くある（表 15-1）。

サイクルによる非同調

患者の吸気が終わるのに合わせて，人工呼吸器は吸気相から呼気相に切り替わる必要がある。患者自身の吸気よりも先に人工呼吸器の吸気が終わると，患者は2段呼吸を起こすことがある。2段呼吸が起きなくても，人工呼吸器の吸気の終わりが早すぎるのは，流量波形からわかる（図 15-8）。患者はすでに呼気を始めているのに人工呼吸器がまだ吸気を続けている場合には，患者が呼気を始めることで圧サイクルが作動して人工呼吸器が呼気へ切り替わることもある。

表 15-1　患者−人工呼吸器非同調へのアプローチ

1. **鎮静，鎮痛，筋弛緩**：1回換気量にかかわらず，人工呼吸管理中には十分な鎮静と鎮痛が必要になる．興奮，せん妄，代謝性アシドーシス，薬物からの離脱，敗血症による脳症，疼痛といった要因を考慮する必要がある．重症の肺傷害では，気管挿管後 48 時間は筋弛緩薬の使用を考慮する．それ以外での筋弛緩薬の使用は，鎮静と鎮痛が無効でほかの方法をすべて試した後で，患者−人工呼吸器同調性を改善する目的で使う場合に限る
2. **呼吸数**：人工呼吸器の呼吸数設定を上げることで，患者の呼吸パターンを人工呼吸器に合わせて，同調性を高められることがある．呼吸数を上げると呼吸仕事量は軽減し，患者の快適さが向上する．低い 1 回換気量に移行するときには，分時換気量を保つために 1 回換気量を下げるにつれて呼吸数を上げる
3. **1 回換気量**：1 回換気量を上げることで，肺胞換気が増えれば換気ドライブは低下する．ARDS ネットワークのプロトコールでは，非同調や重度の呼吸困難がある場合には，プラトー圧が 30 cmH$_2$O 以下の場合に限って 1 回換気量を理想体重あたり 8 mL/kg まで上げてもよいとしている
4. **トリガー感度**：トリガー感度はオートトリガーを起こさない範囲で可能な限り鋭敏にする
5. **auto−PEEP**：auto−PEEP は最小限にする
6. **吸気流量**：吸気流量を大きくすると，患者の吸気努力に合い，快適さが向上することがある．しかし，吸気流量を大きくすることで患者自身の吸気時間が短くなり，それによって自発呼吸数が増えるので非同調が悪化することもある
7. **吸気時間**：吸気時間を短くする〔量制御換気（VCV）では吸気流量を大きくする〕と，患者−人工呼吸器同調性がよくなることがある．しかし，人工呼吸器の吸気時間設定が患者の吸気時間より短いと，2 段呼吸や非同調性の悪化が起こることがある．その場合，吸気時間を長くするのが適切である
8. **流量波形**：患者によっては漸減波のほうが同調性がよくなることがある．最大吸気流量が同じであれば，漸減波を使ったときのほうが吸気時間は長くなる．したがって漸減波を使えば最大吸気流量を高く保ちながら，吸気時間が短いために起こる 2 段呼吸を防ぐことで，同調性を改善できることがある
9. **圧制御換気（PCV）**：PCV では流量波形は漸減波になり，また吸気流量に関係なく吸気時間を調整できるので，患者によっては PCV を使ったほうが同調性がよくなることがある．PCV の問題点は，患者の吸気努力によって胸腔内圧の陰圧が大きくなり，肺内外圧差（容量傷害を決める重大な要素）が大きくなると，1 回換気量が大きくなることである．1 回換気量と吸気流量が同じであれば，PCV でも VCV でも呼吸仕事量はおそらく同じになる
10. **ライズタイム**：PCV では，吸気始めに圧が上昇する速度を設定することができる．圧が上がるのが速ければ吸気始めの流量は大きくなり，呼吸仕事量と患者の快適さに影響する可能性がある

VCV で 2 段呼吸が起こると，実際には設定の 2 倍の 1 回換気量が供給されることになる．ある 1 回換気量に対して，吸気時間は主に最大吸気流量と吸気流量波形で決まる．そのため 2 段呼吸が起こっている場合には，最大吸気流量を小さくしたり，吸気流量波形を矩形波から漸減波に変えたりすることによって吸気時間を延ばす．吸気時間は吸気ポーズを加えることでも延ばせる．PCV では，吸気時間を直接設定するか，I：E 比から調整する．PCV で 2 段呼吸が起こるときには吸気時間を延ばすことができるが，こ

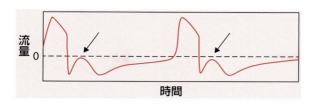

図 15-8　患者自身の吸気時間が，人工呼吸器の吸気時間設定より長い場合の流量波形。矢印は，人工呼吸器が呼気相に移った後にもまだ患者が吸気努力をしていることを示す。

れによって吸気終末ポーズが生じることがある。

　PSV では，最大吸気流量に対する割合によって決まる流量サイクルが使われている。二次的なサイクル基準として，圧（プレッシャーサポートの設定圧よりも圧が高くなった場合）と時間（吸気相が長すぎる場合）がある。PSV での吸気時間は，肺メカニクスと流量サイクルの基準で決まる。コンプライアンスが低下している場合には，吸気相の早い段階で流量サイクルの基準を満たすことになるので，吸気が終わるのが早くなり，2 段呼吸が起こることもある。COPD のように，コンプライアンスが大きく気道抵抗が高い場合には，吸気流量はゆっくりとしか下がらないため，流量サイクル基準を満たすのが遅くなり，吸気相が長くなる。吸気相が長いとエア・トラッピングや動的過膨張の原因となる。このような場合，患者は呼気筋を使った強制呼気を行うこともあるが，これは患者の腹部を触診したり，グラフィックで圧波形が吸気終末に上昇するのを観察したりすることで，臨床的にみつけることができる（図 15-9）。PSV で吸気が延長しているためにサイクルによる非同調が起こっている場合には，プレッシャーサポート圧を下げたり，サイクルを決める吸気終末の流量設定を上げたり，または PCV（流量サイクルではなく時間サイクル）に変更することで対応できる。

モードによる非同調

　どのモードでも非同調は起こりうるが，非同調が起こりやすいモードがある。たとえば同期式間欠的強制換気(synchronized intermittent mandatory ventilation：SIMV)では，強制呼吸と自発呼吸という異なるタイプの呼吸のため，非同調が起こることがある。これは，患者が強制呼吸でも自発呼吸でも同じように吸気努力を行うためである（図 15-10）。1 回換気量を目標に人工呼吸器が自動的に圧を変えるようなモード（例：pressure-regulated volume control，volume support）では，1 回換気量が目標より大きくなると人工呼吸器が補助を減らすために，非同調が起こることがある。同調性を高めるモードもある。具体的には proportional-assist ventilation（PAV）や neurally adjusted ventilatory assist（NAVA）がそうである。神経筋疾患がなければ，これらのモードは換気ドライブに応じて補助を調整する。

　バックアップの呼吸数がないため，PSV では周期的呼吸（図 15-11）と睡眠の断片

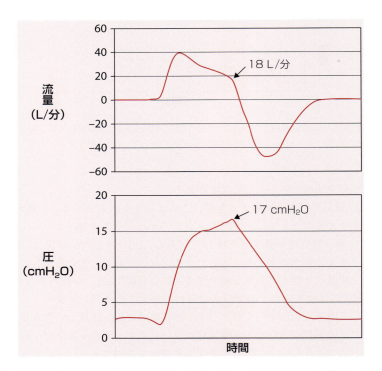

図 15-9 慢性閉塞性肺疾患（COPD）患者へプレッシャーサポート換気を使ったときに，人工呼吸器による吸気終了が患者の吸気終了よりも遅れている例。プレッシャーサポート圧は 12 cmH$_2$O で呼気終末陽圧（PEEP）は 3 cmH$_2$O なので，最高気道内圧は 15 cmH$_2$O になるはずである。吸気の終了を最大吸気流量の 25％になったときと設定しているにもかかわらず，吸気流量が 18 L/分 のときに吸気相が終わっていることに注目する。患者が呼気を始めて気道内圧が設定よりも高くなったため，人工呼吸器が圧サイクルで吸気を終了したためである。
Branson RD, Campbell RS. Pressure support ventilation, patient ventilator synchrony, and ventilator algorithms (editorial). *Respir Care*. 1998；Dec；43（12）：1045-1047 より許可を得て転載。

化が起こることがある。これは，覚醒すると過換気になるが，眠ってしまうと換気ドライブが低下するためである。プレッシャーサポート圧を下げる（過換気を起こすことが少なくなる）か，バックアップの呼吸数を設定できるモード（持続的強制換気）に変更することで修正する。PAV や NAVA では過換気が起こることが少ないので，周期的呼吸や睡眠の断片化は起こりにくい。

同調性 vs. 快適さ vs. 呼吸困難

同調性と快適さ，呼吸困難との関係はあまり研究されていない。鎮静されていない人工呼吸患者の半分が呼吸困難を訴えるが，そのうちどれくらいが非同調によるものかはわかっていない。呼吸困難を訴える人工呼吸患者の約 1/3 では，人工呼吸器設定を変える

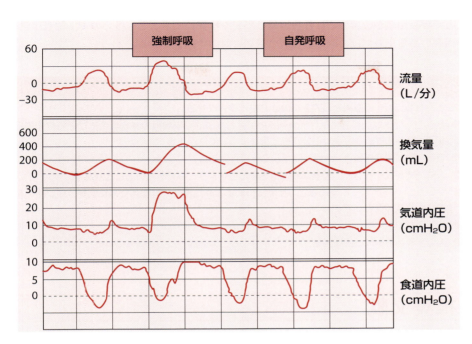

図 15-10 同期式間欠的強制換気（SIMV）でのグラフィック。強制呼吸でも自発呼吸と同じくらい食道内圧が変化していることに注目する。

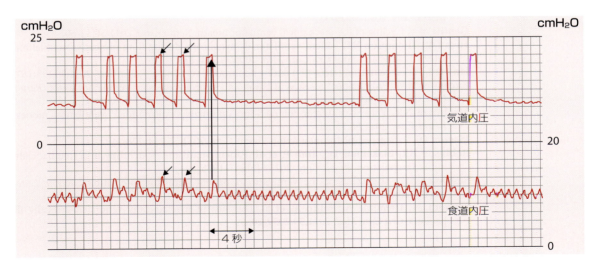

図 15-11 プレッシャーサポート換気中の患者での周期的呼吸。無呼吸になっている時間があることに注目する。患者が呼気を始めるために，圧サイクルで吸気が終わる非同調が起こっていることにも注目する（矢印）。

ことで呼吸困難が改善する．呼吸困難は不安や疼痛によることも多いので，呼吸困難や非同調のある患者ではこれらの要因に適切に対応すべきである．

覚えておくべきポイント

- オートトリガーの原因として多いのは心拍とリークである
- トリガーできない原因には auto-PEEP が最も多い．気流制限のある場合には呼気終末陽圧（PEEP）を上げるか，または分時換気量を減らして対応する
- 吸気時間が短すぎると，2 段呼吸が起こることがある
- 吸気時間が長すぎると，患者は吸気相を終わらせようと呼気を始めることがある
- プレッシャーサポート換気では，サイクルによる非同調を改善するために流量サイクルの基準を調整することができる
- 非同調を増やすモードがある一方，同調性をよくするものもある
- 人工呼吸管理中には呼吸困難が起こりやすいが，非同調性との関係ははっきりしていない

推奨文献

Akoumianaki E, Lyazidi A, Rey N, et al. Mechanical ventilation-induced reverse-triggered breaths: a frequently unrecognized form of neuromechanical coupling. *Chest*. 2013;143:927-938.
Branson RD. Patient-ventilator interaction: the last 40 years. *Respir Care*. 2011;56:15-24.
Branson RD, Blakeman TC, Robinson BR. Asynchrony and dyspnea. *Respir Care*. 2013;58: 973-989.
de Wit M. Monitoring of patient-ventilator interaction at the bedside. *Respir Care*. 2011;56:61-72.
Epstein SK. How often does patient-ventilator asynchrony occur and what are the consequences? *Respir Care*. 2011;56:25-38.
Gentile MA. Cycling of the mechanical ventilator breath. *Respir Care*. 2011;56:52-60.
Hess DR, Thompson BT. Patient-ventilator dyssynchrony during lung protective ventilation: what's a clinician to do? *Crit Care Med*. 2006;34:231-233.
Hess DR. Patient-ventilator interaction during noninvasive ventilation. *Respir Care*. 2011;56:153-167.
Kacmarek RM. Proportional assist ventilation and neurally adjusted ventilatory assist. *Respir Care*. 2011;56:140-152.
MacIntyre NR. Patient-ventilator interactions: optimizing conventional ventilation modes. *Respir Care*. 2011;56:73-84.
Pierson DJ. Patient-ventilator interaction. *Respir Care*. 2011;56:214-228.
Robinson BR, Blakeman TC, Toth P, et al. Patient-ventilator asynchrony in a traumatically injured population. *Respir Care*. 2013;58:1847-1855.
Sassoon CSH. Triggering of the ventilator in patient-ventilator interactions. *Respir Care*. 2011;56:39-51.
Schmidt M, Demoule A, Polito A, et al. Dyspnea in mechanically ventilated critically ill patients. *Crit Care Med*. 2011;39:2059-2065.

Chapter 16
人工呼吸器離脱

- 導入
- 人工呼吸器離脱の評価
  - 人工呼吸が必要になった原因が改善
  - ガス交換
  - 自発呼吸が可能
  - 血行動態が安定
- 離脱パラメータ
- 自発呼吸トライアル（SBT）
  - SBTに失敗したときのアプローチ
- 補助を徐々に減らす方法と自動ウィーニング
- プロトコール
- 抜管
- 遷延性人工呼吸と慢性重症疾患
- 覚えておくべきポイント
- 推奨文献

> **目的**
> 1. 人工呼吸器から離脱可能な患者をみつける
> 2. 人工呼吸器から離脱可能か判断するために自発呼吸トライアル（SBT）の果たす役割を理解する
> 3. 呼吸補助から離脱するための方法の違いを理解する
> 4. SBTに失敗する原因を理解する
> 5. 人工呼吸器離脱の過程における鎮静の役割を理解する
> 6. 人工呼吸器離脱プロトコールの役割を理解する
> 7. 抜管が可能かの評価に使われる基準を理解する
> 8. 遷延性人工呼吸と慢性重症疾患に関連する要因を理解する

導入

人工呼吸の最終的な目的は，人工呼吸器から離脱することである．ほとんどの患者は人工呼吸器が必要になった生理学的原因が改善したら人工呼吸器から離脱できるが，遷延性人工呼吸が必要になったり慢性重症疾患を合併する患者もいる．基礎疾患のために慢性的に人工呼吸器が必要になる患者もいる（例：神経筋疾患）．本章では，人工呼吸器から離脱可能かを決める要因，離脱可能かを予測する評価法，人工呼吸器離脱の方法，プロトコールの使用，自動ウィーニング，抜管のための評価について述べる．本章の内容はエビデンスに基づいた臨床診療ガイドラインと合致している（表16-1）．

人工呼吸器離脱の評価

人工呼吸器から離脱できるかどうかは，次のようなごく当たり前の4項目で評価する：
1. 人工呼吸が必要になった原因が改善している
2. ガス交換が十分である
3. 自発呼吸が可能である
4. 血行動態が安定している

人工呼吸が必要になった原因が改善

人工呼吸器から離脱できるか評価する際に最も重要なのは，人工呼吸が必要になった原因が改善していることである．これには呼吸不全に加えて，発熱や栄養，電解質バランスも含まれる．腎不全，肝不全，消化管機能不全があると，人工呼吸器離脱に不利になるので，これらの異常も治療するようにする．

ガス交換

人工呼吸器離脱を始める前には，許容可能なガス交換にしておく必要がある．酸素化に関していうと，一般的に吸入酸素濃度（F_{IO_2}）が0.50以下，呼気終末陽圧（positive

表 16-1　ACCP-SCCM-AARC 合同のエビデンスに基づいた人工呼吸器ウィーニング・離脱ガイドライン[a]

1. 24 時間以上人工呼吸器を要する場合，人工呼吸器が必要である原因をすべて検索する。呼吸とそれ以外の原因をすべて改善させることが人工呼吸器離脱に必須である
2. 呼吸不全のために人工呼吸管理されている患者が以下の基準を満たせば，人工呼吸器から離脱できるか正式に評価すべきである：
   - 呼吸不全になった原因の改善
   - 十分な酸素化と pH
   - 血行動態の安定
   - 吸気努力が可能
3. 呼吸不全のために人工呼吸管理中の患者が離脱できるか正式に評価するのは，人工呼吸器による補助がまだ大きいときではなく，患者が自発呼吸をしているときに行うべきである
4. 人工呼吸器から離脱できる患者から人工気道を抜去する前には，気道が開存しているか，患者が自分で気道保護できるかを評価すべきである
5. 呼吸不全のために人工呼吸管理中の患者が自発呼吸トライアル（SBT）に失敗したときにはその原因を検索すべきである。可逆的な原因が改善したら，SBT を 24 時間ごとに行う
6. 呼吸不全のために人工呼吸管理中の患者が SBT に失敗したら，安定した，負担の少ない，患者にとって快適な人工呼吸器設定に戻す
7. 術後の患者では，早期抜管を目指した鎮静・鎮痛と人工呼吸管理を行うべきである
8. 医師以外の医療者が使えるような人工呼吸器ウィーニング・離脱プロトコールを集中治療室（ICU）で作成し，導入すべきである。適切な鎮静を行うためのプロトコールを作成して導入すべきである
9. 遷延性人工呼吸が必要だとわかった場合，状態が安定すれば気管切開を考慮すべきである
10. 不可逆的な疾患（例：高位脊髄損傷，進行した筋萎縮性側索硬化症）の明確な根拠がなければ，呼吸不全に対して遷延性人工呼吸が必要な患者であっても，3 か月にわたって離脱の試みが失敗しない限り人工呼吸器が生涯必要とは考えない
11. ICU で人工呼吸器離脱に失敗した患者は，状態が安定すれば，人工呼吸器離脱をうまく安全に行うことのできる実績のある施設に転送する
12. 遷延性人工呼吸を要する患者での離脱はゆっくりと，SBT の時間を徐々に長くする方法で行うべきである

[a] 全文は MacIntyre NR, Cook DJ, Ely EW, et al. Evidence-based guidelines for weaning and discontinuing ventilator support. *Chest*. 2001；120：375S-395S を参照。
AARC：American Association for Respiratory Care, ACCP：American College of Chest Physicians, SCCM：Society of Critical Care Medicine

end-expiratory pressure：PEEP）が 8 cmH$_2$O 以下で，動脈血酸素分圧（Pao$_2$）が 60 mmHg 以上であれば許容可能と考える。換気に関して，pH を 7.25 より高く保つのに高い分時換気量が必要になるようであれば，人工呼吸器離脱に成功する可能性は低くなる。死腔/1 回換気量比（V$_D$/V$_T$）が 60％未満，分時換気量が 12 L/分未満であれば，人工呼吸器から離脱できる可能性が高くなる。

自発呼吸が可能

人工呼吸器から離脱するためには自発呼吸がなければならない。これは，中枢性の換気ドライブに問題がないことを意味する。換気ドライブ抑制の主な原因は，過度の鎮静である。そのため，人工呼吸器離脱の過程においては，鎮静を中止する自発覚醒トライアル（spontaneous awakening trial：SAT）が重要になる。SATを安全に行えるかは，以下のような内容を毎日スクリーニングする。(1) 活動性のけいれんまたはアルコール離脱に対して鎮静薬の静注投与が行われていない。(2) 興奮が続くという理由で鎮静薬が増量されていない。(3) 筋弛緩薬が投与されていない。(4) 24時間以内に急性の心筋虚血を起こした徴候はない。(5) 頭蓋内圧亢進の徴候はない。

スクリーニングで問題がなければSATを行う。その際にはすべての鎮静薬と鎮痛薬を最大4時間まで中断する。しかし，疼痛に対して鎮痛薬が必要であれば継続してもよい。呼びかけ刺激に対して開眼すればSATがうまくいったことになる。次のような症状・徴候が起こればSATに失敗したことになる。(1) 持続する不安・興奮・疼痛。(2) 5分以上にわたって呼吸数＞35回/分。(3) 5分以上にわたって経皮的酸素飽和度（SpO_2）＜88％。(4) 急性の不整脈。(5) 頻脈，徐脈，呼吸補助筋の使用，胸腹奇異呼吸，冷汗，著明な呼吸困難のような呼吸促迫の徴候のうち2つ以上。SATに失敗した場合，鎮静薬を中止前の半量で開始し，患者が快適になるように用量を調整する。

鎮静薬の選択も人工呼吸器離脱に影響する可能性がある。ベンゾジアゼピンの投与はせん妄の発症と相関しており，せん妄は人工呼吸の長期化と相関がある。一方，デクスメデトミジンを使用すると，ベンゾジアゼピンを使用した場合と比較して人工呼吸器装着時間は短縮し，せん妄の頻度は減少する。

血行動態が安定

人工呼吸器離脱の前に心血管機能が適切でなければならない。不整脈や循環血液量過多，心機能低下があれば適切に治療する。心血管補助がほとんどいらず，心筋虚血がなく，不安定な不整脈がないような血行動態が安定した状態にする。

離脱パラメータ

人工呼吸器から離脱できるかを評価するために，数多くの離脱パラメータが考え出された。ほとんどの人工呼吸器離脱予測因子は，ある特定の換気パラメータを達成または維持できるかに焦点をおいている。残念ながら，どのパラメータも人工呼吸器から離脱できる患者を100％の精度で同定できるわけではない。実際，人工呼吸器から離脱できるかの最もよい予測因子は，自発呼吸トライアル（spontaneous breathing trial：SBT）に対する反応である。離脱パラメータの使用を支持する高いレベルのエビデンスはない。

離脱成功予測因子のうち，最もよく使われるものを表16-2に挙げる。換気ドライブを評価するもの，呼吸筋力を評価するもの，換気機能を評価するものでグループ分け

表 16-2　人工呼吸器からの離脱成功を予測するのに使われるパラメータ

予測因子	値
● 換気ドライブの評価	
－$P_{0.1}$ 訳注1	< 6 cmH$_2$O
● 呼吸筋力の評価	
－肺活量	> 10 mL/kg
－最大吸気圧	<－30 cmH$_2$O
● 換気機能の評価	
－分時換気量	< 10 L/分
－最大努力換気量	<分時換気量の3倍
－rapid shallow breathing index（RSBI）	< 105
－呼吸数	< 30 回/分

訳注1　吸気始めの100ミリ秒（0.1秒）に回路を閉鎖して測定する気道内圧の変化。正常は0～2 cmH$_2$O。値が大きいと呼吸が快適でないことを示す。

してある。人工呼吸器からの離脱成功を最も正確に予測するのはrapid shallow breathing index（RSBI）である。RSBIは，人工呼吸器による補助を中断してから1分後の呼吸数を1回換気量（単位はL）で割って求められる。RSBIが105以下であれば離脱成功の確率は高く，105より高ければ失敗する確率が高い。しかし，より最近の研究によると，RSBIによる人工呼吸器離脱可能の予測は，最初に報告されたほど正確ではない。

自発呼吸トライアル（SBT）

SBTは，人工呼吸器から離脱できるかを判断する最善の方法である。30～120分のSBTに耐えられる患者は人工呼吸器から離脱できると考え，抜管を考慮すべきである。SBTの一般的な方法では，気管チューブをTピースにつないで加湿した酸素を与える。SBTに人工呼吸器を用いることも多いが，この方法には正確なF_{IO_2}を維持できて，患者の呼吸状態をモニタリングできるという利点がある。さらに，SBTに失敗したときにすぐに呼吸補助を開始することができるのも利点である。Tピースを使った場合と同じ条件でSBTを行うのであれば，プレッシャーサポートとPEEPを0 cmH$_2$Oに設定すべきである。

　低いプレッシャーサポート圧（5～10 cmH$_2$O）やPEEP（5 cmH$_2$O），またはチューブ補正を使って人工呼吸器でSBTを行う医療者もいる。ほとんどの患者は，Tピーストライアルでも，プレッシャーサポート圧とPEEPを0 cmH$_2$Oにしても，低いプレッシャーサポート圧とPEEPを使っても，同じように呼吸できる。低いプレッシャーサポート圧やチューブ補正を使う目的は，気管チューブによる抵抗に打ち勝つためだが，径が細い気管チューブを使わない限りチューブによる抵抗は通常それほど大きくない。径の細い気管チューブで挿管していたり，経鼻挿管している場合には，低いプレッシャーサポート（5～10 cmH$_2$O）を使うメリットがあるかもしれない。それ以外では，人工

表16-3 自発呼吸トライアル失敗の基準

- 呼吸数＞35回/分
- 呼吸補助筋の使用
- 呼吸困難
- 胸腹奇異呼吸
- SpO_2＜90％
- 心拍数＞140回/分，または20％以上の上昇が持続
- 収縮期血圧＞180 mmHg，拡張期血圧＞90 mmHg
- 不安
- 発汗

呼吸器からの補助なしに気管チューブを通じて呼吸するときの抵抗は，抜管後に自分自身の上気道を通じて呼吸するときの抵抗とあまり変わらない。

低いPEEPを使ってSBTを行うべきではない。慢性閉塞性肺疾患（chronic obstructive pulmonary disease：COPD）の患者では，SBTに5 cmH₂OのPEEPを使うとauto-PEEPを相殺することになるかもしれない。心機能が低下した患者では，低いPEEPであっても心不全症状を改善するのに十分なことがある。COPDや心不全の患者にPEEPを使うと，SBTには成功するかもしれないが，抜管後にすぐに呼吸不全を起こすことがある。

30〜120分のSBTに成功した患者では，抜管を考慮する。SBTに耐えられなかった場合は（表16-3），患者が楽に呼吸できるような人工呼吸器設定にする。楽に呼吸ができる設定にした後，次のSBTの前に設定を下げることのメリットを示すエビデンスはない。次にSBTを行うまでに（通常は翌日），SBTに失敗した原因をすべてみつけて治療するよう努力すべきである。

SBTに失敗したときのアプローチ

SBTに失敗する原因として多いのは，呼吸筋力（筋力低下）と呼吸筋負荷のバランスがとれていないことである（表16-4）。呼吸筋力低下の原因として，重症疾患による筋力低下，電解質異常，低栄養，原発性神経筋疾患がある。呼吸筋に過度の負荷がかかる原因としては，高い気道抵抗（例：COPD）や，低いコンプライアンス（例：肺炎，肺水腫）がある。auto-PEEPがあったり分時換気量が多い場合も，呼吸筋への負荷が増える。

呼吸筋力の測定には最大吸気圧（PI_{max}）が使われている。最もよい値を測るためには，PI_{max}は残気量（最大呼気位）で測定しなければならない。そのためには図16-1に示すような一方弁を用いる。この弁では呼気はできるが吸気を行うことができないので，PI_{max}測定時の肺気量は息をしようとするたびに少なくなる。不整脈や低酸素血症が起こらなければ，PI_{max}の測定は約20秒間行う。

表 16-4　自発呼吸トライアル失敗の原因（呼吸筋負荷と呼吸筋力のバランスが崩れるために起こることが多い）

呼吸筋負荷	呼吸筋力低下
● 分時換気量 　−疼痛・不安 　−敗血症 　−死腔の増大 　−栄養の過量投与 ● 気道抵抗上昇 　−気管支攣縮 　−気道分泌物 　−径の細い気管チューブ ● コンプライアンス低下 　−肺または胸壁のコンプライアンス低下 　−auto-PEEPと動的過膨張	● 換気ドライブの低下 　−鎮静薬 　−脳幹病変 ● 呼吸筋力低下 　−原発性神経筋疾患 　−頸髄損傷もしくは横隔神経損傷 　−重症疾患多発ニューロパチー (critical illness polyneuropathy) 　−肺の過膨張 　−低栄養 　−電解質異常 ● 胸壁異常 　−フレイルチェスト 　−疼痛

　人工呼吸を要する重症患者において，早期離床の効果を支持するエビデンスが増えてきている．早期離床によって，呼吸筋を含む骨格筋のコンディションが改善する．また，早期離床はせん妄の発症頻度低下とも相関しているが，これは人工呼吸器からの離脱が早くなるからかもしれない．

　医原性の原因によってSBTに失敗することもある．閉塞しかかった気管チューブや人工呼吸器回路の死腔，Tピースで呼吸しているときのエアロゾルによる気道抵抗上昇などがその例である．

補助を徐々に減らす方法と自動ウィーニング

同期式間欠的強制換気（synchronized intermittent mandatory ventilation：SIMV）で呼吸数を徐々に下げていく方法がウィーニングに使われてきた．同様に，プレッシャーサポートの圧を徐々に下げる方法も使われてきた．どちらも目的は，呼吸仕事量を人工呼吸器から患者へと徐々に移行させることにある．しかし，ゆっくりと補助を下げたほうが，1日1回SATとSBTを行うよりも早く人工呼吸器から離脱できるというエビデンスはない．SmartCareのように，自動的にウィーニングをする人工呼吸器モードがある．自動モードは医療者がウィーニングするのと効果は同等かもしれないが，推奨できるようになるには人工呼吸日数が短縮するというデータが必要である．

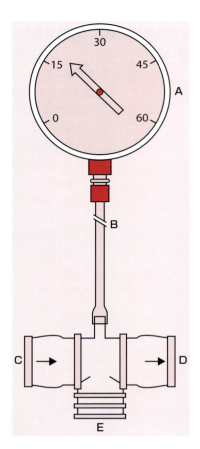

図 16-1　人工気道を使っている患者で最大吸気圧（PImax）を測定するための器具。**A**：圧力計，**B**：接続チューブ，**C**：親指で閉鎖するためのポートが付いた吸気一方弁，**D**：ポートの付いた呼気一方弁，**E**：人工気道に接続する内径 22 mm のポート
Determination of maximal inspiratory pressure：a clinical study and literature review. *Respir Care.* 1989；Oct；34（10）：868-878 より。

プロトコール

人工呼吸器から離脱するための方法で成功しているのは，呼吸療法士と看護師によるプロトコールの導入である。このようなプロトコールを使うことで，医師主導によるこれまでのウィーニング方法に比べて，ウィーニングにかかる時間と人工呼吸器装着期間が短くなる。プロトコールがうまくいく主な理由は，プロトコールの作成に多職種からなるチームが参加していて，それを実行する呼吸療法士と看護師が治療方針の決定に参加できることである。どのようなウィーニング方法でもプロトコールにすることはできるが，最もよく使われているのは SBT に基づいたものである。人工呼吸器離脱プロトコー

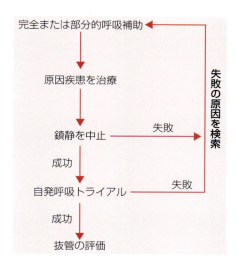

図 16-2　人工呼吸器離脱と抜管へのアプローチ

ルの要素を図 16-2 に示す。

抜管

　30〜120 分の SBT に成功したら抜管を考慮する。SBT に成功した後でも，医療者は再挿管を避けたいために慎重になりすぎることが多い。再挿管になると合併症率も死亡率も上昇するが，抜管できる患者を長期にわたって気管挿管しているのも予後を悪化させる。一般内科または一般外科の集中治療室（ICU）での妥当な再挿管率はおよそ 10〜20％ である。

　4つの簡単な動作（開眼する，追視する，手を握る，舌を突き出す）ができなかったり，咳嗽の最大流量が 60 L/分以下であったり，分泌物が 2.5 mL/時以上であったりすると，再挿管のリスクが高くなると報告されている（表 16-5）。抜管後の上気道閉塞の可能性は常に考えておく。上気道閉塞を評価する目的で，陽圧呼吸を行っている最中に気管チューブのカフから空気を抜いて，気管チューブの周りの上気道から空気が漏れるか確認することがある。気管チューブ周囲から空気が漏れなければ，上気道に腫脹があり，気管チューブを抜いた後に気道閉塞を起こすおそれがあることを示唆する。しかし，カフリークテストには偽陽性も偽陰性もあるので，使うかどうかは議論の分かれるところである。ルーチンでは使うべきではなく，上気道腫脹の可能性が高い患者にのみ行うべきである。上気道の腫脹が疑われる場合には，抜管前に短期間ステロイドで治療する適応となり，抜管するときには再挿管に慣れた者がベッドサイドにいるようにする。

　抜管後呼吸不全のリスクの高い患者には，予防的な非侵襲的人工呼吸（noninvasive ventilation：NIV）が適応となる。しかし，すでに抜管後呼吸不全を起こしてから NIV

表 16-5　抜管後の予後を予測する因子

予測因子	尤度比	リスク比（95%信頼区間）
咳嗽の最大流量 ≦ 60 L/分	2.2	4.8（1.4～16.2）
分泌物 ≧ 2.5 mL/時	1.9	3.0（1.01～8.8）
4つの動作（開眼する，追視する，手を握る，舌を突き出す）のなかでできないものがある	4.5	4.3（1.8～10.4）
上記のうちどれか2つ	3.8	6.7（2.3～19.3）

データは Salam A, Tilluckdharry L, Amoateng-Adjepong Y, Manthous CA. Neurologic status, cough, secretions and extubation outcomes. *Intensive Care Med*. 2004；Jul；30（7）：1334–1339 より。

を使うのは，高二酸化炭素血症性呼吸不全の患者に限るべきである。

遷延性人工呼吸と慢性重症疾患

慢性重症疾患（chronic critical illness：CCI）とは，急性の重症疾患や傷害を生き延びたが，生命維持治療から離脱できない状態を指す。CCI の患者には筋力低下や体力減退があり，しばしばせん妄か昏睡を伴い，遷延性人工呼吸（prolonged mechanical ventilation：PMV）が必要となる。昇圧薬や強心薬，腎代替療法のようなほかの臓器補助を必要としていたり，持続または反復する感染症に対して広域抗菌薬投与を受けていたりすることもある。経管栄養チューブが留置されているとともに，気管切開されていることも多い。PMV が必要なことと並んで，気管切開が必要なことも CCI を同定する1つの要素として使われることが多い。よく使われている CCI の定義は，連続して21日間以上にわたって，1日6時間以上の人工呼吸を要する PMV である。ICU で人工呼吸器離脱に失敗した患者は，状態が安定すれば，うまく安全に人工呼吸器離脱ができる実績のある長期急性期施設 訳注2 に転送する。PMV 患者での人工呼吸器からの離脱はゆっくりと行い，SBT を徐々に長くするようにする。

不可逆的な神経筋疾患があって長期人工呼吸が必要な患者の管理は独特である。CCI の患者とは違い，このような患者には全身性炎症や多臓器不全を起こすような急性疾患や傷害がない。したがって，患者の転帰や必要な医療資源は典型的な CCI の患者とは異なる。神経筋疾患の患者で重要なのは，在宅での人工呼吸を安全に効果的に行うことであり，多臓器不全からの回復ではない。CCI と PMV，長期人工呼吸の関係を図16-3 に示す。疾患が明らかに不可逆性である（例：高位脊髄損傷，進行した筋萎縮性側索硬化症）という根拠がなければ，3か月間の離脱を試みて失敗しない限りは，人工呼吸器が生涯必要であると考えてはいけない。

訳注2
long-term acute care（LTAC）：急性期を過ぎたがまだ人工呼吸器や透析，薬物の静注投与などを要する亜急性期の患者の治療を専門にする医療施設。米国に特有のシステムである。

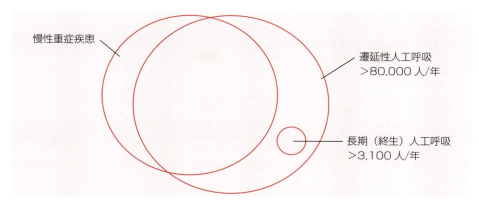

図 16-3 慢性重症疾患（CCI）と遷延性人工呼吸（PMV），長期人工呼吸の関係。ほとんどの CCI 患者は PMV を要するが，PMV のさまざまな定義を満たす患者が必ずしもすべて CCI の臨床定義を満たすわけではない。同様に，神経筋疾患の患者のような，単一臓器不全で長期人工呼吸や在宅人工呼吸を要する患者は独特で比較的まれである。CCI または PMV の臨床試験のほとんどは，このような患者を除外している。
Carson SS. Definitions and epidemiology of the chronically critically ill. *Respir Care*. 2012；Jun；57（6）：848-858 より許可を得て転載。

覚えておくべきポイント

- 人工呼吸器離脱でまず必要なのは，人工呼吸が必要になった原因が改善していることである
- 自発呼吸トライアル（SBT）を行う前には，最低限の酸素投与と換気補助でガス交換が十分保たれている必要がある
- 過度の鎮静が人工呼吸器から離脱できない理由になることが多い
- 離脱パラメータによる予測は精度に欠ける
- 人工呼吸器から離脱できるか判断するには SBT が最もよい
- 同期式間欠的強制換気（SIMV）を使ってウィーニングをするのは最も成績が悪い
- 人工呼吸器離脱プロトコールを用いることで，いつ離脱できるか効果的に同定することができる
- 人工呼吸器離脱と抜管は分けて考えるべきである
- SBT に失敗する原因として多いのは，呼吸筋負荷と呼吸筋力のバランスがとれていないことである
- 抜管後呼吸不全を予防するため，または高二酸化炭素血症性呼吸不全患者の抜管後呼吸不全の救済的治療として，抜管後に非侵襲的人工呼吸を用いることができる

推奨文献

Blackwood B, Alderdice F, Burns K, et al. Use of weaning protocols for reducing duration of mechanical ventilation in critically ill adult patients: cochrane systematic review and meta-analysis. *BMJ*. 2011;342:c7237.

Branson RD. Modes to facilitate ventilator weaning. *Respir Care*. 2012;57:1635-1648.

Burns KE, Lellouche F, Lessard MR. Automating the weaning process with advanced closed-loop systems. *Intensive Care Med*. 2008;34:1757-1765.

Carson SS. Definitions and epidemiology of the chronically critically ill. *Respir Care*. 2012;57:848-858.

Epstein SK. Decision to extubate. *Intensive Care Med*. 2002;28:535-546.

Epstein SK. Extubation. *Respir Care*. 2002;47(4):483-495.

Fan T, Wang G, Mao B, et al. Prophylactic administration of parenteral steroids for preventing airway complications after extubation in adults: meta-analysis of randomized placebo controlled trials. *BMJ*. 2008;337:a1841.

Girard TD, Ely EW. Protocol-driven ventilator weaning: reviewing the evidence. *Clin Chest Med*. 2008;29:241-252.

Girard TD, Kress JP, Fuchs BD, et al. Efficacy and safety of a paired sedation and ventilator weaning protocol for mechanically ventilated patients in intensive care (Awakening and Breathing Controlled trial): a randomised controlled trial. *Lancet*. 2008;371:126-134.

Haas C, Loik P. Ventilator discontinuation protocols. *Respir Care*. 2012;57:1649-1662.

Hess D, Branson RD. Ventilators and weaning modes. *Respir Care Clin N Am*. 2000;6:407-435.

Hess DR, MacIntyre NR. Ventilator discontinuation: why are we still weaning? *Am J Respir Crit Care Med*. 2011;184:392-394.

Hess DR. The role of noninvasive ventilation in the ventilator discontinuation process. *Respir Care*. 2012;57:1619-1625.

Khamiees M, Raju P, DeGirolamo A, et al. Predictors of extubation and outcome in patients who have successfully completed a spontaneous breathing trial. *Chest*. 2001;120:1262-1270.

King AC. Long-term home mechanical ventilation in the united states. *Respir Care*. 2012;57:921-932.

King CS, Moores LK, Epstein SK. Should patients be able to follow commands prior to extubation? *Respir Care*. 2010;55:56-65.

MacIntyre NR. Discontinuing mechanical ventilatory support. *Chest*. 2007;132:1049-1056.

MacIntyre NR. Evidence-based ventilator weaning and discontinuation. *Respir Care*. 2004;49:830-836.

MacIntyre NR. Respiratory mechanics in the patient who is weaning from the ventilator. *Respir Care*. 2005;50:275-286.

MacIntyre NR. Evidence based assessments in the ventilator discontinuation process. *Respir Care*. 2012;57:1611-1618.

MacIntyre NR, Cook DJ, Ely EW, et al. Evidence-based guidelines for weaning and discontinuing ventilator support. *Chest*. 2001;120:375S-395S.

Meade MO, Guyatt GH, Cook DJ. Weaning from mechanical ventilation: the evidence from clinical research. *Respir Care*. 2001;46:1408-1415.

Mendex-Tellez P, Needham D. Early physical rehabilitation in the ICU and ventilator liberation. *Respir Care*. 2012;57:1663-1669.

Robertson TE, Mann HJ, Hyzy R, et al. Multicenter implementation of a consensus-developed, evidence-based, spontaneous breathing trial protocol. *Crit Care Med*. 2008;36:2753-2762.

Tanios MA, Epstein SK. Spontaneous breathing trials: should we use automatic tube compensation? *Respir Care*. 2010;55:640-642.

White AC. Long-term mechanical ventilation: management strategies. *Respir Care*. 2012;57:889-899.

Wittekamp BH, van Mook WN, Tjan DH, et al. Clinical review: post-extubation laryngeal edema and extubation failure in critically ill adult patients. *Crit Care*. 2009;13:233.

PART 2
人工呼吸マネージメント

Chapter 17
急性呼吸促迫症候群（ARDS）

- 導入
- 概説
  臨床経過
  人工呼吸器関連肺傷害
- 人工呼吸
  適応
  人工呼吸器設定
  1回換気量とプラトー圧（Pplat）
  リクルートメント手技
  呼気終末陽圧（PEEP）調節に関する
    ほかのアプローチ
  重症不応性低酸素血症の管理
  モニタリング
  人工呼吸器離脱
- 覚えておくべきポイント
- 推奨文献

17 急性呼吸促迫症候群（ARDS）

目的

1. 急性呼吸促迫症候群（ARDS）の患者の臨床経過について説明する
2. ARDS 患者における人工呼吸器関連肺傷害発生のリスクについて議論する
3. ARDS 患者の人工呼吸の適応について列挙する
4. ARDS 患者の人工呼吸器設定のアプローチについて説明する
5. 肺リクルートメントと，decremental PEEP trial〔呼気終末陽圧（PEEP）を下げていく方法〕について説明する
6. 重症不応性低酸素血症の管理について議論する
7. ARDS 患者のモニタリングの方法について説明する
8. ARDS 患者の人工呼吸器離脱の方法について説明する

導入

急性呼吸促迫症候群（acute respiratory distress syndrome：ARDS）は，さまざまな原因によって引き起こされる重篤な肺傷害である。敗血症や多臓器不全と関係することが多く，罹患者の死亡率は高い。ARDS では，びまん性肺胞傷害，肺内微小血管血栓症，炎症細胞凝集，肺血流低下が発生する。米国において毎年多くの患者が ARDS を発症しており，集中治療室（ICU）における時間・労力・資源を消費している。最も管理が難しい換気不全の原因の 1 つであり，ガイドラインの遵守が必要である。

概説

臨床経過

ARDS の特徴は，低酸素血症と低コンプライアンスである。胸部 X 線写真では両側浸潤影を認める。動脈血酸素分圧/吸入酸素濃度（Pa_{O_2}/F_{IO_2}）が 200 以下であり，左心不全の所見がないというのが古典的な ARDS の定義である。近年，ARDS は重症（$Pa_{O_2}/F_{IO_2} < 100$），中等症（$Pa_{O_2}/F_{IO_2}\ 100 \sim 200$），軽症（$Pa_{O_2}/F_{IO_2} > 200$）に分類するようになった。この分類は一般的に受け入れられているが，どのような条件において評価すべきかについては一致した見解がない。5 cmH$_2$O 以上の呼気終末陽圧（positive end-expiratory pressure：PEEP）を適用したうえで来院時に評価する（F_{IO_2} の値は問わない）ということを提唱する専門家もいるし，来院 24 時間後に 10 cmH$_2$O 以上の PEEP と 0.5 以上の F_{IO_2} を適用して評価すべきとする専門家もいる。いずれにしても，傷害が最も軽度であることを表す，$200 < Pa_{O_2}/F_{IO_2} \leq 300$ で定義される急性肺傷害（acute lung injury）という表現はもはや使用されない。

胸部 CT により ARDS の評価を行うことで，consolidation の部位と虚脱している部位（リクルート可能な部位），正常肺組織の部位が混在する病態であることがよくわかる。ARDS を低コンプライアンスの肺と捉えるのではなく，正常肺に比較して肺のガス交

換可能部位が非常に小さくなっていると捉えるべきである。

　ARDSの病理像は2つの段階があり，いずれの段階のどの時点でも終息しうる。最初の段階は強い炎症反応が特徴であり，肺胞と血管内皮の損傷が発生し，血管透過性が亢進することで肺内水分量が増加する。この段階は7〜10日間継続し，その後，線維化へと進展する（第2段階）。ARDSは肺内要因と肺外要因に分類される。肺内要因のARDSは肺への直接傷害が原因となっており，誤嚥，感染性肺炎，外傷（肺挫傷と鋭的胸部外傷），吸入傷害，溺水，脂肪塞栓などが含まれる。肺外要因のARDSは肺とは異なる臓器系の傷害から発生するもので，敗血症症候群，多発外傷，熱傷，ショック，低灌流，急性膵炎などが含まれる。肺外要因のARDSのほうが胸壁の状態からより影響を受け，また肺胞のリクルートメントの可能性が高い。

人工呼吸器関連肺傷害

低い肺コンプライアンスの部位とそうでない部位が混在しているため，ARDSは人工呼吸器関連肺傷害の原因として最も頻度の高い疾患の1つとなっている。人工呼吸器関連肺傷害を避けるために，プラトー圧（Pplat）を30 cmH$_2$O以下を目標として可能な限り下げ，肺胞のリクルートメントを保持するために必要な適切なPEEPを適用する。Pplatを下げるのは過膨張を防ぐためであり，適切なPEEPを維持する目的は，不安定な肺単位（lung unit）を開いたり閉じたりすることを減らすことで肺傷害を防ぐためである。しかし，人工呼吸器関連肺傷害の最も多い原因は，肺胞拡張圧の上昇，すなわち肺内外圧差（Pplat−胸腔内圧）の上昇であることを忘れてはならない。胸壁が硬い場合は，Pplatだけ用いていると肺内外圧差は過大評価となる。一方，圧制御換気（pressure-controlled ventilation：PCV）で自発呼吸によってトリガーされているときに患者の吸気努力が強い場合は，実際の肺内外圧差はPplatを用いて予測するより高くなる。

人工呼吸

適応

ARDSの患者では，低酸素血症と呼吸努力増加がみられる。換気サポートを行う目的として，PEEPと高F$_{IO_2}$を用いて低酸素血症を改善することと，呼吸仕事量を減少させることが挙げられる（表17-1）。二酸化炭素の増加を認める場合は，換気能低下も発症している可能性がある。その状況では急性換気不全として人工呼吸が適応となる。一般的にARDS患者では，マスクを用いた持続気道陽圧（continuous positive airway pressure：CPAP）や非侵襲的人工呼吸（noninvasive ventilation：NIV）は推奨されない。もし軽症ARDSに対してNIVを試す場合は，挿管の閾値をかなり下げておく必要がある。

表 17-1　急性呼吸促迫症候群（ARDS）患者における人工呼吸管理の適応

- 呼吸仕事量増加
- 酸素化障害
- 差し迫った換気不全
- 急性換気不全

表 17-2　急性呼吸促迫症候群（ARDS）患者に対する人工呼吸器設定

設定	推奨
モード	ほとんどの急性の病期で A/C（CMV）を使用；軽症 ARDS や回復期であればプレッシャーサポート
呼吸数	20〜40 回/分；auto-PEEP を避ける
量制御/圧制御換気	VCV もしくは PCV
1 回換気量	4〜8 mL/kg かつプラトー圧 ≦ 30 cmH$_2$O
吸気時間	患者のトリガーによる換気の際は同調性を担保する（0.5〜0.8 秒）；受動的換気の際は短時間の吸気終末ポーズを付加してもよい
PEEP	10〜20 cmH$_2$O；目標の Spo$_2$/Pao$_2$ を達成するための最小値
F$_{IO_2}$	目標 Spo$_2$/Pao$_2$ 達成の必要に応じて

A/C：アシスト/コントロール，CMV：持続的強制換気，PCV：圧制御換気，PEEP：呼気終末陽圧，VCV：量制御換気

人工呼吸器設定

　人工呼吸器を設定する際には，まず完全に呼吸を補助するか，部分的に補助するかを決める。Pao$_2$/F$_{IO_2}$ が 150 未満であれば，挿管後 48 時間の筋弛緩薬使用と適切な鎮静管理がよいという報告がある。ARDS の重症度が低い場合は，人工呼吸器との同調を促進するために鎮静を行うが，筋弛緩薬は使用しない。

　ARDS に対する初期設定と目標を表 17-2，表 17-3 に記した。人工呼吸開始に関しては図 17-1 に，人工呼吸管理の継続に関しては図 17-2 に示されている。ARDS 患者の人工呼吸管理では，2 つのアプローチが提唱されている。その 1 つは open lung アプローチであり，PCV を用いて 1 回換気量をモニタリングしながら Pplat を低値で維持し，さらに肺胞リクルートメントを最大にするためにリクルートメント手技と高い PEEP を用いる方法である。もう 1 つは ARDS ネットワークアプローチであり，Pplat をモニタリングしながら低 1 回換気量を維持し，F$_{IO_2}$ に応じて PEEP を設定する方法である。前者は肺胞のリクルートメントを，後者は過膨張回避を重要視している。いずれのアプローチにおいても，人工呼吸器関連肺傷害を防ぐために過膨張とリクルートメントのバランスを適切にする必要がある。

表17-3 ガス交換，圧，1回換気量の目標

PaO_2：	55〜80 mmHg；SpO_2 88〜95%
$PaCO_2$：	可能であれば40 mmHg
pH：	7.20〜7.40 高いプラトー圧を避けるため高二酸化炭素許容人工換気法（permissive hypercapnia）を行う
PEEP：	肺胞のリクルートメント維持に必要なだけ（10〜20 cmH_2O）
プラトー圧：	≦ 30 cmH_2O，通常の胸壁コンプライアンスに対して
1回換気量：	6 mL/kg IBW（4〜8 mL/kg IBW）

IBW：理想体重，PEEP：呼気終末陽圧

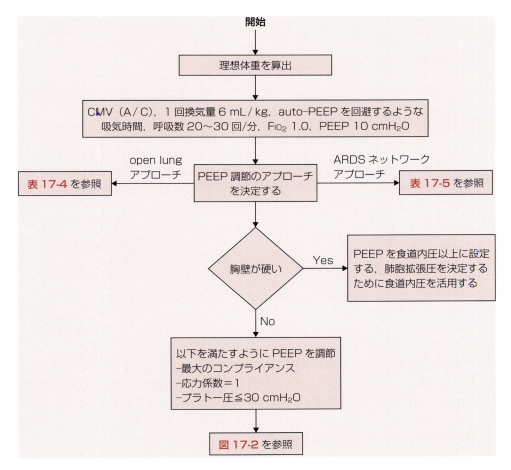

図 17-1　急性呼吸促迫症候群（ARDS）患者の人工呼吸開始時のアルゴリズム
A/C：アシスト/コントロール，CMV：持続的強制換気，PEEP：呼気終末陽圧

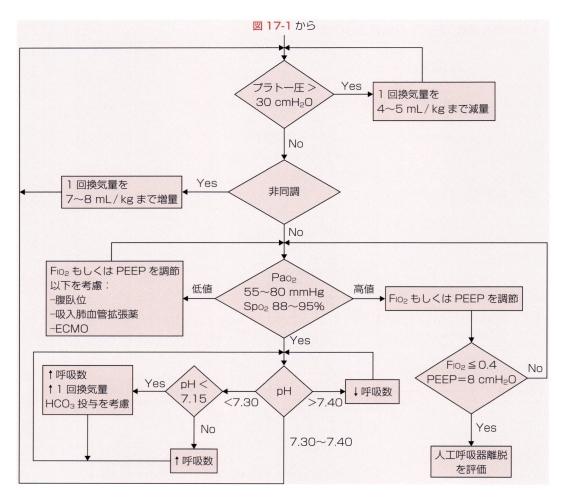

図 17-2　急性呼吸促迫症候群（ARDS）患者の人工呼吸管理のアルゴリズム
ECMO：体外膜型肺，PEEP：呼気終末陽圧

　　　　患者の自発呼吸による吸気は背側の肺胞のリクルートメントを促進し，静脈還流を増加させ，鎮静の必要性を低下させる可能性がある。ARDS患者において自発呼吸を許容する人工呼吸モードを推奨する医療者がいるが，さらなる研究が必要である。回復期や軽症ARDSでは，プレッシャーサポート換気が有用である。重症ARDSでは，筋弛緩薬を含む薬物を用いた換気調節が必要となることがある。
　　　　open lung アプローチ（表 17-4）では，ピーク圧を 30 cmH$_2$O 未満に維持し，PCVを用いて 1 回換気量（V_T）が 4〜8 mL/kg（理想体重）になるように吸気圧を設定する。1 回換気量は理想体重を用いて決定するが，理想体重の算出には身長（仰臥位で踵から

表 17-4 肺リクルートメント手技と decremental PEEP trial（PEEP を減量して調整する方法）

- 血行動態の安定を確保する
- 無呼吸になるよう鎮静する
- リクルートメント手技：圧制御換気，F_{IO_2} 1.0：
  - PEEP 25～35 cmH_2O
  - PIP 40～50 cmH_2O
  - 吸気時間：1～3 秒
  - 呼吸数：8～20 回/分
  - 時間：1～3 分
- 最初のリクルートメントは 25 cmH_2O の PEEP と 40 cmH_2O の PIP で行う
- PEEP 25 cmH_2O，量制御換気，1 回換気量 4～6 mL/kg IBW に設定し，呼吸数を増加させ，auto-PEEP を避ける
  - 安定化したら 3～5 分後に動的コンプライアンスを測定する
  - PEEP を 2 cmH_2O 低下させる
  - 安定化したら 3～5 分後に動的コンプライアンスを測定する
  - 最大のコンプライアンスが得られる PEEP が決定するまで繰り返す
  - 最大のコンプライアンスが得られる PEEP＋2 cmH_2O が最適 PEEP である
- リクルートメント手技を繰り返し，PEEP を理想的な設定として，安定した後 1 回換気量をプラトー圧が 30 cmH_2O 未満となるよう調整し，その後 Pao_2 が目標範囲内に入るまで F_{IO_2} を低下させる
- もしリクルートメント手技の認容性が高く，しかし反応が悪い場合は，安定した後にリクルートメント手技を PEEP 30 cmH_2O と PIP 45 cmH_2O で繰り返す
- もしリクルートメント手技の認容性が高く，しかし依然反応が悪い場合は，安定した後にリクルートメント手技を PEEP 35 cmH_2O と PIP 50 cmH_2O で繰り返す
- リクルートメント手技で使用される圧の推奨される最高値は 50 cmH_2O である

IBW：理想体重，PEEP：呼気終末陽圧，PIP：最高気道内圧

頭頂まで）の測定が必要である．呼吸数が 35～40 回/分程度まで上昇していても，高二酸化炭素許容人工換気法（permissive hypercapnia）が必要となることがある．初期の安定化を図る際には，PEEP を 10～15 cmH_2O に設定する．安定すれば，リクルートメント手技を施行した後に少しずつ PEEP を下げて調節する（decremental PEEP trial）．目標は，肺胞のリクルートメントを維持するための最低 PEEP を適用することである．一般的に，ARDS の重症度に応じて PEEP は 10～20 cmH_2O に設定される．PEEP を設定した後に，経皮的酸素飽和度（Spo_2）と Pao_2 が目標値より高いことを確認しながら F_{IO_2} を最低値まで下げる．open lung アプローチでは，肺胞リクルートメントの役割が重要視される．

ARDS ネットワークアプローチでは，過膨張の回避が最重要視される．急性期には，

表 17-5 急性呼吸促迫症候群（ARDS）患者に対して用いられる，Spo_2 を 88 ～ 95％に維持するための F_{IO_2} と呼気終末陽圧（PEEP）の組み合わせ

F_{IO_2}	0.3	0.4	0.5～0.6	0.7	0.8	0.9	1.0
低 PEEP （軽症 ARDS）	5	5～8	8～10	10～12	12～14	14～18	20～24
高 PEEP （中等症から重症 ARDS；リクルートメントの効果により見込みがある）	12～14	14～16	16～18	18～20	20～22	22～24	24

持続的強制換気（アシスト/コントロール）の量制御換気（volume-controlled ventilation：VCV）もしくは PCV を用いる。目標 1 回換気量は 6 mL/kg（理想体重）で，4 ～ 8 mL/kg（理想体重）を維持する。目標の Pplat は 30 cmH₂O 以下であり，可能な限り下げる。PEEP は，Spo_2 や Pao_2 の目標値を維持するように F_{IO_2} と PEEP を設定する（表 17-5）。低 PEEP/F_{IO_2} の表は軽症 ARDS に対して，高 PEEP/F_{IO_2} の表は中等症と重症の ARDS に対して用いる。これらの表を用いると，挿管時に高 PEEP が必要でも，ガス交換能の改善とともに PEEP を下げることができ，PEEP の調節が可能となる。pH を目標値内に維持するために，呼吸数は 35 回/分程度とする。設定呼吸数を増やす際に注意すべき唯一のことは auto-PEEP の発生である。しかし，低コンプライアンスの状態で低 1 回換気量を用いて管理する際には，auto-PEEP は通常発生しない。open lung アプローチと ARDS ネットワークアプローチの最も大きな違いは，肺リクルートメント手技と PEEP の調節方法にある。どちらのアプローチでも，過膨張を避けることを目的として 1 回換気量と Pplat を制限する。

1 回換気量とプラトー圧（Pplat）

過膨張回避は ARDS 患者の管理において最も重要な点である。そのため，1 回換気量と Pplat をモニタリングする必要がある。最終目標は，Pplat を可能な限り下げることである。1 回換気量が 6 mL/kg であっても Pplat が 30 cmH₂O を超える場合は，1 回換気量を 4 mL/kg（理想体重）まで減らす必要がある。重度のアシドーシスや人工呼吸器の非同調がある場合は，Pplat が 30 cmH₂O を超えないならば 1 回換気量を 8 mL/kg（理想体重）まで増加させることができる。非同調がある場合は，より多い 1 回換気量を設定するか，より深い鎮静を適用するか，もしくは同調性を改善するモードを使用するかを選択することになる。

リクルートメント手技

ARDS ネットワークアプローチと open lung アプローチの大きな違いは，肺リクルートメント手技の使用と PEEP 調節方法である。肺リクルートメントの目標は，必要な PEEP を持続させて肺気量を最大にすることである。挿管後，患者の安定化が達成され

たら肺リクルートメント手技を行う。安定化に関しては血行動態が安定していることを確認しなければならない。これはリクルートメントを行うと数分間にわたり気道内圧が通常の換気圧より 10 ～ 20 cmH$_2$O 高くなるからである。肺リクルートメント手技を行う際には，脈圧変動（pulse pressure variation）が 13％以下になっていることを確認しなければならない。リクルートメント手技を行っている最中に同調性に関して問題が起こらないように，無呼吸を発生させるまで鎮静を深くする必要がある。

リクルートメント手技は CPAP の維持（例：40 cmH$_2$O で 40 秒間）や PCV にて行う。圧制御アプローチは，CPAP の維持よりも施行しやすいようである。手技の間は注意深く患者を観察する必要があり，もし血行動態が不安定だったり，低酸素血症，不整脈が認められたりする際には，ただちに中止しなければならない。

PEEP の調節は徐々に下げていくことで行う。まず，必要と予想される以上の PEEP を適用し，その後下げていく。動的コンプライアンスをモニタリングして，リクルートメント手技の利点を継続できる最小の PEEP を設定する。これは VCV を用いて 1 回の換気ごとに測定する。なお，PEEP を減少させた後にコンプライアンスが安定化するまでには 3 ～ 5 分しかかからない。もし酸素化能が PEEP の指標として使用されるならば，Pao$_2$ の安定化を待つのに 15 ～ 30 分もかかってしまう。最もよいコンプライアンスが得られる PEEP を測定し，それにさらに 2 cmH$_2$O 加える。これは，得られた PEEP は最もよい酸素化が得られる PEEP よりも低いからである。PEEP を減らすと，まずコンプライアンスは上昇する。設定する PEEP がリクルートメント維持に必要な PEEP より低下すると，コンプライアンスは低下し始める。至適 PEEP が決定した後にはリクルートメント手技を再度施行する。PEEP を低下させる際に肺の虚脱が発生してしまうからである。

呼気終末陽圧（PEEP）調節に関するほかのアプローチ

おそらく最も古い PEEP 調節の方法は，コンプライアンスをもとに設定するものである。過膨張を発生させずにリクルートメントの効果が最大となる PEEP 値を設定することが目標である。肺胞にはリクルートメント不可能な部位があり（consolidation），また，リクルートメント可能だがリクルートメントを達成するために必要な圧が非常に高く，その圧を適用すると過膨張のリスクが高まってしまう部位もある。1 回換気量は 6 mL/kg に設定し，PEEP を 2 ～ 3 cmH$_2$O ずつ上昇させて，徐々に肺胞のリクルートメントを行う。それぞれの過程において設定 3 ～ 5 分後に，Pplat，Spo$_2$，血圧を評価する。至適コンプライアンスと 30 cmH$_2$O 未満の Pplat が得られたときの PEEP が至適 PEEP である。

ほかの方法として，応力係数（stress index）を使用するものがある。この方法では，人工呼吸器を一定流量の VCV に設定する。圧-時間曲線において下に凸（upward concavity）は肺の過膨張を示し，上に凸（downward concavity）は膨張・虚脱の反復（tidal recruitment/derecruitment）を示す。圧が直線的に上昇するように PEEP と 1 回換気量を設定すると，過膨張を起こさずに適切なリクルートメントが得られる。この

アプローチでも，リクルートメントと過膨張の効果に関してバランスをとるように調整する．

肥満や腹圧上昇，補液過多，胸壁変形などのように，胸壁もPEEPに影響することがある．これらでは胸腔内圧が上昇し，肺胞虚脱や肺胞のtidal recruitment/derecruitmentが発生する．この場合は，食道（たとえば胸腔）内圧と同等か，それ以上のPEEPを付加する．これで肺胞虚脱を起こさせるような胸壁からの影響を打ち消すことができる．しかし，Pplatが30 cmH$_2$Oを超えることがある．その際は，Pplatから食道内圧を引いて肺胞拡張圧（Pplat−食道内圧：肺内外圧差）を算出し，それが25 cmH$_2$O未満であればPplatが30 cmH$_2$Oを超えていても安全である．この方法においても，リクルートメントと過膨張のバランスがとれるように調整する．

また，死腔を最小化させるようにPEEPを設定するという方法もある（分時換気量を固定してPaco_2が最小になるようなPEEPを求める）．しかし，この方法では繰り返し血液ガス分析を行う必要があり，実用的ではない．圧容量曲線におけるlower inflection point（下変曲点）を用いてPEEPを調整することもできるが，近年ではあまり用いられなくなっている．CTなどの画像評価を用いてPEEPを調整する方法もあるが，これも実用的ではない．PEEPの調整方法にかかわらず，中等症ARDSや重症ARDSでは高い値を適用し，軽症ARDSでは中等量のPEEP値を適用する．

重症不応性低酸素血症の管理

人工呼吸開始時より肺保護戦略が適用されていれば，多くの場合で重症不応性低酸素血症を回避できる．過去に観察された多くのARDSは，有害な人工呼吸管理戦略によるものである．そのため，重症不応性低酸素血症の管理の最初のステップは，すべての患者において，人工呼吸開始時から肺保護換気を予防的に適用することである．加えて，血行動態の不安定性と人工呼吸器との非同調は，低酸素血症に影響する．肺胞のリクルートメントと適切なPEEPの適用は酸素化を改善し，肺胞のtidal recruitment/derecruitmentによる肺傷害を最小にする．

不応性低酸素血症では腹臥位が有効かもしれない．重症の低酸素血症（Pao_2/Fio_2＜150 mmHg）で有効性は最大となる．腹臥位は酸素化改善だけでなく，生命生存に寄与する可能性がある．もし腹臥位を適用しても不応性低酸素血症が継続する場合は，体外式生命維持装置（extracorporeal life support：ECLS）を考慮してもよい．吸入肺血管拡張薬は短時間の酸素化改善をもたらす可能性があるが，ARDS患者の転帰を改善するということは示されていない．高頻度振動換気（high frequency oscillatory ventilation）やairway pressure-release ventilation（APRV）といった管理法も，ARDSにおける予後改善は示されていない．

モニタリング

ARDSの管理においては高いPEEPと高い平均気道内圧が必要となることがあるため，血行動態のモニタリングが重要である．以前は血行動態のモニタリングと水分管理，ほ

表 17-6 急性呼吸促迫症候群（ARDS）患者の人工呼吸管理中のモニタリング

- パルスオキシメトリー，周期的な血液ガス分析
- 中心静脈カテーテルと持続的血圧測定
- 気胸の存在
- auto-PEEP
- 1回換気量とプラトー圧

PEEP：呼気終末陽圧

かの血行動態サポートを目的として，肺動脈カテーテルが使用されていた。しかし，現在では肺動脈カテーテルは一般的には用いられない。通常，体液バランスを評価するために，動脈圧と中心静脈圧をモニタリングする。さらに，胸部X線写真を毎日撮像して病勢を評価する。CTも有用である。また，これらの患者では酸素化を維持することが困難であるため，SpO_2の持続的モニタリングが必要である。患者の臨床状況が変化した際には血液ガス分析を行い評価する。人工呼吸器の設定を変更するたびにauto-PEEPを評価する必要があるが，ARDS患者ではauto-PEEPの発生はまれである。至適なガス交換を得るためのF_{IO_2}，PEEP，Pplatを繰り返し評価することが重要である（表17-6）。

人工呼吸器離脱

ARDSにおいては人工呼吸器離脱が困難なことがある。ARDSから回復した患者では，強い換気ドライブと低肺コンプライアンスがみられる。肺機能は数週間にわたり障害され，呼吸筋の筋力低下も残存する。回復期（F_{IO_2}が0.40，PEEPが8 cmH$_2$OでPaO_2が目標範囲内）では，自発呼吸トライアル（spontaneous breathing trial：SBT）を開始する。気管切開を要する患者もいる。もし抜管できなければ患者が快適に過ごせる量の換気補助を適用する。

覚えておくべきポイント

- 急性呼吸促迫症候群（ARDS）は，consolidationの部位，虚脱している部位（リクルート可能），正常肺組織の部位が混在している肺の疾患である
- ARDSの肺においてガス交換ができる部位は通常と比較して非常に小さい。この概念は肺が硬いということとは少し異なる
- ARDS進展の経過では2つの病期があり，最初の段階では強い炎症反応が起こっており，肺胞と内皮細胞が傷害され，血管透過性が亢進し，肺内水分量と肺内蛋白量が増加する。次の段階では線維化の進行が特徴的である
- ARDSでは人工呼吸器関連肺傷害のリスクを減らすためにPplatを30 cmH$_2$O以下にして，さらに肺の適切な膨張を維持するように呼気終末陽圧（PEEP）を適用する

- ARDS における人工呼吸管理は，シャントを減らして低酸素血症を改善し，呼吸仕事量を減少させ，急性換気不全を改善することを目的とする
- 人工呼吸器と患者の非同調を予防するために，鎮静（場合によっては筋弛緩も）を用いる
- 1 回換気量を 4〜8 mL/kg（理想体重）として，最大肺胞内圧が 30 cmH$_2$O 以下になるようにする
- 呼吸数は auto-PEEP が発生しないように制限する
- open lung アプローチでは，安定化を行った後に肺のリクルートメント手技を用いる。また，リクルートメント手技の効果が持続するための最低限の PEEP となるまで，PEEP を少しずつ減量して調整する
- 初期の ARDS では，肺胞のリクルートメントを維持するように PEEP を適用する（10〜20 cmH$_2$O）
- 中等症もしくは重症 ARDS では高い PEEP が，軽症 ARDS では中等量の PEEP が必要となる
- PEEP は ARDS ネットワークの研究で用いられた表をもとに設定することができる。また，最良のコンプライアンスが得られるように PEEP を上昇させていく方法や応力係数を使用する方法もある
- 食道内圧のモニタリングを行うと，肺胞虚脱を起こさせるような胸壁からの効果を打ち消すような PEEP を設定でき，また必要な吸気終末拡張圧を決定することができる
- 不応性低酸素血症は，すべての患者に肺保護戦略を適用することで最も効果的に防ぐことができる
- 不応性低酸素血症の患者では，腹臥位，肺血管拡張薬，体外式生命維持装置（ECLS）が必要となることもある

推奨文献

ARDS Network. Ventilation with lower tidal volumes as compared with traditional tidal volumes for acute lung injury and the acute respiratory distress syndrome patients. *N Engl J Med.* 2000;342:1301-1308.

Briel M, Meade M, Mercat A, et al. Higher vs lower positive end-expiratory pressure in patients with acute lung injury and acute respiratory distress syndrome: systematic review and meta-analysis. *JAMA.* 2010;303:865-873.

Brower RG, Ware LB, Berthiaume Y, Matthay MA. Treatment of ARDS. *Chest.* 2001;120:1347-1367.

Chiumello D, Carlesso E, Cadringher P, et al. Lung stress and strain during mechanical ventilation for acute respiratory distress syndrome. *Am J Respir Crit Care Med.* 2008;178:346-355.

Caironi P. Lung recruitment maneuvers during acute respiratory distress syndrome: open up but not push-up the lung! *Minerva Anesthesiol.* 2011;77:1134-1136.

Collins SR, Blank RS. Approaches to refractory hypoxemia in acute respiratory distress syndrome: current understanding, evidence, and debate. *Respir Care.* 2001;56:1573-1582.

Fan E, Wilcox ME, Brower RG, et al. Recruitment maneuvers for acute lung injury: a systematic review. *Am J Respir Crit Care Med.* 2008;178:1156-1163.

Graf J. Transpulmonary pressure targets for open lung and protective ventilation: one size does not fit all. *Intensive Care Med.* 2012;38:1565-1566.

Guerin C. The preventative role of higher PEEP in treating severely hypoxemic ARDS. *Minerva*

Anesthesiol. 2011;77:835-845.

Haas CF. Mechanical ventilation with lung protective strategies: what works? *Crit Care Clin.* 2011;27:469-486.

Hess DR. Approaches to conventional mechanical ventilation of the patient with acute respiratory distress syndrome. *Respir Care.* 2011;56:1555-1572.

Kacmarek RM, Kallet RH. Respiratory controversies in the critical care setting. Should recruitment maneuvers be used in the management of ALI and ARDS? *Respir Care.* 2007; 52:622-635.

Kacmarek RM, Villar J. Lung recruitment maneuvers during acute respiratory distress syndrome: is it useful? *Minerva Anesthesiol.* 2011;77:85-89.

Kallet RH, Corral W, Silverman HJ, Luce JM. Implementation of a low tidal volume protocol for patients with acute lung injury or acute respiratory distress syndrome. *Respir Care.* 2001;46:1024-1037.

Papadakos PJ, Lachmann B. The open lung concept of mechanical ventilation: the role of recruitment and stabilization. *Crit Care Clin.* 2007;23:241-250.

Petrucci N, De Feo C. Lung protective ventilation strategy for the acute respiratory distress syndrome. *Cochrane Database Syst Rev.* 2013;2:CD003844.

Richard JC, Marini JJ. Transpulmonary pressure as a surrogate of plateau pressure for lung protective strategy: not perfect but more physiologic. *Intensive Care Med.* 2012;38:339-341.

Rocco PR, Pelosi P, de Abreu MG. Pros and cons of recruitment maneuvers in acute lung injury and acute respiratory distress syndrome. *Expert Rev Respir Med.* 2010;4:479-489.

Slutsky AS, Ranieri VM. Ventilator-induced lung injury. *N Engl J Med.* 2013;369:2126-2136.

Ware LB, Matthay MA. The acute respiratory distress syndrome. *N Engl J Med.* 2000;342: 1334-1349.

Chapter 18
閉塞性肺疾患

- 導入
- 概説
  - 呼吸筋機能障害
  - auto-PEEP
  - 栄養
- 人工呼吸
  - 適応
  - 慢性閉塞性肺疾患（COPD）の人工呼吸器設定
  - 喘息の人工呼吸器設定
  - モニタリング
  - 人工呼吸器離脱
- 覚えておくべきポイント
- 推奨文献

目的

1. 慢性肺疾患患者の人工呼吸管理の必要性に対する呼吸筋機能障害（respiratory muscle dysfunction）の影響について議論する
2. 閉塞性肺疾患患者で発生するauto-PEEPの役割について議論する
3. 閉塞性肺疾患患者の人工呼吸の適応を列挙する
4. 閉塞性肺疾患に対する人工呼吸器の初期設定を列挙する
5. 人工呼吸管理下にある閉塞性肺疾患患者のモニタリングと人工呼吸器離脱について議論する

導入

閉塞性肺疾患には，慢性閉塞性肺疾患（chronic obstructive pulmonary disease：COPD），喘息，気管支拡張症，嚢胞性線維症が含まれる。呼吸補助を要する患者のなかで，これらの病態を有する患者は相当数存在する。本章ではCOPDと喘息を扱うが，基本的には，ほかの閉塞性肺疾患における人工呼吸の原則も同様である。

概説

COPDでは気流の制限がエア・トラッピングを引き起こし，それにより仕事量増加と呼吸筋障害が発生する。喘息は発作的に発生し，気道の炎症と気管支攣縮に関連がある。COPDと喘息は慢性疾患であり，多くは外来での管理が可能である。しかし，ひとたびこれらの疾患が増悪すると，呼吸不全を発症し，人工呼吸管理が必要となる。

呼吸筋機能障害

COPDの肺は過膨張となっているため，通常はドーム状になっている横隔膜が平坦化しており，可動する容積が減少している。その結果，横隔膜の機能効率が低下している。横隔膜が高度に平坦化すると，収縮時に胸郭の側壁は外方ではなく内方へ移動してしまい，奇異呼吸が発生する（表18-1）。その際は，吸気の呼吸補助筋（内肋間筋，斜角筋，胸鎖乳突筋，胸筋，傍胸骨内肋間筋）が呼吸に重要な筋群となる。慢性呼吸筋機能障害が発生しているCOPD患者では予備力がなく，呼吸仕事量増加に対して容易に疲労が発生する。

auto-PEEP

auto-positive end-expiratory pressure（auto-PEEP）とは，エア・トラッピングによって発生した呼気終末の肺胞内圧のことである。肺内部の不均一性（heterogeneity）のため，エア・トラッピングとauto-PEEPは肺単位（lung unit）ごとに異なる。そのため，測定されたauto-PEEPは肺全体の平均値である。COPDではコンプライアンスと抵抗が増加しているため時定数が高値となり（表18-2），エア・トラッピングとauto-PEEPを防ぐために長い呼気時間が必要である。auto-PEEPが存在すると，肺内への

表 18-1　正常呼吸パターンと奇異呼吸の特徴

正常呼吸	奇異呼吸
● 前腹壁の突出	● 前腹壁が内方へ移動する
● 胸郭側面の拡張	● 胸郭側面が内方へ移動する
● 上部胸壁の拡張	● 上部胸壁の拡張

表 18-2　肺の時定数（τ）

- τ＝コンプライアンス×抵抗
- 完全受動呼出には τ 秒の 4～5 倍が必要である
- 通常，τ は約 0.5 秒である
- 慢性閉塞性肺疾患（COPD）ではコンプライアンスと気道抵抗が高いため，τ は増加している

空気流入を得るために強い吸気圧が必要となる（すなわち人工呼吸器のトリガーが難しくなる）。また，エア・トラッピングにより呼吸仕事量が増加する。COPD の気道抵抗に関しては，気流が制限されているのが特徴的である。

　重症喘息の患者でも同様にエア・トラッピングと auto-PEEP が発生する。このエア・トラッピングは，気管支攣縮，炎症，分泌物による気道抵抗上昇が原因である。過膨張となっている肺単位により，その近傍の肺単位が圧迫され小さくなる。換気のサイクルのなかで，auto-PEEP と抵抗負荷の増大があると強い胸腔内圧変化が必要となり，そのとき奇異呼吸が発生する。過膨張によって，圧-容量曲線上のコンプライアンスが低下している部位で換気することになり，その結果，コンプライアンス低下と呼吸仕事量増加が生じる。喘息患者に対して人工呼吸中に auto-PEEP を測定しても，エア・トラッピングの大きさが反映されないことがある。その理由として，完全に気道閉塞を起こしている部位があることが挙げられる（図 18-1）。このような患者には，エア・トラッピングと呼吸努力を最小にするような呼吸パターンを適用すべきである。しかし，不安がある場合や呼吸刺激が強い場合には，そのような呼吸パターンの適用が難しくなる。

栄養

一般的に，COPD 増悪を発症した患者は低栄養状態であり，熱量不足，蛋白不足，電解質異常が存在する。低栄養状態により呼吸筋機能は低下し，呼吸不全が悪化する。そのため栄養サポートが重要であるが，過栄養は避けなければならない。過栄養となると，二酸化炭素産生が増加し，呼吸筋仕事量が増加する。

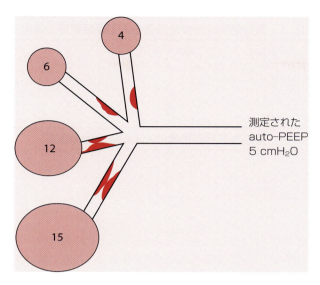

図 18-1 気道閉塞を認める場合，古典的方法による auto-PEEP 測定（呼気終末ポーズによる測定）では不正確である可能性がある。この例では，auto-PEEP の測定値は 5 cmH$_2$O となる（auto-PEEP が 4 cmH$_2$O と 6 cmH$_2$O の肺単位の平均値）。しかし，いくつかの肺単位は測定値より高い auto-PEEP を有している（12 cmH$_2$O と 15 cmH$_2$O）。

人工呼吸

COPD 患者では，もちろん救命のために必要となることもあるが，侵襲的人工呼吸管理（気管挿管を用いた）を可能な限り回避すべきである。慢性肺疾患患者に対する侵襲的人工呼吸管理は合併症（誤嚥，圧傷害，院内感染，心血管機能不全）の発生率が高く，さらにいったん気管挿管されてしまうと人工呼吸に完全に依存してしまう患者もいる。そのため，非侵襲的人工呼吸（noninvasive ventilation：NIV）が COPD 増悪患者に対する一般的な管理法となっている。このような患者の多くでは，NIV を使用することで気管挿管が回避できる。さらに，NIV を使用した患者では，生存に対する優位性がみられている。重症喘息発作にも NIV を試行してよいが，COPD 患者よりも成功率は低い。重症喘息への NIV 適用は議論のあるところだが，喘息や嚢胞性線維症に対しても適切に症例を選べば使用できるというエビデンスが集積してきている。

適応

COPD 増悪患者は，高二酸化炭素血症，低酸素血症があり，疲労がみられ，さらに呼吸筋障害が存在する（表 18-3）。呼吸仕事量の減少，呼吸筋の休息，動脈血二酸化炭素分圧（Paco$_2$）の平常時までの減少，低酸素血症の改善を目的として，人工呼吸が適用される。

表 18-3　慢性閉塞性肺疾患患者の人工呼吸管理の適応

- 慢性呼吸不全に合併する急性呼吸不全
- 呼吸仕事量を減少させる
- 呼吸筋を休ませる

表 18-4　重症喘息発作患者の人工呼吸管理の適応

- 急性呼吸不全
- 切迫する呼吸不全
- 重症低酸素血症

喘息における臨床的ジレンマは，通常の治療が失敗して呼吸サポートが必要となったときに起こる。喘息発作を発症する患者は通常若年者で，喘息以外は健康であることが多い。そのため，著明な呼吸努力増加にもかかわらず，換気を維持できてしまう。こういった患者は完全に疲弊するまで $Paco_2$ を 40 mmHg 以下に保つことができる。二酸化炭素の貯留が発生すると，急激に重度の高二酸化炭素血症とアシドーシスが進行する。そのため，$Paco_2$ が 40 mmHg を超えたら人工呼吸管理を導入すべきである。そして疲労の徴候がみられたときには，可能な限り早期に人工呼吸管理を導入する（表 18-4）。この時点ですでに患者は疲弊しており，人工呼吸管理開始までに時間がかかると換気不全が進行する。

慢性閉塞性肺疾患（COPD）の人工呼吸器設定

COPD患者に対する人工呼吸管理が非常に難しいことがある。最もよい管理ができれば，呼吸困難，呼吸仕事量増加，ガス交換異常が通常の状態まで回復する。これらの患者に呼吸補助を行う際に最も気をつけることは，患者と人工呼吸器の同調性であり，非同調が発生すると不必要な呼吸努力や不安が生じる。人工呼吸開始後には，強い鎮静や筋弛緩は行わない。人工呼吸器設定を適切に行い，適切なガス交換のみならず，患者に安楽を提供することが重要である（表 18-5 および図 18-2）。

圧制御換気（pressure-controlled ventilation：PCV），量制御換気（volume-controlled ventilation：VCV）のいずれも用いることができる。PCVの利点は，患者の要求に応じて流量を変更することができるという点である。しかしauto-PEEPが生じている際には，PCVを用いると1回換気量が減少してしまう。VCVを用いると，auto-PEEPが発生しても1回換気量は減少しないが，プラトー圧上昇と肺過膨張のリスクが増す。

COPD患者でプレッシャーサポート換気（pressure support ventilation：PSV）を使用すると問題が生じることがある。PSVにおける吸気の終了は流量サイクル（flow-cycled）である（たとえば最大流量に対して一定の比率）。患者と人工呼吸器との間で

表 18-5　慢性閉塞性肺疾患に対する人工呼吸器初期設定

設定	推奨
モード	A/C（CMV）
呼吸数	8〜15 回/分
量制御/圧制御換気	PCV もしくは VCV
1 回換気量	6〜8 mL/kg，かつプラトー圧 ≦ 30 cmH$_2$O
吸気時間	0.6〜1.0 秒
PEEP	5 cmH$_2$O，もしくは auto-PEEP を打ち消すのに必要な値
F$_{IO_2}$	たいてい ≦ 0.50

A/C：アシスト/コントロール，CMV：持続的強制換気，PCV：圧制御換気，PEEP：呼気終末陽圧，VCV：量制御換気

　吸気終了に相違が生じるようなときには，吸気の終了が延長したり短縮したりして，その結果，吸気を終了させるために呼吸に対する要求が増加し，呼出のための呼吸補助筋を使用することになる．PCV が PSV よりも好んで使用されることがあるが，それは呼吸数と吸気時間を設定できるからである．呼吸補助開始後の早期には吸気時間を固定する（0.6〜1.0 秒）ほうが患者にとって耐えやすく，安楽が得られることがある．

　VCV 使用の際には，患者の吸気の要求を達成し，安楽を促進するために，吸気流量を十分に高くしなければならない．吸気時間が 0.6〜1.0 秒になるように最大流量を設定する．吸気の開始時に患者の流量の要求が最大となる場合は，漸減波の吸気流量波形を活用できる．漸減波の波形を使用すると，時定数が大きい部位のガスの分布を改善することがある．しかし，一定の吸気流量のほうがより快適であると感じる患者もいる．auto-PEEP のために吸気時間を短くして呼気時間を確保する必要がある場合は，吸気流量が一定のほうがよいことがある．呼吸数は 8〜15 回/分に設定し，その後，高二酸化炭素血症の程度と auto-PEEP の状態に合わせて調整する．

　COPD 患者では，auto-PEEP がなければ高プラトー圧が問題になることは少ない．1 回換気量の範囲を 6〜8 mL/kg になるように設定する．プラトー圧は過膨張を防ぐために可能な限り低く（30 cmH$_2$O 未満）する．

　COPD 患者に人工呼吸管理を行う際には，auto-PEEP に関して常に気をつけなければならない．auto-PEEP を最小にして，それによるトリガーへの影響を最小限にすべきである．さらに，気道抵抗低下（例：気管支拡張薬やステロイドなど）や喀痰排出（例：気管支鏡や吸引など）を促す管理を行う．加えて，分時換気量を可能な限り減少させる．auto-PEEP が存在すると吸気開始の閾値が上がり，人工呼吸器をトリガーするのに必要な仕事量が増加する．auto-PEEP があると，一般的な臨床的徴候として，人工呼吸器が吸気を感知しないということがみられる．トリガー感度を適切に設定しても，患者の呼吸数が人工呼吸の換気回数を上回るのであれば，その原因は auto-PEEP だといえる．分時換気量（呼吸数と 1 回換気量）が過度に増加していなければ，auto-PEEP は

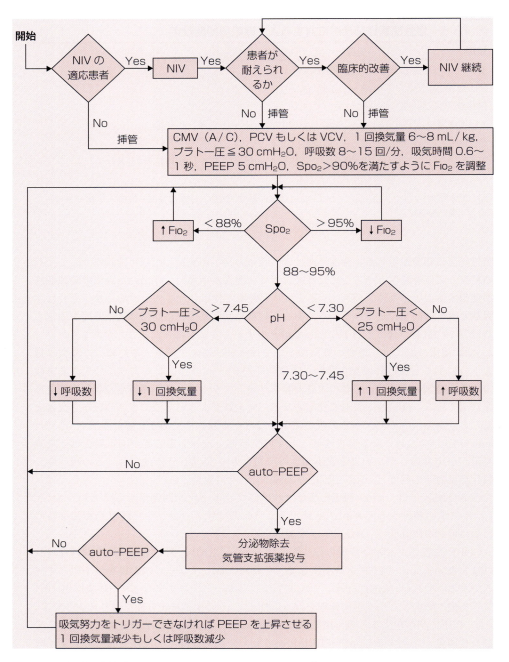

図 18-2　慢性閉塞性肺疾患患者に対する人工呼吸管理のアルゴリズム
A/C：アシスト/コントロール，CMV：持続的強制換気，NIV：非侵襲的人工呼吸，PCV：圧制御換気，PEEP：呼気終末陽圧，VCV：量制御換気

減少していく。しかしCOPD患者では，1回換気量が最小であっても，auto-PEEPに打ち勝ち人工呼吸器を感知させるだけの十分な吸気努力を生み出せないことがある。このような場合には，auto-PEEPを打ち消すだけのPEEPを適用することで，トリガー効率を改善させることができる。PEEPは1～2 cmH$_2$Oずつ増加させて，患者の換気回数と人工呼吸器の換気回数が等しくなるまで続ける。COPD患者では5 cmH$_2$O程度のPEEPが多くの場合有効であり，逆に10 cmH$_2$Oを超えるPEEPはほとんど必要とならない。COPDでは気流制限があり，PEEPを適用するとauto-PEEPを打ち消すことができる。

多くの場合，COPD患者に対して必要な吸入酸素濃度（F$_{IO_2}$）は0.50以下である。呼吸仕事量を減少させ$\dot{V}/\dot{Q}$ミスマッチを改善させると，ほんの少しF$_{IO_2}$を上昇させるだけで十分な動脈血酸素分圧（Pa$_{O_2}$）が得られる。なお，これらの患者ではPa$_{O_2}$は55～80 mmHgが適切である。

COPD患者の管理で重要なことは，過膨張を回避することである。Pa$_{CO_2}$を患者の通常の値に近づけて，必要以上に低下させない。目標となるPa$_{CO_2}$は多くの患者で50～60 mmHg，もしくはほぼ正常のpH（＞7.30）になる程度のPa$_{CO_2}$である。もし人工呼吸器の初期設定が呼吸刺激に対して十分であれば，通常は最小限の鎮静でよい。呼吸筋休息のために，人工呼吸管理の最初の24～48時間は完全に呼吸を補助して，その後に離脱の評価を試みる。

喘息の人工呼吸器設定

重症喘息患者に対する人工呼吸管理時の主要な問題は，auto-PEEPである。換気アプローチとしてはauto-PEEPを最小化することに注力しなければならない（表18-6および図18-3）。特に人工呼吸管理開始後早期には，高二酸化炭素許容人工換気法（permissive hypercapnia）を考えなければならない。また，このような患者の管理において，

表18-6　重症喘息に対する人工呼吸器初期設定

設定	推奨
モード	A/C（CMV）
呼吸数	8～20回/分；高二酸化炭素許容人工換気法（permissive hypercapnia）を容認する
量制御/圧制御換気	PCVもしくはVCV；重症喘息ではVCVが必要になる
1回換気量	4～6 mL/kg，かつプラトー圧≦30 cmH$_2$O
吸気時間	1～1.5秒；auto-PEEPを避ける
PEEP	PEEPの適用は議論が分かれるところである；auto-PEEPを打ち消すことを試みてもいいが，たいてい有効ではない
F$_{IO_2}$	Pa$_{O_2}$ 55～80 mmHgとSp$_{O_2}$ 88～95％を維持するのに必要な値

A/C：アシスト/コントロール，CMV：持続的強制換気，PCV：圧制御換気，PEEP：呼気終末陽圧，VCV：量制御換気

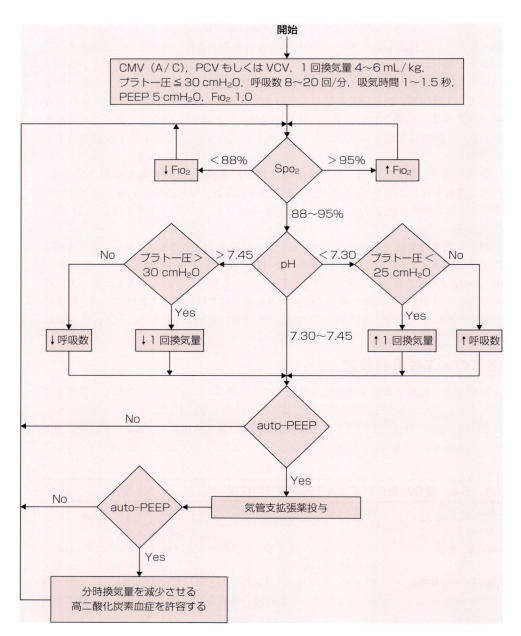

図 18-3　喘息患者に対する人工呼吸のアルゴリズム
A/C：アシスト／コントロール，CMV：持続的強制換気，NIV：非侵襲的人工呼吸，PCV：圧制御換気，PEEP：呼気終末陽圧，VCV：量制御換気

気管支拡張薬の吸入とステロイドの全身投与は非常に重要である。

VCV，PCV のどちらも使用可能であるが，呼吸補助開始時には VCV が必要となることが多い。非常に重症の喘息では気道内圧が高いため，換気量の確保には高い換気圧が必要となる。最高気道内圧が 60〜70 cmH$_2$O となることがあるが，プラトー圧は 30 cmH$_2$O 未満で管理できることが多い。ピーク圧とプラトー圧の差は気道抵抗の程度を表す。

いったん喘息の重症度が改善すれば，医療者の判断で PCV に変更することが可能である。PCV では一定の圧を用いて換気量を確保するため，換気量が変化する場合は気道抵抗とエア・トラッピングの変化があることを示している。PCV 管理下では，喘息の重症度が改善するにつれて 1 回換気量は増加する。また，非同調を最小にするために鎮静を行う。場合によっては筋弛緩が必要となるが，可能な限り使用は避ける。それに，筋弛緩使用後に長期的な筋力低下が発生することがあるからである。もし適切な鎮静が得られれば，たいていの場合完全な呼吸補助が行える。

auto-PEEP の発生を最小限にするために，1 回換気量は少なくする（4〜6 mL/kg）。プラトー圧が 30 cmH$_2$O を超えないように 1 回換気量を調整しなければならない。エア・トラッピングと auto-PEEP の程度を評価しながら呼吸数を設定する。理論的には，呼吸数を少なくすればエア・トラッピングは減らすことができる。しかし，喘息の患者においては，呼吸数を 15〜20 回/分に増加させても auto-PEEP の著明な上昇は発生しないことがある。1 回換気量を下げて呼吸数を少なくすると，二酸化炭素が貯留する。それでも pH が 7.20 以上を維持できればたいていは問題がない。喘息以外は健康である若年患者では，さらに低い pH でも許容できることがある。auto-PEEP，肺傷害，低血圧は，アシドーシスよりも危険である。

呼気を延長し，auto-PEEP を減少させるために，吸気時間を短くすべきである。しかし，吸気時間が長いほうが，よりよい換気の分布が得られる。そのため，初期設定では吸気時間を 1 秒にすることを推奨する。その後，吸気時間が 1.5 秒まで延長する必要があれば auto-PEEP の影響を評価する。呼吸数を少なくすれば，吸気時間が 1〜1.5 秒でも重大な auto-PEEP の上昇を起こさない。VCV の際に流量波形を漸減波にすると，換気の分布がよくなることがある。しかし，矩形波を使用したほうが吸気時間は短くなる。適切な吸気時間を得るように最大流量を設定する。

開始時の F$_{IO_2}$ は 1 として，パルスオキシメトリーや血液ガス分析による評価を行い，適切な酸素化が得られていると判断するならば F$_{IO_2}$ を減少させていく。喘息の管理において PEEP を適用するかに関しては，議論のあるところである。COPD とは違い，通常，喘息に発生する auto-PEEP は気流制限によって起こるわけではない。気流制限がないときに PEEP を付加しても auto-PEEP を打ち消さず，むしろ肺胞内圧を上昇させてしまうこともある。さらに，もし患者が完全に換気されており，吸気トリガーのための自発努力がない場合には，auto-PEEP があったとしても PEEP の効果があるかは不明である。PEEP の適用により auto-PEEP が発生していない肺単位が開放されることで，換気の分布が改善するかもしれない。全 PEEP（total PEEP）とプラトー圧が上

昇する場合は，喘息発作に対して PEEP を適用すべきではない。もしこのような患者に PEEP を適用する場合には，ガス交換，プラトー圧，auto-PEEP，血行動態に関してのモニタリングが必要である。

モニタリング

この患者群では，患者と人工呼吸器の同調に関してモニタリングを行うことが重要である（表 18-7）。閉塞性肺疾患患者の管理では，auto-PEEP を定期的にモニタリングする必要がある。auto-PEEP を同定するためには，呼気流量波形の評価と，トリガーされない自発呼吸の観察が有用である。しかし，これらの方法では auto-PEEP の強さについては評価ができない。自発呼吸がなければ，呼気終末ホールド（end-expiratory hold）を用いて auto-PEEP を定量評価することができる。また，呼吸数，呼吸補助筋の使用，呼吸音，心拍数，血圧をモニタリングする必要がある。

喘息患者において auto-PEEP とプラトー圧が過剰である場合は，圧傷害と循環への悪影響が多く発生する。身体所見と胸部 X 線写真によるモニタリングが必要である（表 18-8）。人工呼吸器と患者の系統立った評価に加え，プラトー圧，最高気道内圧，1 回換気量，auto-PEEP 値を診療録に記載し，経過を評価する。パルスオキシメトリーによる持続的なモニタリング，複数回にわたる血液ガス分析，血行動態のモニタリングが必要である。Spo_2 からは換気や酸-塩基平衡に関する情報が得られないことには留意すべきである。また，これらの患者では死腔/1 回換気量比（V_D/V_T）が高いため，呼気終末二酸化炭素のモニタリングは有用ではない。

表 18-7　慢性閉塞性肺疾患患者の人工呼吸管理中のモニタリング

- 患者-人工呼吸器の同調性
- auto-PEEP
- プラトー圧
- 血行動態
- パルスオキシメトリーと動脈血ガス分析
- 心肺機能障害の臨床的徴候

PEEP：呼気終末陽圧

表 18-8　重症喘息発作患者の人工呼吸管理中のモニタリング

- 圧傷害の存在
- プラトー圧
- auto-PEEP
- パルスオキシメトリーと動脈血ガス分析
- 心拍数と血圧

PEEP：呼気終末陽圧

人工呼吸器離脱

人工呼吸器離脱の過程で最も重要なことは，人工呼吸の適応となった急性の病態が改善していることの確認である．次に，COPD患者では心血管系疾患の罹患率が高いため，心血管系の機能が適切に保たれていることを確認する必要がある．3番目として，栄養状態や電解質の異常は呼吸筋機能に影響するため，電解質と栄養状況を適正に保つことが重要である．最後に，人工呼吸器離脱が可能かどうか，自発覚醒トライアル（spontaneous awaking trial：SAT）と自発呼吸トライアル（spontaneous breathing trial：SBT）を用いる．

ほとんどのCOPD患者では，人工呼吸器から完全に離脱することができる．しかし，長期のサポートを要する患者も存在する．これらの患者では気管切開と長期呼吸サポートが必要となり，呼吸サポートの間に散発的にSBTを行うといった時間をかけた離脱方法が必要となることがある．夜間の人工呼吸管理を要することもある．COPD患者では人工呼吸器離脱に際し，つなぎとしてNIVを使用することもできる．NIVは，患者が自分で換気ができるようになるか，再挿管となるまで使用することが可能である．

重症喘息発作の患者は通常，COPD患者より早く人工呼吸器の離脱が可能である．急性期の適切な管理の後に人工呼吸器離脱を考慮する．患者の状態が改善すれば（すなわち，気流抵抗が通常まで回復する，auto-PEEPが消失する，気道内圧と1回換気量が正常化する，ガス交換が適正化されるなど），鎮静を減量もしくは中止して，自発呼吸の回復を促す．意識清明で協力可能であればSBTを行い，抜管の可否について評価を行う．

覚えておくべきポイント

- 慢性閉塞性肺疾患（COPD）患者において呼吸仕事量を増大させる一般的な原因は，呼吸筋障害とauto-PEEPである
- COPD患者では，呼吸筋障害は急性呼吸不全を引き起こしうる
- COPD増悪を有する患者は非侵襲的人工呼吸（NIV）の適応がある
- COPD患者では，量制御換気（VCV）より圧制御換気（PCV）のほうが同調性のよい場合がある
- VCVを用いる際には，患者の要求に合わせた最大吸気流量を設定する．漸減波のほうがより安楽を感じる患者もいる
- COPD患者では，1回換気量を中等量にし，換気回数はできるだけ少なく設定する
- COPD患者では，auto-PEEPを打ち消すようにPEEPを適用する
- 重症喘息ではauto-PEEPが主要な問題となる
- 急性呼吸不全もしくは急性呼吸不全が迫っている患者では，人工呼吸管理が適応となる
- 重症喘息発作患者で$Paco_2$が40 mmHgを超える場合は，人工呼吸管理を考慮すべきである
- COPD患者における$Paco_2$の目標値は患者の通常時の値であり，pHが7.30を超えるようにする

- 人工呼吸器離脱を試みる前に，急性呼吸不全の経過が改善し，心血管系機能が適正化され，電解質が正常化され，栄養サポートが提供されていることを確認する必要がある
- COPD 増悪から回復しつつある患者では，侵襲的換気から自発呼吸に変更するためのつなぎとして NIV を用いることができる
- 重症喘息の初期人工呼吸器設定において，気道抵抗に打ち勝つだけの高い換気圧のために VCV がたびたび必要となる
- 重症喘息における呼吸数は 8～20 回/分に，1 回換気量はプラトー圧が 30 cmH$_2$O 未満になるように（4～6 mL/kg）設定する
- 喘息の重症度が改善するまで，高二酸化炭素血症の許容が必要なこともある
- 人工呼吸管理中の重症喘息では，7.10 程度の pH まで許容できる
- 重症喘息では auto-PEEP が発生しないように吸気時間を設定する
- Pao$_2$ が 55～80 mmHg の範囲になるように Fio$_2$ を設定する
- 重症喘息では，PEEP の適用が auto-PEEP を打ち消すことが可能かは不明である
- 人工呼吸管理中の重症喘息患者に PEEP を使用するかどうかは議論のあるところである
- 重症喘息発作に PEEP を適用する際には，プラトー圧，auto-PEEP，血行動態をモニタリングする
- auto-PEEP，プラトー圧，最高気道内圧，1 回換気量，圧傷害の存在についてモニタリングを行う
- 重症喘息患者の 1 回換気量，換気圧，ガス交換に改善がみられたのであれば，呼吸補助を中止する

推奨文献

Afessa B, Morales I, Cury JD. Clinical course and outcome of patients admitted to an ICU for status asthmaticus. *Chest.* 2001;120:1616-1621.

Afzal M, Tharratt RS. Mechanical ventilation in severe asthma. *Clin Rev Allergy Immunol.* 2001;20:385-397.

Beuther DA. Hypoventilation in asthma and chronic obstructive pulmonary disease. *Semin Respir Crit Care Med.* 2009;30:321-329.

Boldrini R, Fasano L, Nava S. Noninvasive mechanical ventilation. *Curr Opin Crit Care.* 2012;18:48-53.

Brenner B, Corbridge T, Kazzi A. Intubation and mechanical ventilation of the asthmatic patient in respiratory failure. *Proc Am Thorac Soc.* 2009;6:371-379.

Chandramouli S, Molyneaux V, Angus RM, et al. Insights into chronic obstructive pulmonary disease patient attitudes on ventilatory support. *Curr Opin Pulm Med.* 2011;17:98-102.

Fumeaux T, Rothmeier C, Jolliet P. Outcome of mechanical ventilation for acute respiratory failure in patients with pulmonary fibrosis. *Intensive Care Med.* 2001;27:1868-1874.

Koh Y. Ventilatory management of patients with severe asthma. *Int Anesthesiol Clin.* 2001;39:63-73.

Lim WJ, Mohammed Akram R, et al. Noninvasive positive pressure ventilation for treatment of respiratory failure due to severe acute exacerbations of asthma. *Cochrane Database Syst Rev.* 2012;12:CD004360.

MacIntyre N, Huang YC. Acute exacerbations and respiratory failure in chronic obstructive pulmonary disease. *Proc Am Thorac Soc.* 2008;5:530-535.

Mannam P, Siegel MD. Analytic review: management of life-threatening asthma in adults. *J Intensive Care Med.* 2010;25:3-15.

Medoff BD. Invasive and noninvasive ventilation in patients with asthma. *Respir Care.* 2008; 53:740-748.

Quon BS, Gan WQ, Sin DD. Contemporary management of acute exacerbations of COPD: a systematic review and metaanalysis. *Chest.* 2008;133(3):756-66.

Rubin BK, Dhand R, Ruppel GL, et al. Respiratory care year in review 2010: part 1. Asthma, COPD, pulmonary function testing, ventilator-associated pneumonia. *Respir Care.* 2011;56: 488-502.

Sethi JM. Mechanical ventilation in chronic obstructive pulmonary disease. *Clin Chest Med.* 2000;21:799-818.

Ward NS, Dushay KM. Clinical concise review: mechanical ventilation of patients with chronic obstructive pulmonary disease. *Crit Care Med.* 2008;36:1614-1619.

Chapter 19
胸部外傷

- 導入
- 概説
  鈍的胸部外傷
  鋭的胸部外傷
- 人工呼吸
  適応
  マスクによる持続気道陽圧（CPAP）
    と非侵襲的人工呼吸（NIV）
  人工呼吸器設定
  モニタリング
  人工呼吸器離脱
- 覚えておくべきポイント
- 推奨文献

目的

1. 鈍的胸部外傷患者と鋭的胸部外傷患者の臨床経過について議論する
2. 胸部外傷患者に対するマスクによる持続気道陽圧（CPAP）と非侵襲的人工呼吸（NIV）の適応について議論する
3. 胸部外傷患者の人工呼吸器の初期設定について議論する
4. 胸部外傷を有する人工呼吸管理中の患者のモニタリングについて説明する
5. 胸部外傷患者の換気サポートからの離脱について議論する

導入

重大な衝撃でなければ，胸壁は通常ある程度の外力を吸収することができるが，それでも胸部外傷は集中治療と人工呼吸管理の適応となることが多い。人工呼吸管理を要するほかの疾患（慢性閉塞性肺疾患など）と異なり，典型的には胸部外傷患者はそれまでは健康な若年者であり，非侵襲的方法を用いて管理されることが増えてきている。

概説

鈍的胸部外傷

鈍的胸部外傷では，体表の所見や症状に乏しいことがしばしばみられる。鈍的胸部外傷として臨床上含まれるものには，骨折，肺挫傷，気管気管支損傷，心筋損傷，血管損傷，食道穿孔，横隔膜損傷などがある。骨折には，肋骨，胸骨，椎骨，鎖骨，肩甲骨が含まれる。これらのなかでは肋骨骨折が最も多い。フレイルチェストを合併していない肋骨骨折でも疼痛を伴うことがあり，その結果，吸気不足，無気肺，換気血流比（$\dot{V}/\dot{Q}$）ミスマッチによる低酸素血症がみられる。肺挫傷などのほかの傷害がなければ，単発性の肋骨骨折により人工呼吸管理を要することはほとんどない。多発肋骨骨折によるフレイルチェストがあると胸郭の安定性が失われ，さらに，肺実質の傷害による換気障害，胸壁の奇異性運動による胸郭拡張障害，疼痛による低換気がみられる。近年までは，フレイルチェストの患者の胸郭を安定させるために，陽圧呼吸と呼気終末陽圧（positive end-expiratory pressure：PEEP）を適用するのが通常のプラクティスであった。しかし現在は，多くの患者が挿管や人工呼吸管理を行わずに管理される。疼痛管理と非侵襲的人工呼吸（noninvasive ventilation：NIV）を適切に行うことにより，このことが可能となった。現時点でフレイルチェスト患者の人工呼吸適応として受け入れられている項目は，ショック，非開放性頭部外傷，緊急手術を要する状態，重症肺機能不全，呼吸状態の悪化が挙げられる。

　肺挫傷は強い衝撃を伴う鈍的胸部外傷で発生し，肺内では血液と蛋白が血管内から間質と肺胞腔に漏出する。臨床経過と治療という観点からは，肺挫傷は急性呼吸促迫症候群（acute respiratory distress syndrome：ARDS）に類似している。肺挫傷が限局し

ている際に高い PEEP を適用すると，動脈血の酸素化の奇異性減少がみられることがある。これは，正常な部位から損傷がある部位に血液が移動して，シャント率が増加することが原因である。軽症から中等症の肺挫傷では挿管を必要とせず，低酸素血症に対しては酸素とマスクによる持続気道陽圧（continuous positive airway pressure：CPAP）もしくは NIV で対応が可能である。

　気管気管支損傷のほとんどが気管付近，もしくは主気管支分岐部の付近で発生する。もしそれらが軽微で気胸を起こしていなければ，自然軽快する。気管気管支損傷により大量のエアリークや気胸が発生する場合は，外科的修復が必要となる。気管気管支損傷では，開胸術後に人工呼吸管理が必要となることがあり，特にほかの部位の損傷により肺機能の障害を起こしているときには，より人工呼吸管理の必要性が増す。

　鈍的外傷に関連する心筋損傷は，心筋挫傷という形で発生することが多い。心筋挫傷は不整脈を引き起こすが，心不全に至ることはまれである。肋骨骨折や肺挫傷など他部位の損傷がなければ，心筋挫傷だけでは人工呼吸が必要となることはほとんどない。胸腔内血管の損傷では重大な低血圧を発症し，緊急開胸術を要することがありうる。これらの損傷を有する患者では，たいてい多部位にわたる胸部内損傷があり，人工呼吸管理を要する。

　胸部外傷に続発する横隔膜損傷は非常にまれである。もしこの損傷が発生したら，ほとんどの症例で手術による修復が必要である。横隔膜損傷の患者では，術後に長期間人工呼吸管理が必要になることがあり，さらに横隔膜の筋力低下により離脱が困難となる。

鋭的胸部外傷

鋭的胸部外傷では，肺，心臓，血管に影響が及ぶことがあり，ほとんどすべての症例で外科的介入が必要となる。鋭的胸部外傷において緊張性気胸や大量血液喪失が合併していると，致死的となりうる。緊張性気胸は胸腔チューブを挿入すればすぐさま改善するため，人工呼吸が必要とならないこともある。多くの鋭的胸部外傷は外科的修復が必要であり，術後も人工呼吸管理を要することが多い。

人工呼吸

適応

胸部外傷における人工呼吸の適応を表 19-1 に示す。絶対的適応はなく，人工呼吸管理の必要性は呼吸不全の程度と関係する。以前は胸壁の奇異性運動を伴うフレイルチェストは陽圧呼吸の絶対適応だと考えられていたが，現在では多くのフレイルチェストは挿管と人工呼吸を行わずに管理が可能である。ARDS は胸部外傷でよくみられる合併症であり，胸部挫傷がなくとも発症する。ARDS の原因が胸部外傷であっても，ほかの原因の ARDS と同様の管理を行う。胸部外傷の患者において，疼痛管理は重要な課題である。大量の麻薬による疼痛管理が必要なときは，呼吸抑制が出現することがあり，

表 19-1　胸部外傷患者の人工呼吸管理の適応

- 胸部奇異性運動を伴うフレイルチェストで，頻呼吸，低酸素血症，高二酸化炭素血症がある
- 100％酸素濃度の呼吸下でも頻呼吸と重症な低酸素血症（$Pao_2 < 60\ mmHg$）を伴う肺挫傷がある
- 肋骨骨折による胸痛で，鎮痛管理のために大量の麻薬を要する場合
- 開胸術後
- 血行動態の不安定さ，特に呼吸予備能が少ない場合（たとえば低酸素血症や頻呼吸）
- 重症な関連する外傷（たとえば頭部外傷）
- 非侵襲的人工呼吸の試行が失敗した場合

表 19-2　胸部外傷患者に対する人工呼吸器初期設定

設定	推奨
モード	A/C（CMV）
呼吸数	15～25 回/分
量制御/圧制御換気	PCV もしくは VCV
1 回換気量	6～8 mL/kg（理想体重），かつプラトー圧 ≦ 30 cmH_2O；ARDS では 4～8 mL/kg（理想体重）
吸気時間	≦ 1.0 秒
PEEP	5 cmH_2O；重度のエアリークが発生しないように設定；ARDS では適切に調節する
F_{IO_2}	1.0

A/C：アシスト/コントロール，ARDS：急性呼吸促迫症候群，CMV：持続的強制換気，PCV：圧制御換気，PEEP：呼気終末陽圧，VCV：量制御換気

人工呼吸が必要となる。呼吸抑制を起こさず鎮痛を図る場合には，硬膜外麻酔や自己調節鎮痛法（patient-controlled analgesia），肋間神経ブロックが使用される。

マスクによる持続気道陽圧（CPAP）と非侵襲的人工呼吸（NIV）

胸部外傷の患者に対する NIV は徐々に一般的な管理になりつつある。胸部外傷患者の早期 NIV 導入は，合併症を増やすことなく胸部の安定化を促進し，肺の虚脱した部位の拡張を促し，死亡率と挿管率を有意に低下させる。CPAP を 8～12 cmH_2O に設定して，60 mmHg より高い動脈血酸素分圧（Pao_2）を維持するように吸入酸素濃度（F_{IO_2}）を調節する。呼吸仕事量が増加しているときには NIV が適応となる。ただし，CPAP，F_{IO_2}，換気補助を増量する必要があるときは侵襲的人工呼吸管理を考慮する。血行動態が不良である場合は挿管が通常は必要である。

人工呼吸器設定

胸部外傷患者に対する人工呼吸器初期設定の推奨を表 19-2 に記した。まず，圧制御

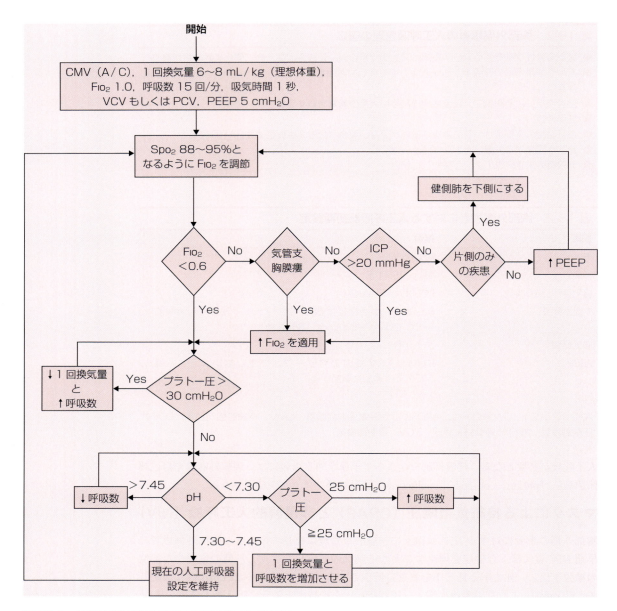

図 19-1 胸部外傷患者に対する人工呼吸のアルゴリズム
A/C：アシスト/コントロール，CMV：持続的強制換気，ICP：頭蓋内圧，PCV：圧制御換気，PEEP：呼気終末陽圧，VCV：量制御換気

換気か量制御換気を用いて完全換気補助を行う（図 19-1）。しかし，疼痛管理が十分に行われ血行動態が安定している患者では，プレッシャーサポート換気でも管理可能である。

酸素化は，F_{IO_2} と PEEP，肺機能障害の程度，血行動態の安定性から影響を受ける。初期設定では F_{IO_2} を 1 とし，その後パルスオキシメトリーを用いて必要な動脈の酸素化を得られるように調整する。一般的に，PEEP の初期設定は 5 cmH_2O である。もし重大な圧傷害の所見（例：皮下気腫，気胸，胸腔チューブからのエアリークなど）がある場合は，PEEP の初期設定として 0 cmH_2O を適用するほうがよいこともある。肺内シャントがあれば，高い PEEP の適用を試みてもよい。しかし，胸部外傷の患者でに圧傷害がよくみられるため，気道内圧が上昇するならば注意する必要がある。血液喪失を認める場合は，PEEP を上げた時に血行動態が不安定になることがある。また頭部外傷患者では，PEEP を上げると頭蓋内圧が亢進することがある。もし肺挫傷が片側のみであれば，PEEP を上げる際に注意しなければならない。そのような状況で PEEP を適用すると，高いコンプライアンスの肺単位から低いコンプライアンスの非換気部位への血液の移動が生じて，シャントが増加し，低酸素血症が増悪することがある。片側の肺挫傷を認める場合は，PEEP を上げるよりも，肺挫傷側が上側になるように側臥位をとるほうが効果的だろう。

　VCV，PCV どちらの場合でも，プラトー圧が 30 cmH_2O 未満になるように維持する。外傷患者でも十分な肺のコンプライアンスがあれば（たとえば開胸術後など），1 回換気量を 6 〜 8 mL/kg（理想体重）にすることでプラトー圧を 30 cmH_2O 未満に保つことができる。肺挫傷や ARDS があるときは，プラトー圧を 30 cmH_2O 未満にするために 1 回換気量を 4 〜 8 mL/kg（理想体重）にする必要があるだろう。呼吸数の初期設定に 15 〜 25 回/分でよいことが多い。必要であれば，目標動脈血二酸化炭素分圧（$Paco_2$）を達成させるために呼吸数を増加させる。頭蓋内圧亢進を伴う頭部外傷がなければ，胸部外傷患者では通常，高二酸化炭素許容人工換気法（permissive hypercapnia）を適用することができる。胸部外傷では，吸気時間はほとんどの場合で 1 秒以下が適切である。

モニタリング

人工呼吸管理中の胸部外傷患者におけるモニタリングは，ほかの人工呼吸患者におけるモニタリングと同様である（表 19-3）。胸部外傷ではエアリークが多く出現するため，エアリークの徴候を頻回に評価しなければならない。胸部外傷患者の人工呼吸管理中に急速の悪化を認めたときには，気胸を考慮する必要がある。胸部外傷患者では，適切な動脈血酸素化を保つようにしながら，可能な限り低い肺胞内圧と PEEP で管理しなければならない。auto-PEEP は避けるべきである。これらの患者では肺塞栓症もみられることが多く，臨床状態の急速悪化を認めた際には鑑別疾患として肺塞栓症を挙げる。胸部外傷患者では，多くの術後患者と同様に水分過多の頻度が高く，シャントとコンプライアンス低下に影響する。人工呼吸管理が長引く場合には，治癒促進と人工呼吸器離脱促進のために栄養管理が必要である。

人工呼吸器離脱

たとえば鋭的胸部外傷の修復術後といった胸部外傷患者では，ほとんどの場合，人工呼

表 19-3　胸部外傷患者の人工呼吸管理中のモニタリング

- 気胸と肺胞外空気
- auto-PEEP，平均気道内圧
- 最大の肺胞圧
- 肺塞栓症
- 水分バランス
- 栄養状態

PEEP：呼気終末陽圧

吸管理は早期に終了できる．これら患者の多くは心肺疾患の既往がなく，頭部外傷やARDSといった関連する問題がなければ早期に回復していく．重症肺挫傷やARDSでは長期の人工呼吸管理を要することもあり，肺感染症，膿胸，敗血症，肺塞栓症の合併が出現しうる．このような患者では人工呼吸器離脱が困難なことがあり，特に多臓器不全があるとその傾向は顕著である．こういった患者では自発呼吸トライアル（spontaneous breathing trial：SBT）を周期的に行って，時間をかけて人工呼吸器離脱を図ることが必要だろう．重症な胸壁損傷や横隔膜損傷を伴う患者においても，人工呼吸器離脱が困難となる．離脱が困難な際には，損傷部位と併存する合併症の治療，気管支の衛生管理（分泌物除去など），栄養サポート，呼吸筋の強化とコンディショニング〔すなわち，疲労を起こさない程度の負荷（subfatiguing load）での自発呼吸期間の設定〕を目標とする．

覚えておくべきポイント

- 胸部外傷には鈍的胸部外傷と鋭的胸部外傷がある
- 胸部外傷患者における人工呼吸管理の適応として，フレイルチェスト，呼吸抑制が発症するほどの量の鎮痛薬が必要な胸痛，肺挫傷，開胸術の術後，血行動態不安定，他部位の重症損傷が挙げられる
- フレイルチェストは人工呼吸管理の絶対的適応ではない
- 気管挿管を行う前に，マスクによる持続気道陽圧（CPAP）と非侵襲的人工呼吸（NIV）の適応について考慮する
- 胸部外傷はしばしば重症肺傷害を引き起こす
- 胸部外傷患者の人工呼吸管理の合併症として，エアリークは一般的にみられる
- 胸部外傷患者の多くは人工呼吸管理日数が短く，離脱を早期に行うことができる
- 急性呼吸促迫症候群（ARDS）を合併した胸部外傷患者では人工呼吸管理が難しいことがあり，その場合は人工呼吸期間延長や離脱困難を伴う

推荐文献

Chiumello D, Coppola S, Froio S, et al. Noninvasive ventilation in chest trauma: systematic review and meta-analysis. *Intensive Care Med*. 2013;39:1171-1180.

Gentilello LM, Pierson DJ. Trauma critical care. *Am J Respir Crit Care Med*. 2001;163:604-607.

Harris T, Davenport R, Hurst T, Jones J. Improving outcome in severe trauma: trauma systems and initial management: intubation, ventilation and resuscitation. *Postgrad Med J*. 2012;88:588-594.

Kiraly L, Schreiber M. Management of the crushed chest. *Crit Care Med*. 2010;38(9 Suppl):S469-S477.

Michaels AJ. Management of post traumatic respiratory failure. *Crit Care Clin*. 2004;20:83-99.

Papadakos PJ, Karcz M, Lachmann B. Mechanical ventilation in trauma. *Curr Opin Anaesthesiol*. 2010;23:228-232.

Pettiford BL, Luketich JD, Landreneau RJ. The management of flail chest. *Thorac Surg Clin*. 2007;17:25-33.

Rico FR, Cheng JD, Gestring ML, Piotrowski ES. Mechanical ventilation strategies in massive chest trauma. *Crit Care Clin*. 2007;23:299-315.

Sutyak JP, Wohltmann CD, Larson J. Pulmonary contusions and critical care management in thoracic trauma. *Thorac Surg Clin*. 2007;17:11-23.

Wanek S, Mayberry JC. Blunt thoracic trauma: flail chest, pulmonary contusion, and blast injury. *Crit Care Clin*. 2004;20:71-81.

Wigginton JG, Roppolo L, Pepe PE. Advances in resuscitative trauma care. *Minerva Anestesiol*. 2011;77:993-1002.

Chapter 20
頭部外傷

- 導入
- 概説
  - 生理学
  - 臨床所見
  - 神経原性肺水腫
  - 管理
- 人工呼吸
  - 適応
  - 人工呼吸器設定
  - モニタリング
  - 人工呼吸器離脱
  - 無呼吸テスト
- 覚えておくべきポイント
- 推奨文献

目的

1. 人工呼吸管理（胸腔内圧上昇）と頭部外傷の相互作用を説明する
2. 神経原性肺水腫を同定する
3. 頭部外傷患者における人工呼吸の適応，初期設定，モニタリング，人工呼吸器離脱を議論する
4. どのように無呼吸テストを施行するかを説明する

導入

米国やほかの先進国において，頭部外傷とそれに付随する神経学的機能障害はよくみられる。この問題に関連する死亡率と合併症は，頭蓋内圧（intracranial pressure：ICP）の亢進を惹起する急性脳浮腫やそのほかの脳内占拠病変と関係がある。頭部外傷は基本的に外傷そのものによって起こる。しかし，同様のことが，外科的問題（たとえば腫瘍切除術後）や内科的問題（たとえば脳血管障害や蘇生後低酸素症，肝不全）でも起こりうる。

概説

生理学

頭蓋骨は硬いため，頭蓋内容積（intracranial volume）の増加は ICP の亢進を引き起こす。頭蓋内容積と ICP の関係を，脳コンプライアンス曲線で示す（図 20-1）。頭蓋内容積増加が軽度の場合は ICP 亢進を伴うことなく耐えることができるが，容積増加が大きい場合は ICP が著明に亢進する。この ICP 亢進は脳血流を減少させ，脳低酸素症を引き起こす。著明な ICP の亢進により浮腫をきたした脳が小脳テントを越えることでヘルニアが形成され，脳幹圧迫に至る。頭部外傷への主な介入は ICP の制御である。

脳灌流圧（cerebral perfusion pressure：CPP）は，平均動脈圧（mean arterial pressure：MAP）と ICP の差と定義される：

$$CPP = MAP - ICP$$

通常，ICP は 10 mmHg 未満，MAP は 90 mmHg 程度であるため，CPP の基準値は 80 mmHg を超える。目標とすべき CPP は 50 〜 70 mmHg である。50 mmHg 未満の CPP は避けるべきである。急性頭部外傷患者では，ICP の測定が頻回に行われる。MAP が低下するか ICP が亢進すると，CPP が低下する。MAP が低下しうる治療（例：陽圧呼吸，利尿薬，血管拡張薬）は CPP を低下させ，ICP を低下させる治療（過換気，マンニトールなど）は CPP を上昇させる。ICP 亢進時には正常の生理的反応として徐脈を伴う高血圧が惹起されるが，これはクッシング（Cushing）現象と呼ばれる。

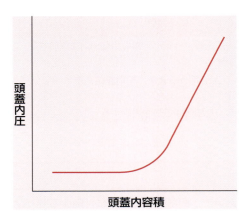

図 20-1 頭蓋内圧と頭蓋内容積との関係を示した脳コンプライアンス曲線。正常（低頭蓋内容積）では，頭蓋内圧亢進を認めないまま脳腫脹が発生することがある。しかし，ある点を超えると，脳腫脹増加により著明な頭蓋内圧亢進をきたす。

　人工呼吸を行うと胸腔内圧が上昇するため，ICP が亢進し，CPP が低下しうる。呼気終末陽圧（positive end-expiratory pressure：PEEP）により，MAP と静脈還流量の減少が発生しうる。静脈還流量の減少は ICP を亢進させ，MAP の減少は CPP を低下させる。

臨床所見

　重症損傷では ICP 亢進により，チェーン-ストークス（Cheyne-Stokes）呼吸や中枢神経性過換気，無呼吸のような異常な換気パターンが発生する。脳幹圧迫（テント切痕内ヘルニア）により，反射消失を伴う散瞳や特異な肢位（除脳肢位，除皮質肢位），循環虚脱が出現する。

神経原性肺水腫

　急性頭部外傷と ICP 亢進により，神経原性肺水腫（neurogenic pulmonary edema：NPE）が発症する。NPE は非心原性肺水腫であり，臨床的には急性呼吸促迫症候群（acute respiratory distress syndrome：ARDS）との区別は困難である。NPE により，機能的残気量低下，肺コンプライアンス低下，肺内シャント増加，低酸素血症が発生する。NPE の治療はほかの原因による ARDS と同様であり，酸素投与と PEEP の適用がある。

管理

　急性頭部外傷の管理には，血行動態管理と呼吸管理の両者が含まれる。ICP を制御する方法を表 20-1 に簡潔にまとめた。CPP を維持するにあたり，動脈血圧の血行動態管理が重要である。呼吸管理としては，適切な動脈血二酸化炭素分圧（$PaCO_2$）と動脈血酸素分圧（PaO_2）を維持することが挙げられる。なお，高い平均気道内圧は避けなけれ

表 20-1　頭蓋内圧（ICP）の管理

方法	コメント
過換気	緊急時に ICP を低下させるためには $Paco_2$ を 25～30 mmHg にすることが有用である；その後，$Paco_2$ を可能な限り早急に基準値にする
平均気道内圧	ICP 亢進回避と動脈血圧低下回避のため，平均気道内圧は可能な限り低値にする
体位	ICP 低下と PEEP 効果相殺のために 30 度の頭部挙上が有用である（PEEP は胸腔内圧と ICP に影響する）；トレンデレンブルグ（Trendelenburg）体位は避ける；脳からの静脈血流出を促進させるため頭部は正面を保持する
脱水と高浸透圧療法	急激な ICP 亢進の治療にマンニトールが有用である；脳からの水分排出を目的としたフロセミドとアセタゾラミドの投与が一般的に行われる
鎮静と筋弛緩	ICP 亢進は，興奮，バルサルバ（Valsalva）手技，咳嗽，疼痛で発生する；これらの行動を抑制する治療はしばしば ICP を低下させる
副腎皮質ステロイド	過去には脳浮腫の治療としてステロイドが広く用いられていたが，この治療は利益をもたらさないことが示されており，頭部外傷に対してステロイドはルーチンには用いない
バルビツレート療法	高用量バルビツレート療法は脳酸素需要を減少させ ICP を低下させる；通常の管理に反応しない高い ICP がみられる患者に対して，高用量バルビツレート療法が有用な場合がある
体温管理	高体温は脳傷害を増悪させるため回避しなければならない；低体温療法は ICP を低下させるため使用が徐々に増加している
減圧開頭術	頭蓋骨の一部を除去することで，圧を増加させることなく脳腫脹を許容することが可能となる；びまん性脳浮腫に対するこの治療の役割はいまだ不明である
脳室開窓術	脳脊髄液を少量排出することで ICP を低下させることが可能である

ばならない。それは，静脈還流量減少（ICP が亢進する）と心拍出量減少（MAP が低下する）により，CPP に対して悪影響を与えうるからである。

　過去には，頭部外傷患者に対する呼吸ケアとして医原性過換気（iatrogenic hyperventilation）が用いられていた。しかし，この治療では生存率改善は示されておらず，今は推奨されない。急性の ICP 亢進に対して最適治療（definitive therapy）が導入されるまで一時的に過換気を行うこともあるが，その際は治療介入後に徐々に $Paco_2$ を正常に戻していく。急激に $Paco_2$ が上昇すると危険な ICP の亢進が発生することがあるので，$Paco_2$ の急速上昇は避ける。

　$Paco_2$ は pH に対して影響を与えるため，脳血管抵抗に間接的に影響するといえる。pH が変化すると脳血管の抵抗が変化し，そのため脳血流と ICP も変化する。pH の低下（$Paco_2$ 上昇）は脳血管拡張と ICP 亢進を惹起する。pH 上昇（$Paco_2$ 低下）は ICP を低下させる。過換気療法の間，脳は急速に $Paco_2$ の変化に対して均衡を保つように働

き，4〜6時間かけて平衡状態をつくり出す。その後やがてpHが正常化して，$Paco_2$低下の利点が減弱する。医原性過換気は推奨されないが，一方で高二酸化炭素許容人工換気法（permissive hypercapnia）を行うと許容できないICP亢進をきたすことがあるため注意する。

人工呼吸

図20-2に示したとおり，$Paco_2$の上昇とPao_2の低下はICP亢進を惹起する。そのため，ICP亢進患者の呼吸管理においては，正常の酸素化と正常の酸-塩基平衡の達成が目標となる。肺胞内圧の上昇は静脈還流量減少と心拍出量減少を起こすため，ICP亢進を起こす可能性がある。

適応

表20-2に頭部外傷患者の人工呼吸の適応を列挙する。これらの患者において，人工呼吸管理の開始理由は一次的損傷による中枢性呼吸抑制が最も多い。このような患者では肺機能はほぼ正常で，人工呼吸管理は単純である。外傷患者では，脊椎，胸部，腹部の損傷によっても人工呼吸開始が必要となることがある。また，NPEが合併する場合も陽圧呼吸が必要になりうる。さらに，急性頭部外傷における治療（たとえばバルビツレート療法や鎮静，筋弛緩）により中枢性の呼吸抑制が起こる場合も人工呼吸管理が必要となる。

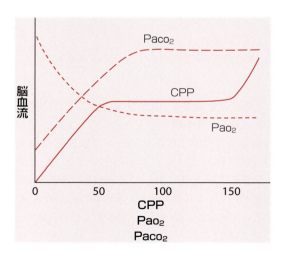

図20-2 $Paco_2$とPao_2，脳灌流圧（CPP）が脳血流に及ぼす影響。注意すべきは，高二酸化炭素血症と低酸素血症は脳血流を増加させ，頭蓋内圧を亢進させるということである。通常，ある範囲の脳灌流圧においては脳血流はおおよそ一定である〔自己調節能（autoregulation）〕が，急性頭部外傷ではこの関係が失われる（自己調節能の喪失）。

表 20-2　急性頭部外傷患者の人工呼吸管理の適応

- 一次性神経学的損傷による呼吸抑制
- 脊椎，胸部，腹部への関連する損傷
- 神経原性肺水腫
- 呼吸抑制をきたす薬物による治療（バルビツレート，鎮静薬，筋弛緩薬）

表 20-3　頭部外傷患者に対する人工呼吸器初期設定

設定	推奨
モード	CMV（A/C）
呼吸数	15～25 回/分
量制御/圧制御換気	VCV もしくは PCV
1 回換気量	6～8 mL/kg（理想体重），かつプラトー圧 ≦ 30 cmH_2O
吸気時間	1 秒
PEEP	5 cmH_2O，かつ ICP を上昇させない PEEP
F_{IO_2}	1.0

A/C：アシスト/コントロール，CMV：持続的強制換気，ICP：頭蓋内圧，PCV：圧制御換気，PEEP：呼気終末陽圧，VCV：量制御換気

人工呼吸器設定

頭部外傷患者に対する人工呼吸器の初期設定を表 20-3 と図 20-3 に記す．これらの患者では人工呼吸管理開始時にはほぼ常に人工呼吸器による完全なサポートが必要であり，持続的強制換気（アシスト/コントロール）を用いる．これらの患者では意識状態が抑制されており，さらに $Paco_2$ の制御も必要であるために，初期設定として通常プレッシャーサポート換気は適切でない．呼吸状態が改善し，自発呼吸が問題なく行えるようになれば，プレッシャーサポート換気も使用可能である．

　頭部外傷患者の肺機能は比較的正常であることが多いため，多くの場合，酸素化は問題とならない．これらの患者では，初期設定として 100％酸素を投与した後に，パルスオキシメトリーを使用して吸入酸素濃度（F_{IO_2}）を急速に下げることができる．周期的に低酸素血症が起こり ICP が亢進する可能性があるため，そのリスクを最小限にするため 80 mmHg より高い Pao_2 を目標とする．多くの場合，PEEP の初期設定は 5 cmH_2O が適切で，かつ十分である．ICP に対する PEEP の影響の懸念はあるが，10 cmH_2O 以下の PEEP であれば悪影響はほとんど出現しない．NPE の管理はほかの原因の ARDS と同様であるが，高い平均気道内圧が ICP に与える悪影響は避ける必要がある．高い PEEP が必要となる患者では，頭部を挙上して胸腔内圧上昇の影響を最小限にして，ICP を注意深くモニタリングする．

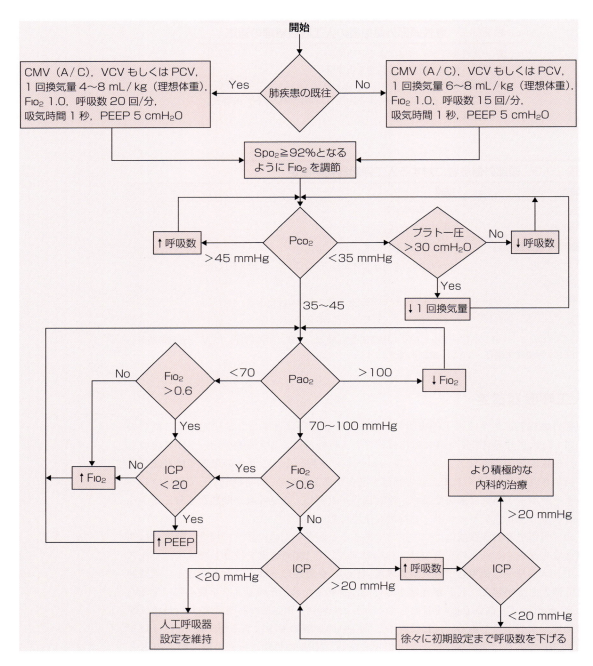

図 20-3　頭部外傷患者に対する人工呼吸のアルゴリズム
A/C：アシスト/コントロール，CMV：持続的強制換気，ICP：頭蓋内圧，PCV：圧制御換気，PEEP：呼気終末陽圧，VCV：量制御換気

表 20-4　頭部外傷患者に対する人工呼吸のモニタリング

- 最高肺胞内圧，平均気道内圧，auto-PEEP
- $Paco_2$，呼気終末二酸化炭素分圧
- 頭蓋内圧，頸静脈球酸素飽和度
- パルスオキシメトリー
- 心拍数，体血圧

PEEP：呼気終末陽圧

　量制御換気（VCV）と圧制御換気（PCV）の選択は，医療者の好みに基づいて行ってよい．1回換気量を6～8 mL/kg（理想体重）の範囲に調節し，プラトー圧を30 cmH$_2$O未満に維持する．これらの患者では典型的には肺や胸壁コンプライアンスがほぼ正常であるため，肺胞内圧が問題になることはほとんどない．人工呼吸の目標に，Pco_2を35～45 mmHg，pHを7.35～7.45に維持することである．急性もしくは慢性呼吸器疾患が併存しているようなときには，低換気戦略を用いる．呼吸数は正常な酸-塩基平衡を保つように設定する．これはたいていの場合で15～25回/分の回数で達成可能である．吸気時間は通常1秒が適切である．

モニタリング

　人工呼吸中の頭部外傷患者のモニタリングは，ほかの人工呼吸患者と同様である（表20-4）．短期間の過換気療法を施行し，分時換気量が増加しているときには，auto-PEEPの有無を評価する．このような患者では通常肺機能は正常であるが，$Paco_2$上昇が許容できない状況であるため，換気の程度をモニタリングするために呼気終末二酸化炭素測定（カプノグラフィー）が有用である．

　人工呼吸器設定を変更するときはICPを注意深くモニタリングする．ICPモニターがない場合は，人工呼吸器設定変更時にICP亢進の臨床所見（たとえば対光反射，肢位，意識状態の変化）を評価する．これらの患者において気道分泌物を除去することは重要であるが，吸引時の有害なICP亢進を回避する努力が必要である．また，創傷治癒と人工呼吸器離脱を促進するために，栄養サポートが必要である．長期間不動である患者では，肺塞栓症が発症しうる．また，これらの患者では肺感染症もよくみられる．

　頸静脈球酸素飽和度（jugular venous bulb oxygen saturation：$Sjvo_2$）測定と脳内プローブによる脳Po_2（P_bo_2）測定を，脳酸素化の指標として用いることができる．これらのモニターの使用は議論が分かれるところである．使用する際には，それぞれの治療域値は$Sjvo_2$ 50％未満，P_bo_2 15 mmHg未満である．

人工呼吸器離脱

　呼吸抑制を伴う治療が不要となるまで，人工呼吸器離脱は行わない．換気刺激の障害がなければ，神経学的機能が最大まで回復していなくても人工呼吸管理を終了できることがしばしばある．換気補助よりも気道確保が長期間必要な患者もいる（気管切開）．し

かし，意識状態の抑制の程度だけを判断材料として抜管延期を判断してはならない。中枢神経機能障害の状態では，このような患者の人工呼吸器離脱，抜管，気管切開カニューレ抜去が遅くなり，また困難になることがある。自発呼吸トライアル（spontaneous breathing trial：SBT）が失敗した場合は，その後の呼吸器離脱の方法として，複数回のSBTや適切な休息を組み入れることが必要である。

無呼吸テスト[訳注1]

> 訳注1 日本のものとは異なる。

無呼吸テストは脳死判定の1つとして施行される。無呼吸テストを施行する前に，以下の必要事項を満たしている必要がある：深部体温が36.5℃以上，収縮期血圧が90 mmHg以上，正常な水分バランスであること，正常な酸素化（もしくは100％酸素吸入下で$Pao_2 > 200$ mmHg），正常な血中二酸化炭素濃度（もしくは慢性高二酸化炭素血症の患者では$Paco_2 > 40$ mmHg）。無呼吸テストでは以下の過程が用いられる：

- 人工呼吸器を外す
- Tピースもしくは気管内に留置したカテーテルから6 L/分の酸素を投与する
- 患者の呼吸運動の徴候を注意深く観察する。もし呼吸運動がみられたら無呼吸テストは陰性（臨床的脳死[訳注2]ではない）であり，人工呼吸器に再び接続する
- もし呼吸運動がみられなければ，8分後に動脈血ガス分析を施行し，人工呼吸器に再び接続する
- もし呼吸運動がみられず$Paco_2$が60 mmHgより高値（もしくは通常時から20 mmHgより上昇）であれば，無呼吸テストは陽性であり，臨床的脳死という診断が支持される
- もし無呼吸テスト中に低血圧が発生したり酸素飽和度が低下したりしたら，いったん人工呼吸器に再度接続し，後に無呼吸テストを再び行う
- もし呼吸運動がみられず，$Paco_2$が60 mmHg未満であり，テストによる問題が発生しなかったのであれば，さらに10分間の無呼吸テストを施行してもよい

> 訳注2 「臨床的脳死」という表現は多くの混乱と誤解をまねいたという経験から，日本においては使用しないことになっている。

覚えておくべきポイント

- 頭部外傷患者において人工呼吸が必要となるのは，多くが中枢性呼吸抑制が原因である
- 脳灌流圧（CPP）は平均動脈圧と頭蓋内圧（ICP）の差であり，通常80 mmHgより高い
- 陽圧呼吸はCPPに悪影響を与えうる
- 頭部外傷患者では，神経原性肺水腫といわれる急性呼吸促迫症候群が発症することがある
- 正常なICPは10 mmHg未満である
- 急性のICP亢進を制御するために医原性過換気（iatrogenic hyperventilation）を用いることがあるが，長時間の過換気は推奨されない
- 多くの頭部外傷患者の肺機能は正常であるため，人工呼吸管理は単純であることが多い
- 人工呼吸がICPに与える影響を注意深く評価する必要がある
- 吸引といった呼吸ケア手技が及ぼす神経学的影響を注意深くモニタリングする必要がある

- 神経学的機能の抑制だけを理由に抜管を延期してはならない
- 患者によっては人工呼吸器離脱に長期間を要する
- 無呼吸テストは脳死を確定するために用いられる

推奨文献

Bein T, Kuhr LP, Bele S, et al. Lung recruitment maneuver in patients with cerebral injury: effects on intracranial pressure and cerebral metabolism. *Intensive Care Med.* 2002;28:554-558.

Bell RS, Ecker RD, Severson MA, et al. The evolution of the treatment of traumatic cerebrovascular injury during wartime. *Neurosurg Focus.* 2010;28:E5.

Berrouschot J, Roossler A, Koster J, Schneider D. Mechanical ventilation in patients with hemispheric ischemic stroke. *Crit Care Med.* 2000;28:2956-2961.

Bratton SL, Chesnut RM, Ghajar J, et al. Guidelines for the management of severe traumatic brain injury. X. Brain oxygen monitoring and thresholds. *J Neurotrauma.* 2007;24(Suppl 1): S65-S70.

Bratton SL, Chestnut RM, Ghajar J, et al. Guidelines for the management of severe traumatic brain injury. XIV. Hyperventilation. *J Neurotrauma.* 2007;249(Suppl 1):S87-S90.

Chintamani, Khanna J, Singh JP, et al. Early tracheostomy in closed head injuries: experience at a tertiary center in a developing country—a prospective study. *BMC Emerg Med.* 2005;5:8.

Coplin WM, Pierson DJ, Cooley KD, et al. Implications of extubation delay in brain-injured patients meeting standard weaning criteria. *Am J Respir Crit Care Med.* 2000;161:1530-1536.

Cormio M, Portella G, Spreafico E, et al. Role of assisted breathing in severe traumatic brain injury. *Minerva Anestesiol.* 2002;68:278-284.

Davis DP, Peay J, Sise MJ, et al. Prehospital airway and ventilation management: a trauma score and injury severity score-based analysis. *J Trauma.* 2010;69:294-301.

Davis DP. Early ventilation in traumatic brain injury. *Resuscitation.* 2008;76:333-340.

Heegaard W, Biros M. Traumatic brain injury. *Emerg Med Clin North Am.* 2007;25:655-678.

Jonathan J, Hou P, Wilcox SR, et al. Acute respiratory distress syndrome after spontaneous intracerebral hemorrhage. *Crit Care Med.* 2013;41:1992-2001.

Martini RP, Deem S, Treggiari MM. Targeting brain tissue oxygenation in traumatic brain injury. *Respir Care.* 2013;58:162-172.

Mascia L, Mastromauro I, Viberti S. High tidal volume as a predictor of acute lung injury in neurotrauma patients. *Minerva Anestesiol.* 2008;74:325-327.

Mascia L, Zavala E, Bosma K, et al. High tidal volume is associated with the development of acute lung injury after severe brain injury: an international observational study. *Crit Care Med.* 2007;35:1815-1820.

Stiefel MF, Udoetuk JD, Spiotta AM, et al. Conventional neurocritical care and cerebral oxygenation after traumatic brain injury. *J Neurosurg.* 2006;105:568-575.

Stocchetti N, Maas AI, Chieregato A, et al. Hyperventilation in head injury: a review. *Chest.* 2005;127:1812-1827.

Suazo JAC, Maas AIR, van den Brink WA, et al. CO_2 reactivity and brain oxygen pressure monitoring in severe head injury. *Crit Care Med.* 2000;28:3268-3274.

Wijdicks EFM. The diagnosis of brain death. *N Engl J Med.* 2001;344:1215-1221.

Chapter 21
術後人工呼吸管理

- 導入
- 概説
- 人工呼吸
  - 適応
  - 人工呼吸器設定
    - 肺疾患の既往がないか軽度である場合
    - 肺疾患の既往がある場合
    - 片肺移植
  - 持続気道陽圧（CPAP）と非侵襲的人工呼吸（NIV）
  - モニタリング
  - 人工呼吸器離脱
- 覚えておくべきポイント
- 推奨文献

> **目的**
> 1. 術後患者における人工呼吸の適応について列挙する
> 2. 肺疾患の既往がない術後患者，肺疾患の既往がある術後患者，片肺移植患者に対する人工呼吸器初期設定について説明する
> 3. 人工呼吸中の術後患者におけるモニタリングを説明する
> 4. 術後人工呼吸管理を要する患者の人工呼吸器離脱について議論する

導入

人工呼吸サポートを必要とする患者群としてたびたび遭遇するのは術直後の患者である。最近では，外科手技と麻酔手技の変化により人工呼吸器の必要性は減少してきているが，特に胸部手術や心臓手術の術後に人工呼吸を要する患者は多い。一般的に，これらの患者では人工呼吸管理上の複雑な問題は発生せず，24時間以内に抜管が可能である。加えて，これらの患者で術後低酸素血症や術後高二酸化炭素血症があっても，多くの場合においてマスクによる持続気道陽圧（continuous positive airway pressure：CPAP）や非侵襲的人工呼吸（noninvasive ventilation：NIV）で管理が可能である。

概説

全身麻酔を要する外科的手技，特に胸腔や腹腔の処置によって呼吸機能の障害が発生することは周知の事実である。呼吸障害の理由として，全身ガス麻酔による低酸素性肺血管収縮の影響と，経静脈的麻薬投与による低酸素血症もしくは高二酸化炭素血症に対する換気応答の低下が挙げられる。横隔膜と胸壁の形や動きが変化することにより，胸部手術や心臓手術では肺気量が20〜30％減少し，上腹部手術では肺活量が最大で60％も減少する。多くの胸部手術患者と心臓手術患者では，画像上，無気肺の所見がみられる。術前評価で肺機能が正常な患者では，無気肺は術後の問題にならないだろう。しかし，肺疾患がある場合には，ある程度の術後呼吸不全が予測される。また，心臓手術患者では，横隔神経損傷による横隔膜機能不全のリスクがある。術前からの肺疾患がある患者では，術後の管理は複雑になりうる。肺切除術，心臓移植や肺移植，高齢者に対する複雑な心臓手術では，術後換気不全が換気サポートを必要とする一般的な理由になっている。

人工呼吸

適応

術後の患者群において人工呼吸管理が必要となる最も多い理由は，麻酔薬残存の影響に

表21-1　術後患者の人工呼吸管理の適応
● 無呼吸-麻酔薬残存 ● 術後心肺負荷を最小限にする ● 既往に肺疾患があり，心肺系の予備能が少ない

よる無呼吸である（表21-1）。術後に麻酔薬の影響を残しておく主な理由として，治療的低体温，心肺負荷の軽減，肺メカニクスの変化が挙げられる。心臓血管外科医のなかには，低酸素による心筋障害を減少させるために，術中の心筋保護を冷やして行うことを好む医師がいる。これらの患者では麻薬系麻酔薬が術中に投与され，復温と麻酔からの完全復帰に8～16時間を要する。術直後の移植レシピエント（心臓もしくは肺）に対しては，順応期のはじめの心肺負荷と呼吸仕事量増加の悪影響を最小限にするために，換気管理が行われる。最も管理困難な患者は，肺疾患の既往があり，さらに手術により肺メカニクスが障害された患者である。これらの患者では心肺系の予備能が少なく，排痰能が低下しているために，人工呼吸管理が必要となる。

人工呼吸器設定

肺疾患の既往がないか軽度である場合　これらの患者における人工呼吸管理の多くは容易である。ほとんどが単純に麻酔後の回復だけを要する。持続的強制換気〔continuous mandatory ventilation（アシスト/コントロール）〕の量制御換気（volume-controlled ventilation：VCV）もしくは圧制御換気（pressure-controlled ventilation：PCV）のどちらも使用可能である（図21-1）。肺機能は正常であるため，1回換気量は通常どおりで管理する〔6～8 mL/kg（理想体重）〕。呼吸数は12～18回/分に設定する。正常の動脈血酸素分圧（Pao_2）（>80 mmHg）を維持するように吸入酸素濃度（F_{IO_2}）を調節し，機能的残気量を維持するために低い呼気終末陽圧（positive end-expiratory pressure：PEEP）（5 cmH$_2$O）を適用する（表21-2）。低体温の患者では，低二酸化炭素血症とアルカローシスを回避するため分時換気量を少なくする。そのために，呼吸数の初期設定を少なくしなければならないことがあり，その場合，体温の上昇とともに増加させる。

肺疾患の既往がある場合　慢性肺疾患の既往を有する患者は，ほかの慢性肺疾患患者と同様に管理する。慢性閉塞性肺疾患（chronic obstructive pulmonary disease：COPD）の場合はエア・トラッピングの発生の可能性がある。中等量の1回換気量〔6～8 mL/kg（理想体重）〕と呼吸数（12～18回/分）を選択する。また，auto-PEEPを避けるために，長い呼気時間が必要である。自発呼吸が回復してきたら，auto-PEEPを打ち消すようにPEEPを適用する。COPD患者ではプラトー圧（Pplat）を25 cmH$_2$O未満にする。なお，慢性拘束性肺疾患患者ではエア・トラッピングは問題とならない。肺気量が少ないため，プラトー圧の上昇を回避するために，少ない1回換気量〔4～6 mL/

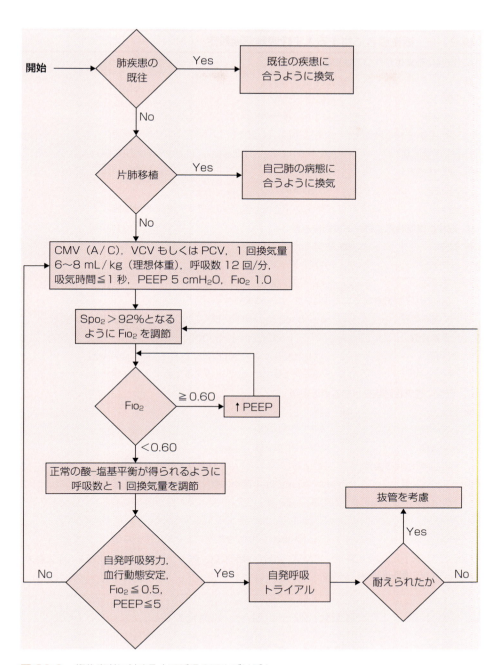

図 21-1　術後患者に対する人工呼吸のアルゴリズム
A/C：アシスト/コントロール，CMV：持続的強制換気，PCV：圧制御換気，PEEP：呼気終末陽圧
VCV：量制御換気

表 21-2 術後患者に対する人工呼吸器初期設定

A. 既往に肺疾患がない術後患者

- 設定
- 推奨
  - モード — A/C（CMV）
  - 呼吸数 — 12〜18 回/分
  - 量制御/圧制御換気 — PCV もしくは VCV
  - 1 回換気量 — 6〜8 mL/kg（理想体重），かつプラトー圧 ≤ 30 cmH_2O
  - 吸気時間 — 1.0 秒
  - PEEP — ≤ 5 cmH_2O
  - F_{IO_2} — PaO_2 > 80 mmHg を維持するために十分な値

B. 既往に閉塞性肺疾患がある術後患者

- 設定
- 推奨
  - モード — A/C（CMV）
  - 呼吸数 — 12〜18 回/分
  - 量制御/圧制御換気 — PCV もしくは VCV
  - 1 回換気量 — 6〜8 mL/kg（理想体重），かつプラトー圧 ≤ 25 cmH_2O
  - 吸気時間 — 0.5〜1.0 秒
  - PEEP — 5 cmH_2O；auto-PEEP を打ち消すために必要な値
  - F_{IO_2} — PaO_2 > 60 mmHg を維持するために十分な値

C. 既往に拘束性肺疾患がある術後患者

- 設定
- 推奨
  - モード — A/C（CMV）
  - 呼吸数 — 20〜30 回/分
  - 量制御/圧制御換気 — PCV もしくは VCV
  - 1 回換気量 — 4〜6 mL/kg（理想体重），かつプラトー圧 ≤ 30 cmH_2O
  - 吸気時間 — 0.5〜0.8 秒
  - PEEP — 5 cmH_2O
  - F_{IO_2} — PaO_2 > 60 mmHg を維持するために十分な値

A/C：アシスト/コントロール，CMV：持続的強制換気，PCV：圧制御換気，PEEP：呼気終末陽圧，VCV：量制御換気

kg（理想体重）〕と早い呼吸数（20〜30 回/分）に設定する．

片肺移植 すべての術後人工呼吸患者のなかで，この患者群が最も問題となる．片肺は比較的正常な肺メカニクスを有しているが（移植肺），他方は閉塞性もしくは拘束性肺疾患の肺メカニクスを有する（自己肺）．これらの患者の自己肺は最も管理が難しい肺であり，そのため自己肺の機能を最大化するように人工呼吸器の設定を行わなければな

らない。自己肺が慢性閉塞の特徴を有しているならば，1回換気量は中等量とし，少ない呼吸数で管理する。自己肺に肺線維症があるならば，1回換気量は少なく，多い呼吸数が適用される。この場合，エア・トラッピングはさほど問題にはならない。しかし低コンプライアンスのためプラトー圧は高い。

　片肺移植後の患者で管理が最も難しくなるのは，自己肺に閉塞性疾患があり，さらに移植肺が硬くなっているときである。移植肺が硬くなる原因としては，肺内水分増加や感染症，拒絶反応，急性肺傷害がある。この状況ではそれぞれの肺が異なる性質をもつため，理想的な人工呼吸設定を決定するのが難しい。いずれにしても，1回換気量は少なくすべきである。調整をした後に2つの変数に注意を払う。まず，プラトー圧に注意する。高プラトー圧により，人工呼吸による肺傷害や手術創に対する損傷を引き起こす可能性があるからである。次に，閉塞性の特徴を有する肺で，換気血流比を大きく悪化させてしまうエア・トラッピングが発生していないかも評価する。この状況では，対立する要求のなかで妥協点をみつけて最終的な人工呼吸器設定を決定せざるをえず，その際には高二酸化炭素許容人工換気法（permissive hypercapnia）が必要となるだろう。

持続気道陽圧（CPAP）と非侵襲的人工呼吸（NIV）

多くの術後患者が術後呼吸器合併症を発症するが，マスクによるCPAPもしくはNIVで容易に管理できる患者もいる。マスクによるCPAPは，腹部手術後の呼吸不全患者に対して有効である。この場合はCPAPを患者に合わせて8〜12 cmH$_2$Oに設定し，経皮的酸素飽和度（Sp$_{O_2}$）が92％を超えるようにF$_{IO_2}$を設定する。高二酸化炭素血症がある場合はNIVを適用することができる。PEEPを5〜8 cmH$_2$Oとし，1回換気量が4〜8 mL/kg（理想体重）になるような吸気圧と，適切な動脈血二酸化炭素分圧（Pa$_{CO_2}$）が得られるような呼吸数，Sp$_{O_2}$が92％を超えるようなF$_{IO_2}$に設定する。心臓手術や移植手術の患者で呼吸不全が発症した際にも，マスクによるCPAPやNIVが有効である可能性がある。

モニタリング

術後患者の多くは，人工呼吸管理継続の必要性を判断するにあたり，ガス交換（パルスオキシメトリーと動脈血ガス分析），意識状態，肺メカニクス，咳嗽と深呼吸の能力のモニタリングを行えば十分である（表21-3）。しかし，COPD患者ではauto-PEEPのモニタリングもまた重要である。また，しばしば水分過多となり呼吸機能が影響を受けるため，中心静脈圧といった水分バランスのモニタリングが有用である。血行動態が不安定な患者や重症心疾患を有する患者では，肺と全身の血行動態に関するモニタリングを注意深く行う必要がある。

人工呼吸器離脱

ほとんどの術後患者において，人工呼吸中止の過程は単純である。F$_{IO_2}$が0.50においてガス交換が適切であり，意識が清明で指示に従うことができ，頭部を持ち上げられ深

> **表21-3 術後患者の人工呼吸管理中のモニタリング**
> - パルスオキシメトリー
> - 意識レベル
> - 肺メカニクス
> - auto-PEEPとプラトー圧
> - 水分バランス
> - 血行動態
>
> PEEP：呼気終末陽圧

呼吸ができれば，呼吸管理を中止して抜管することができる。多くの医療者は，短時間の自発呼吸トライアル（spontaneous breathing trial：SBT）（30分間）か，人工呼吸管理中止前にプレッシャーサポートの吸気圧を徐々に下げて5〜10 cmH$_2$Oにするという方法を好む。しかし，術前の状況で異常（COPDなど）がなければ，特定の離脱プロトコールの使用は人工呼吸の時間を伸ばしてしまうことになるだろう。肺疾患の既往がある場合や肺移植患者では，離脱により多くの時間がかかる。

> **覚えておくべきポイント**
> - 全身麻酔により肺血管収縮が発生し，低酸素血症と高二酸化炭素血症に対する換気応答が低下する
> - 胸部手術と心臓手術では機能的残気量が20〜30％減少し，上腹部手術では肺活量が60％減少しうる
> - 術後患者で人工呼吸管理が必要となる際には，麻酔から回復していないことが理由であることが多い
> - 肺疾患がない術後患者では，特別な人工呼吸管理は必要ない
> - 閉塞性肺疾患もしくは拘束性肺疾患の患者では，基礎疾患に合わせた呼吸管理を行う
> - 片肺移植患者では，より障害がある肺（多くは自己肺）に合わせた呼吸管理を行う
> - 人工呼吸管理中の術後患者のモニタリングには，ガス交換の指標や意識状態，肺メカニクスが含まれる
> - ほとんどの術後患者では，F$_{IO_2}$が減少でき，全身の筋力が回復したら，人工呼吸器から離脱できる

推奨文献

Chiumello D, Chevallard G, Gregoretti C. Non-invasive ventilation in postoperative patients: a systematic review. *Intensive Care Med.* 2011;37:918-929.

Ferreyra GP, Baussano I, Squadrone V, et al. Continuous positive airway pressure for treatment of respiratory complications after abdominal surgery: a systematic review and meta-analysis. *Ann Surg.* 2008;247:617-726.

Glossop AJ, Shephard N, Bryden DC, Mills GH. Non-invasive ventilation for weaning, avoiding reintubation after extubation and in the postoperative period: a meta-analysis. *Br J Anaesth*. 2012;109:305-314.

Granton J. Update of early respiratory failure in the lung transplant recipient. *Curr Opin Crit Care*. 2006;12:19-24.

Pennock JL, Pierce WS, Waldhausen JA. The management of the lungs during cardiopulmonary bypass. *Surg Gynecol Obstet*. 1977;145:917-927.

Tusman G, Böhm SH, Warner DO, Sprung J. Atelectasis and perioperative pulmonary complications in high-risk patients. *Curr Opin Anaesthesiol*. 2012;25:1-10.

Chapter 22
神経筋疾患

- 導入
- 概説
  急性発症
  緩徐発症
- 人工呼吸
  適応
  非侵襲的人工呼吸（NIV）
  人工呼吸器設定
  モニタリング
  人工呼吸器離脱
- 排痰補助装置（MIE），最大強制吸気量（MIC），咳嗽補助
- 覚えておくべきポイント
- 推奨文献

> **目的**
> 1. 神経筋疾患あるいは胸郭異常の患者における，換気不全の病態生理について述べる
> 2. このような患者における，侵襲的および非侵襲的な人工呼吸の適応を述べる
> 3. このような患者における，侵襲的および非侵襲的な人工呼吸の初期設定を述べる
> 4. 神経筋疾患患者の人工呼吸器からの離脱の間のモニタリングを述べる
> 5. 神経筋疾患患者の排痰補助装置（MIE）の使用について述べる

導入

神経筋疾患あるいは胸郭異常の患者の割合は，人工呼吸を受けている患者全体のなかではわずかである。しかし，これらの患者の多くは長期間の人工呼吸管理が必要となる。これらの患者の肺は通常正常で，換気補助が必要な理由は換気に必要な十分な筋力が得られないためであり，人工呼吸をすることはほかの患者層に比べてより簡単である。

概説

神経-呼吸システムは，中枢神経系制御センターとフィードバックシステム，脊髄，運動神経，呼吸筋から構成されており，胸壁と肺の動きに影響を及ぼしている。神経筋異常による呼吸不全は，中枢神経の異常によるもの，あるいは末梢神経系の異常によるものがある（表22-1 と表22-2）。神経筋異常による呼吸不全の3つの主要要素は，換気ができない，咳嗽ができない，誤嚥のリスクが上がることである。この疾患群の患者は大きく2つの群に分類される。すなわち，神経筋衰弱の発症から進行が比較的早いもの（数日から数週間）と，進行性で不可逆性のものである。

急性発症

この分類の2つの主要な疾患は，重症筋無力症とギラン・バレー（Guillain-Barré）症候群である。また，この分類には，集中治療室（ICU）における筋弛緩薬の使用に伴う遷延性の麻痺や，高位脊髄損傷も含まれる。これらの患者に肺疾患はない。しかし，人工呼吸を必要とする可逆性の神経筋の衰弱があり，自発呼吸が安定した状態になるまでの期間もさまざまである。長期間の人工呼吸が必要となる脊髄損傷がこの例外となることがある。これらの患者では，肺の換気を続けられるのかが問題となる。議論はあるが，結果的に大きな1回換気量（時に 10 mL/kg を超える）が必要となる。内因性疾患ではないため，プラトー圧（Pplat）は 30 cmH$_2$O 未満を容易に維持できる。

緩徐発症

筋ジストロフィー，筋萎縮性側索硬化症，胸郭異常（重症の側弯症，脊柱後弯症，脊柱後側弯症），あるいはポリオ後症候群などでは，緩徐に進行する筋力低下が発生するこ

表22-1 呼吸不全を起こす中枢神経系の疾患

大脳皮質	脳幹	基底核	脊髄
卒中	梗塞（"ロック-イン症候群"）	パーキンソン（Parkinson）病	外傷
腫瘍	腫瘍	舞踏病	梗塞あるいは出血
変性疾患	薬物	ジスキネジア	脱髄性疾患
けいれん	出血		ヘルニアによる圧迫
	進行性の球麻痺		脊髄空洞症
	多系統萎縮症		破傷風
	ポリオウイルス感染症		ストリキニーネ中毒
	無酸素性脳症		腫瘍
	脳炎		運動神経の疾患
	多発性硬化症		硬膜外膿瘍
	原発性肺胞低換気		

Benditt JO. The neuromuscular respiratory system : physiology, pathophysiology, and a respiratory care approach to patients. *Respir Care*. 2006；Aug；51(8)：829–837 より許可を得て転載．

表22-2 呼吸不全を起こす末梢神経系の疾患

運動神経	神経筋接合部	筋障害
運動神経疾患	薬物	筋緊張性ジストロフィー
筋萎縮性側索硬化症	抗菌薬	筋ジストロフィー
脊髄性筋萎縮症	筋弛緩薬	多発筋炎と皮膚筋炎
ギラン・バレー	抗コリンエステラーゼ阻害薬	thick-filament ミオパチー
（Guillain-Barré）症候群	副腎皮質ステロイド	糖原病
重症疾患ニューロパチー	リドカイン	ポンペ（Pompe）病
（critical illness neuropathy）	キニジン	マッカードル（McArdle）病
血管炎	リチウム	垂井（Tarui）病
毒物	抗リウマチ薬	重症の低カリウム血症
（例：リチウム，ヒ素，金）	毒物	低リン血症
代謝性	ボツリヌス中毒	ミトコンドリアミオパチー
糖尿病	ヘビ毒	ネマリンミオパチー
ポルフィリン症	サソリ咬傷	酸性マルターゼ欠損症
尿毒症	貝中毒	
リンパ腫	カニ毒	
ジフテリア	重症筋無力症	
	ランバート・イートン（Lambert-Eaton）筋無力症候群	

Benditt JO. The neuromuscular respiratory system : physiology, pathophysiology, and a respiratory care approach to patients. *Respir Care*. 2006；Aug；51(8)：829–837 より許可を得て転載．

とが多く，症例によっては数年かかって進行する。多くの症例では肺感染症のために断続的な人工呼吸が必要となり，また，神経筋機能の進行性の悪化により慢性的な人工呼吸管理が必要となる場合もある。これらの患者の多くは，病期のどこかの時点で人工呼吸が必要となる。

　これらの患者は非侵襲的人工呼吸（noninvasive ventilation：NIV）のよい適応である。はじめは，夜間のみ人工呼吸が必要であることが多い。REM 睡眠の間は呼吸補助筋による呼吸のコントロールがなくなり，その結果，横隔膜の機能が弱くなる夜間に低換気となる。病状の進行に伴い，神経筋機能はさらに悪化して日中も NIV が必要となり，気管挿管による人工呼吸が必要となる。

人工呼吸

適応

進行性の呼吸筋の衰弱による換気不全のために，多くの症例が人工呼吸管理の適応となる。酸素化は多くの場合で問題とはならない。例外は，遷延性人工呼吸管理による後天性神経障害や後天性筋疾患〔重症疾患多発ニューロパチー（critical illness polyneuropathy）や重症疾患ミオパチー（critical illness myopathy）〕，肺炎，無気肺，肺水腫の患者である。これらの患者では上記の病態により人工呼吸管理が必要であるので，酸素化が問題となる。しかしながら，神経筋疾患をもつ多くの患者では換気ができなくなり低酸素血症に進行することを知っておくべきである。もし十分に換気ができていれば，低酸素血症にはならない。

非侵襲的人工呼吸（NIV）

神経筋疾患の患者はしばしば NIV で管理される。NIV は，短期適応と長期適応ともに効果的に使用することができる。NIV は進行性の神経筋衰弱には最も有効である。進行性の神経筋疾患患者に NIV は延命をもたらして生活の質（quality of life：QOL）を改善する。特に延髄疾患をもつ患者では，このことは著明である。神経筋疾患患者の NIV の通常の開始基準は，覚醒時動脈血二酸化炭素分圧（$Paco_2$）が 45 mmHg 以上，あるいは睡眠時における経皮的酸素飽和度が 5 分以上 88％以下，あるいは最大吸気圧（PI_{max}）が −60 cmH$_2$O 以上もしくは努力肺活量（forced vital capacity：FVC）が予測の 50％以下，である。

　NIV は口鼻マスクあるいは鼻カニューレで行われる。口からのリークはしばしば問題となり，口鼻マスクが必要となる。日中 NIV を使用する患者では，時としてマウスピースが必要となる。NIV は，肺機能に障害がない症例では最も有効である。典型的には吸気気道陽圧 8 〜 15 cmH$_2$O が使用され，さらに高い設定が必要な患者もいる。閉塞性の睡眠時無呼吸症候群でなければ，呼気気道陽圧は 3 〜 4 cmH$_2$O で十分である。周期性呼吸を管理するにはバックアップの呼吸数は 10 〜 12 回/分である。エアリークの補

正は必要であるが，大きな1回換気量は通常達成できないし，必要もない。患者が耐えられるように，装具の適切な装着が必要である。

人工呼吸器設定

これらの患者では肺機能は問題ないので，侵襲的人工呼吸では低い圧と低い吸入酸素濃度でよい（表22-3）。通常の1回換気量と呼吸数による量制御換気で十分である。一部の専門家が高1回換気量を推奨しているが，根拠のない個人の経験に基づいたもので，多くの患者には必要ない。患者が快適と感じる1回換気量と呼吸数の設定が推奨される（図22-1）。

多くの症例はアシスト/コントロール〔持続的強制換気（continuous mandatory ventilation：CMV）〕が選択される。もし呼吸数と1回換気量が患者の換気に必要な設定なら，患者の多くはコントロール換気でよい。吸気流量波形は患者の同調性で設定する。呼気終末陽圧（positive end-expiratory pressure：PEEP）は無気肺を予防する程度の低い設定にする（たとえば5 cmH$_2$O）。もし大きな1回換気量を使うなら，人工呼吸器のY字部分から気管チューブまでの死腔分の50〜200 mLを加えて，PaCO_2は基準値を維持する。

表22-3 神経筋疾患患者における人工呼吸器の初期設定

A. 肺気量正常患者

設定	推奨
モード	A/C（CMV）
呼吸数	10 回/分
量制御/圧制御換気	VCV あるいは PCV
1 回換気量	< 10 mL/kg かつプラトー圧 ≤ 30 cmH$_2$O
吸気時間	≥ 1 秒
PEEP	5 cmH$_2$O
FIO_2	≥ 0.21
流量波形	矩形波あるいは漸減波
機械的死腔	低二酸化炭素血症予防のために必要

B. 肺気量減少患者

設定	推奨
モード	A/C（CMV）
呼吸数	> 15 回/分
量制御/圧制御換気	VCV あるいは PCV
1 回換気量	< 8 mL/kg かつプラトー圧 ≤ 30 cmH$_2$O
吸気時間	≤ 1 秒（最大流量 ≥ 60L/分，量制御換気）
PEEP	5 cmH$_2$O
FIO_2	通常 ≤ 0.50

A/C：アシスト/コントロール，CMV：持続的強制換気，PCV：圧制御換気，PEEP：呼気終末陽圧，VCV：量制御換気

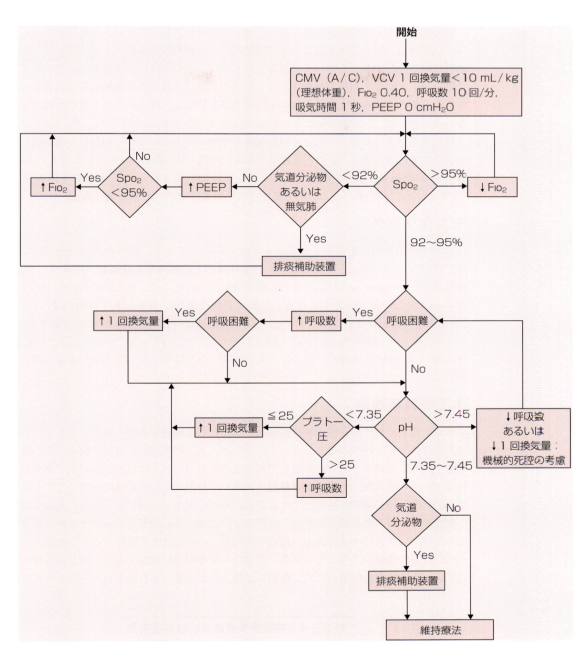

図 22-1 肺疾患のない神経筋疾患患者に対する人工呼吸アルゴリズム
A/C：アシスト/コントロール，CMV：持続的強制換気，PEEP：呼気終末陽圧，VCV：量制御換気

非常に大きな1回換気量を使う場合，過度な呼吸性アルカローシスを避けるために意図的に機械的死腔を追加することが，実際にいくつかの頸椎損傷センターでしばしば行われている。しかし，これはまだ議論されていて，よい予後につながるというエビデンスはない。大きな1回換気量を使うことを決める前に，通常の1回換気量で試みるべきである。もしこれらの患者に大きな1回換気量を使用し，肺炎のような急性呼吸不全となった場合には，1回換気量は6～8 mL/kgにすべきである。

肺気量の減少した患者（たとえば胸郭変形や筋ジストロフィー）の肺は，過膨張しないようにすべきである。プラトー圧はできるだけ低く（＜30 cmH$_2$O）設定すべきである。より多い呼吸数（＞15回/分）と短い吸気時間（＜1秒）で，少ない1回換気量（＜8 mL/kg）が必要となる。肺気量が少ない患者にはPEEPが有効である。

モニタリング

血液ガスの定期的な測定が必要である（表22-4）。しかし，肺の内因性疾患ではないので頻回な血液ガス測定は必要ない。自発呼吸の1回換気量や呼吸数，呼吸パターン，肺活量（vital capacity：VC），さらに最大吸気圧（PI$_{max}$）は，人工呼吸の開始や終了に関する有用な情報を与えてくれる。急激な病状の進行による人工呼吸開始は，VCが10 mL/kg（理想体重）未満，かつ/あるいはPI$_{max}$が−20 cmH$_2$O以上で決定される。人工呼吸器からの離脱開始の決定は閾値を超えたときに行い，VCが15 mL/kgを超え，PI$_{max}$が−30 cmH$_2$O未満で，自発呼吸を長時間（＞1時間）行っても悪化がない時点で換気の中止が決定される。

人工呼吸器離脱

これらの患者では，原発性の神経筋疾患の結果として呼吸筋衰弱や疲労をきたしていることが原因で人工呼吸が必要となっているため，人工呼吸開始の原因が回復しない限り離脱を行うことはできない。重篤な不可逆性の疾患（たとえば高位脊髄損傷，筋萎縮性側索硬化症の終末期）の患者では離脱は困難で，長期人工呼吸の戦略を考えなければならない。急性期の過程が可逆性である患者の適切な治療と時間に対しては，神経筋障害の回復を考慮に入れる必要がある。気管切開が必要になる患者もいるが，これは患者の意志も含めて考えるべきである。最初の目標は，夜間には人工呼吸するが，覚醒時には人工呼吸器から離脱することである。完全に人工呼吸器を離脱するのが第2の目標である。これらの疾患の特徴のため，離脱には数週間が必要で，しかも自発呼吸トライアル

表22-4　神経筋疾患あるいは胸壁変形のある人工呼吸患者のモニタリング

- 自発の1回換気量と呼吸数
- 肺活量と最大吸気圧
- 定期的な動脈血ガス分析

をしている間に呼吸筋が疲労をきたさないようにケアしなければならない。呼吸様式が変化したり，VC や PI_{max} が悪化したり，高二酸化炭素血症が進んだりしないようにしなければならない。

　このグループの患者の多くでは，疾患の進行過程のある時点において長期の人工呼吸で維持するという決断をしなければならない。この決断をいつ行うのかというガイドラインはない。しかし，夜間の NIV は，昼間の $Paco_2$ のベースラインが 45 mmHg より高くなれば考慮すべきである。患者の換気予備力が著しく損なわれると，少しのストレスでもすぐに換気不全状態となる。これらの患者の日々の活動性や周期的なストレスに対する耐性は，夜間 NIV により増す。

排痰補助装置（MIE），最大強制吸気量（MIC），咳嗽補助

神経筋疾患や換気困難となる胸郭異常の患者は，排痰補助装置〔mechanical insufflation-exsufflator：MIE（cough assist）〕のよい適応である。この装置は圧により肺を膨らませた後，陰圧の気道内圧で高速の呼気流量を発生させて咳を誘発する。この一連の流れは分泌物をなくすために繰り返される。この装置は神経筋疾患患者でいくつかの経験的報告がある。これらの患者の多くが排痰補助装置を使用すると気管吸引の必要がなくなる。排痰補助装置の使いはじめは，慣れさせるために低い設定で行う。吸気圧は 25 〜 35 cmH₂O で 1 〜 2 秒間，続いて呼気圧 − 40 cmH₂O を約 1 〜 2 秒で行う。治療は 5 〜 6 回呼吸，休憩という一連のサイクルで分泌物が効果的にきれいになるまで繰り返す。

　過膨張（hyperinflation）療法が神経筋疾患の患者では有効かもしれない。過膨張療法は最大強制吸気量（maximum insufflation capacity：MIC）が使われる。これは深呼吸して，息をこらえて，ためて吐き出される 1 回換気量であり，声門を閉じた状態でため込める最大量である。空気は手動もしくはポータブルの量制御呼吸器で供給される。この方法は患者が声門を自分で閉じることができるかで制限される（たとえば球麻痺）。医師によっては，VC が 2 L 未満になればこの方法で練習させる。MIC に用手補助を加えて咳嗽の補助をすれば，分泌物の除去はよくなる。用手による咳嗽の補助は，深い吸気の後，腹圧かつ/あるいは胸腔圧迫（咳嗽誘発スクイージング）で行う。これは最大流量計で測定できる。咳嗽時最大呼気流速が 160 L/分より大きければ，気道の喀痰排出が十分に可能である。神経筋疾患患者で，補助なしあるいは補助下における咳嗽時最大呼気流速が 160 L/分より多くできない場合は，通常は MIE の適応となる。

覚えておくべきポイント

- 神経筋機能の弱った患者の多くには，肺の内因性疾患はない
- 神経筋疾患は通常 2 つのサブグループに分けられる：急性発症で可逆性のものと，進行性で不可逆性のものである
- 緩徐発症の患者の多くは非侵襲的人工呼吸（NIV）の適応である

- 侵襲的人工呼吸は筋力低下による急性換気不全の適応となる
- 肺気量の減少していない患者では，大きな1回換気量（≧ 8 mL/kg），長い吸気時間（> 1秒），適度な呼吸数（≧ 15 回/分）が患者の快適性に必要になるだろう
- 大きな1回換気量と大きな分時換気量が必要な患者では機械的死腔が必要である
- 肺気量の減少した患者では，小さな1回換気量（≦ 8 mL/kg），速い呼吸数（> 20 回/分），短い吸気時間（≦ 1秒）で設定する
- 自発換気能力のモニタリングは，1回換気量，呼吸数，肺活量（VC），最大吸気圧（P_{Imax}），呼吸パターンで行う
- もし可能な場合，人工呼吸器からの離脱は，換気サポートを伴った自発呼吸トライアル（SBT）時間の増加により可能となる
- 排痰補助装置（MIE）は，神経筋疾患で咳嗽反射が弱くなった患者に喀痰を排出させるのに有用である
- 日中の $Paco_2$ が 45 mmHg 以下に維持できなくなった患者は，夜間の慢性的な換気サポートの候補である

推奨文献

Ambrosino N, Carpenè N, Gherardi M. Chronic respiratory care for neuromuscular diseases in adults. *Eur Respir J.* 2009;34:444-451.

Bach JR, Gonçalves MR, Hon A, et al. Changing trends in the management of end-stage neuromuscular respiratory muscle failure: recommendations of an international consensus. *Am J Phys Med Rehabil.* 2013;92:267-277.

Bedlack RS. Amyotrophic lateral sclerosis: current practice and future treatments. *Curr Opin Neurol.* 2010;23:524-529.

Beghi E, Chiò A, Couratier P, et al. The epidemiology and treatment of ALS: focus on the heterogeneity of the disease and critical appraisal of therapeutic trials. *Amyotroph Lateral Scler.* 2011;12:1-10.

Benditt JO, Boitano LJ. Pulmonary issues in patients with chronic neuromuscular disease. *Am J Respir Crit Care Med.* 2013;187:1046-1055.

Benditt JO. Full-time noninvasive ventilation: possible and desirable. *Respir Care.* 2006;51:1005-1015.

Benditt JO. Initiating noninvasive management of respiratory insufficiency in neuromuscular disease. *Pediatrics.* 2009;123;S236-S238.

Benditt JO. The neuromuscular respiratory system: physiology, pathophysiology, and a respiratory care approach to patients. *Respir Care.* 2006;51:829-839.

Bershad EM, Feen ES, Suarez JI. Myasthenia gravis crisis. *South Med J.* 2008;101:63-69.

Birnkrant DJ, Bushby K, Amin RS, et al. The respiratory management of patients with Duchenne muscular dystrophy: a DMD care considerations working group specialty article. *Ped Pulm.* 2010;45:739-748.

Boitano LJ. Equipment options for cough augmentation, ventilation, and noninvasive interfaces in neuromuscular respiratory management. *Pediatrics.* 2009;123(Suppl 4):S226-S230.

Garguilo M, Leroux K, Lejaille M, et al. Patient-controlled positive end-expiratory pressure with neuromuscular disease: effect on speech in patients with tracheostomy and mechanical ventilation support. *Chest.* 2013;143:1243-1251.

Hess DR. The growing role of noninvasive ventilation in patients requiring prolonged mechanical ventilation. *Respir Care.* 2006;51:896-911.

Homnick DN. Mechanical insufflation-exsufflation for airway mucus clearance. *Respir Care.* 2007;52:1296-1307.

Lofaso F, Prigent H, Tiffreau V, et al. Long term mechanical ventilation equipment for neuromuscular patients: meeting the expectations of patients and prescribers. *Respir Care.* 2014;59:97-106.

Lyall RA, Donaldson N, Fleming T, et al. A prospective study of quality of life in ALS patients treated with noninvasive ventilation. *Neurology.* 2001;57:153-156.

Moran FC, Spittle A, Delany C. Effect of home mechanical in-exsufflation on hospitalisation and life-style in neuromuscular disease: a pilot study. *J Paediatr Child Health.* 2013;49: 233-237.

Radunovic A, Annane D, Rafiq MK, Mustfa N. Mechanical ventilation for amyotrophic lateral sclerosis/motor neuron disease. *Cochrane Database Syst Rev.* 2013 28;3:CD004427.

Wolfe LF, Joyce NC, McDonald CM, et al. Management of pulmonary complications in neuromuscular disease. *Phys Med Rehabil Clin N Am.* 2012;23:829-853.

Chapter 23
心不全

- 導入
- 概説
  - 心臓-肺相互作用
  - 人工呼吸の影響
  - 呼気終末陽圧（PEEP）
- 人工呼吸
  - 適応
  - 持続気道陽圧（CPAP）
  - 人工呼吸器設定
  - モニタリング
  - 人工呼吸器離脱
- 覚えておくべきポイント
- 推奨文献

目的
1. 陽圧呼吸の心臓−肺相互作用への影響について述べる
2. 心不全患者の人工呼吸の適応をリストアップする
3. 心不全患者での持続気道陽圧の役割を述べる
4. 心不全患者のモニタリングと人工呼吸器からの離脱について述べる

導入

心血管疾患は米国では死亡原因の1位である。その結果，多くのうっ血性心不全や急性心筋梗塞（acute myocardial infarction：AMI）患者が救急室や一般病棟にいる。これらの患者の多くが陽圧呼吸の恩恵を受けており，呼吸サポートは非侵襲的なものが増えている。

概説

心臓−肺相互作用

自発呼吸における胸腔内圧の通常の変化は静脈還流を促進し，適切な右心の前負荷を維持する。さらに，陰圧の平均胸腔内圧は左室の後負荷を軽減する。心筋梗塞や重症うっ血性心不全による左室機能不全は，左室の前負荷増加，肺水腫，心拍出量の減少，低酸素血症，呼吸仕事を引き起こす。特に懸念されるのは心室機能障害の結果，横隔膜や呼吸補助筋に必要な血流の増加が起こることである。ストレス下の呼吸筋には心拍出量の40％程度が必要となり，それ以外の重要臓器への血流が減少することになる。

人工呼吸の影響

陽圧呼吸では，平均胸腔内圧は陽圧になる。吸気の間の胸腔内圧は自発呼吸では減少するが，陽圧呼吸では増加する。これは，左室の前負荷と後負荷を減少させる。急性の左室不全では，陽圧呼吸により障害心筋の心機能が向上するかもしれない。しかし，循環血液量が減少した患者では，陽圧呼吸は心拍出量を減少させる。

　陽圧呼吸に対する心血管系の反応は，心血管と肺の因子が関係する。肺からみると，肺や胸郭のコンプライアンスが，肺胞内圧の胸腔への伝達に影響を及ぼす。循環への最もよくない影響は，コンプライアンスの問題ない肺と硬い胸壁の場合に起こり，胸腔内圧の上昇によって引き起こされる。心血管の容量と緊張，肺血管抵抗，右室・左室の心機能によっても，血行動態に対する胸腔内圧の影響が変化する（表23-1）。

呼気終末陽圧（PEEP）

呼気終末陽圧（positive end-expiratory pressure：PEEP）は胸腔内圧を上昇させるの

表 23-1　陽圧呼吸における心血管反応の決定因子

- 心血管系
  - 血管内容量
  - 血管緊張
  - 肺血管抵抗
  - 左右心室機能
- 呼吸器系
  - 抵抗
  - コンプライアンス
  - 抵抗とコンプライアンスの均一性

で，静脈還流量は減少し，その結果，前負荷は減少する。前負荷が上昇した左室不全がある場合，PEEP は左室機能を改善させる。PEEP は肺血管抵抗を上昇させ，その結果，右室の後負荷は上昇し，左心の充満は減少する。PEEP は心室中隔を左室側にシフトさせ，左室のコンプライアンスを減少させる。心臓の外の圧を上昇させることで，PEEPは左室の後負荷を改善させる。

人工呼吸

適応

重篤な心不全では，低酸素血症，心筋仕事量の増加，呼吸仕事量の増加が起こる（表23-2）。このような場合には，低酸素血症改善，呼吸努力の軽減，心筋仕事量の軽減に対して人工呼吸の適応となる。重篤な心不全の患者では，急性高二酸化炭素血症が起こることがある。このため，初期治療には非侵襲的な持続気道陽圧（continuous positive airway pressure：CPAP）も含まれる。

持続気道陽圧（CPAP）

急性の左室不全や肺水腫の患者にマスクによる CPAP を使用すれば，呼吸仕事量や心筋仕事量を減らすことができる。このことはまた，動脈血酸素分圧（Pao_2）の上昇，動脈血二酸化炭素分圧（$Paco_2$）の低下，気管挿管の必要性低下，生存率の上昇をもたらす。多くの患者では，心機能が改善するような薬物治療が行われている間に，CPAP により心筋負荷と呼吸努力は十分に軽減でき，その結果，侵襲的な治療を避けることができる。一般的に CPAP は，覚醒し，見当識も保たれていて，協力的な患者に対して最も有効である。もし CPAP マスクで暴れる場合は，マスクを外してより侵襲的な方法（気管挿管のような）を考慮する。はじめの CPAP の設定は一般的に 10 cmH_2O，100%酸素で開始する。

表 23-2	心血管疾患患者における人工呼吸の適応
● 心筋仕事量の増加	
● 呼吸仕事量の増加	
● 低酸素血症	

　非侵襲的人工呼吸（noninvasive ventilation：NIV）は，急性うっ血性心不全の患者で気管挿管を避けるためにもよく使用される。このような患者の多くでは，CPAPあるいはNIVの予後はほぼ同じである。NIVの特徴的な適応としては，低酸素血症を伴う換気不全で高二酸化炭素血症となっている場合である。しかしNIVは，急性心筋梗塞，血行動態不安定，心原性不整脈，意識状態の低下した患者では避けるべきである。呼吸不全のあるこれらの患者では，NIVではなく侵襲的人工呼吸を行うべきである。

人工呼吸器設定

自発呼吸では呼吸筋へ血流が流れるので，持続的強制換気（アシスト/コントロール）にすべきである（図23-1）。圧制御換気，量制御換気のどちらでもよい。人工呼吸開始時期における肺水腫の有無にかかわらず，薬物治療は早期の改善をもたらす。1回換気量は6～8 mL/kg（理想体重）が適切で，呼吸数は通常の二酸化炭素状態を達成するために15回/分以上にする。プラトー圧は30 cmH$_2$O未満になるようにする。吸気時間は短く（＜1秒）すべきである。吸入酸素濃度（FIO_2）ははじめ1.0で，経皮的酸素飽和度（SpO_2）と血液ガス所見から調節する。PEEPは心不全に対しては5～10 cmH$_2$Oにすべきである。PEEPは心機能に対しては複雑に作用するので，PEEPの調整は慎重にすべきである。しかし，重症左室不全の患者の多くはPEEPによって改善する（表23-3）。

モニタリング

薬物治療や人工呼吸の間は血行動態をモニタリングすべきである（表23-4）。患者が十分に酸素化されていることをパルスオキシメータで確認する。定期的な血液ガスの測定が必要である。また，プラトー圧もモニタリングすべきである。さらに，尿量，水分・電解質バランスも慎重にモニタリングすべきである。

人工呼吸器離脱

慢性呼吸器疾患あるいは二次性肺障害がなく，左心不全が適切に管理されている場合，人工呼吸器の離脱は比較的容易である。しかし，これらの患者では，心血管機能は平均胸腔内圧が上昇した状態で適切なものとなっている。自発呼吸トライアル（spontaneous breathing trial：SBT）の間に人工呼吸の補助がなくなると，左室の前負荷が上昇し，肺水腫が悪化する可能性がある。離脱は低い圧のプレッシャーサポートやCPAPまではすぐに進められるが，陽圧呼吸をやめたとたんに肺水腫になるかもしれない。人工呼

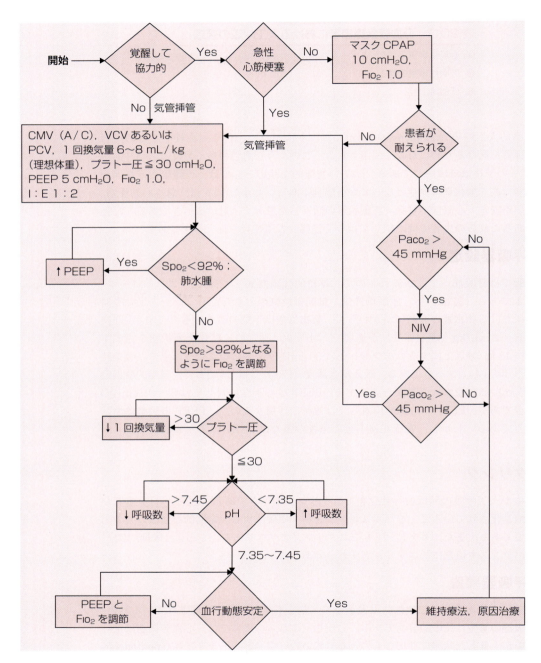

図 23-1 心不全患者の人工呼吸のアルゴリズム
A/C：アシスト/コントロール，CMV：持続的強制換気，CPAP：持続気道陽圧，NIV：非侵襲的人工呼吸，PCV：圧制御換気，PEEP：呼気終末陽圧，VCV：量制御換気

表 23-3 急性うっ血性心不全に対する人工呼吸器の初期設定

設定	推奨
モード	A/C（CMV）
呼吸数	14～18 回/分
量制御/圧制御換気	PCV あるいは VCV
1 回換気量	6～8 mL/kg かつプラトー圧 ≦ 30 cmH$_2$O
吸気時間	≦ 1 秒
PEEP	5～10 cmH$_2$O
F$_{IO_2}$	1.0

A/C：アシスト/コントロール，CMV：持続的強制換気，PCV：圧制御換気，PEEP：呼気終末陽圧，VCV：量制御換気

表 23-4 心血管疾患のある人工呼吸患者のモニタリング

- 中心静脈圧（CVP）
- 血行動態
- パルスオキシメトリーと定期的な動脈血ガス分析
- 尿量と水分・電解質バランス
- β型利尿ペプチド

吸器離脱途中に虚血性変化が起こる患者もいる。このような場合，心機能改善（例：利尿，後負荷軽減）が認められるまで，人工呼吸管理は続行すべきである。

覚えておくべきポイント

- 重症の左室不全によって，低酸素血症，呼吸仕事量増加，心筋仕事量増加をきたす
- 陽圧呼吸は自発呼吸における胸腔内圧の動態を逆転させる
- 呼気終末陽圧（PEEP）は平均胸腔内圧を上げて前負荷を減らす
- 左室機能が低い場合，陽圧呼吸や PEEP は前負荷も後負荷も軽減させて，心機能を改善させる
- 圧が 8～12 cmH$_2$O，F$_{IO_2}$ が 1.0 のマスク持続気道陽圧（CPAP）により，侵襲的人工呼吸は防ぎうる
- 血液ガス所見で吸入酸素濃度が下げられると判断できるまで，100％酸素を投与すべきである
- PEEP 5～10 cmH$_2$O は前負荷を減らす
- 離脱の際に胸腔内圧が減少すると肺水腫になる可能性がある
- 重症左心不全患者の多くでは，適切な水分バランス，後負荷の軽減，強心薬使用が人工呼吸器離脱に必要である

推奨文献

Bellone A, Barbieri A, Bursi F, Vettorello M. Management of acute pulmonary edema in the emergency department. *Curr Heart Fail Rep.* 2006;3:129-135.

Figueroa MS, Peters JI. Congestive heart failure: diagnosis, pathophysiology, therapy, and implications for respiratory care. *Respir Care.* 2006;51:403-412.

Howlett JG. Current treatment options for early management in acute decompensated heart failure. *Can J Cardiol.* 2008;24 Suppl B:9B-14B.

Kapoor JR, Perazella MA. Diagnostic and therapeutic approach to acute decompensated heart failure. *Am J Med.* 2007;120:121-127.

Mekontso Dessap A, Roche-Campo F, Kouatchet A, et al. Natriuretic peptide-driven fluid management during ventilator weaning: a randomized controlled trial. *A J Respir Crit Care Med.* 2012;186:1256-1263.

Methvin AB, Owens AT, Emmi AG, et al. Ventilatory inefficiency reflects right ventricular dysfunction in systolic heart failure. *Chest.* 2011;139:617-625.

Poppas A, Rounds S. Congestive heart failure. *Am J Respir Crit Care Med.* 2002;165:4-48.

Potts JM. Noninvasive positive pressure ventilation: effect on mortality in acute cardiogenic pulmonary edema: a pragmatic meta-analysis. *Pol Arch Med Wewn.* 2009;119:349-53.

Seupaul RA. Evidence-based emergency medicine/systematic review abstract. Should I consider treating patients with acute cardiogenic pulmonary edema with noninvasive positive-pressure ventilation? *Ann Emerg Med.* 2010;55:299-300.

Shirakabe A, Hata N, Yokoyama S, et al. Predicting the success of noninvasive positive pressure ventilation in emergency room for patients with acute heart failure. *J Cardiol.* 2011;57:107-114.

Vital FM, Saconato H, Ladeira MT, et al. Non-invasive positive pressure ventilation (CPAP or bilevel NPPV) for cardiogenic pulmonary edema. *Cochrane Database Syst Rev.* 200816;(3): CD005351.

Yamamoto T, Takeda S, Sato N, et al. Noninvasive ventilation in pulmonary edema complicating acute myocardial infarction. *Circ J.* 2012;76:2586-2591.

Chapter 24
熱傷と気道熱傷

- 導入
- 概説
  - 全身熱傷
  - 気道熱傷
- 人工呼吸
  - 適応
  - 人工呼吸器設定
  - モニタリング
  - 人工呼吸器離脱
- 覚えておくべきポイント
- 推奨文献

目的

1. 全身熱傷と気道熱傷の呼吸器への影響について概説する
2. 気道熱傷患者における気道系の傷害に関連した問題を概説する
3. 一酸化炭素中毒の管理を概説する
4. 全身熱傷と気道熱傷の患者における，人工呼吸の適応，初期設定，モニタリング，離脱について概説する
5. 全身熱傷と気道熱傷で使われる人工呼吸のさまざまなモードについて概説する

導入

呼吸器合併症は熱傷患者では一般的であり，呼吸不全はこのような患者の一般的な死因である。熱傷患者の治療過程で肺合併症は何度も起こる（表24-1）。肺合併症はしばしば気道熱傷に関連して起こるが，気道熱傷のない重症の全身熱傷でもみられる。呼吸不全が進行したこれらの患者では，通常は人工呼吸が必要となる。

概説

全身熱傷

呼吸不全は広範囲皮膚熱傷患者でよく起こる。このような患者はしばしば気道熱傷を伴っており，気道熱傷は皮膚熱傷に関連する死亡率を有意に上昇させる。しかし，気道熱傷がなくても，呼吸不全が起こったり人工呼吸が必要になることはある。煙の吸入（smoke inhalation）と皮膚熱傷には相互関係（図24-1）があることがわかっている。疼痛コントロールは熱傷患者の管理の重要な側面で，呼吸抑制に関係している可能性が

表24-1　熱傷や煙の吸入（smoke inhalation）患者のさまざまな時期に現れる肺合併症

合併症	発症時期
一酸化炭素中毒	曝露後1時間以内
上気道閉塞	受傷後や抜管後48時間以内
気管・気管支閉塞	受傷後72時間以内
肺水腫	蘇生輸液に伴う循環血液量過多—48時間以内；水分の移動による循環血液量過多—2〜4日；敗血症—受傷後1週間以降
肺炎	受傷後5日以降
肺塞栓症	受傷後1週間以降

Haponik EF. Smoke inhalation injuries: some priorities for respiratory care professionals. *Respir Care*. 1992; 37: 609-629 より改変。

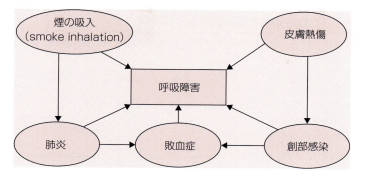

図 24-1　呼吸障害は煙の吸入（smoke inhalation）と皮膚熱傷の症状の中心にある。

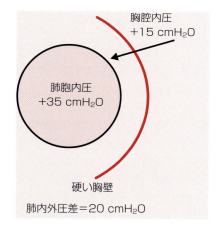

図 24-2　肺内外圧差への硬い胸壁の影響。胸壁が硬いと，胸腔内圧はより高くなる。胸腔内圧が高くなれば，肺内外圧差は低くなる。肺胞膨張の程度とそれによる人工呼吸器関連肺傷害のリスクは，硬い胸壁では減る。この場合，食道内圧のモニタリングが有用である。

ある．皮膚熱傷の患者では適切な水分管理が難しく，水分過多により低酸素血症や肺コンプライアンスの低下が起こる．敗血症も起こりやすく，その結果，急性呼吸促迫症候群（acute respiratory distress syndrome：ARDS）による呼吸不全となる．熱傷患者は代謝亢進しているために，必要換気量は増え，疲労による呼吸不全となる．

　胸壁の全層性熱傷がある場合，胸壁の動きが厳しく制限される．これは通常，呼吸不全を引き起こし，しかも人工呼吸が難しい．高い換気圧が必要であるが，胸壁のコンプライアンスが低く，肺内外圧差は高くないために，過膨張による肺損傷のリスクはあまりない（図24-2）．重症の瘢痕や痂皮形成も胸郭の動きを制限し，その結果，人工呼吸器からの離脱を難しくする．しかし，熱傷面の早期の外科的切開が一般的に行われて

> **表 24-2 気道熱傷の臨床的予後予測指標**
>
> - 受傷時の特徴：閉鎖空間あるいは閉じ込められた空間，意識障害，毒素吸入がわかっている
> - 顔面から頸部にかけての熱傷
> - 炭化した喀痰
> - 呼吸症状：嗄声，咽頭痛，咳嗽，呼吸困難，胸部痛，喀血
> - 呼吸徴候：咽頭の炎症と熱傷，stridor，頻呼吸，チアノーゼ，異常な呼吸音（wheeze，類鼾音，stridor）

Haponik EF. Smoke inhalation injuries : some priorities for respiratory care professionals. *Respir Care*. 1992 ; 37 : 609-619 より改変．

おり，これは胸郭のコンプライアンスを改善するための焼痂切開術の必要性を減らすことができる．

気道熱傷

気道熱傷は合併症率や死亡率を増加させる．気道熱傷の影響は，熱傷害，実質性の傷害，全身性に影響を及ぼす毒物に関連するものに分けられる．気道熱傷の臨床的予後予測因子を表24-2に挙げる．

　乾燥した空気は熱容量が小さいので，下気道に熱傷害が及ぶことはまれである．しかし，エーテルやプロパンなどの蒸気や爆発性ガスの吸入は下気道にも熱傷害を引き起こす．ガスは多くの場合で下気道に到達する前に効果的に冷やされるため，熱傷害は上気道に限定される．上気道の熱傷害は，喉頭浮腫，喉頭けいれん，声帯浮腫，分泌物増加を引き起こす．診断は多くの場合で気管支鏡を使って行う．

　上気道の熱傷害に関係する問題は，通常24〜48時間以内に起こる．上気道が完全閉塞する可能性があるので，何らかの徴候がある患者は気管挿管すべきである．多くの症例ではほかにも重篤な傷害があるので，人工呼吸が必要となる．しかし，人工呼吸が必要ない場合もあり，上気道狭窄部を越えて気管挿管しておけば問題なく呼吸できる患者もいる．呼吸不全がなければ，数日後に上気道の腫れが改善していることを確かめた後，抜管できる．気管支鏡による上気道の抜管前の観察は，抜管後の上気道閉塞の可能性の評価をするために必須である．抜管後には上気道の完全閉塞の可能性があるので，気道の開存は最も重要であり，気管チューブによる安全性を確保するために監視は必要である．顔面熱傷の患者で気管チューブを固定することは難しく，予定外の抜管を防ぐためにも固定には工夫が必要である．

　下気道の熱傷害はまれであるが，煙の毒性化学物質による傷害はよく起こる．煙の吸入（smoke inhalation）は気道と下気道のどちらにも有害である．煙は粘膜線毛運動を抑制し，気管支攣縮を誘導する．分泌物の貯留による気道閉塞が肺疾患をもつ患者では特に問題になり，喘息がある患者では重篤な気管支攣縮が起こりうる．

　煙の吸入（smoke inhalation）の患者では，ARDSは一般的に起こる．この場合の

表 24-3 一酸化炭素中毒の臨床上の影響

一酸化炭素ヘモグロビン濃度	生理的影響
< 1%	症状なし
1〜5%	重要臓器の血流量増加
5〜10%	可視光線閾値上昇，労作時呼吸困難，皮膚血管拡張
10〜20%	誘発反応による視覚異常，拍動性頭痛
20〜30%	疲労，易刺激性，判断力低下，視力低下，手先の器用さがなくなる，悪心，嘔吐
30〜40%	激しい頭痛，混乱，労作時失神
40〜60%	けいれん，呼吸不全，昏睡，長期曝露による死
> 60%	昏睡；急性死

ARDS の管理は，酸素投与量，呼気終末陽圧（positive end-expiratory pressure：PEEP），人工呼吸器の設定なども含めて，通常の ARDS の管理と同じである。煙の吸入（smoke inhalation）による ARDS は，敗血症，肺炎，輸液過多などを起こし，複雑となることがある。

全身性に影響のある毒物として，一酸化炭素（CO），シアン化合物，各種の窒素酸化物がある。一酸化炭素中毒は，火災では最も重要かつ最も多い死因である。一酸化炭素の毒性はヘモグロビンとの非常に高い親和性で，一酸化炭素ヘモグロビン（HbCO）をつくる。HbCO は酸素を運ばず，酸素ヘモグロビンからの酸素の乖離を阻害する（酸素ヘモグロビン解離曲線が左にシフトする）。HbCO の臨床的な影響は，低酸素症にかかわる病態である（表 24-3）。診断は症状と血中 HbCO の測定に基づいて行う。酸素飽和度と HbCO レベルは CO オキシメトリーを用いて測定すべきである。血液ガス所見ではしばしば，普通もしくは上昇した動脈血酸素分圧（Pao_2），過換気，代謝性アシドーシスを呈する。通常，HbCO の致死的な影響は曝露早期に現れる。一酸化炭素中毒から生存した患者では症状が遷延し，一時的な改善をみせた後に悪化したりする。

一酸化炭素中毒の治療は酸素投与である。HbCO の半減期は室内気では 4〜5 時間，100％酸素吸入で 45〜60 分，3 気圧の 100％高圧酸素では 20〜30 分である。100％酸素で，可能なら高圧酸素を使用することが HbCO の治療には必須である。神経症状が遷延し，HbCO が低い患者においても高圧酸素療法は有用である。意識状態が低下した場合，気道確保と人工呼吸は必須である。

人工呼吸

適応

熱傷や煙の吸入（smoke inhalation）患者における人工呼吸の適応を表 24-4 に挙げた。

表 24-4 熱傷および煙の吸入（smoke inhalation）患者における人工呼吸の適応

- 呼吸不全（ARDS）を伴う煙の吸入（smoke inhalation）あるいは肺熱傷
- 胸郭の運動制限のある重症熱傷
- 疼痛コントロールによる呼吸抑制
- 全身性の毒性物質吸入（一酸化炭素）による呼吸障害
- 二次感染による呼吸不全−肺炎，敗血症
- 皮膚移植や焼痂切開術後

ARDS：急性呼吸促迫症候群

表 24-5 熱傷および煙の吸入（smoke inhalation）患者における人工呼吸器の初期設定

設定	推奨
モード	CMV（A/C）
呼吸数	20〜25 回/分（auto-PEEP が発生するなら下げる）
量制御/圧制御換気	どちらを使用してもよく，臨床チームの判断による
1 回換気量	6〜8 mL/kg（予測体重）かつプラトー圧 ≦ 30 cmH$_2$O；ARDS ならば 4〜8 mL
吸気時間	＜1 秒
PEEP	5 cmH$_2$O；ARDS ならば 10〜15 cmH$_2$O
F$_{IO_2}$	1.0−特に一酸化炭素中毒の場合

A/C：アシスト/コントロール，ARDS：急性呼吸促迫症候群，CMV：持続的強制換気，PEEP：呼気終末陽圧

これらの患者の多くは人工呼吸が必要であるが，気道管理と 100％酸素投与がより重要となる場合がある。たとえば一酸化炭素中毒で自発呼吸がある場合には，100％酸素投与が人工呼吸より重要である。さらに，このような患者では，100％酸素を投与しない人工呼吸は致死的になる可能性がある。同様に，煙の吸入（smoke inhalation）あるいは熱傷による上気道閉塞がある自発呼吸の患者では，人工的な気道確保は必要であるが，人工呼吸は必要ないことがある。

人工呼吸器設定

人工呼吸器の推奨される初期設定を表 24-5 に挙げた。初期の人工呼吸器管理のアルゴリズムは図 24-3 に示している。当初は完全な換気サポートが必要となることが多く，持続的強制換気（アシスト/コントロール）で開始する。通常このような患者では，プレッシャーサポートは最初の設定には適切でない。これらの患者の多くでは人工呼吸の開始時に鎮静や筋弛緩が必要になり，特に胸郭のコンプライアンスが低下している場合には

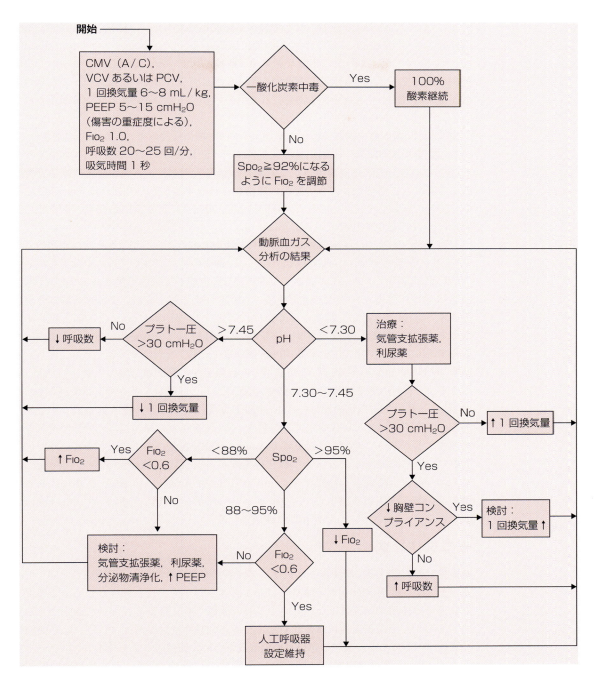

図 24-3　熱傷および気道熱傷患者の人工呼吸のアルゴリズム
A/C：アシスト/コントロール，CMV：持続的強制換気，PCV：圧制御換気，PEEP：呼気終末陽圧，VCV：量制御換気

必須になる。このような患者に対しては，高頻度パーカッション換気（high frequency percussive ventilation：HFPV）や高頻度振動換気（high frequency oscillatory ventilation：HFOV）がいくつかの熱傷センターで推奨されている。しかし，これらの方法が従来の換気モードより有用であるという明確なエビデンスはない。反対に，これらの方法が従来の方法より有害であるかもしれないという，いくつかのエビデンスが示されている。

酸素化は，吸入酸素濃度（F_{IO_2}），平均気道内圧，肺の機能障害の広がりで規定される。一酸化炭素中毒の場合，一酸化炭素ヘモグロビンが10％以下になるまで100％酸素投与が必要である。一酸化炭素中毒がない場合，パルスオキシメータか動脈血ガス分析でF_{IO_2}を調節して必要なレベルの動脈血酸素化を行う。はじめのPEEPは5 cmH₂Oで設定し，その後調節する。煙の吸入（smoke inhalation）によるARDSでは，酸素化の管理はほかの原因のARDSと同じようにする。

量制御換気あるいは圧制御換気のどちらを使用してもよい。プラトー圧は理想的には30 cmH₂O未満で管理すべきである。しかし，胸壁のコンプライアンスが低下している場合には，高いプラトー圧が必要となる。もし肺機能が比較的正常であるなら，1回換気量は理想体重の6〜8 mL/kgとする。ARDSがある場合には，1回換気量は理想体重の4〜8 mL/kgとし，胸壁が硬くなければプラトー圧は30 cmH₂O未満を維持すべきである。胸壁が硬い場合はプラトー圧が30 cmH₂O以上でも安全である。食道内圧が有用であり，それで測定できる肺内外圧差は20 cmH₂O未満にすべきである。通常，呼吸数の初期設定は20〜25回/分が適当で，目標とする動脈血二酸化炭素分圧（$Paco_2$）になるように呼吸数を増やす（代謝率の上昇により，呼吸数を多くする必要がある症例が多い）。高い気道抵抗のためにauto-PEEPが発生する場合，呼吸数を減らす必要がある。熱傷患者の多くは代謝亢進しており，$Paco_2$を正常に保つには高い分時換気量が必要なことがある。このような患者ではauto-PEEPが発生することが多く，頻回にモニタリングする必要がある。高二酸化炭素許容人工換気法（permissive hypercapnia）はこれらの患者ではよく容認でき，auto-PEEPがある場合の頻呼吸や肺損傷のある場合の高い気道内圧より望ましい。プレッシャーサポート換気（PSV）やproportional-assist ventilation（PAV）は回復期に使用される。

モニタリング

熱傷患者の人工呼吸に関するモニタリングは多くの点で通常の人工呼吸患者と同じである（表24-6）。HbCOが高い場合にはパルスオキシメータは信頼性がなく，このような状況では使用すべきではない。いくつかの機種でHbCOが非侵襲的に測定できるものもあるが，その正確性には疑問がある。もし分時換気量が増加すれば，auto-PEEPを評価すべきである。胸壁の熱傷や瘢痕形成のために胸壁のコンプライアンスは低下するので，その場合は食道内圧のモニタリングが有用である。患者に反応性気道疾患（reactive airways disease：RAD）の既往がある場合，気管支攣縮やauto-PEEPが特に問題になる。気管内分泌物の増加も起こることがあり，吸引や気管支鏡が必要になる。肺

> **表 24-6 熱傷および煙の吸入（smoke inhalation）患者における人工呼吸中のモニタリング**
>
> - auto-PEEP
> - 最高気道内圧，プラトー圧，平均気道内圧
> - 気道抵抗と呼吸器系のコンプライアンス
> - 食道内圧
> - 動脈血ガス
> - 一酸化炭素ヘモグロビンが 5％未満ならパルスオキシメータ
> - 水分出納
> - 二次性肺感染症
> - 心臓充満圧（中心静脈圧）
> - 栄養状態と代謝率
>
> PEEP：呼気終末陽圧

の二次感染をモニタリングする必要がある。これらの患者は疼痛と代謝が亢進しているので，胸部理学療法は避けるべきである。また，これらの患者では輸液過多がよくみられ，これは肺のシャント増大やコンプライアンス低下をもたらす。これらの患者で代謝亢進がある場合，治癒と人工呼吸器からの離脱を促進するには栄養サポートが必要となる。長期にわたり動かせない患者では肺塞栓症が起こることがあり，また肺感染症もよくみられる。

人工呼吸器離脱

傷害の広がりが大きくない場合，熱傷患者における人工呼吸器からの離脱は早期に可能となる。換気サポートより気道開通の維持が問題となる場合がある。気道傷害のある患者では，抜管前に（しばしば気管支鏡を含む）上気道の評価が必要となる。熱傷が重症で，ARDS，肺感染症，敗血症を併発する場合には，人工呼吸管理が必要な期間は長くなり，その管理も難しくなる。そのなかには離脱が難しい症例があり，特に多臓器障害に陥った場合や，栄養障害となった場合には離脱が困難になる。これらの症例では離脱に時間がかかるので，定期的な自発呼吸トライアル（spontaneous breathing trial：SBT）を行って，補助なしで呼吸できるかに関する評価をしなければならない。離脱困難な患者では，熱傷や既往疾患の治療，気管支拡張および気管支清浄化，栄養管理，呼吸筋強化を目標とすべきである。

> **覚えておくべきポイント**
>
> - 熱傷や煙の吸入（smoke inhalation）患者では呼吸器合併症がよくみられる
> - 胸部体表熱傷では，胸壁のコンプライアンスが低下する
> - 熱傷は重症の上気道傷害を起こすが，下気道の傷害は通常は起こさない

- 煙の吸入（smoke inhalation）は気管支攣縮や気管分泌物増加の原因となる
- 煙の吸入（smoke inhalation）は急性呼吸促迫症候群（ARDS）の原因となる
- 一酸化炭素中毒は，煙の吸入（smoke inhalation）患者の死亡の一般的な原因となる
- 一酸化炭素中毒の治療は100％酸素が必須であり，高圧酸素療法が有用である
- 熱傷患者における人工呼吸管理の必要性は代謝亢進のために高くなる
- 胸壁コンプライアンスの低下，肺コンプライアンスの低下，気道抵抗の上昇のために，熱傷や煙の吸入（smoke inhalation）患者では人工呼吸が難しくなることがある
- 胸壁コンプライアンスが低下した患者では，食道バルーンが安全な肺拡張圧を決めるのに有用である
- 患者が自発呼吸を始めれば，プレッシャーサポート換気（PSV）やproportional-assist ventilation（PAV）が使用できる
- 高頻度パーカッション換気（HFPV）や高頻度振動換気（HFOV）は，気道熱傷患者の管理には従来の換気法と比べて優位な点はない

推奨文献

Barret JP, Desai MH, Herndon DN. Effects of tracheostomies on infection and airway complications in pediatric burn patients. *Burns.* 2000;26:190-193.

Cancio LC. Airway management and smoke inhalation injury in the burn patient. *Clin Plast Surg.* 2009;36:555-567.

Cartotto R, Ellis S, Smith T. Use of high-frequency oscillatory ventilation in burn patients. *Crit Care Med.* 2005;33(3 Suppl):S175-S178.

Dries DJ. Key questions in ventilator management of the burn-injured patient (first of two parts). *J Burn Care Res.* 2009;30:128-138.

Dries DJ. Key questions in ventilator management of the burn-injured patient (second of two parts). *J Burn Care Res.* 2009;30:211-220.

Ferguson ND, Cook DJ, Guyatt GH, et al. High-frequency oscillation in early acute respiratory distress syndrome. *N Engl J Med.* 2013;368:795-805.

Harrington D. Volumetric diffusive ventilator. *J Burn Care Res.* 2009;30:175-176.

Mlcak RP, Suman OE, Herndon DN. Respiratory management of inhalation injury. *Burns.* 2007;33:2-13.

Mlcak RP. Airway pressure release ventilation. *J Burn Care Res.* 2009;30:176-177.

Peck MD, Koppelman T. Low-tidal-volume ventilation as a strategy to reduce ventilator-associated injury in ALI and ARDS. *J Burn Care Res.* 2009;30:172-175.

Sheridan RL. Airway management and respiratory care of the burn patient. *Int Anesthesiol Clin.* 2000;38:129-145.

Toon MH, Maybauer MO, Greenwood JE, et al. Management of acute smoke inhalation injury. *Crit Care Resusc.* 2010;12(1):53-61.

Young D, Lamb SE, Shah S, et al. High-frequency oscillation for acute respiratory distress syndrome. *N Engl J Med.* 2013;368:806-813.

Chapter 25
気管支胸膜瘻

- 導入
- 概説
  - 病態生理
  - 胸腔チューブ
  - エアリークを最小限にする
    テクニック
- 人工呼吸
  - 適応
  - 人工呼吸器設定
  - 分離肺換気
  - 高頻度換気（HFV）
  - モニタリング
  - 人工呼吸器離脱
- 覚えておくべきポイント
- 推奨文献

目的

1. 気管支胸膜瘻の病態生理を概説する
2. 胸腔ドレーンの水封（underwater seal）の構造と機能に関して概説する
3. エアリークを最小限にする方法をリストアップする
4. 気管支胸膜瘻のある患者の人工呼吸について概説する

導入

気胸，皮下気腫，縦隔気腫，心嚢気腫，そのほかの肺胞外空気は，圧傷害（barotrauma）によるものと考えられる。気管支胸膜瘻は肺から胸腔への持続的な空気のリークであり，胸腔ドレーンからの間欠的（吸気時）あるいは持続的なリークによりわかる。ほとんどの圧傷害は，外傷，急性呼吸促迫症候群（acute respiratory distress syndrome：ARDS），慢性閉塞性肺疾患（chronic obstructive pulmonary disease：COPD），喘息，胸部外科手術後に起こる。適切に処置された肺胞外空気や気管支胸膜瘻が生命にかかわることは通常ない。しかし，これらは人工呼吸管理を複雑にする。

概説

病態生理

肺胞外空気は，外傷，外科処置，腫瘍，血管ライン留置などで起こる。人工呼吸中，肺胞が破れた結果できた肺胞外空気は，近傍の気管支血管鞘から胸腔内に入る。肺胞外空気が危機的な状態になる場合には，肺疾患，高圧，過膨張が存在するはずである。肺胞外空気は COPD や ARDS 症例でしばしば認められ，特に壊死性肺炎を合併した場合にみられる。最高肺胞内圧を 30 cmH$_2$O 未満と 1 回換気量を理想体重の 4 〜 8 mL/kg に維持して，肺胞の破裂を助長するような設定を避ける。人工呼吸中の気胸の症状と徴候を表 25-1 にリストアップした。

胸腔チューブ

胸腔内の圧は通常，大気圧より低い。胸郭内に空気が入ると胸腔内に移動する。気胸の伸展や増加を予防するには，一方弁を胸腔チューブにつけて胸郭への空気の移動を防ぐ。これは水封（underwater seal）によって可能となる（図 25-1）。胸腔チューブは水面下 2 cm のところに置き，2 cmH$_2$O 以上の圧がかかった場合に胸腔内から空気が出る。排液するために，2 つ目の容器がドレナージシステムとして加えられる。排液は水封の影響を受けずに収集容器に集められる。排液を促し，胸腔内にある空気がたまるのを避けるために，胸腔内の吸引圧を調節する目的でしばしば 3 つ目の容器が装備される。胸腔内にかかる圧は低い（たとえば－20 cmH$_2$O）。現在市販されているのは，これらの容

概説

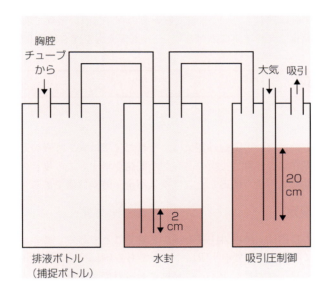

表25-1 人工呼吸中の気胸の徴候と症状
- 換気の困難が増加：
  - 量制御換気：最高気道内圧の上昇
  - 圧制御換気：1回換気量の減少
- バイタルサインの悪化
  - はじめは心拍数増加と血圧上昇
  - その後，血行動態破綻，心停止
- 患側の呼吸音減弱あるいは消失
- 患側で打診音の過共鳴
- 気管や縦隔が健側に偏位

図25-1　真ん中：水封（underwater seal）胸腔ドレナージ装置。**左から2つ**：2室胸腔ドレナージ装置。第1室（胸腔チューブがつながっている）は胸腔ドレーンとして排液を集める。第2室は水封。**3つの容器すべて**：3室胸腔ドレナージ装置。第3室は胸腔内の吸引圧を制御する。

器が一体化したものである。

エアリークを最小限にするテクニック

人工呼吸中の気胸は胸腔チューブによる排液と吸引で対処する。胸腔チューブからの陰圧（$-20\,\mathrm{cmH_2O}$）と人工呼吸中の陽圧の組み合わせで肺にかかる圧勾配ができ，気管支胸膜瘻がひどくなる可能性がある。もし瘻孔ができた場合，瘻孔の空気の流量は肺にかかる圧勾配の強さと時間によって決まる。これに対して理想的には，人工呼吸器による換気圧，吸気時間，そして胸腔内に空気がたまるのを避けるための胸腔チューブによ

る吸引を，最小限にすべきである。なかには分離肺換気や高頻度換気（high frequency ventilation：HFV）を推奨する医師もいる。また，胸腔チューブ吸引装置の改造をする医師もいる。胸腔チューブの吸引を改造する2つの方法がある。すなわち，胸腔チューブを間欠的に閉塞させる方法と，胸腔内圧と呼気終末陽圧（positive end-expiratory pressure：PEEP）のレベルを同じにする方法である。これらの方法でエアリークは減少するが，肺の虚脱が起こり，どちらの方法も予後の改善はない。一般的に，気道内圧を最小限にする人工呼吸中の肺保護戦略が非常に多くの患者に対してプラスに働くようである。

気管支胸膜瘻からのエアリークはできる限り避けるべきであるが，瘻孔を通して二酸化炭素の排出が起こっていることを知っておくことは重要である。二酸化炭素は気管チューブからと同じくらいの濃度で瘻孔から排出されている。多くの場合，原疾患が改善されるまでは瘻孔は閉鎖しない。気管支胸膜瘻の存在は悪い徴候である。しかし通常，患者は気管支胸膜瘻で死亡することはない —— 気管支胸膜瘻を併発して死亡する。

人工呼吸

適応

気管支胸膜瘻あるいはほかの肺胞外空気は，それだけでは人工呼吸の適応ではない。しかし，これらの存在によりガス交換の潜在的な問題が増す。この場合の人工呼吸の適応は，無呼吸，急性換気不全，切迫した急性換気不全，酸素負債である（表25-2）。

人工呼吸器設定

人工呼吸器設定の目標は，肺内外圧差を減少させることである。このために，換気圧とPEEPは臨床的に可能な範囲で最小限にすべきである（表25-3，図25-2）。換気パターンは，瘻孔からのリークが最も少なく，目標にあったガス交換ができるものを選択すべきである。この設定で圧制御換気は最高肺胞内圧をコントロールできる。しかし，圧制御換気は吸気時に高い肺胞内圧を維持するため，瘻孔からのリークが増加する可能性がある。圧制御換気と量制御換気の選択は，瘻孔からのエアリークが最小限になるモードで決定すべきである。

これらの患者では，瘻孔からのエアリークを最小限にして心肺機能を維持するために筋弛緩が必要なこともある。自発呼吸が可能かどうかは，原疾患の重症度，血行動態，自発呼吸時のガス交換による。プレッシャーサポート換気（pressure support ventilation：PSV）は注意して使用すべきである。プレッシャーサポートでは，吸気流量が設定されたレベルにまで低下して吸気が終了する。もし瘻孔からのリークがこのレベルより大きくなれば，PSVでは吸気から呼気にサイクルが適切に移行できなくなる。そのためサイクルクライテリアの慎重な設定が重要で，換気を続けるにはこれらの設定を頻回に変更する必要がある。さらに，胸腔チューブからの吸引が人工呼吸器をトリガーす

表25-2 人工呼吸の適応

気管支胸膜瘻はそれだけでは人工呼吸の適応とはならない。しかし以下の場合は適応となる：
- 無呼吸
- 急性換気不全
- 切迫した急性換気不全
- 酸素負債

表25-3 気管支胸膜瘻における人工呼吸器の設定

設定	推奨
モード	A/C（CMV）
呼吸数	10〜30回/分もしくはそれ以上，基礎疾患，エア・トラッピング，エアリークのレベルによる
量制御/圧制御換気	PCVあるいはVCV；プレッシャーサポートの間は吸気時間が延長しないようにサイクルの基準を調整
1回換気量	1回換気量4〜8 mL/kg（理想体重）
吸気時間	0.5〜0.8秒，エアリークによる
PEEP	できる限り低く；酸素化による
FIO_2	高い圧よりも高いFIO_2が望ましい；高二酸化炭素許容人工換気法（permissive hypercapnia）を許容，$PaO_2 > 50$ mmHg

A/C：アシスト/コントロール，CMV：持続的強制換気，PCV：圧制御換気，PEEP：呼気終末陽圧，VCV：量制御換気

る可能性もある。

　このような患者では，高二酸化炭素許容人工換気法（permissive hypercapnia）や，ある程度までの低酸素血症〔動脈血酸素分圧（PaO_2）> 50 mmHg〕の許容が必要になることがある。ARDS，COPD，外傷がある場合は，特にこれが当てはまる。呼吸数は，二酸化炭素の排出を十分にするためには多く設定するが，リークとエア・トラッピングを最小限にするためには少なく設定する。基礎疾患の状態にもよるが，呼吸数は10回/分程度とするか，多く設定するなら30回/分かそれ以上にする。1回換気量はできるだけ少なく設定するが，通常は理想体重の4〜8 mL/kgとし，吸気時間はできるだけ短く0.5〜0.8秒に設定すべきである。これらの手順は瘻孔からのエアリークを最小限にするためである。しかし，すべての患者には異なるレベルのエアリークと病態生理があるため，いろいろな人工呼吸器の設定を試して，個々の患者のリークが最も少なくなる設定を探すべきである。

　酸素化の管理は瘻孔がある場合は非常に難しい。これは，酸素化を改善させるPEEPがリークを増やすためである。その結果，高い吸入酸素濃度（FIO_2）が必要となる。PEEP設定は，不安定な肺の開存を維持する程度の最小限のレベルとする。目標は，

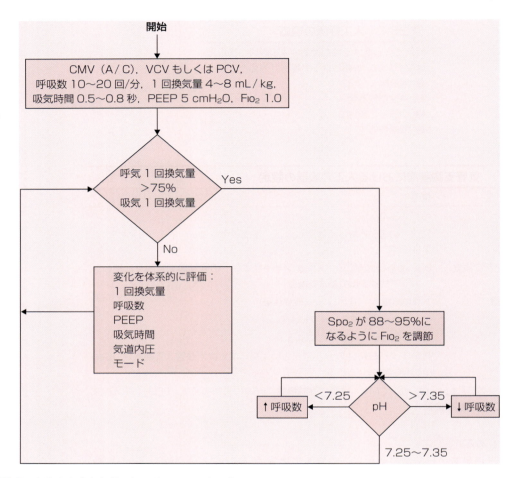

図25-2　気管支胸膜瘻患者の人工呼吸のアルゴリズム
A/C：アシスト/コントロール，CMV：持続的強制換気，PCV：圧制御換気，PEEP：呼気終末陽圧，VCV：量制御換気

PEEPと平均気道内圧を最小限にすることである．しかし，特にARDSや外傷患者では酸素負債が重度で，高いPEEPが必要となる．

分離肺換気

ダブルルーメン気管チューブを使用しての2台の人工呼吸器（同期，非同期）による管理は，重症な気管支胸膜瘻において行われる．この方法は，瘻孔により大きな気道が破綻したとき，あるいは容認できるレベルのガス交換が維持できなくなり外科的処置が予定される場合にのみ推奨される．この方法は，短期間の解決にすぎない．分離肺換気の注意点には，ダブルルーメン気管チューブ使用による気管と主気管支への傷害の可能性があること，チューブの適切な位置を維持することが困難であること，吸引や分泌物の

> **表 25-4　気管支胸膜瘻患者の人工呼吸中のモニタリング**
> - ガス交換：パルスオキシメトリーと動脈血ガス分析
> - エアリーク：吸気と呼気の 1 回換気量
> - 血行動態：全員に施行，しかし特に血行動態不安定な患者

除去が困難となること，2 台の人工呼吸器使用による技術的な問題，などがある。2 台の人工呼吸器の設定は，換気される肺の病態に基づくべきである。それぞれの肺は同じ方法で換気されるかもしれないが，傷害された肺へは低い圧や少ない量を設定し，あるいは傷害された肺のみに持続気道陽圧（CPAP）を設定する。血行動態やガス交換の安定性と同様に，ニアリークの量は人工呼吸器設定の妥当性を決める重要な要因となる。

高頻度換気（HFV）

HFV によって予後が改善することを支持するデータは，症例報告以外にはほとんどない。HFV の使用は推奨されない。容認できるプロトコールがない，機器のコストが高い，この方法を使用できる患者が限られる，予後を改善するデータがない，ということのすべてが HFV を推奨しないことを示している。過去に気管支胸膜瘻で HFV を使用していた多くの施設はその使用をやめている。さらに，最近の無作為化比較試験では，ARDS 患者に対する高頻度振動換気（high frequency oscillation ventilation：HFOV）は死亡率を改善しないという結果が示されている。

モニタリング

気管支胸膜瘻の患者のモニタリングで重要な点は，適切なガス交換ができているか（パルスオキシメトリー，動脈血ガス），そしてエアリークの程度の評価である（表 25-4）。エアリーク量の評価は，吸入と呼出の 1 回換気量の違いで測定できる。エアリークのこのような評価は，最近の一般的な人工呼吸器に備わっているモニターやグラフィック波形を用いることによって可能であり，それらの多くが吸気と呼気の 1 回換気量を表すことができる。

人工呼吸器離脱

これらの患者を人工呼吸器から離脱させる方法は，瘻孔の存在ではなく，むしろ原疾患に基づく。一般的に，原疾患が改善すれば瘻孔は閉じる。瘻孔があることが人工呼吸管理の続行の指標にはならない。離脱のアプローチは気管支胸膜瘻の存在には関係しない。

> **覚えておくべきポイント**
> - 肺胞外空気は一般的に，外傷，急性呼吸促迫症候群（ARDS），慢性閉塞性肺疾患（COPD）の患者で起こることが多い

- 病態，高圧，過膨張によって肺胞外空気がたまる
- 水封（underwater seal）は，胸腔内へ空気が移動するのを防ぐ
- エアリークを小さくするために，できるだけ低い圧（最高肺胞内圧，平均気道内圧，呼気終末圧），1回換気量（理想体重の4〜8 mL/kg），短い吸気時間（0.5〜0.8秒）に設定する
- 瘻孔からのガスのCO_2濃度は，人工呼吸器から排出されるものとほぼ同じである
- 人工呼吸器の設定の目標は，瘻孔にかかる圧勾配を最低限にし，容認できる最低限のガス交換〔高二酸化炭素許容人工換気法（permissive hypercapnia），$Pao_2 > 50$ mmHg〕を維持できるようにすることである
- 分離肺換気は，ガス交換が不可能で，短期間の使用に限った場合の大量のエアリークに対してのみ適応がある
- 圧，エアリークの量，ガス交換，血行動態をモニタリングする
- 人工呼吸器の離脱は原疾患によって決まるのであって，瘻孔の存在そのもので決まるのではない

推奨文献

Ferguson ND, Cook DJ, Guyatt GH, et al. High-frequency oscillation in early acute respiratory distress syndrome. *N Engl J Med.* 2013;368:795-805.

Hasan RA, Al-Neyadi S, Abuhasna S, Black CP. High-frequency oscillatory ventilation in an infant with necrotizing pneumonia and bronchopleural fistula. *Respir Care.* 2011;56:351-354.

Konstantinov IE, Saxena P. Independent lung ventilation in the postoperative management of large bronchopleural fistula. *Thorac Cardiovasc Surg.* 2010;139:e21-e22.

Malhotra P, Agarwal R, Gupta D, et al. Successful management of ARDS with bronchopleural fistula secondary to miliary tuberculosis using a conventional ventilator. *Monaldi Arch Chest Dis.* 2005;63:163-165.

Shekar K, Foot C, Fraser J, et al. Bronchopleural fistula: an update for intensivists. *J Crit Care.* 2010;25:47-55.

Slinger P, Kilpatrick B. Perioperative lung protection strategies in cardiothoracic anesthesia: are they useful? *Anesthesiol Clin.* 2012;30:607-628.

Young D, Lamb SE, Shah S, et al. High-frequency oscillation for acute respiratory distress syndrome. *N Engl J Med.* 2013 Feb 28;368:806-813.

Chapter 26
薬物中毒

- 導入
- 概説
- 人工呼吸
  適応
  人工呼吸器設定
  モニタリング
  人工呼吸器離脱
- 覚えておくべきポイント
- 推奨文献

26 薬物中毒

> **目的**
> 1. 急性薬物中毒患者について説明する
> 2. 急性薬物中毒患者に対する人工呼吸器の初期設定を述べる
> 3. 急性薬物中毒から回復期の患者におけるモニタリングや離脱を述べる

導入

人工呼吸患者のうち中毒患者が占める割合は小さい。中毒により人工呼吸が必要になる患者の多くは緊急の気管挿管と人工呼吸が必要であり，これはしばしば病院前の医療職[訳注1]によって行われる。これらの患者の人工呼吸は通常簡単である。しかし，合併症がある場合には，正確に管理しないと人工呼吸管理の流れは複雑になる。

訳注1　ヘルスケアプロバイダー，または医療者，医療関係者（たとえば救急隊員，医師，看護師など）

概説

薬物中毒患者ではしばしば自発呼吸が弱くなり，効果的に維持できなくなる。しかし，ある種の薬物（たとえば三環系の抗うつ薬）では，中枢神経系の過活動が初期症状となる。もし大量に内服した場合には，すべての薬物は呼吸抑制を引き起こし，気管挿管と人工呼吸が必要となる（表26-1）。さらに，多くの薬物が，過量投与すると心血管系への危険な影響が出ることが多い。麻薬や鎮静薬ではしばしば低血圧が生じ，三環系の抗うつ薬やコカインでは致死的な不整脈が生じることがある。人工呼吸期間は，内服した薬物，薬物の量，基礎にある肺疾患やそのほかの合併症によって短くなったり長くなったりする。覚醒状態にある時期の後に，重篤な呼吸抑制が続くことがある。自発呼吸を抑制するほどではない量の内服をした場合でも誤嚥のリスクがあり，厳重な観察あるいは気道保護の目的で気管挿管を考える必要がある。

人工呼吸

適応

薬物中毒の患者では，人工呼吸と気道保護のために気管挿管が行われる。人工呼吸は通常，無呼吸もしくは急性の換気不全のために開始される。これらの患者では，誤嚥が起

表26-1　薬物中毒患者の人工呼吸の適応
- 無呼吸
- 急性呼吸不全
- 切迫した急性呼吸不全

表 26-2　薬物中毒における人工呼吸器の初期設定

設定	推奨
モード	A/C（CMV）
呼吸数	15～20 回/分
量制御/圧制御換気	VCV あるいは PCV
1 回換気量	6～8 mL/kg（理想体重）
吸気時間	1 秒
PEEP	機能的残気量を維持するために 5 cmH$_2$O
F$_{IO_2}$	≦ 0.40 が通常では適切
気道内圧	ガス交換を維持するための最低限

A/C：アシスト/コントロール，CMV：持続的強制換気，PCV：圧制御換気，PEEP：呼気終末陽圧，VCV：量制御換気

こらない限り酸素化はほとんど問題ない。

人工呼吸器設定

誤嚥が起こらない限り，これらの患者の換気は難しくない。患者の多くは若年者で，基礎疾患がなく健康である。人工呼吸器モードはアシスト/コントロール〔持続的強制換気（continuous mandatory ventilation：CMV）〕が選択され，圧制御換気あるいは量制御換気である（表26-2，図26-1）。バックアップの呼吸数があれば，どのモードでもよい。肺は正常であるが，1 回換気量（V$_T$）と気道内圧は常に肺保護的にすべきである。V$_T$ は理想体重の 6～8 mL/kg にして，呼吸数は動脈血二酸化炭素分圧（Paco$_2$）によるが，約 15～20 回/分に設定するのが適切である。もし量制御換気を選ぶなら，吸気時間は 1 秒が適切である。圧制御換気であるなら，V$_T$ を理想体重の 6～8 mL/kg，吸気時間を 1 秒とすべきである。プラトー圧は 30 cmH$_2$O 未満に維持すべきである。酸素化は誤嚥がなければ問題ないので，吸入酸素濃度（F$_{IO_2}$）は 40% 以下で正常な動脈血酸素分圧（Pao$_2$ > 80 mmHg）を通常は維持できる。心血管機能が安定しており，呼気終末陽圧（positive end-expiratory pressure：PEEP）によって心拍出量に悪い影響がないなら，機能的残気量を維持するために 5 cmH$_2$O の PEEP を使用することが推奨できる。多くの内服薬は末梢血管を拡張するので，気道内圧への影響が懸念される。

モニタリング

薬物中毒患者で一番懸念されることは逆流と誤嚥であり，抜管されるまで対策をとるべきである。気管チューブのカフは適切に膨らませることが必要である。血行動態の安定は，不整脈の可能性もあるので，薬物中毒患者では注意が必要である。心電図や血圧のモニタリングは必要である。基礎にある肺疾患は通常問題にならないので，動脈血ガス分析を頻回に行う必要はないが，ある種の薬物服用（たとえばサリチル酸）では酸-塩

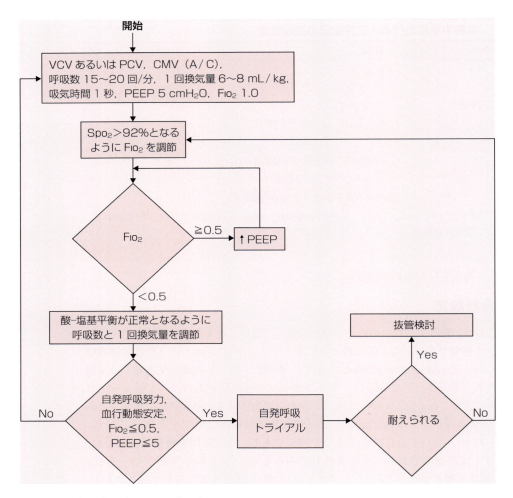

図 26-1　薬物中毒患者の人工呼吸のアルゴリズム
A/C：アシスト/コントロール，CMV：持続的強制換気，PCV：圧制御換気，PEEP：呼気終末陽圧，VCV：量制御換気

基平衡の頻回な評価が必要である．症例によっては，アルカローシスが内服薬物の除去を促進する可能性がある．人工呼吸は呼吸抑制に適応されるので，意識レベルや患者−人工呼吸器の同調性の注意深いモニタリングが必要である．多くの患者では神経学的な抑制が減少しているので，興奮しやすく闘争的となる（表 26-3）．

人工呼吸器離脱

人工呼吸器からの離脱は，自発呼吸で十分に換気できるようになるまで薬物が消失したときに適応となる．患者が覚醒すれば神経学的に再度悪化する可能性はないので，人工

> **表 26-3　薬物中毒患者の人工呼吸におけるモニタリング**
> - 逆流と誤嚥の観察
> - 心電図（ECG）と動脈圧
> - 酸-塩基平衡
> - 意識レベル
> - 患者-人工呼吸器の同調

呼吸器から離脱できる。脂溶性の高い薬物や，全身循環へ緩徐に放出される鎮静薬の場合は注意が必要である。これらの患者では，覚醒と鎮静の状態を繰り返すことがある。この状況での早期の人工呼吸器離脱は危険である。

覚えておくべきポイント
- 多くの薬物は大量に内服すれば呼吸抑制の原因となる可能性がある
- 患者によっては換気以上に気道保護が重要な問題となることがある
- 誤嚥がない限り，酸素化が問題になることはほとんどない
- 肺疾患がなくても，肺保護的である 6～8 mL/kg の 1 回換気量（理想体重）とできる限り低い気道内圧を常に使用すべきである
- 5 cmH$_2$O の呼気終末陽圧（PEEP）が使用されるが，血行動態が不安定になる可能性がある
- 誤嚥，血行動態の安定性，不整脈のモニタリングが必要である
- 逆流のあるときは，気管チューブのカフを適切に膨らませることが必要である
- 神経機能が正常になるまで人工呼吸管理は継続する
- いくつかの薬物では，患者は覚醒時期と鎮静時期の間で揺れ動く

推奨文献

Devlin JW. The pharmacology of oversedation in mechanically ventilated adults. *Curr Opin Crit Care.* 2008;14:403-407.

Henderson A, Wright M, Pond SM. Experience with 732 acute overdose patients admitted to an intensive care unit over six years. *Med J Aust.* 1993;158:28-30.

Spiller HA, Winter ML, Mann KV, et al. Five-year multicenter retrospective review of cyclobenzaprine toxicity. *J Emerg Med.*1995;13:781-785.

Zuckerman GB, Conway EE Jr. Pulmonary complications following tricyclic antidepressant overdose in an adolescent. *Ann Pharmacother.* 1993;27:572-574.

PART 3
人工呼吸中のモニタリング

Chapter 27
血液ガス

- 導入
- 酸素化
  - 酸素分圧（P_{O_2}）
  - 酸素飽和度
  - 酸素含量と酸素供給
  - 肺胞気 P_{O_2}
  - 圧ベース指標
  - 肺シャント
  - 酸素供給と消費
- 換気
  - 二酸化炭素分圧（P_{CO_2}）
  - 死腔と肺胞換気
- 酸-塩基平衡
  - アニオン・ギャップと浸透圧ギャップ
  - 強イオン較差
- 混合静脈血ガス
  - 混合静脈血 P_{O_2}
  - 混合静脈血と中心静脈血酸素飽和度
  - 混合静脈血 P_{CO_2}
- 脳組織 P_{O_2}
- 血液ガスと pH の体温補正について
- 覚えておくべきポイント
- 推奨文献

目的

1. 低酸素血症ならびに低酸素症の原因を列挙する
2. 酸素ヘモグロビン解離曲線を説明する
3. 肺胞の酸素分圧（P_{O_2}）を算出する
4. 酸素化に関連する種々の指標を計算する
5. 動脈血二酸化炭素分圧（Pa_{CO_2}），肺胞換気ならびに二酸化炭素産生量の関連を説明する
6. 死腔と肺胞換気量を計算する
7. 呼吸性および代謝性の酸-塩基平衡異常の原因を列挙する
8. 代謝性アシドーシスの鑑別にアニオン・ギャップ（AG）を使う
9. 酸-塩基平衡異常の鑑別に強イオン較差（SID）を使う
10. 血液ガスや pH の体温補正に関連する検討課題を説明する
11. 静脈血の血液ガスに影響を与える生理学的変数について議論する
12. 脳組織酸素化のモニタリングについて議論する

導入

血液ガスや pH の測定により，酸素化，換気，酸-塩基平衡の評価が可能となる。これらは動脈血または混合静脈血のどちらでも評価できる。本章では，人工呼吸患者と関連する血液ガス評価の重要な側面について取り上げる。

酸素化

酸素分圧（P_{O_2}）

海抜 0 m で室内気を吸っている場合，健康な若年者の動脈血酸素分圧（Pa_{O_2}）の正常範囲は 80 ～ 100 mmHg である。Pa_{O_2} は，年齢，標高，肺疾患により低下する。低酸素血症は，肺が動脈血を適切に酸素化できなくなるときに起こる。Pa_{O_2} は肺機能を反映するものであって，本来は低酸素症を表すものではない。また逆に，低酸素症は低酸素血症がなくても起こりうる。低酸素血症や低酸素症の原因を表 27-1 に示した。人工呼吸中の重症患者における最適な Pa_{O_2} はわかっていないが，海抜 0 m（海面）における Pa_{O_2} 55 ～ 80 mmHg が一般的に受け入れられている。Pa_{O_2} は，毒性を発揮する可能性のある吸入酸素濃度（$F_{I_{O_2}}$）や肺胞拡張圧とバランスをとる必要がある。重症の肺疾患を有している人工呼吸患者において，Pa_{O_2} を正常化しようとする人工呼吸器設定が肺傷害を生じる可能性があるときには，低酸素血症の許容が考慮すべき選択肢となりうる。

酸素飽和度

Pa_{O_2} とヘモグロビン酸素飽和度〔動脈血酸素飽和度（Sa_{O_2}）〕の関係は，酸素ヘモグロビン解離曲線によって示される（図 27-1）。これは S 状の関係を示しており，ヘモグ

表27-1 低酸素血症と低酸素症の臨床的な原因

低酸素血症
- 吸入酸素の低下：標高
- シャント：無気肺，肺炎，肺水腫，急性呼吸促迫症候群（ARDS）
- 拡散障害：肺線維症，肺気腫，肺切除術
- 低換気：呼吸中枢抑制，神経筋疾患
- 換気による分布障害：気道分泌物，気管支攣縮

低酸素症
- 低酸素血症性低酸素症：正常のPao_2よりも低い（低酸素血症）
- 貧血性低酸素症：赤血球数の低下，一酸化炭素ヘモグロビン，ヘモグロビンの異常
- 循環性低酸素症：心拍出量の低下，局所灌流の低下
- 親和性低酸素症：ヘモグロビンから組織への酸素放出低下
- 組織中毒性低酸素症：シアン中毒

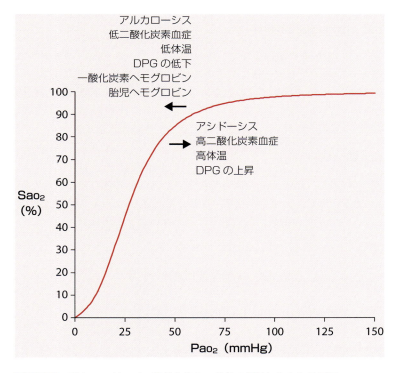

図27-1 酸素ヘモグロビン解離曲線と，曲線の偏位にかかわる因子
DPG：ジホスホグリセリン酸

ロビンは高い酸素分圧（P_{O_2}）（肺内のように P_{O_2} が高いところ）では酸素との親和性が高く，低い P_{O_2}（組織のように P_{O_2} が低いところ）では酸素との親和性が低いことを表している。ヘモグロビンと酸素の親和性は，ヘモグロビン分子の環境にも影響を受け，この曲線を左方や右方にシフトさせる。曲線の右方シフトはヘモグロビンと酸素の親和性が低くなること（酸素の遊離を促進）を表し，曲線が左方にシフトすることは，ヘモグロビンと酸素の親和性が高くなること（酸素との結合の促進）を表している。S_{aO_2} と P_{O_2} の関係は多岐にわたるので，P_{O_2} から正確に S_{aO_2} を予測することはできないし，その逆もまた困難である。S_{aO_2} の評価を的確にするために，CO-オキシメトリーを行う必要がある。CO-オキシメトリーは，総ヘモグロビン濃度，酸素飽和度，メトヘモグロビンレベル，一酸化炭素ヘモグロビンレベルを測定する。

酸素含量と酸素供給

酸素含量（C_{O_2}）とは，溶存している酸素とヘモグロビン（Hb）に結合している酸素を足し合わせたものである。

$$C_{O_2} = 1.34 \times [Hb] \times S_{O_2} + 0.003 \times P_{O_2}$$

血漿に溶存している酸素の量は少なく，P_{O_2} と関連している。P_{aO_2} の重要性は，それが S_{aO_2} を決定し，ヘモグロビンと結合している酸素の量を決定する点にある。もし ［Hb］の上昇が付随して起きていれば（多血症），P_{aO_2} と S_{aO_2} の低下は必ずしも C_{O_2} の低下をもたらさないことに注意する。

酸素供給は，心拍出量（$\dot{Q}_C$）と酸素含量によって決定される：

$$酸素供給 = \dot{Q}_C \times C_{O_2}$$

組織への酸素供給は，$\dot{Q}_C$ と C_{O_2} の両方で決定されることに注目する。したがって低酸素症は，$\dot{Q}_C$ あるいは C_{O_2} の減少の結果，生じうる。さらに，$\dot{Q}_C$ の増加が付随して起きていれば，C_{O_2} の低下では酸素供給の低下は起きないことがある。

肺胞気 P_{O_2}

肺胞気 P_{O_2}（P_{AO_2}）は，肺胞気式から数学的に求められる：

$$P_{AO_2} = F_{IO_2} \times (P_b - P_{H_2O}) - P_{aCO_2} \times \left[F_{IO_2} + \frac{1 - F_{IO_2}}{R} \right]$$

F_{IO_2} は吸入酸素濃度，P_b は大気圧，P_{H_2O} は水蒸気圧（37℃で47 mmHg），R は呼吸商（$\dot{V}_{CO_2}/\dot{V}_{O_2}$）である。$P_{AO_2}$ の算出のために，R＝0.8 が最も一般的に使用される値である。R が P_{AO_2} に与える効果は F_{IO_2} に影響されることに注目する。F_{IO_2} が 0.6 もしくはそれ以上の場合，R が P_{AO_2} に与える影響は無視できるほどになる。F_{IO_2} が 0.6 よりも大きければ，肺胞気式は次のようになる：

$$P_{AO_2} = (P_b - P_{H_2O}) \times F_{IO_2} - P_{aCO_2}$$

F_{IO_2} が 0.6 より小さい場合は，P_{AO_2} は次のように見積もることができる：

$$P_{AO_2} = (P_b - P_{H_2O}) \times F_{IO_2} - (1.25 \times P_{aCO_2})$$

圧ベース指標

酸素分圧ベース指標がいくつかある。これらはそれぞれ P_{aO_2}，P_{AO_2} あるいは F_{IO_2} と関連している。$P_{(A-a)O_2}$ は，P_{AO_2} から P_{aO_2} を差し引いて算出される。$P_{(A-a)O_2}$ の上昇は，$\dot{V}/\dot{Q}$ ミスマッチ，シャント，拡散障害で起こりうる。P_{aCO_2} は P_{AO_2} を算出するときにすでに含まれているので，P_{aCO_2} の変化は $P_{(A-a)O_2}$ に影響しない。$P_{(A-a)O_2}$ を用いることの問題は，F_{IO_2} の変化に影響を受ける点にある。正常の $P_{(A-a)O_2}$ は室内気呼吸下で 5～10 mmHg であるが，100％酸素を吸入すると 30～60 mmHg に上昇する。このように $P_{(A-a)O_2}$ は F_{IO_2} の変化によって変動するので，F_{IO_2} を変化させたときの肺機能の指標としての有用性に限界があるばかりではなく，F_{IO_2} を変化させたときの P_{aO_2} の予測に用いることも無効である。$P_{(A-a)O_2}$ は F_{IO_2} によって影響を受けるばかりでなく，肺内シャントの程度や $\dot{V}/\dot{Q}$ ミスマッチによっても影響を受ける。重症患者においては，$P_{(A-a)O_2}$ は肺シャントの程度とあまり相関しない。$P_{(A-a)O_2}$ は混合静脈血酸素含量によっても影響を受ける。

P_{aO_2}/P_{AO_2} は，P_{aO_2} を P_{AO_2} で割ることによって求められる。$P_{(A-a)O_2}$ とは異なり，P_{aO_2}/P_{AO_2} は F_{IO_2} の変化に対して比較的安定している。P_{aO_2}/P_{AO_2} が 0.75 より小さい場合は，$\dot{V}/\dot{Q}$ ミスマッチやシャント，拡散障害による肺機能障害を表している。P_{aO_2}/P_{AO_2} は，0.55 より小さく，F_{IO_2} が 0.3 より大きく，P_{aO_2} が 100 mmHg より小さい場合に最も安定している。P_{aO_2}/P_{AO_2} は $P_{(A-a)O_2}$ よりも，F_{IO_2} が異なる場合の肺機能の比較や，F_{IO_2} を変化させていった場合の肺機能の推移をみるのにより適している。

P_{aO_2}/F_{IO_2} は，P_{AO_2} を算出しなくていいので，$P_{(A-a)O_2}$ や P_{aO_2}/P_{AO_2} よりも計算が容易である。P_{aO_2}/F_{IO_2} は，急性呼吸促迫症候群（acute respiratory distress syndrome：ARDS）の重症度分類を行うときに用いられる。患者に 5 cmH$_2$O 以上の呼気終末陽圧（positive end-expiratory pressure：PEEP）がかかっている状態で，P_{aO_2}/F_{IO_2} が 100 以下だと重症の ARDS，100 より大きく 200 未満だと中等症 ARDS，200 より大きく 300 以下だと軽症 ARDS とみなされる。

酸素指数（oxygenation index：OI）は P_{aO_2}，F_{IO_2}，平均気道内圧（$\bar{P}aw$）と関連しており，下記の式で表される：

$$OI = \frac{F_{IO_2} \times \bar{P}aw \times 100}{P_{aO_2}}$$

しかし，この指標は一般的には成人には用いられず，乳児や小児の呼吸不全を評価するのに使われる。

肺シャント

シャントとは，心拍出量のうち，ガス交換されることなく心臓の右側から左側に移動する血流量の割合をいう。シャントは，肺終末毛細管酸素含量（Cc'_{O_2}），動脈血酸素含量（Ca_{O_2}）と混合静脈血酸素含量（$C\bar{v}_{O_2}$）から算出される：

$$\dot{Q}_S/\dot{Q}_T = \frac{Cc'_{O_2} - Ca_{O_2}}{Cc'_{O_2} - C\bar{v}_{O_2}}$$

ここで，$\dot{Q}_S$ はシャント血流量，$\dot{Q}_T$ は総心拍出量である。

Ca_{O_2} は動脈血ガスから，$C\bar{v}_{O_2}$ は肺動脈血ガスから算出される。Cc'_{O_2} は，肺終末毛細管 P_{O_2} が肺胞 P_{O_2} と等しいとみなして計算されている。P_{AO_2} が150 mmHg 以上のとき，肺終末毛細管血は100％の酸素飽和度とみなすことができる。もし肺動脈カテーテルが挿入されておらず混合静脈血を採血できない場合には，シャントは以下の式から見積もることができる：

$$\dot{Q}_S/\dot{Q}_T = \frac{Cc'_{O_2} - Ca_{O_2}}{3.5 + (Cc'_{O_2} - Ca_{O_2})}$$

血行動態が安定しており，体温が正常であれば，$Ca_{O_2} - C\bar{v}_{O_2}$ を3.5 vol％で置き換えることができる。Sa_{O_2} が100％とみなすことができれば，$Cc'_{O_2} - Ca_{O_2}$ は（$P_{AO_2} - Pa_{O_2}$）×0.003 で置き換えることができる。もし Pa_{O_2} が150 mmHg 以上の高い値であれば，修飾されたシャント式を用いることもできる：

$$\dot{Q}_S/\dot{Q}_T = \frac{(P_{AO_2} - Pa_{O_2}) \times 0.003}{3.5 + (P_{AO_2} - Pa_{O_2}) \times 0.003}$$

酸素供給と消費

酸素供給（D_{O_2}）は毎分ごとに組織に供給される酸素量で，以下のように算出される：

$$D_{O_2} = Ca_{O_2} \times \dot{Q}c$$

正常の D_{O_2} は1,000 mL/分である。このうち，正常では組織は250 mL/分の酸素を抽出するので〔酸素消費量（$\dot{V}_{O_2}$）〕，750 mL が肺に戻ることになる。$\dot{V}_{O_2}$ はフィック（Fick）の式を用いて算出することができる：

$$\dot{V}_{O_2} = \dot{Q}c \times (Ca_{O_2} - C\bar{v}_{O_2})$$

酸素抽出は，酸素消費量を酸素供給量で割って求める。

表 27-2　低換気と過換気の臨床的原因

低換気
- 呼吸中枢の抑制：病態，医原性
- 呼吸筋に影響する神経路の遮断：ニューロパチー，外傷
- 神経筋遮断：疾患，筋弛緩薬
- 呼吸筋力低下：疲労，疾患

過換気
- 呼吸中枢の刺激：低酸素症，不安，中枢神経系の病態
- 代謝性アシドーシス
- 医原性（例：機械的人工呼吸）

換気

二酸化炭素分圧（P_{CO_2}）

肺胞換気の適否は，動脈血二酸化炭素分圧（Pa_{CO_2}）で評価され，これは Pa_{CO_2}，肺胞換気量（$\dot{V}_A$）と二酸化炭素産生量（$\dot{V}_{CO_2}$）の関係からなる：

$$Pa_{CO_2} = \frac{\dot{V}_{CO_2}}{\dot{V}_A}$$

このように Pa_{CO_2} とは，$\dot{V}_{CO_2}$ に対して $\dot{V}_A$ を維持していられる能力を表したものである。$\dot{V}_{CO_2}$ は代謝率により決定されるが，正常では約 200 mL/分である。$\dot{V}_{CO_2}$ の上昇では，高い分時換気量（$\dot{V}_E$）が必要とされる。死腔換気も $\dot{V}_E$ と Pa_{CO_2} の関係に影響する。死腔換気の増加があるなかにおいて Pa_{CO_2} を一定に保とうとすれば，$\dot{V}_E$ も増加させなければならない。低換気（Pa_{CO_2} の上昇）ならびに過換気（Pa_{CO_2} の低下）の臨床的原因を表 27-2 に示した。従来，人工呼吸の目標は Pa_{CO_2} を正常化することとされてきたが，Pa_{CO_2} の上昇（高二酸化炭素の許容）のほうが，Pa_{CO_2} を正常化しようとしてもたらされる肺胞の過膨張よりは望ましいかもしれないとされている。

死腔と肺胞換気

死腔とは，$\dot{V}_E$ のうちガス交換に寄与しないガスを指す。解剖学的死腔と肺胞死腔がある。死腔はボーア（Bohr）の式を用いて算出される：

$$\frac{V_D}{V_T} = \frac{Pa_{CO_2} - P\bar{E}_{CO_2}}{Pa_{CO_2}}$$

Bohr の式では，V_D/V_T は総換気量における死腔の分画を指し，$P\bar{E}_{CO_2}$ は混合呼気ガス内の P_{CO_2} である。正常の V_D/V_T は 0.2〜0.4 である。肺塞栓症，陽圧呼吸，肺血流の低灌流，小さな 1 回換気量，肺胞の過膨張などが V_D/V_T 上昇の原因となる。$P\bar{E}_{CO_2}$ を

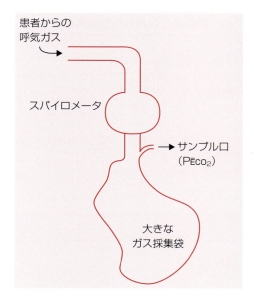

図 27-2　$P\bar{E}CO_2$ を求めるための呼気ガスの蓄積

求める古典的な方法としては，5～15分の混合呼気ガス採集を行う（図 27-2）。$PaCO_2$ を測定するための動脈血サンプリングをこのとき行う。しかし現代の人工呼吸器においては，呼吸回路に定常バイアス流が流れているため，V_D/V_T を算出するための混合呼気ガスの採集を困難にしている。この場合，$P\bar{E}CO_2$ は，換気量を測定可能なカプノグラフィで測定した $\dot{V}CO_2$ と $\dot{V}_E$ から算出できる：

$$P\bar{E}CO_2 = \frac{\dot{V}CO_2}{\dot{V}_E} \times Pb$$

死腔を求めるためにはガスがリークしない回路やシステムが必要なため，気管支胸膜瘻の患者においては死腔を測定することができない。

V_D/V_T は，ARDS患者の死亡率と関連するといわれている。V_D/V_T が大きいと死亡率が高くなる。V_D/V_T は，ARDS患者において最適のPEEPに調節する際の，肺胞リクルートメントと過膨張のバランスの決定にも用いることができる。最適なPEEPでは V_D/V_T が最も小さくなり，低すぎるPEEPや高すぎるPEEPでは V_D/V_T が大きくなる。

呼気二酸化炭素と $\dot{V}_E$ から，肺胞換気量（$\dot{V}_A$）は以下のように算出できる：

$$\dot{V}_A = \dot{V}_E \times \frac{P\bar{E}CO_2}{Pb}$$

$\dot{V}_A$ はまた，次のようにしても求めることができる：

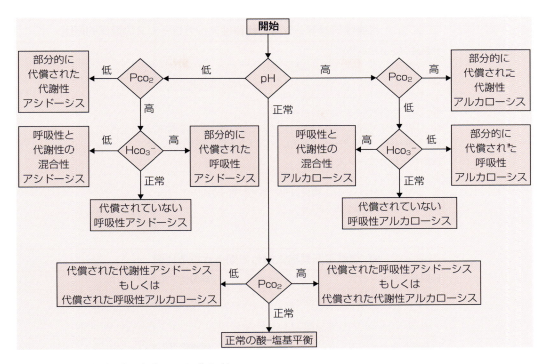

図 27-3 酸-塩基平衡の解釈のアルゴリズム

$$\dot{V}_A = \dot{V}_E - \frac{\dot{V}_E \times V_D}{V_T}$$

酸-塩基平衡

酸-塩基平衡は Henderson–Hasselbalch の式で説明される:

$$pH = 6.1 + \frac{\log[HCO_3^-]}{0.03 \times P_{CO_2}}$$

代謝性の酸-塩基異常は Henderson–Hasselbalch の式の分子に影響し,呼吸性の酸-塩基異常は分母に影響する。動脈血の pH は,$[HCO_3^-]/(0.03 \times P_{CO_2})$ の比率が 20:1 のときに正常 (7.4) である。酸-塩基平衡の解釈のための代謝因子は,通常は $[HCO_3^-]$ が使われる。代謝因子は過剰塩基 (base excess:BE) でも表現される:

$$BE = [HCO_3^-] - 24$$

言い換えると,$[HCO_3^-]$ が 24 mmol/L より小さいと BE はマイナスとなり,$[HCO_3^-]$ が 24 mmol/L より大きいと BE はプラスになる。図 27-3 に酸-塩基平衡異常を分類す

表27-3　代謝性アシドーシスと代謝性アルカローシスの臨床的原因

代謝性アシドーシス
- 乳酸アシドーシス（例：低酸素症）
- ケトアシドーシス（例：コントロールの悪い糖尿病）
- 尿毒症性アシドーシス（例：腎不全）
- 下部消化管からの塩基の喪失（例：下痢）
- 腎臓からの塩基の喪失（例：ダイアモックス，尿細管性アシドーシス）
- 中毒（例：メタノール，エチレングリコール，アスピリン）

代謝性アルカローシス
- 低カリウム
- 上部消化管からの酸の喪失（例：嘔吐や胃液の吸引）
- 炭酸水素ナトリウムの投与

表27-4　酸-塩基平衡異常に対して期待される代償

呼吸性アシドーシス	呼吸性アルカローシス
$\Delta HCO_3^- = 0.10 \times \Delta PaCO_2$（急性）	$\Delta HCO_3^- = 0.20 \times \Delta PaCO_2$（急性）
$\Delta HCO_3^- = 0.35 \times \Delta PaCO_2$（慢性）	$\Delta HCO_3^- = 0.5 \times \Delta PaCO_2$（慢性）
代謝性アシドーシス	**代謝性アルカローシス**
$PaCO_2 = 1.5 \times HCO_3^- + 8$	$PaCO_2 = 0.9 \times HCO_3^- + 15$

注：期待される代償の度合いを酸-塩基状態が超える場合は，混合性の酸-塩基平衡異常が出現してくる．

るためのアルゴリズムを示した．表27-3には代謝性の酸-塩基平衡異常の臨床的原因を示し，また表27-4には酸-塩基平衡異常に対して期待される代償の度合いについて示した．

アニオン・ギャップと浸透圧ギャップ

アニオン・ギャップ（anion gap：AG）は，代謝性アシドーシスの原因を鑑別するのに有用である．代謝性アシドーシスは，AGが正常（高クロル性アシドーシス）の場合と，AGが増加（正常クロル性アシドーシス）している場合がある．AGは以下のように計算される：

$$AG = [Na^+] - ([Cl^-] + [HCO_3^-])$$

正常のAGは8〜12 mmol/Lである．AGが上昇している場合の代謝性アシドーシスの原因としては，乳酸アシドーシス，糖尿病性ケトアシドーシス，尿毒症性（腎性）アシドーシスがある．AGが正常な場合の代謝性アシドーシスの原因としては，消化管からの重炭酸イオンの喪失（例：下痢），アセタゾラミド治療，過剰な塩化物の投与（例：

表 27-5　Stewart アプローチを用いた酸-塩基平衡異常の分類

	アシドーシス	アルカローシス
呼吸性	↑ P_{CO_2}	↓ P_{CO_2}
代謝性		
水分過剰または脱水	↓ SID，↓ Na^+	↑ SID，↑ Na^+
過剰な塩化物または不足	↓ Cl^-	↑ Cl^-
測定されない強イオンの過剰	↓ SID，↑ 測定されないアニオン	―

SID：強イオン較差

HCl や NH_4Cl の投与）などがある。古典的に定義された AG では，重症患者でよくみられるような血漿アルブミン濃度の大きな変化が計算に入っていない。補正が行われない限りは，AG の上昇が認識されない可能性がある。これらの理由から，アルブミン補正による AG というコンセプトが出てきた。アルブミン 1 g/dL の低下ごとに AG は約 2.5 mmol/L 低下するとされる：

$$AG(補正) = AG + 2.5(4.2 - [アルブミン])$$

浸透圧ギャップは，測定された血漿浸透圧と計算された浸透圧の差である：

$$Osmol = 2[Na^+] + \frac{[グルコース]}{18} + \frac{[BUN]}{2.8} + \frac{[エタノール]}{4.6}$$

Osmol は浸透圧，BUN は血中尿素窒素である。もし測定された浸透圧が計算値よりも 10 倍以上大きければ，そのほかの有機酸など，測定されない浸透圧物質の存在を意味している。浸透圧ギャップのある代謝性アシドーシスは，メタノールやエチレングリコールなどの毒性物質の存在と関連している。

強イオン較差

強イオン較差（strong ion difference：SID）とは，酸-塩基化学における Stewart アプローチに基づいて，酸-塩基平衡の異常を評価する方法である。Stewart アプローチを用いると，pH に影響するのは，P_{CO_2}，SID，測定されない強イオンのみということになる。SID は以下の式で求められる：

$$SID = [Na^+ + K^+] - [Cl^-]$$

SID は以下の式からも求められる：

$$SID = [HCO_3^-] + 0.28 × アルブミン (g/L) + 無機リン酸 (mmol/L)$$

SID の基準値は 40 mmol/L である。SID を用いた酸-塩基平衡異常の分類を表 27-5 に示した。代謝性アシドーシスは SID の低下と関連しており，代謝性アルカローシスは

SIDの上昇と関連している。

混合静脈血ガス

混合静脈血のガス（$P\bar{v}o_2$や$P\bar{v}co_2$）を評価するためには，肺動脈カテーテルの遠位ポートから採血しなければならない。しかし，肺動脈カテーテルはあまり用いられなくなってきたため，混合静脈血のかわりに，中心静脈カテーテルから血液を採取している。中心静脈カテーテルの先端が右房に入っていれば，中心静脈血の血液ガスと混合静脈血の血液ガスとの間には合理的な関係がある。末梢静脈血の血液ガスは心肺機能を評価するには有用ではなく，これは局所組織の代謝状況を表しているのであって，呼吸機能を評価するのに用いることはできない。

混合静脈血 Po_2

正常の混合静脈血Po_2（$P\bar{v}o_2$）は40 mmHgであり，全身的な組織酸素化の指標である。しかし$P\bar{v}o_2$値は，動脈血混合，敗血症，出血性ショック，うっ血性心不全，あるいはそのほかの発熱状態による重症の組織低酸素血症があっても，正常または高い場合がありうる。さらに，$P\bar{v}o_2$は個々の組織における酸素化状態をあまり表さない。$P\bar{v}o_2$に影響を与える因子は，Fickの式から示すことができる：

$$C\bar{v}o_2 = Cao_2 - \frac{\dot{V}o_2}{\dot{Q}c}$$

$C\bar{v}o_2$（とその構成要素である$P\bar{v}o_2$と$S\bar{v}o_2$）は，Cao_2（つまりPao_2，So_2もしくはHb）や$\dot{Q}c$の低下，$\dot{V}o_2$の上昇に従って低下する。$\dot{V}o_2$の上昇に見合って$\dot{Q}c$も上昇しているときには，$C\bar{v}o_2$は影響を受けないことに注意が必要である（運動負荷時など）。肺が正常な人が100％の酸素を吸入しても，$C\bar{v}o_2$は影響を受けない。というのも，Pao_2の上昇はCao_2に小さな効果しかもたらさないからである（酸素は血液に溶けにくく，空気呼吸においてもヘモグロビンはほぼ100％近くに飽和されている）。肺機能が正常でない患者においては，$P\bar{v}o_2$の低下はPao_2の低下をまねく。

混合静脈血と中心静脈血酸素飽和度

混合静脈血酸素飽和度（$S\bar{v}o_2$）は，肺動脈カテーテルの遠位から採血して測定するか，肺動脈カテーテルに組み込まれたシステムとしてオキシメータが持続的に$S\bar{v}o_2$を測定する方法によって得られる。オキシメータは肺動脈カテーテルの近くの赤血球に光を当て，透過した光と反射した光の割合によって$S\bar{v}o_2$を決定する。中心静脈血酸素飽和度（$Scvo_2$）は，肺動脈カテーテルが挿入されていなくても測定することができる。中心静脈カテーテルが右房入口部よりも15 cm手前であれば，$Scvo_2$は$S\bar{v}o_2$よりも8％高く表示されるが，カテーテルの先端が右房に入っていれば，1％高く表示されるのみである。$S\bar{v}o_2$のモニタリングは敗血症のときの早期目標指向型治療（early goal-directed thera-

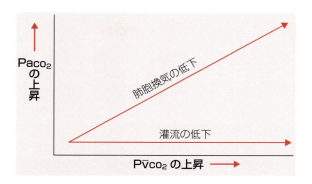

図 27-4　動脈血二酸化炭素分圧（$Paco_2$）は肺胞換気で決定され，混合静脈血二酸化炭素分圧（$P\bar{v}co_2$）は灌流状態によって決定される。

py）で用いられるが，$Scvo_2$ でいえば 70％以上を目標にせよ，ということになる。

混合静脈血 Pco_2

混合静脈血 Pco_2（$P\bar{v}co_2$）は，組織 Pco_2 の全身的な指標である。正常の $P\bar{v}co_2$ は 45 mmHg であり，$Paco_2$ よりも少しだけ高い。しかし，低灌流の条件下では（心停止など），$Paco_2$ と $P\bar{v}co_2$ に不均衡が生じる。こういった条件下では，組織レベルや静脈側では呼吸性アシドーシスが存在しているが，動脈側では呼吸性アルカローシスとなっている。$Paco_2$ は $\dot{V}_A$ で決定され，$P\bar{v}co_2$ は組織の灌流で決定される（図 27-4）。

脳組織 Po_2

脳組織の酸素化を直接モニタリングすることへの関心が高まっている。外傷による脳損傷では，金属製の細い電極を用いて脳組織の狭い領域の Po_2 を測定することで，脳組織 Po_2（$Pbto_2$）を直接的にモニタリングすることができる。$Pbto_2$ の基準値は 25〜30 mmHg である。$Pbto_2$ が 15 mmHg 未満の時間が長くなると，死亡率が上昇するといわれている。しかし $Pbto_2$ を高くするような治療介入（たとえば Fio_2 を上げて Pao_2 を上げるなど）が予後を改善させるか否かは不明である。

血液ガスと pH の体温補正について

血液ガスや pH は 37℃（一般的な体温）で測定される。もし患者の体温が異常であれば，患者体内の血液ガスや pH は，血液ガス測定器から戻ってくる結果とは異なるかもしれない。しかし，血液ガスや pH を体温補正することの可否にはまだ議論があり，結論はつけられていない。基準値は正常体温において知られているものであり，高体温や低体温における基準値は知られていない。高体温や低体温で生じる酸−塩基の変化はホメオ

スタシスに基づいたものかもしれないので，酸-塩基平衡異常に対する治療は，補正されない（37℃で測定された）数値で行われるべきである。体温で補正された血液ガスやpHは，体温が変化したときに，その経過を追うのに適している。体温で補正された血液ガスは，低体温療法のときに用いられる。体温で補正された血液ガスはまた，血液ガスと呼気ガス（例：呼気終末二酸化炭素分圧）を比較したり，P_{AO_2}とPao_2を比較して肺機能を評価するときに用いるべきである。体温補正は，それが体温による違いなのか，病態による違いなのかを区別して医療者に教えてくれるという意味がある。

覚えておくべきポイント

- 動脈血ガスとpHは，酸素化能，換気，酸-塩基平衡を評価するために用いられる
- Pao_2は肺機能を表している
- ヘモグロビン酸素飽和度は，Pao_2と酸素ヘモグロビン解離曲線の位置によって決定される
- P_{AO_2}は，大気圧，F_{IO_2}，$Paco_2$，呼吸商により決定される
- $P_{(A-a)O_2}$は肺シャントだけではなく，F_{IO_2}や混合静脈血酸素含量によっても影響を受ける
- $\dot{Q}_S/\dot{Q}_T$は，$Cc'o_2$，Cao_2と$C\bar{v}o_2$から計算される
- 酸素供給量は，動脈血酸素含量と心拍出量の積である
- $Paco_2$は肺胞換気量と二酸化炭素産生の関係で決定される
- V_D/V_Tは$Paco_2$と$P\bar{E}co_2$から求められる
- 急性呼吸促迫症候群（ARDS）でV_D/V_Tが大きいと死亡率が高くなる
- ARDSにおける最適の呼気終末陽圧（PEEP）とは，V_D/V_Tが最小となるときである
- 酸-塩基平衡は，Henderson-Hasselbalchの式で説明される
- 混合静脈血の酸素化は，酸素供給と酸素消費の関連を示す非特異的指標である
- 中心静脈血の酸素飽和度は，敗血症に対する早期目標指向型治療の一部としてモニタリングされる
- 低灌流の条件下では，$Paco_2$と混合静脈血Pco_2に不均衡が生じる
- アニオン・ギャップと浸透圧ギャップは，代謝性アシドーシスの原因を鑑別するのに有用である
- 酸-塩基平衡異常を治療するために，血液ガスとpHは体温補正するべきではない
- 脳組織Po_2は外傷性の脳損傷でモニタリングすることができるが，このモニタリングを用いることで予後を改善させられるかどうかは不明である
- 強イオン較差（SID）は酸-塩基平衡異常を評価するための方法で，pHに影響するのはPco_2，SID，測定されない強イオンのみである

推奨文献

Abdelsalam M, Cheifetz IM. Goal-directed therapy for severely hypoxic patients with acute respiratory distress syndrome: permissive hypoxemia. *Respir Care*. 2010;55:1483-1490.
Androgue HE, Androgue HJ. Acid-base physiology. *Respir Care*. 2001;46:328-341.

Bacher A. Effects of body temperature on blood gases. *Intensive Care Med.* 2005;31:24-27.

Epstein SK, Singh N. Respiratory acidosis. *Respir Care.* 2001;46:366-383.

Fencl V, Jabor A, Kazda A, Figge J. Diagnosis of metabolic acid-base disturbances in critically ill patients. *Am J Respir Crit Care Med.* 2000;162:2246-2251.

Fidkowski C, Helstrom J. Diagnosing metabolic acidosis in the critically ill: bridging the anion gap, Stewart, and base excess methods. *Can J Anaesth.* 2009;56:247-256.

Foster GT, Varziri ND, Sassoon CSH. Respiratory alkalosis. *Respir Care.* 2001;46:384-391.

Guérin C, Nesme P, Leray V, et al. Quantitative analysis of acid-base disorders in patients with chronic respiratory failure in stable or unstable respiratory condition. *Respir Care.* 2010; 55:1453-1463.

Kallet RH. Measuring dead-space in acute lung injury. *Minerva Anestesiol.* 2012;78:1297-1305.

Kellum JA. Clinical review: reunification of acid-base physiology. *Crit Care.* 2005;9:500-507.

Khanna A, Kurtzman NA. Metabolic alkalosis. *Respir Care.* 2001; 46:354-365.

Kraut JA, Madias NE. Approach to patients with acid-base disorders. *Respir Care.* 2001; 46:392-403.

Lim BL, Kelly AM. A meta-analysis on the utility of peripheral venous blood gas analyses in exacerbations of chronic obstructive pulmonary disease in the emergency department. *Eur J Emerg Med.* 2010;17:246-248.

Lucangelo U, Blanch L. Dead space. Measuring dead-space in acute lung injury. *Intensive Care Med.* 2004;30:576-579.

Martini RP, Deem SD, Treggiari MM. Targeting brain tissue oxygenation in traumatic brain injury. *Respir Care.* 2013;58:162-172.

Matousek S, Handy J, Rees SE. Acid-base chemistry of plasma: consolidation of the traditional and modern approaches from a mathematical and clinical perspective. *J Clin Monit Comput.* 2011;25:57-70.

Morris CG, Low J. Metabolic acidosis in the critically ill: Part 1. Classification and pathophysiology. *Anaesthesia.* 2008; 63:294-301.

Morris CG, Low J. Metabolic acidosis in the critically ill: Part 2. Causes and treatment. *Anaesthesia.* 2008;63:396-411.

Ranieri VM, Rubenfeld GD, Thompson BT, et al. Acute respiratory distress syndrome: the Berlin Definition. *JAMA.* 2012;307:2526-2533.

Reinhart K, Kuhn HJ, Hartog C, Bredle DL. Continuous central venous and pulmonary artery oxygen saturation monitoring in the critically ill. *Intensive Care Med.* 2004;30:1572-1578.

Rivers E, Nguyen B, Havstad S, et al. Early goal-directed therapy in the treatment of severe sepsis and septic shock. *N Engl J Med.* 20;345:1368-1377.

Siobal MS, Ong H, Valdes J, Tang J. Calculation of physiologic dead space: comparison of ventilator volumetric capnography to measurements by metabolic analyzer and volumetric CO_2 monitor. *Respir Care.* 2013

Tusman G, Sipmann FS, Bohm SH. Rationale of dead space measurement by volumetric capnography. *Anesth Analg.* 2012;114:866-874.

Story DA. Bench-to-bedside review: a brief history of clinical acid-base. *Crit Care.* 2004; 8:253-258.

Swenson ER. Metabolic acidosis. *Respir Care.* 2001; 46:342-353.

Walley KR. Use of central venous oxygen saturation to guide therapy. *Am J Respir Crit Care Med.* 2011;184:514-520.

Wilkes P. Hypoproteinemia, strong ion difference, and acid-base status in critically ill patients. *J Appl Physiol.* 1998; 84:1740-1748.

Chapter 28
パルスオキシメトリー，カプノグラフィー，経皮的モニタリング

- 導入
- パルスオキシメトリー
  測定原理
  人工呼吸中の限界
  血行動態とパルスオキシメトリー
- カプノグラフィー
  測定原理
  正常のカプノグラム
  呼気終末二酸化炭素分圧（$Petco_2$）
  人工呼吸中の有用性と限界
  換気量測定可能なカプノグラフィー
- 経皮的酸素分圧と二酸化炭素分圧
- 覚えておくべきポイント
- 推奨文献

目的

1. パルスオキシメトリー，カプノグラフィー，経皮的血液ガスモニタリングの測定原理を説明する
2. パルスオキシメトリー，カプノグラフィー，経皮的血液ガスモニタリングの適切な使用と限界について議論する
3. 正常のカプノグラムについて説明する
4. 血液ガスの非侵襲的モニタリングと動脈血ガスの関連を説明する

導入

機械的人工呼吸中の患者に対する呼吸機能の非侵襲的モニタリングは一般的に行われていることである。これは特にパルスオキシメトリーのことであり，今やほとんどの重症患者のベッドサイドモニタリングの一部となっている。しかし，パルスオキシメトリーは人工呼吸中の標準的なモニタリングとなってはいるものの，このモニタリングの予後に対する有用性を示した研究が少ないことは認識しなければならない。パルスオキシメトリーが成功している大きな理由は，カプノグラフィーや経皮的モニタリングと比較したときの簡便性にある。カプノグラフィーは主に手術室で用いられ，一部の集中治療室においても一般的となっているが，経皮的モニタリングの使用は一般的とはいえない。

パルスオキシメトリー

測定原理

パルスオキシメトリーは，拍動性のある血管床に向けて2つの波長の光を発し（一般的には660 nmと940 nm），脈波の振幅の比から酸素飽和度（Sp_{O_2}）を決定する。新しいパルスオキシメトリーの技術では，Sp_{CO}（オキシメータによって見積もられた一酸化炭素ヘモグロビン）やSp_{MET}（オキシメータによって見積もられたメトヘモグロビン），Sp_{HB}（オキシメータによって見積もられたヘモグロビン濃度）を求めるために，8つの波長の光を用いている。

手指，足趾，耳，鼻，足のプローブを含め，ディスポーザブルや非ディスポーザブルなデザインの多種多様なオキシメータプローブが使用可能である。ほとんどのパルスオキシメータは脈波を表示することができる。この波形を観察することによって，使用者は体動や低灌流のときにみられるようなアーチファクトを検出することができる。パルスオキシメータは各動脈拍動を評価してくれるので，Sp_{O_2}だけではなく，心拍数も示してくれる。ただし，パルスオキシメトリーによる心拍数と実際の心拍数が異なる場合のSp_{O_2}の評価については，疑問がもたれている。また，パルスオキシメトリーによる心拍数と実際の心拍数が一致していたとしても，このことがSp_{O_2}の値が正しいことを保証してくれるわけではない。

酸素飽和度が70％を超える場合，パルスオキシメトリーの正確度は，約±4〜5％である。この正確性の限界の意味を認識したうえで，酸素ヘモグロビン解離曲線を思い出す必要がある。もしパルスオキシメータがSpO_2 95％を示している場合，真の飽和度は90％より低いか，100％となりうる。もし真の飽和度が90％であれば，動脈血酸素分圧（PaO_2）は60 mmHgとなる。しかし，もし真の飽和度が100％であれば，PaO_2は非常に高い（150 mmHg以上）ということになる。70％より低い場合，パルスオキシメトリーの正確性はより悪くなるが，そのことの臨床的重要性は疑問である。SpO_2を用いる際には，酸素飽和度（SO_2）と酸素分圧（PO_2）の関連についての理解が必要である。SO_2とPO_2との間には，いろいろな，そして未知の関連性がありうるが，SpO_2からPaO_2を予測することには注意が必要である。SO_2とPO_2の関連はまた，パルスオキシメトリーは高酸素血症をあまり反映しないことも示している。

パルスオキシメータは較正（calibration）が不要である点においてもユニークなモニターである。機器のソフトウェアにプログラミングされている較正曲線はメーカーによって異なっているし，同じメーカーでも機種によって違うことがある。このため，1人の患者のSpO_2評価に対しては，同じ機種とプローブを用いなければならない。

人工呼吸中の限界

すべての医療者は，パルスオキシメトリーにはその作動状況に種々の限界があることを知っておかなければならない。プローブが動くことや，プローブが明るい外光に照らされることは，不適切な値の表示につながる。体動によるアーチファクトや低灌流は，パルスオキシメトリーにおける誤表示のよくある原因である。パルスオキシメータのメーカーは，脈波信号から体動によるアーチファクトを除外してSpO_2を算出するソフトウェアアルゴリズムを開発してきている。従来のパルスオキシメータは，一酸化炭素ヘモグロビンやメトヘモグロビン濃度は低い（＜2％）ものと仮定してきた。しかし，一酸化炭素ヘモグロビンやメトヘモグロビンはともにSpO_2の値を不確かなものにするため，これらの濃度が上昇しているときには，これらのパルスオキシメータは使用すべきではない。血管内に投与する色素もパルスオキシメトリーを不正確なものとし，特にメチレンブルーによる影響は大きい。パルスオキシメータには拍動する血管床が必要なので，心停止やそのほかの低灌流状態においては信頼性がない。マニキュアはパルスオキシメトリーの正確性に影響するので，パルスオキシメトリーを行う前に落としておくべきである。パルスオキシメトリーの作動状況の正確性は，強い色素沈着のある皮膚によっても影響を受ける。しかし，パルスオキシメトリーは，高ビリルビン血症や胎児ヘモグロビンの影響は受けない。パルスオキシメトリーは一般的に安全だといわれているが，パルスオキシメトリー使用中のプローブの不具合による熱傷や圧挫創が起きる可能性はある。

重症な人工呼吸患者において，持続的なパルスオキシメトリーはごく一般的なケアになってきている。吸入酸素濃度（FIO_2）や呼気終末陽圧（positive end-expiratory pressure：PEEP）の滴定（titration）においては，SpO_2 88〜95％が適切と考えられる。PEEPとFIO_2を組み合わせてSpO_2を維持することは，急性呼吸促迫症候群（acute respiratory distress syndrome：ARDS）の患者において行われている。しかし，パルスオキシメトリーは，換気や酸-塩基状態に対しての適応はないことを認識しなければならない。臨床的に重要な pH や $Paco_2$ の変化は，Spo_2 の変化がほとんどなくても起こっている（これは特に Spo_2 が95％以上のときに当てはまる）。また，パルスオキシメトリーは組織酸素供給を評価しておらず，Spo_2 が適切なレベルであっても患者は著明な組織低酸素症に陥っている場合もある。

血行動態とパルスオキシメトリー

気道閉塞患者でみられるような奇脈では，脈波波形のベースラインが変動する（図28-1）。陽圧呼吸のときにみられる脈波波形の振幅の呼吸変動は，輸液の反応性を予測するのに有用である（図28-2）。輸液に対する反応性をみるための脈波波形の指標としては，脈波波形の振幅の呼吸性変動（ΔPOP）と脈波変動指数（plethysmographic variability index：PVI）がある。ΔPOP も PVI も，生のパルスオキシメータ信号の持続的な解析によって得ることができる。ΔPOP の計算は：

$$\Delta POP = \frac{POPmax - POPmin}{(POPmax + POPmin) \times 0.5}$$

ここで POPmax と POPmin は，1呼吸サイクルにおける脈波波形の最大ならびに最小

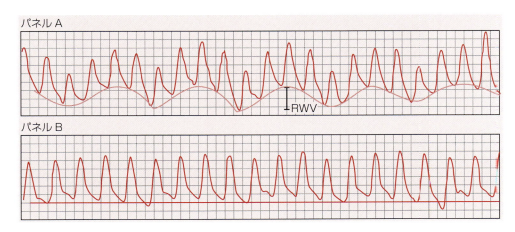

図28-1 慢性閉塞性肺疾患が急性増悪し，換気不全で集中治療室に入室した60歳女性のパルスオキシメータ記録。**A**：入室時のパルスオキシメータの脈波記録では，呼吸変動がみられている。このときに測定された奇脈は16 mmHg であった。**B**：12時間の積極的な治療の後の患者のパルスオキシメータ記録。このときの奇脈は8 mmHg であった。臨床的に気流閉塞が改善した後のオキシメータ記録においては，ベースライン波形の呼吸変動（respiratory waveform variation　RWV）が消失し，奇脈がなくなっていることに注目せよ。

Longnecker D, Brown D, Newman M, Zapol W. *Anesthesiology*. 2nd ed. New York, NY：McGraw-Hill；2012；Hartert TV, Wheeler AP, Sheller JR. Use of pulse oximetry to recognize severity of airflow obstruction in obstructive airway disease：correlation with pulsus paradoxus. *Chest*. 1999；Feb；115（2）：475-481 より許可を得て転載。

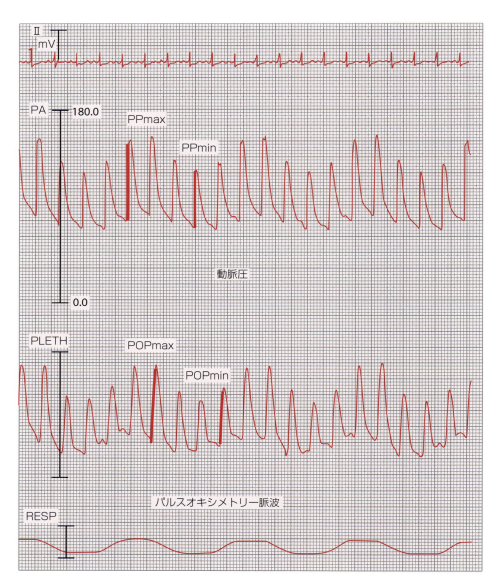

図 28-2 観血的動脈圧とパルスオキシメータ脈波記録の比較。心電図（Ⅱ誘導），体血圧（PA），パルスオキシメトリー脈波（PLETH），呼吸信号（RESP）も同じ図のなかに示した。
POP：パルスオキシメトリー脈波，PP：脈圧

Cannesson M, Besnard C, Durand PG, et al. Relation between respiratory variations in pulse oximetry plethysmographic waveform amplitude and arterial pulse pressure in ventilated patients. *Crit Care*. 2005；Oct 5；9（5）：R562-R568 より許可を得て転載。

振幅を指している。PVI は以下のように計算される：

$$\text{PVI} = \frac{\text{PImax} - \text{PImin}}{\text{PImax}} \times 100$$

PImax と PImin とは，1 呼吸サイクルにおける最大と最小の脈波灌流指数（plethysmographic perfusion index：PI）である。PI とは，パルスオキシメータからの拍動性と非拍動性赤外光の吸収の割合であり，生理学的には脈波波形の振幅と同等の意味がある。

カプノグラフィー

測定原理

カプノグラフィーは気道において二酸化炭素（CO_2）を測定するもので，その波形はカプノグラムと呼ばれている。CO_2 は，マススペクトロメトリー，Raman スペクトロスコピー，もしくは近赤外光吸収法を用いて測定可能である。しかし，ほとんどのカプノグラフは 4.26 μm の近赤外光を用いて測定する。メインストリーム方式のカプノグラフでは，測定のためのセルが気道の途中に設置される。サイドストリーム方式においては，小さな穴からチューブを通ってカプノグラフ内にある測定チャンバーにガスが吸引される。それぞれに長所短所があり，どちらが優れているということはない。

　カプノグラフィーを用いることに関連して技術的に問題となりうる点がある。1 つは定期的な較正が必要であるということと，もう 1 つは亜酸化窒素（N_2O）と干渉するということである。水分は特に問題であり，サイドストリーム方式のカプノグラフではサンプルラインを閉塞させ，メインストリーム方式においては測定セル内で液体の濃縮が生じる。メーカーではこれらの問題を解決するためにいろいろな機能を使っている。すなわち，水分トラップ，サンプルラインの浄化，水分透過性のいいサンプルライン，メインストリーム方式におけるセルの加温，自動較正などである。

正常のカプノグラム

図 28-3 に正常のカプノグラムを図示した。吸気の最中には二酸化炭素分圧（P_{CO_2}）は 0 である。呼気の開始時には，気道内の解剖学的死腔からのガスが出てくるため P_{CO_2} は 0 のままである（第 I 相）。次に，死腔ガスと混合された肺胞ガスが呼出されてくるため，P_{CO_2} は急峻に上昇する（第 II 相）。呼気のほとんどの間，曲線は水平となりプラトーを形成する（第 III 相）。ここは肺胞からのガスの呼出を表しており，肺胞プラトーとも呼ばれている。肺胞プラトーの最後の P_{CO_2} が，いわゆる呼気終末二酸化炭素分圧（$P_{ET CO_2}$）である。閉塞性肺疾患患者においては，第 III 相の勾配が上昇する（図 28-4）。

呼気終末二酸化炭素分圧（$P_{ET CO_2}$）

$P_{ET CO_2}$ はおそらく肺胞気 P_{CO_2}（$P_{A CO_2}$）を表しているものとされる。$P_{A CO_2}$ は換気血流

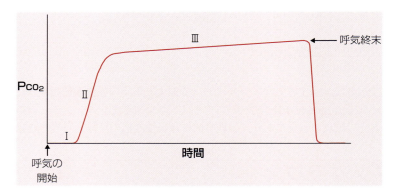

図 28-3　時間ベースのカプノグラム
Ⅰ：解剖学的死腔，Ⅱ：解剖学的死腔から肺胞プラトーへの移行，Ⅲ：肺胞プラトー
Longnecker D, Brown D, Newman M, Zapol W. *Anesthesiology*. 2nd ed. New York, NY：McGraw-Hill；2012 より許可を得て転載。

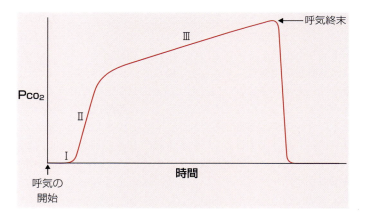

図 28-4　閉塞性肺疾患におけるカプノグラム
Longnecker D, Brown D, Newman M, Zapol W. *Anesthesiology*. 2nd ed. New York, NY：McGraw-Hill；2012 より許可を得て転載。

比（$\dot{V}/\dot{Q}$）によって決定される（図 28-5）。正常の $\dot{V}/\dot{Q}$ では，P_{ACO_2} は動脈血 P_{CO_2}（P_{aCO_2}）とほぼ同じである。もし $\dot{V}/\dot{Q}$ が低ければ，P_{ACO_2} は混合静脈血 P_{CO_2}（$P_{\bar{v}CO_2}$）に近づくようにして上昇していく。もし $\dot{V}/\dot{Q}$ が高ければ（死腔），P_{ACO_2} は吸気 P_{CO_2} に近づく。P_{ETCO_2} は吸気 P_{CO_2}（0）まで低くなり，$P_{\bar{v}CO_2}$ まで高くなりうる。CO_2 の産生（代謝），肺への CO_2 運搬（循環），もしくは肺胞換気によって，P_{ETCO_2} は上昇または低下する。しかし，生体にはホメオスタシスがあるので，代償機転が機能し，P_{ETCO_2} は変化しない。P_{ETCO_2} は心肺ホメオスタシスの非特異的指標であり，通常は特定の異常や問題を指し示すものではない。

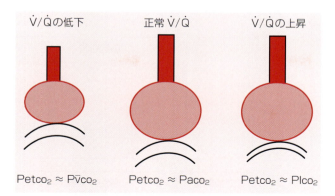

図 28-5　$Petco_2$ と $\dot{V}/\dot{Q}$ の関係
Longnecker D, Brown D, Newman M, Zapol W. *Anesthesiology*. 2nd ed. New York, NY：Mc-Graw-Hill；2012 より許可を得て転載．

　$Paco_2$ と $Petco_2$ の較差［$P(a-et)CO_2$］がしばしば計算される．この較差は一般的には小さい（＜5 mmHg）．しかし，死腔が増加するような疾患の患者では（つまり高い $\dot{V}/\dot{Q}$），$Petco_2$ は $Paco_2$ よりも相当に小さくなる．一般的には認められていないことだが，$Petco_2$ は時に $Paco_2$ よりも高くなる可能性がある．

人工呼吸中の有用性と限界

$Paco_2$ と $Petco_2$ の関係には，患者内あるいは患者間で無視できないような変動がある．$P(a-et)CO_2$ は，$Petco_2$ から正確に $Paco_2$ を推測しようとして使うには，あまりに変動が大きい．$Paco_2$ を反映するものとして $Petco_2$ を用いることができるのは，たとえば頭部外傷患者のような，比較的正常の肺で人工呼吸管理をされている患者の場合である．人工呼吸からの離脱時に $Petco_2$ を $Paco_2$ の推測に用いるのは有用ではない．成人の人工呼吸患者において，$Petco_2$ を $Paco_2$ のかわりに用いることは，だまされやすいし不正確で，注意が必要である．

　食道挿管の検出において，カプノグラフィーは有用である．通常，胃内の CO_2 は非常に少ないため，食道挿管となり胃を換気しても，$Petco_2$ はほぼ0である．食道挿管の確認にカプノグラフィーを用いることの問題は，心肺停止時に生じる．というのは，心肺停止では肺血流が低下するため $Petco_2$ は非常に低くなり，偽陰性が生じやすくなるからである．呼気 CO_2 が検出されると色が変わるような，比較的安価でディスポーザブルな装置があり，食道挿管の検出に使用可能である．

　$Petco_2$ は，心肺蘇生（cardiopulmonary resuscitation：CPR）が適切か否かを評価するのに適している．心肺停止が発生すると，$Petco_2$ はほぼ0になる．しかし，CPR の開始により，循環の回復とともに $Petco_2$ はすみやかに上昇する．CPR 時のカプノグラフィーの使用は，米国心臓協会（American Heart Association）のガイドラインのなか

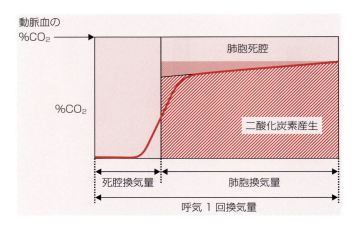

図 28-6　換気量測定可能なカプノグラム
Longnecker D, Brown D, Newman M, Zapol W. *Anesthesiology*. 2nd ed. New York, NY：McGraw-Hill；2012 より許可を得て転載。

でも推奨されている。$Petco_2$ が低い場合，CPR の質をただちに再評価しなければならない。CPR 中に $Petco_2$ 10 mmHg 未満が持続する場合の予後は悪いとされている。

換気量測定可能なカプノグラフィー

従来のカプノグラムは時間ベースであったが，呼気流量が測定できれば換気量ベースとすることもできる。換気量ベースカプノグラムは（図 28-6），縦軸を Pco_2 に，横軸を換気量にして図示される。気道死腔量（解剖学的死腔），肺胞死腔量，CO_2 呼出量〔二酸化炭素産生量（$\dot{V}co_2$）〕は，換気量ベースのカプノグラムにより評価することができる。肺胞死腔量の決定には，呼気カプノグラムに加えて $Paco_2$ に関する知識が求められることに注意が必要である。

経皮的酸素分圧と二酸化炭素分圧

経皮的 Po_2（$Ptco_2$）は，皮膚に貼りつけた電極を使って算出する。Pao_2 の代用として $Ptco_2$ を測定する場合，電極は 44℃に加温しなければならない。加温による Po_2 の上昇は，皮膚の酸素消費による Po_2 の低下と，皮膚を介した酸素の拡散との均衡を保つようになっている。成人では，$Ptco_2$ はしばしば Pao_2 よりも低い。$Ptco_2$ は灌流の影響を受け，電極の下の皮膚の酸素供給を反映している。$Ptco_2$ モニタリングは，正確性に対する懸念，労力が大きいこと，パルスオキシメトリーが普及したことなどから，使用されることはほとんどなくなった。

　経皮的 Pco_2（$Ptcco_2$）は 37℃において $Paco_2$ とよく相関する。$Ptcco_2$ は常に $Paco_2$ よりも高いので，メーカーは補正を組み込んでおり，$Ptcco_2$ は $Paco_2$ に近い値を表示し

ている。$Ptcco_2$ が $Paco_2$ にどれくらい近いかは，複合的な生理学的イベントの結果によるもので，$Ptcco_2$ を $Paco_2$ とみなすのは正しくない。灌流が低下すると $Ptcco_2$ は増加する。Spo_2 と $Ptcco_2$ を組み合わせて，小さな単一センサーで測定することも可能である。このデバイスは耳に装着することになる。経皮的モニタリングは，その正確性に懸念があることや労力を要することなどから，成人の人工呼吸患者への使用が広く受け入れられているわけではない。

覚えておくべきポイント

- パルスオキシメトリーは，Spo_2 を測定するためにオキシメトリーと脈波の原理を用いている
- パルスオキシメトリーの正確度は±4〜5％であり，その意味するところは酸素ヘモグロビン解離曲線により決定される
- パルスオキシメトリーの限界は，体動によるアーチファクト，一酸化炭素ヘモグロビンやメトヘモグロビンによる干渉，血管内に投与された色素やマニキュアによる干渉，高酸素血症は検出できないこと，などである
- 人工呼吸患者における合理的な Spo_2 の目標は88〜95％である
- カプノグラフィーは，気道の CO_2 を測定している
- $Petco_2$ は $\dot{V}/\dot{Q}$ に依存する
- $Petco_2$ は $Paco_2$ の指標としてはしばしば不正確である
- $Petco_2$ は食道挿管を検出し，心肺蘇生（CPR）の質を評価するのに有用である
- 技術的，生理学的問題から，経皮的モニタリングが使用されるのはまれである

推奨文献

Barker SJ, Badal JJ. The measurement of dyshemoglobins and total hemoglobin by pulse oximetry. *Curr Opin Anaesthesiol.* 2008;21:805-810.

Barker SJ, Curry J, Redford D, Morgan S. Measurement of carboxyhemoglobin and methemoglobin by pulse oximetry: a human volunteer study. *Anesthesiology.* 2006;105:892-897.

Bendjelid K, Schütz N, Stotz M, et al. Transcutaneous Pco_2 monitoring in critically ill adults: clinical evaluation of a new sensor. *Crit Care Med.* 2005;33:2203-2206.

Blanch L, Romero PV, Lucangelo U. Volumetric capnography in the mechanically ventilated patient. *Minerva Anestesiol.* 2006;72:577-585.

Bolliger D, Steiner LA, Kasper J, et al. The accuracy of non-invasive carbon dioxide monitoring: a clinical evaluation of two transcutaneous systems. *Anaesthesia.* 2007;62:394-399.

Broch O, Bein B, Gruenewald M, et al. Accuracy of the pleth variability index to predict fluid responsiveness depends on the perfusion index. *Acta Anaesthesiol Scand.* 2011;55:686-693.

Cannesson M, Delannoy B, Morand A, et al. Does the Pleth variability index indicate the respiratory-induced variation in the plethysmogram and arterial pressure waveforms? *Anesth Analg.* 2008;106:1189-1194.

Eberhard P. The design, use, and results of transcutaneous carbon dioxide analysis: current and future directions. *Anesth Analg.* 2007;105(6 Suppl):S48-S52.

Feiner JR, Bickler PE, Mannheimer PD. Accuracy of methemoglobin detection by pulse CO-oximetry during hypoxia. *Anesth Analg.* 2010;111:143-148.

Feiner JR, Severinghaus JW, Bickler PE. Dark skin decreases the accuracy of pulse oximeters at low oxygen saturation: the effects of oximeter probe type and gender. *Anesth Analg.* 2007;105(Suppl):S18-S23.

Marik PE, Cavallazzi R, Vasu T, Hirani A. Dynamic changes in arterial waveform derived variables and fluid responsiveness in mechanically ventilated patients: a systematic review of the literature. *Crit Care Med.* 2009;37:2642-2647.

McMorrow RC, Mythen MG. Pulse oximetry. *Curr Opin Crit Care* 2006;12:269-271.

Sandroni C, Cavallaro F, Marano C, et al. Accuracy of plethysmographic indices as predictors of fluid responsiveness in mechanically ventilated adults: a systematic review and meta-analysis. *Intensive Care Med.* 2012;38:1429-1437.

Seguin P, Le Rouzo A, Tanguy M, et al. Evidence for the need of bedside accuracy of pulse oximetry in an intensive care unit. *Crit Care Med.* 2000;28:703-706.

Shamir MY, Avramovich A, Smaka T. The current status of continuous noninvasive measurement of total, carboxy, and methemoglobin concentration. *Anesth Analg.* 2012;114:972-978.

Sinha P, Soni N. Comparison of volumetric capnography and mixed expired gas methods to calculate physiological dead space in mechanically ventilated ICU patients. *Intensive Care Med.* 2012;38:1712-1717.

Urbano J, Cruzado V, López-Herce J, et al. Accuracy of three transcutaneous carbon dioxide monitors in critically ill children. *Pediatr Pulmonol.* 2010;45:481-486.

Van de Louw A, Cracco C, Cerf C, et al. Accuracy of pulse oximetry in the intensive care unit. *Intensive Care Med.* 2001;27:1606-1613.

Verhovsek M, Henderson MP, Cox G, et al. Unexpectedly low pulse oximetry measurements associated with variant hemoglobins: a systematic review. *Am J Hematol.* 2010;85:882-885.

Walley KR. Use of central venous oxygen saturation to guide therapy. *Am J Respir Crit Care Med.* 2011;184:514-520.

Weaver LK, Churchill SK, Deru K, Cooney D. False positive rate of carbon monoxide saturation by pulse oximetry of emergency department patients. *Respir Care.* 2013;58(2):232-240.

Yin JY, Ho KM. Use of plethysmographic variability index derived from the Massimo pulse oximeter to predict fluid or preload responsiveness: a systematic review and meta-analysis. *Anaesthesia.* 2012;67:777-783.

Chapter 29
血行動態のモニタリング

- 導入
- 心肺連関
- 血行動態のモニタリング
  直接的な測定項目
  算出された項目
- 気道内圧と血行動態
  呼吸サイクル中の圧変化の影響
  血行動態指標に及ぼす PEEP の影響
  脈圧変動
- 急性呼吸促迫症候群（ARDS）における体液管理
- 覚えておくべきポイント
- 推奨文献

目的

1. 人工呼吸管理中の心肺連関の重要性を議論する
2. 血行動態モニタリングに関する指標を挙げる
3. 直接的な測定値，そしてそこから算出された血行動態に関連する測定値について議論する
4. 陽圧呼吸が循環指標に与える影響について議論する
5. 脈圧変動（PPV）がどのようにして輸液の反応性の情報になるかを説明する

導入

人工呼吸管理中の重症患者においては，一般的に血行動態の侵襲的なモニタリングが行われている。人工呼吸と血行動態は相互に影響する関係にあるので，換気補助を行っている医療者は，基本的な血行動態のモニタリングについて理解しておかなければならない。

心肺連関

心臓と肺は同じ胸郭内で空間を共有しており，解剖学的な連関がある。1回の呼吸ごとに，肺や胸郭は容量と圧を変化させている。これらの変動は，心拍数，前負荷，後負荷，静脈還流，心臓の収縮力を変化させることで，心機能に影響を加える。胸腔内圧の変化は前負荷と後負荷に影響し，陽圧呼吸は前負荷や後負荷を低下させる。肺血管抵抗（pulmonary vascular resistance：PVR）は肺気量に依存し，呼気終末陽圧（positive end-expiratory pressure：PEEP）は肺気量を正常な機能的残気量（functional residual capacity：FRC）まで回復させ，PVRを減少させる。しかしPEEPが過剰になると，FRCを超えて肺気量が増加し，PVRをむしろ増加させることになる。呼吸に伴う横隔膜の下降は腹部コンパートメントを圧迫し，腹腔内圧を上昇させる。これにより，腹部脈管の圧が上昇し，静脈還流の駆動圧が上昇する。陽圧呼吸の最中，腹腔内圧の上昇は部分的にではあるが，陽圧に伴う右房圧の上昇に対して代償的に働く。PEEPの適応は，腹腔内圧の変化や心室の充満圧に依存した静脈還流に対して，複合的な影響をもっている。心室間の相互依存は，一方の心室のパフォーマンスが変化したとき，その影響が他方に及ぶ場合に生じる。PVRの急性の上昇によって生じる右室圧の上昇は，心室中隔への影響を介して左室コンプライアンスの低下をもたらす。

血行動態のモニタリング

動脈カテーテルと肺動脈カテーテルの適応と合併症を表 29-1 に示し，血行動態指標の基準値を表 29-2 に示した。

表 29-1　動脈カニュレーションと静脈カニュレーションの適応と合併症

動脈カニュレーション
- 適応：持続的な血圧モニタリング，頻回の血液ガス
- 合併症：出血，感染症，虚血（塞栓，血栓，攣縮）

中心静脈カテーテル
- 適応：輸液，栄養サポート，中心静脈圧測定，中心静脈血ガス
- 合併症：気胸，塞栓や血栓形成，感染症

肺動脈カニュレーション
- 適応：肺毛細管楔入圧測定，心拍出量モニタリング，混合静脈血ガス
- 合併症：気胸，不整脈，塞栓や血栓形成，感染症，心血管損傷

表 29-2　直接測定された，もしくは算出された血行動態指標の基準値

直接的な測定項目	
中心静脈圧	< 6 mmHg
肺毛細管楔入圧	4 〜 12 mmHg
肺動脈圧	
収縮期	20 〜 30 mmHg
拡張期	6 〜 15 mmHg
平均	10 〜 20 mmHg
体血圧	
収縮期/拡張期	120/80 mmHg
平均	80 〜 100 mmHg
心拍出量	4 〜 8 L/分
心拍数	60 〜 100 回/分
算出された項目	
心係数	2.5 〜 4 L/分/m^2
1 回拍出量	60 〜 130 mL
肺血管抵抗	110 〜 250 ダイン・秒/cm^5
体血管抵抗	900 〜 1,400 ダイン・秒/cm^5
右室 1 回仕事係数	8 〜 10 g・m/m^2/beat
左室 1 回仕事係数	50 〜 60 g・m/m^2/beat

直接的な測定項目

動脈カテーテルを留置する一般的な部位は，橈骨動脈，上腕動脈，腋窩動脈，大腿動脈である．側副血行路があるので，普通は橈骨動脈が選択される．動脈圧の直接的な測定により，収縮期血圧，拡張期血圧，平均血圧が持続的に表示される．

中心静脈圧（central venous pressure：CVP）は，上大静脈または右房に留置されたカテーテルより測定される。CVP は右房圧を反映しており，そしてそれは右室拡張終期圧や右室のパフォーマンスを表している。正常の心機能と PVR であれば，CVP は前負荷を反映している。

肺動脈カテーテルは，血管内圧と心拍出量を測定するために用いられる。肺動脈カテーテルの使用は，その使用が患者の予後を改善させるという点を疑問視する論文が発表されてから，著明に減少してきている。肺動脈カテーテルは，先端に特別なバルーンがついて血流に従って流れるカテーテルで，肺動脈圧（pulmonary artery pressure：PAP），肺毛細管楔入圧（pulmonary capillary wedge pressure：PCWP）（肺動脈楔入圧，肺動脈閉塞圧ともいわれる）を測定するために使用される。標準的な肺動脈カテーテルは，近位ポート（右房の位置にあって，輸液に用いたり，CVP を測定したり，心拍出量測定のための冷水注入孔として用いる），遠位ポート（肺動脈内にある），バルーン（PCWP 測定のために用いる），サーミスタ（血液温度を測定し，心拍出量を測定する）からなる。肺動脈カテーテルはまた，混合静脈血酸素飽和度の測定，右室駆出率のモニタリング，そして一時的ペースメーカーとしても用いられる。左右シャント，左室不全，僧房弁狭窄症，肺高血圧があると，PAP は上昇する。バルーンを膨らませると，カテーテルは肺動脈の小さな枝に向かって流れていく。バルーンによって血流は閉塞され，PCWP が測定されることになる（図 29-1）。PCWP は，左房圧を反映する。左室不全，僧房弁狭窄症，心不全においては PCWP の上昇がみられる。

熱希釈法による心拍出量は，冷水を中心循環（右室）に投与することによって測定される。肺動脈における温度の低下により，心拍出量が測定される。肺動脈カテーテルの先端近くにあるサーミスタによって，肺動脈内の血液温度が測定される。患者体温，冷水の温度，血液温度の変化を変数として，心拍出量の算出を行う。連続的な心拍出量測定は，液体を注入するのではなく，安全な熱量を血流に放射し，信号処理技術を用いて肺動脈内の温度変化から心拍出量を算出する。pulse contour 波形解析法（動脈圧波形の輪郭から解析）は，肺動脈カテーテルの挿入は行わない最小侵襲な持続的心拍出量モニタリングである。

算出された項目

心拍出量はしばしば，心拍出量（$\dot{Q}c$）を体表面積（body surface area：BSA）で除することによって体格に従った補正が行われる：

$$CI = \frac{\dot{Q}c}{BSA}$$

CI は心係数である。心臓の収縮ごとに心室から駆出される血液を 1 回拍出量（stroke volume：SV）というが，これは心拍出量を心拍数（f_c）で除することによって求められる：

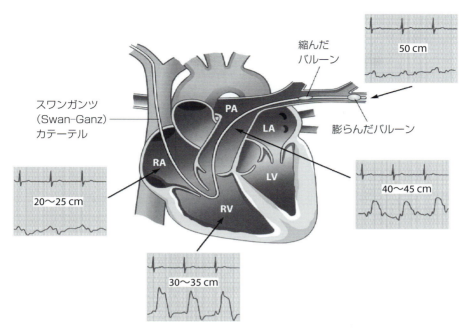

図 29-1 肺動脈カテーテルによって記録された圧波形。カテーテルは静脈カニュレーション部位から挿入され，最初に波形が記録されるのは中心静脈圧である。右房（RA）から右室（RV）にカテーテルが進んでいくと，収縮期血圧の著明な上昇がみられる。カテーテル先端が肺動脈（PA）に入ると収縮期圧波形内に重複切痕（dicrotic notch）がみられるようになり，拡張期血圧は上昇し，右室（RV）の拡張期血圧が上り勾配なのに対して，肺動脈では下り勾配となる。さらにカテーテルが進むとバルーンは血流を閉塞し，カテーテルの先端において，収縮期圧が消失していて静脈の a，c そして v 波が再び出現するという特徴を有する肺動脈閉塞圧を記録することになる。数字は，右内頸静脈から肺動脈カテーテルが挿入された場合のおおよその深さである。
LA：左房，LV：左室
Mark JB. *Atlas of Cardiovascular Monitoring.* New York, NY：Churchill Livingstone；1998：Fig. 3.1 より許可を得て改変。

$$SV = \frac{\dot{Q}c}{f_c}$$

SV も患者の体格によって補正される：

$$SVI = \frac{CI}{f_c}$$

ここで，SVI は 1 回拍出量係数（SV index）である。

　血行動態のモニタリングでは，前負荷，後負荷，心収縮力が評価できる。これによって医療者は，心拍出量を評価するために必須の情報を得ることができる（図 29-2）。

前負荷は，左室拡張終期の心筋の伸展（拡張終期張力）で定義される．血液量の増加や静脈の緊張が増すと，前負荷が増加する．血液量の減少（例：利尿薬投与）などは前負荷を低下させる．CVP は右室の前負荷の指標であり，PCWP は左室の前負荷の指標である．過剰な前負荷は心不全をもたらし，不十分な前負荷は低循環血液量や敗血症と関連する．

後負荷は，心室が血液を駆出するために打ち勝たなければならない抵抗をいう．右室の後負荷は肺血管抵抗（PVR）であり：

$$PVR = \frac{(MPAP - PCWP) \times 80}{\dot{Q}c}$$

ここで，MPAP とは平均 PAP である．PVR は患者の体格により補正できる：

$$PVRI = PVR \times BSA$$

ここで，PVRI は肺血管抵抗係数（PVR index）である．左室の後負荷は体血管抵抗（systemic vascular resistance：SVR）であり：

$$SVR = \frac{(MAP - CVP) \times 80}{\dot{Q}c}$$

ここで MAP は平均動脈圧（mean arterial pressure）である．SVR も患者の体格により補正できる：

$$SVRI = SVR \times BSA$$

ここで，SVRI は体血管抵抗係数（SVR index）である．後負荷は主に脈管の緊張により決定され，脈管の緊張が増すと後負荷は増加し，脈管の緊張が低下すると後負荷も減少する．したがって，血管拡張薬は後負荷を減少させ，血管収縮薬は後負荷を増加させる．

収縮力とは，心筋に内在する収縮能力を指し，前負荷や後負荷に依存しないものであ

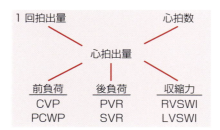

図 29-2　血行動態指標と心拍出量に関して測定された値とそこから算出される値の関係
CVP：中心静脈圧，LVSWI：左室 1 回仕事係数，PCWP：肺毛細管楔入圧，PVR：肺血管抵抗，RVSWI：右室 1 回仕事係数，SVR：体血管抵抗

る。右室の収縮力は，右室1回仕事係数（right ventricular stroke work index：RVSWI）で決定される：

$$RVSWI = SVI \times (MPAP - CVP) \times 0.0136$$

左室の収縮力は，左室1回仕事係数（left ventricular stroke work index：LVSWI）で決定される：

$$LVSWI = SVI \times (MAP - PCWP) \times 0.0136$$

収縮力は，陽性変力作用を有する薬物やβ遮断薬によって操作される。陽性変力作用のある薬物では収縮力は増大し，β遮断薬では収縮力は低下する。

気道内圧と血行動態

呼吸サイクル中の圧変化の影響

直接測定されるのは血管内圧ではあるが，実際に重要となるのは壁内外圧差（血管内と胸腔内圧の差）である。したがって，胸腔内圧の変動は，壁内外圧差に影響する。自発呼吸では，胸腔内圧は吸気で低下し，呼気で上昇する。陽圧呼吸では，胸腔内圧は吸気時に上昇し，呼気時に低下する。呼気終末の胸腔内圧は，自発呼吸のときも陽圧呼吸のときも同じである（図29-3）。これらの理由から，胸腔内圧は常に呼気終末で測定す

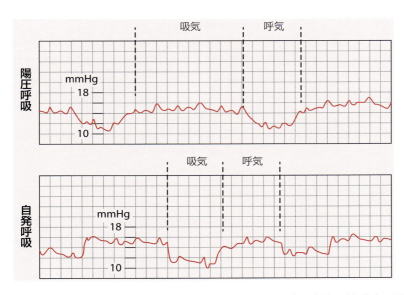

図29-3　陽圧呼吸（上）と自発呼吸（下）での肺動脈圧波形。双方の波形の呼気終末の圧が同じであることに注目。

べきである。

　CVPは胸腔内圧の影響を受けるため，呼吸サイクル中のCVPの変動をみることによって，自発呼吸や補助換気時の患者の呼吸努力を評価することができる。吸気におけるCVPの大きな低下は，患者に大きな吸気負荷，大きな呼吸仕事量があることを示唆している。受動的陽圧呼吸時の大きなCVPの上昇は，胸壁と比較して肺のコンプライアンスが高いことを意味しており，気道内圧のほとんどが胸腔内に伝搬していることを示している。

血行動態指標に及ぼすPEEPの影響

陽圧呼吸はまた，PCWPの測定に影響を与える。このことは，カテーテルの先端の位置と，PEEPが胸腔内圧に及ぼす影響によるものと考えられる。もし，カテーテルの先端が肺のzone 1（灌流はないが換気は行われている領域）に位置しているときは，PCWPは左房圧というよりは肺胞内圧を反映する。通常，カテーテルの先端はzone 3（灌流が換気よりも十分に多い）に向かうので，このようなことはほとんど起こらないが，PAPが低くてPEEPが高いときには起こる可能性がある。

　PEEP（もしくはすべての気道内圧）が胸腔に伝搬される度合いは，肺と胸壁のコンプライアンスによって決定される：

$$\frac{\Delta P_{pl}}{\Delta P_{aw}} = \frac{C_L}{C_L + C_W}$$

ここで，ΔP_{pl}は胸腔内圧の変化，ΔP_{aw}は気道内圧の変化，C_Lは肺のコンプライアンス，C_Wは胸壁のコンプライアンスである。胸壁のコンプライアンスと肺のコンプライアンスは通常等しいので，PEEPの半分の圧しか胸腔に伝搬されない。肺コンプライアンスが減少すると，しばしば急性呼吸不全で起こるようにPEEPの半分未満しか胸腔に伝達されず，CVP測定に影響を与える。たとえば，C_Wが100 mL/cmH$_2$O，C_Lが50 cmH$_2$O（人工呼吸患者の典型的なC_L）だったとする。この場合，PEEPの1/3が胸腔に伝搬され，CVPに影響する。もしPEEPが12 cmH$_2$O（9 mmHg）とすると，3 mmHgだけが胸腔に伝搬される。もしCVPが15 mmHgだったとすると，真の壁内外圧差は12 mmHgとなる。この効果は通常小さいが，肺のコンプライアンスが比較的正常で，胸壁のコンプライアンスが低下しているときに大きくなりうる。

脈圧変動

陽圧呼吸では，吸気相において圧が上昇し，胸腔内圧の上昇に比例して，胸壁や横隔膜に対して肺が膨張する。それにより位相性に肺気量が変動する。この結果，右房圧が変化することになる。右房圧の上昇は一過性に右室への静脈還流を低下させ，胸腔内血液量も減少させることになる。数心拍の後，血流量の減少した影響は左室に到達し，拍出量の一過性の減少が起きる。輸液に反応しない状態においては，換気中の胸腔内血液量の変化は小さい。換気中の動脈の脈圧変動（pulse pressure variation：PPV）は，輸液

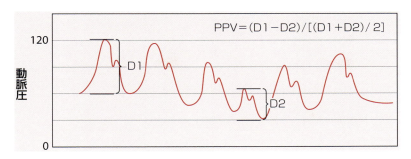

図 29-4　脈圧変動（PPV）の例。最高脈圧は 60 mmHg；最低脈圧は 36 mmHg である。その結果 PPV は 50％（24 mmHg/48 mmHg）となる。これは 12％より大きいので，血液量が減少しており輸液に反応する可能性が高いことを示す。

に反応するか否かを教えてくれる。陽圧呼吸誘発性の PPV は，もし PPV が 12％以上の場合，輸液に反応することを示唆するものである（図 29-4）。PPV で輸液への反応性を評価する限界は，1 回換気量が 8 mL/kg 未満の場合で，肺保護戦略中の人工呼吸では信頼性は低いことになる。

急性呼吸促迫症候群（ARDS）における体液管理

ARDS ネットワークによって提唱されている輸液とカテーテル治療トライアル（fluid and catheter treatment trial：FACT trial）は，ARDS における控えめな輸液管理の役割を評価するものである。この研究では，1,000 人の患者を CVP と PCWP に基づいて行われる 2 つの異なるプロトコール，すなわち積極的な輸液管理群と控えめな輸液管理群に無作為に割り付けを行った。60 日死亡率に 2 群間で有意差はなかったものの，控えめな輸液管理を行って CVP の低かった群においては，患者はより長く生存し，人工呼吸器の外れている期間が長く，集中治療室（ICU）からの退室は多かった。この重要な結果は，これらの患者の 7 日や 28 日における臓器不全の増加とは関連しなかった。輸液を控えめに行うアプローチでは，肺水腫を軽減するために輸液は制限され，尿量は増加した。アルブミン製剤やほかの膠質浸透圧製剤の使用が，生理食塩水による蘇生よりも患者予後という点において優れているというエビデンスはない。

覚えておくべきポイント

- 人工呼吸中には，いくつもの重要な心肺連関がある
- 血行動態の直接的な測定項目として，動脈圧，中心静脈圧（CVP），肺動脈圧（PAP），肺毛細管楔入圧（PCWP），心拍出量がある

- 算出される血行動態指標として，1回拍出量（SV），肺血管抵抗（PVR），体血管抵抗（SVR），右室1回仕事係数，左室1回仕事係数がある
- 血行動態の測定は，前負荷，後負荷，心収縮力を評価するためにも用いられる
- 呼吸の最中には血管内圧の変動が起きるので，血管内圧は呼気終末で測定すべきである
- 呼気終末陽圧（PEEP）が血管内圧測定に及ぼす影響は，肺と胸壁のコンプライアンスによって決定される
- 脈圧変動（PPV）は輸液への反応性を反映する

推奨文献

Morgan P, Al-Subaie N, Rhodes A. Minimally invasive cardiac output monitoring. *Curr Opin Crit Care*. 2008;14:322-326.

Neamu RF, Martin GS. Fluid management in acute respiratory distress syndrome. *Curr Opin Crit Care*. 2013;19:24-30.

Pinsky MR. Heart-lung interactions during mechanical ventilation. *Curr Opin Crit Care*. 2012;18:256-260.

Schmidt GA. Cardiopulmonary interactions in acute lung injury. *Curr Opin Crit Care*. 2013;19:51-56.

Truijen J, van Lieshout JJ, Wesselink WA, Westerhof BE. Noninvasive continuous hemodynamic monitoring. *J Clin Monit Comput*. 2012;26:267-278.

Wheeler AP, Bernard GR, Thompson BT, et al. Pulmonary-artery versus central venous catheter to guide treatment of acute lung injury. *N Engl J Med*. 2006;354:2213-2224.

Wiedemann HP, Wheeler AP, Bernard GR, et al. Comparison of two fluid-management strategies in acute lung injury. *N Engl J Med*. 2006;354:2564-2575.

Chapter 30
人工呼吸中の肺メカニクス：基礎編

- 導入
- 人工呼吸中のメカニクスの評価
  - 気道内圧
  - auto-PEEP
  - 平均気道内圧
  - コンプライアンス
  - 抵抗
  - 最小二乗フィッティング法（least squares fitting method）
  - 呼吸仕事量
- 覚えておくべきポイント
- 推奨文献

目的

1. 最高気道内圧（PIP），プラトー圧（Pplat），auto-PEEPの重要性について説明する
2. PIP，Pplat，auto-PEEPに影響する因子を列挙する
3. 気道抵抗，呼吸システムコンプライアンス，平均気道内圧を計算する
4. 気道抵抗の異常，呼吸システムコンプライアンスの異常を列挙する

導入

機械的人工呼吸患者においては，しばしば肺メカニクスが測定されている。最高気道内圧（peak inspiratory pressure：PIP）やプラトー圧（Pplat）は，患者−換気システムの一部として記録される。そのほかのものは，ベッドサイドで特別な機器を必要とせず容易に測定できるか，もしくは人工呼吸器によって測定が可能である（例：気道内圧，流量，換気量）。

人工呼吸中のメカニクスの評価

気道内圧

図30-1 に量制御換気（volume-controlled ventilation：VCV）時の典型的な気道内圧曲線を示した。VCVにおいては，換気量が送り込まれると圧が上昇する。もし定常流が選択されれば，吸気の間，気道内圧は一定に上昇していく。もし漸減型（ramp flow）が選択されたならば，吸気の気道内圧曲線はより矩形型になる。PIPは，抵抗，流量，

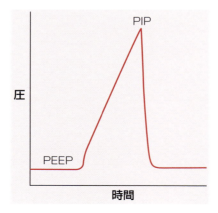

図30-1　量制御換気における典型的な気道内圧波形
PEEP：呼気終末陽圧，PIP：最高気道内圧

1回換気量，呼吸システムコンプライアンス，呼気終末陽圧（positive end-expiratory pressure：PEEP）によって変化する。

　十分な時間（0.5～2秒）の吸気終末ポーズによって，近位気道内圧と肺胞内圧（Palv）は平衡に達する。この測定は1回の呼吸で行われ，auto-PEEPを防ぐためにも測定後ただちにポーズを解除しなければならない。吸気終末ポーズの最中は，流量がなく，圧がプラトーになることによって近位気道内圧はPalvと平衡に達する（図30-2）。吸気ポーズ中の圧力がPplatであるが，最高Palvの反映でもある。PplatはPalvを反映するので，Pplatは通常30 cmH$_2$O未満にとどめるべきで，常に可能な限り低くしておく。

　PIPとPplatの差はシステムの抵抗特性に起因し（例：肺気道，人工気道），PplatとPEEPの差は呼吸システムコンプライアンスに起因する。Pplatの測定は，患者が受動的に換気されている場合にのみ正確であり，能動的な自発呼吸の場合には不正確となる。また，システムにリークがある場合もPplatの測定は不正確となる。

　圧制御換気（pressure-controlled ventilation：PCV）では，このモードにおける流量波形から，PIPと最高Palvは等しくなるであろう（図30-3）。PCVでは流量は吸気の間に減少し，しばしば吸気の終末には0流量期間が続く。この流量が0の期間の最中に，近位気道内圧とPalvが等しくなる。もしPCVの最中，吸気終末前に流量が0にならなければ，Palvを決定するためには吸気終末ポーズが必要となる。ほかの因子が一定であれば（例：1回換気量，コンプライアンス，PEEP），PalvはVCVにおいてもPCVにおいても同じである。肺損傷は最高Palv（つまりPplat）に起因するので，VCVからPCVに変えたときに起きるPIPの低下の重大性については疑問視されている。

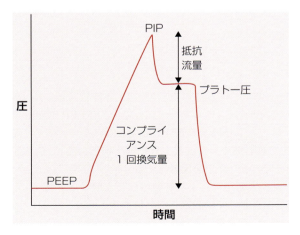

図 30-2　吸気終末ポーズを用いてプラトー圧を求める。
PEEP：呼気終末陽圧，PIP：最高気道内圧

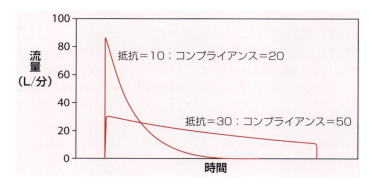

図 30-3　圧制御換気において，気道抵抗とコンプライアンスが低い場合（例：急性呼吸促迫症候群），ならびに気道抵抗とコンプライアンスが高い場合（例：慢性閉塞性肺疾患）の典型的な気道流量波形。

auto-PEEP

呼気終末ポーズは auto-PEEP を決定するために用いられる（図30-4）。この方法は，患者が自発呼吸をしていないときや，システムにリーク（例：気管支胸膜瘻や回路からのリーク）がないときにのみ正確である。人工呼吸器をトリガーしている患者においては，食道のバルーンカテーテルが auto-PEEP を測定するために必要である。呼気終末ポーズの間，呼気終末圧と近位気道内圧とが平衡に達する。auto-PEEP とは，設定された PEEP と，この方法で測定された総 PEEP の差である。最近のほとんどの人工呼吸器は，呼気終末ポーズ法による auto-PEEP の測定が可能である。

auto-PEEP は，1回換気量（V_T），呼吸システムコンプライアンス，気道抵抗，呼気時間により決定される：

$$\text{auto-PEEP} = \frac{V_T}{C \times (e^{\frac{K_E}{T_E}} - 1)}$$

ここで，$K_E = 1/(R_E \times C)$，e は自然対数の底，T_E は呼気時間，R_E は呼気気道抵抗，C は呼吸システムコンプライアンスである。設定された PEEP は auto-PEEP を打ち消すので，auto-PEEP は，人工呼吸器の PEEP 設定を行わないで測定するのが適している。auto-PEEP は，動的過膨張，不安定な血行動態，換気血流比（$\dot{V}/\dot{Q}$）ミスマッチを引き起こし，人工呼吸器のトリガーを困難にする。

auto-PEEP と Pplat の測定は，平均肺胞内圧を反映する。疾患における肺の不均一性により，ある肺単位においては測定された値よりも auto-PEEP（もしくは Pplat）が高くなったり低くなったりすることがありうる。このことは，特に呼気中の気道閉塞に基づく auto-PEEP が測定されるときに問題となる（図30-5）。

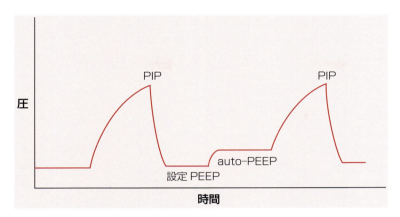

図 30-4　auto-PEEP は呼気終末ポーズを用いて決定される。
PEEP：呼気終末陽圧，PIP：最高気道内圧

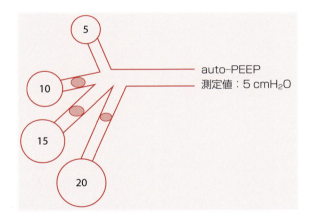

図 30-5　auto-PEEP を測定する際の気道閉塞の影響。一部の肺単位の auto-PEEP は高いが，実際測定されるのは呼気終末で気道が解放されている肺単位のみである。

平均気道内圧

人工呼吸の望ましい効果も悪い効果も，いずれも平均気道内圧（$\overline{Paw}$）と関連している。平均気道内圧に影響を及ぼす因子としては，PIP，PEEP，I：E，そして吸気の圧波形がある。PCV の最中，吸気圧波形は矩形型であり，$\overline{Paw}$ は次のように評価される：

$$\overline{Paw} = (PIP - PEEP) \times \frac{T_I}{T_T} + PEEP$$

ここで，T_I は吸気時間，T_T は1回の呼吸周期の時間である。たとえば PIP が 25 cmH$_2$O で PEEP が 10 cmH$_2$O，T_I が1秒，換気回数が 20 回/分（$T_I/T_T = 0.33$）の場合，$\overline{P}aw$ は 15 cmH$_2$O である。定常流の VCV の場合，吸気圧波形は三角形になるので，$\overline{P}aw$ は次のように評価される：

$$\overline{P}aw = 0.5 \times (PIP - PEEP) \times \frac{T_I}{T_T} + PEEP$$

たとえば，PIP が 25 cmH$_2$O で PEEP が 5 cmH$_2$O，T_I が1秒，換気回数は 30 回/分（$T_I/T_T = 0.5$）だと，$\overline{P}aw$ は 10 cmH$_2$O となる。最近のマイクロプロセッサ制御人工呼吸においては，気道内圧曲線を積分して $\overline{P}aw$ を算出している。一般的に，呼気抵抗のほうが吸気抵抗よりも高いので，$\overline{P}aw$ は平均肺胞内圧（$\overline{P}alv$）と等しくなることはない。$\overline{P}alv$ と $\overline{P}aw$ の差は次の式から求められる：

$$\overline{P}alv - \overline{P}aw = \frac{\dot{V}_E}{60}(R_E - R_I)$$

ここで R_I は吸気抵抗である。

コンプライアンス

Pplat と総 PEEP の差は，肺と胸壁のコンプライアンスの差で決定される。このコンプライアンスは次のように求められる：

$$C = \frac{V_T}{Pplat - PEEP}$$

この式で用いられる V_T は患者に供給された実際の1回換気量であり，人工呼吸器回路内の圧縮効果は補正されていなければならない。auto-PEEP が存在するなら，PEEP はそれも組み入れた値でなければならない。Pplat は，近位気道と肺胞内圧が平衡に達するのに必要十分な長さの呼気終末呼吸ホールドを行って決定されなければならない。正常な呼吸システムコンプライアンスは 100 mL/cmH$_2$O で，人工呼吸患者においては，50 mL/cmH$_2$O 以上でなければならない。人工呼吸患者においてコンプライアンスが低下する原因を表 30-1 に列挙した。

コンプライアンスは最適な PEEP を設定するためにも用いられる。最適な PEEP は，コンプライアンスが最も高くなることである。肺気量が少ない場合（不十分な PEEP）や過膨張（過剰な PEEP）では，最適の PEEP のときよりも低いコンプライアンスとなる。

抵抗

PIP と Pplat の差は，吸気抵抗（R_I）と吸気終末流量によって決定される。定常流の VCV においては，R_I は次のように計算される：

表 30-1　人工呼吸患者におけるコンプライアンス低下と抵抗上昇の原因

コンプライアンス	抵抗
肺の影響：	気管支攣縮
うっ血性心不全	分泌物
急性呼吸促迫症候群（ARDS）	細い気管チューブ
consolidation	粘膜浮腫
少ない肺気量	少ない肺気量
過膨張	
線維化	
気管支挿管	
肺切除	
胸膜の影響：	
気胸	
胸水	
胸壁の影響：	
腹部緊満	
病的肥満	
胸郭異常	

$$R_I = \frac{PIP - Pplat}{\dot{V}_I}$$

ここで，$\dot{V}_I$ は吸気流量である．呼気抵抗（R_E）は肺の時定数（τ）から求められる：$R_E = \tau/C$（図 30-6）．呼気抵抗は $R_E = (Pplat - PEEP)/\dot{V}_E$ からも求めることができ，ここで $\dot{V}_E$ は最大呼気流量である．人工呼吸中に抵抗が上昇する原因を表 30-1 に示した．吸気時には気道径が増大するので，R_I は R_E よりも低くなる．正常の気道抵抗は 1～2 cmH₂O/L/秒で，気管挿管された人工呼吸患者においては 10 cmH₂O/L/秒より低くなければならない．

最小二乗フィッティング法（least squares fitting method）

この方法は，Pplat を求めることなく，運動方程式を用いて呼吸メカニクスのダイナミックな評価を行うものである：

$$Pvent + Pmus = \frac{V}{C} + \dot{V}R + PEEP + auto\text{-}PEEP$$

もし呼吸筋が弛緩しており（Pmus = 0），吸気中に Pvent（気道内圧），換気量，流量を多く測定することができたなら，反復最小二乗フィッティング法（iterative least squares fitting method）を用いて，気道抵抗，コンプライアンス，auto-PEEP を算出することができる．この方法は，人工呼吸器により，流量の供給を中断することなく 1

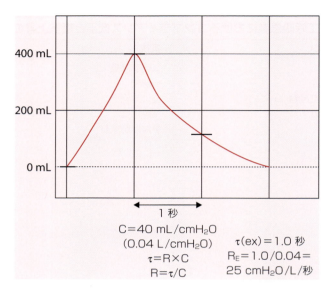

図 30-6　時定数（τ）を求め，呼気抵抗（R_E）を算出するために 1 回換気量波形を用いる。C：コンプライアンス，R：抵抗

呼吸ごとに気道抵抗とコンプライアンスを表示する方法である。この方法においては呼吸筋は弛緩していると仮定しているので，自発呼吸があるモードでは不正確になる。もし抵抗とコンプライアンス，auto-PEEP がわかっているなら，Pmus を計算することができる。

呼吸仕事量

人工呼吸器による吸気の呼吸仕事量（work-of-breathing）は，定常流の受動的肺拡張においては以下のようにして算出される：

$$W = \frac{(PIP - 0.5 \times Pplat)}{100} \times V_T$$

たとえば，PIP＝30 cmH$_2$O，Pplat＝25 cmH$_2$O，1 回換気量が 0.4 L だとすると，W＝0.07 kg·m もしくは 0.18 kg·m/L である。呼吸仕事量の単位は，キログラム－メータ（kg·m）もしくはジュール（J）で，0.1 kg·m＝1.0 J である。呼吸仕事量はしばしば 1 回換気量で規準化される（work/L）。正常の呼吸仕事量は ≈0.5 J/L である。呼吸仕事量は，気道抵抗の上昇，コンプライアンスの低下，1 回換気量の増加で増えることになる。呼吸仕事量は一般的には算出されるものではないが，呼吸仕事量の大きい患者は人工呼吸器からの離脱が難しいと考えることは合理的である。

呼吸の力（power of breathing）は，自発呼吸と機械的呼吸のどちらの仕事が行われ

たかの割合であり，経時的に測定されるため，1呼吸ごとの呼吸仕事量より呼吸筋負荷のよい評価指標となりうる（成人における正常の power of breathing は 4 〜 8 J/分である）。自発呼吸患者における呼吸仕事量の測定には，従来は食道バルーンカテーテルが必要であった。しかし，人工的な神経ネットワークの使用が power of breathing の測定を可能にしたため，呼吸仕事量は食道バルーンカテーテルを用いることなく，非侵襲的に算出することができるようになってきた。

覚えておくべきポイント

- 量制御換気（VCV）の最中，最高気道内圧（PIP）は，1回換気量，吸気流量，抵抗，コンプライアンス，呼気終末陽圧（PEEP）によって決定される
- 最高肺胞内圧（Palv）は，吸気終末の呼吸ホールドにより気道内圧を測定することで評価できる
- プラトー圧（Pplat）は通常 30 cmH$_2$O 未満にすべきであり，可能な限り低く抑えるべきである
- auto-PEEP は，呼気終末呼吸ホールドの最中に気道内圧を測定することにより評価される
- 平均気道内圧は，PIP，PEEP，T_I/T_T から求められる
- コンプライアンスは，1回換気量，Pplat，PEEP から求められる
- 吸気抵抗は，PIP，Pplat，吸気流量から算出される
- 呼吸仕事量の増加は，気道抵抗の上昇，コンプライアンスの低下，1回換気量の増加により起こる

推奨文献

Banner MJ, Euliano NR, Brennan V, et al. Power of breathing determined noninvasively with use of an artificial neural network in patients with respiratory failure. *Crit Care Med.* 2006;34:1052-1059.

Bekos V, Marini JJ. Monitoring the mechanically ventilated patient. *Crit Care Clin.* 2007;23:575-611.

Blanch L, Bernabé F, Lucangelo U. Measurement of air trapping, intrinsic positive end-expiratory pressure, and dynamic hyperinflation in mechanically ventilated patients. *Respir Care.* 2005;50:110-124.

Blankman P, Gommers D. Lung monitoring at the bedside in mechanically ventilated patients. *Curr Opin Crit Care.* 2012;18:261-266.

Henderson WR, Sheel AW. Pulmonary mechanics during mechanical ventilation. *Respir Physiol Neurobiol.* 2012;180:162-172.

Lucangelo U, Bernabè F, Blanch L. Lung mechanics at the bedside: make it simple. *Curr Opin Crit Care.* 2007;13:64-72.

Lucangelo U, Bernabé F, Blanch L. Respiratory mechanics derived from signals in the ventilator circuit. *Respir Care.* 2005;50:55-67.

Stenqvist O. Practical assessment of respiratory mechanics. *Br J Anaesth.* 2003;91:92-105.

Zanella A, Bellani G, Pesenti A. Airway pressure and flow monitoring. *Curr Opin Crit Care.* 2010;16:255-260.

Chapter 31
人工呼吸中の肺メカニクス：上級編

- 導入
- スカラー
  - 圧
  - 流量
  - 換気量
- ループ
  - 流量−換気量ループ
  - 圧−換気量曲線
- 応力係数
- 食道内圧
  - PEEP 滴定
  - 患者と人工呼吸器の呼吸仕事量
  - 自発呼吸と auto-PEEP
  - 胸腔への圧の伝播
- 腹腔内圧
  - 胃内圧
  - 膀胱内圧
- 肺気量
- 覚えておくべきポイント
- 推奨文献

目的

1. 圧制御換気および量制御換気における，正常の圧，流量，換気量波形を描く
2. 圧制御換気および量制御換気において，異常な呼吸システムメカニクスが，圧，流量，換気量波形に与える影響を説明する
3. 人工呼吸中に，流量−換気量曲線，圧−換気量曲線を用いることについて説明する
4. 人工呼吸中に応力係数を用いることについて説明する
5. 人工呼吸中に，胸腔内圧として食道内圧を測定することについて説明する
6. 人工呼吸中に腹腔内圧を測定することについて説明する
7. 人工呼吸中にどのようにして肺気量が測定されるかを説明する

導入

人工呼吸器に表示されている圧や量を用いて，人工呼吸管理中の患者の肺メカニクスを評価することは有用である。圧，量，流量のグラフィック波形を観察することによって，さらなる情報が得られる。この章では，人工呼吸器のディスプレイに表示される波形を基にした肺メカニクス，圧−換気量曲線，食道内圧，腹腔内圧，呼気終末肺気量（end-expiratory lung volume：EELV）について考えていく。

スカラー 訳注1

訳注1
大きさのみで表す量，ただ1つの値によって特徴づけられる量。

圧

ある人工呼吸器においては，圧は近位気道で直接的に測定されるが，呼気回路における吸気時の圧力を吸気圧とし，吸気回路における呼気時の圧を呼気圧としている人工呼吸器もある。

　患者がトリガーする呼吸においては，人工呼吸器をトリガーする前に，気道内圧はベースラインを下回る。患者がトリガーした呼吸が始まった後も，患者の能動的努力は持続される。これは，気道記録ではくりぬいたような形の曲線になる（図31-1）。このことは，量制御換気が使用されている場合であれば，人工呼吸器の吸気流量を増加すべきということを示唆している。あるいは圧制御換気やプレッシャーサポート換気が用いられたなら，患者の換気需要を満たすようにライズタイムを最適に調節することができる。患者トリガー呼吸に先立って生じる陰圧の振れの深さと時間は，人工呼吸器の反応性と患者呼吸努力の程度を示している。

　図31-2 に気道内圧曲線の典型的な波形を示した。呼気の最中は，圧は設定した呼気終末陽圧（positive end-expiratory pressure：PEEP）になっていなければならない。吸気中の気道内圧曲線は，人工呼吸器で設定された流量と患者の呼吸需要によって決定される。定常流の量制御換気においては，気道内圧は吸気の間は直線的に上昇する。圧制御換気やプレッシャーサポート換気においては，吸気中の気道内圧曲線はおおむね四

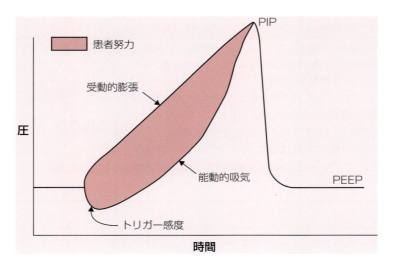

図 31-1 陽圧呼吸中の能動的吸気は，気道内圧曲線上に凹みをつくる。
PEEP：呼気終末陽圧，PIP：最高気道内圧

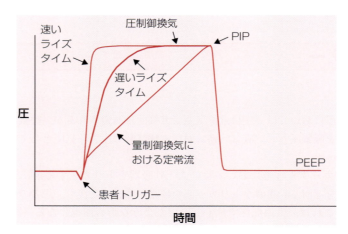

図 31-2 人工呼吸中の気道内圧曲線
PEEP：呼気終末陽圧，PIP：最高気道内圧

角形になる。圧曲線の形は，人工呼吸器のライズタイム設定によっても影響を受ける。

流量

いくつかの人工呼吸器は気管チューブの近位で流量を直接的に測定するが，ほとんどの場合では吸気あるいは呼気回路中のタコメータで測定される。気道で直接的に測定される流量は，回路のリークや呼吸回路での圧縮の影響を受けない。

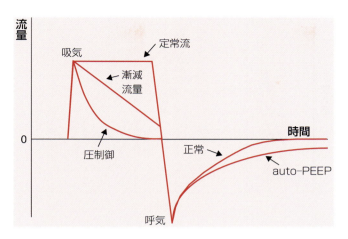

図 31-3　人工呼吸中の気道流量波形
PEEP：呼気終末陽圧

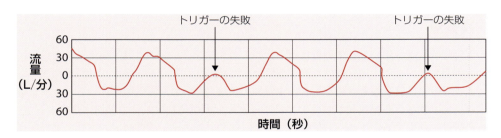

図 31-4　auto-PEEP のある患者の流量波形ならびにトリガーされなかった波形。トリガーされなかった場合、吸気努力が呼気流量波形に及ぼす影響について注目。

図 31-3 に，典型的な気道流量波形を示した。量制御換気においては，吸気の流量波形は，人工呼吸器に設定された流量によって決定される。圧制御換気においては，吸気流量は患者の呼吸メカニクスによって低下する。量制御換気において吸気終末ポーズが設定されているか，圧制御換気で長い吸気時間が設定されている場合，吸気相の終末で流量 0 の時間が生じることになる。

呼気の流量波形の形は，呼吸メカニクス，能動的呼出，人工呼吸器をトリガーしない吸気努力によって決定される。呼気は正常には受動的なものである。正常な抵抗とコンプライアンスでは，呼気流量は急速にピークに達し，呼気を通して減少していく。呼気終末の流量は auto-PEEP の存在を意味しているが，auto-PEEP の程度を教えてくれるものではない。呼気終末流量は有用ではあるが，auto-PEEP の感度が悪くて不正確な指標である。患者の吸気努力が不十分なものであった場合には，auto-PEEP があるときのように，呼気流量波形において毎回の呼吸努力のたびに上方に向かうノッチ（くぼみ）をみることができる（図 31-4）。

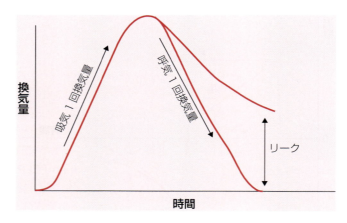

図 31-5　人工呼吸時の換気量波形。図は，換気量曲線を用いてどのようにしてリークを評価するかを示している。

換気量

人工呼吸管理で用いられているほとんどのモニタリングシステムは，換気量を直接的には測定していない。換気量は，流量を積分して算出されている（$\int \dot{V}dt$）。換気量波形は，人工呼吸器の流量波形に依存する。定常流の吸気において，吸気中に供給される換気量は一定である。圧制御換気においては，ほとんどの換気量は吸気の早期に供給される。換気量を評価する位置から遠位でのリーク（例：気管チューブ周辺からのリーク，気管支胸膜瘻など）が起こると，吸気と呼気の換気量が異なることになる（図 31-5）。

ループ

圧，流量，換気量は時間スカラーとしてばかりではなく，流量−換気量ループや圧−換気量ループとしても表示される。これらの情報は肺機能検査で観察されるものと同様であるが，2つの例外がある。人工呼吸中のループは1回換気量ごとに観察されるが，肺機能検査においては肺活量測定法で観察される。また，人工呼吸中のループは受動的に描かれるものだが，肺機能検査中のループは強制的な吸気と呼気によって描かれる。

流量−換気量ループ

流量−換気量ループ（flow-volume loop）は，流量を換気量の関数として表示したものである。システムによってはグラフの正の領域に呼気を表示するものもあるが，逆に負の領域に表示する場合もある。吸気の最中，量制御換気においては，人工呼吸器の流量設定が流量−換気量ループの形を決定する。呼気においては，呼吸メカニクスによって流量−換気量ループの形が決定される。閉塞性肺疾患においては，呼気の流量−換気量

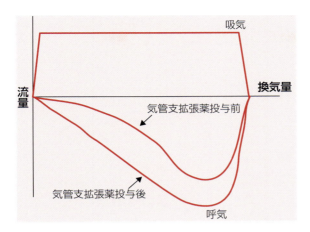

図31-6　流量−換気量ループと気管支拡張薬の効果

ループには特徴的なくぼみがある(図31-6)。可逆的な気流閉塞のある患者においては，気管支拡張薬の投与により呼気の流量−換気量ループの形は変化するが，このことは呼気流の改善を意味している。

圧−換気量曲線

圧−換気量曲線（pressure-volume curve）は，換気量を圧の関数として表示したものである。圧−換気量曲線の勾配は，呼吸システムコンプライアンスを表している。変曲点（inflection point）をもとにしてPEEPを設定するアプローチは，肺膨張時の圧−換気量曲線によって決定される（図31-7）。下方変曲点（lower inflection point）は，大多数の肺胞がリクルートされるようになる圧を表すものと考えられている。しかし，肺胞のリクルートメントは，肺膨張時の圧−換気量曲線の全体にわたって起こるようである。圧−換気量曲線の上方変曲点（upper inflection point）は，過膨張を意味していると考えられている。しかし上方変曲点は，過膨張というよりは肺胞のリクルートメントのエンドポイントを表す圧であるのかもしれない。

　圧−換気量曲線を測定する最も一般的な方法は，スーパーシリンジを用い，緩徐な定常流（＜10 L/分）を流して膨張させ，肺を膨張させるのに必要な種々の容量におけるおのおのプラトー圧（Pplat）を測定する方法である（図31-8）。非定常流換気（例：圧制御換気）あるいは高い吸気流量時の圧−換気量曲線の正確な解釈には問題がある（図31-9）。

　急性呼吸促迫症候群（acute respiratory distress syndrome：ARDS）患者において，圧−換気量曲線に基づいて人工呼吸器を設定することが強い関心をもって行われているが，そのルーチン使用については多くの問題がある。圧−換気量曲線を正確に描出するには，鎮静，時に筋弛緩薬投与が必要である。また，変曲点を求めることがしばしば困

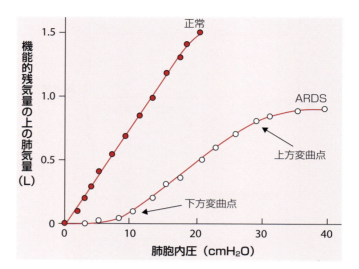

図 31-7　受動的な人工呼吸を受けている患者における，肺膨張時の圧−換気量曲線。急性呼吸促迫症候群（ARDS）における，圧−換気量曲線の下方変曲点と上方変曲点を図示している。
Bigatello LM, Hurford WE, Pesenti A. Ventilatory management of severe acute respiratory failure for Y2K. *Anesthesiology*. 1999；Dec；91（6）：1567−1570 より転載。

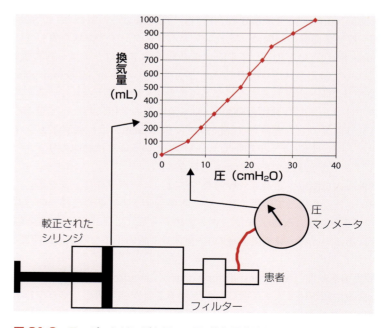

図 31-8　スーパーシリンジを用いて圧−換気量曲線を測定する装置

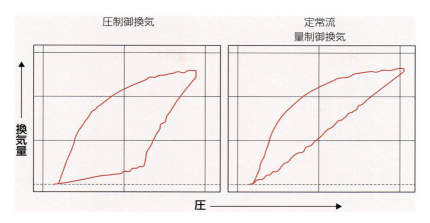

図31-9 人工呼吸器に表示される動的圧-換気量曲線。2つの図の違いは，圧制御換気から量制御換気に変えたことである。この図の意味していることは，動的圧-換気量曲線は変曲点を求めるために使用することはできない，ということである。

難であり，変曲点の決定に数学的な手法を用いる場合もある。肺を胸壁の影響から区別するためにも，食道内圧の測定が必要である。圧-換気量曲線においては一般的には膨張過程が測定されるが，収縮過程のほうがより有用である。最後に，おそらく最も重要なことは，圧-換気量曲線は肺を単一のコンパートメントとして扱うが，ARDS患者の肺病変は不均一なことである。このことは，なぜリクルートメントが圧-換気量曲線の膨張過程の全体にわたって起きるかを説明するものである。

　PEEPを設定する1つのアプローチは，リクルートメント手技〔40 cmH$_2$Oの持続気道陽圧（CPAP）を40秒，もしくは圧制御換気において20〜25 cmH$_2$OのPEEPとそのうえに15〜20 cmH$_2$Oの駆動圧で1〜3分の換気〕を行い，その後PEEPを下げてきて，適切なレベルに滴定（titration）することである（高いレベルのPEEPから開始し，虚脱のサインが現れるまで段階的に下げていく）。このアプローチの目的は，圧-換気量曲線における肺の膨張過程から収縮過程に換気をシフトさせることである。この結果，図31-10にみられるように，同じPEEPでありながらより大きな肺気量が得られる。この方法は理論的には興味深いところではあるが，重大な患者予後に影響するか否かは不明である。

　圧-換気量曲線を描き，異なるPEEPレベルにおけるEELVを測定することによって，PEEPによる肺リクルートメントは評価が可能である。ある気道内圧における肺リクルートメントは，異なるPEEPに対応した異なるEELVから開始された圧-換気量曲線における肺気量の違い，と定義される（図31-11）。最近のいくつかの人工呼吸器では，肺胞リクルートメントと変曲点を評価するために，いくつかのレベルのPEEPにおいて緩徐な定常流膨張テクニックを用いて圧-換気量曲線を描出し，適切なPEEPを決定することが可能である。

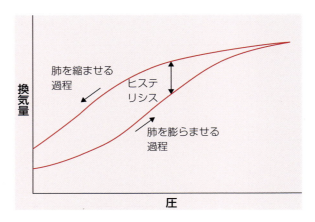

図 31-10　肺の膨張過程と収縮過程の圧−換気量曲線において，ヒステリシスが示されている。

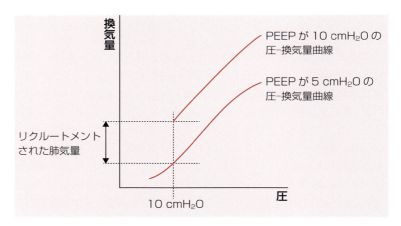

図 31-11　2つの PEEP レベルにおける圧−換気量曲線から，リクルートメントされた肺気量を決定する。

応力係数

応力係数（stress index：SI）は，定常流で1回換気量が送られるときの圧−時間曲線の形を用いて評価される。定常吸気流において，気道内圧曲線は力の関係式に従い描かれ，SIはその曲線の形で説明される。SI＝1ではまっすぐな曲線，SI＜1では進行性のコンプライアンスの上昇と上向きの凸，SI＞1では進行性のコンプライアンスの低下と下向きの凸がみられる。したがって，圧−時間曲線の直線的な圧の上昇は，過膨張なしの適切なリクルートメントを示すものと考えられる（SI＝1）。もし，肺膨張過程においてコンプライアンスが悪化する場合には（SI＞1，下向きの凸），過膨張を表しており，

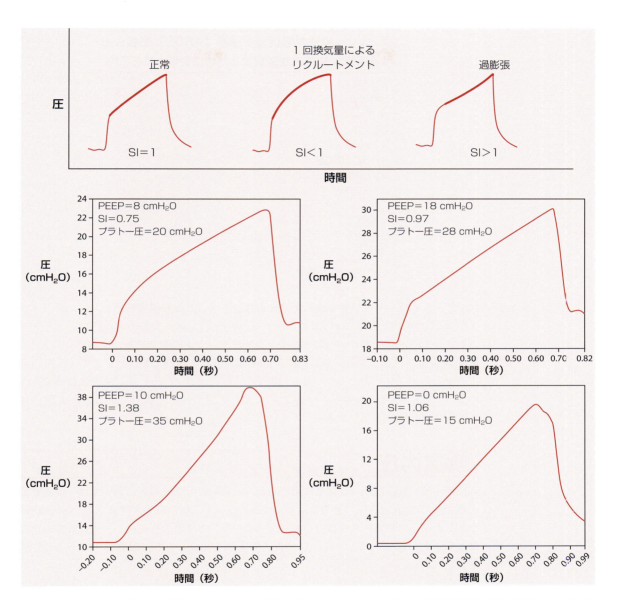

図 31-12　上段：正常の応力係数（SI），1回換気量によるリクルートメントのSI，過膨張のSIを表している。中段：急性呼吸促迫症候群（ARDS）患者の早期におけるSI。この症例においては，呼気終末陽圧（PEEP）を増加させることでSIが改善した。下段：ARDS晩期のSI。この症例では，PEEPを低下させることでSIが改善した。

Hess DR. Approaches to conventional mechanical ventilation of the patient with acute respiratory distress syndrome. *Respir Care*. 2011；Oct；56（10）：1555-1572 および Hess DR. Approaches to conventional mechanical ventilation of the patient with acute respiratory distress syndrome. *Respir Care*. 2011；Oct；56（10）：1555-1572 より許可を得て転載。

表 31-1　急性呼吸促迫症候群（ARDS）患者における適切な PEEP を選択するために使用される手段

ガス交換
　　酸素化（PEEP/F$_{IO_2}$ 表）
　　死腔
呼吸メカニクス
　　コンプライアンス
　　圧–換気量曲線
　　応力係数
　　肺内外圧差
画像
　　胸部 CT
　　電気インピーダンス法（EIT）
　　超音波

PEEP：呼気終末陽圧

PEEP もしくは 1 回換気量を減らすことが推奨される。肺膨張過程においてコンプライアンスが改善する場合には（SI ＜ 1, 上向きの凸），1 回換気量によるリクルートメントおよび PEEP の上昇による付加的なリクルートメントの余地を示しており，PEEP の増加が推奨される（図 31-12）。SI は，ARDS 患者において PEEP を選択する際のいくつかあるアプローチの 1 つである（表 31-1）。しかしながら，圧–換気量曲線で述べたように，この方法も肺を 1 つのコンパートメントとして扱っているが，実際には ARDS 患者の肺は不均一である。

食道内圧

食道内圧は，胸腔内圧のかわりに用いられる。仰臥位の重症患者においては，縦隔臓器の重さのため，食道内圧の絶対値は本当の胸腔内圧をしばしば過大評価することになる。しかし，適切に留置された食道バルーンカテーテルは患者の体位によらず，胸腔内圧の変化を正確に反映する。バルーンは食道の下部 1/3 のところに配置し，0.5 〜 1 mL の空気を入れる。

　自発的に呼吸している患者では，Baydur 手技（気道を閉塞させたときの気道内圧と食道内圧を評価する）を行って，配置が適切か否かを評価する。気管挿管患者においてこの手技は，気道を閉塞させ（吸気終末および呼気終末ポーズ），胸部や腹部を圧迫しながら行う。もし食道バルーンカテーテルが適切に留置されているならば，食道と気道の圧は等しく変動する。食道バルーンカテーテルの適切な位置は，食道内圧波形で心拍動の影響を観察することでも評価が可能である。

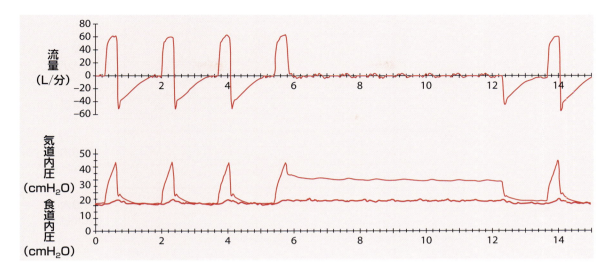

図 31-13 重症急性呼吸促迫症候群（ARDS）患者例。呼気終末陽圧（PEEP）は 18 cmH$_2$O に滴定され，PEEP は食道内圧と一致している。プラトー圧は 32 cmH$_2$O である。このプラトー圧のときの食道内圧は 20 cmH$_2$O である。この症例における吸気終末の肺内外圧差（応力）は 12 cmH$_2$O である。

PEEP 滴定

ARDS 患者においては，胸壁コンプライアンスは低下し，結果として胸腔内圧は上昇する。胸腔内圧が肺胞内圧と比較して高い場合には，肺胞虚脱が起こっている可能性がある。そのため，PEEP を胸腔内圧よりも高く維持することが望ましいと考えられる。胸腔内圧を評価するために食道バルーンカテーテルを使用することは，より正確な PEEP を設定するために必要であると主張されてきた。食道バルーンカテーテルは，応力やゆがみを評価するために使用することができる。応力は臨床的には肺内外圧差（ΔP$_L$），ゆがみは臨床的には機能的残気量（functional residual capacity：FRC）に対する肺気量の変化（ΔV），である：

$$\Delta P_L（応力）＝特異的肺エラスタンス×\Delta V/FRC（ゆがみ）$$

ΔV は，PEEP と 1 回換気量を加えた状態で FRC よりも上で起きる肺気量の変化を表している。特異的肺エラスタンスは 13.5 cmH$_2$O と比較的一定である。ゆがみの有害な閾値は 2 を超えるような値である。したがって，有害な応力（肺内外圧差）の閾値はおよそ 27 cmH$_2$O である。ほとんどの ARDS 患者において，プラトー圧 30 cmH$_2$O 以下を推奨することは合理的である。しかし，胸腔内圧が上昇することによって肺内外圧差が低下する場合には，より高いプラトー圧のほうが安全なことがある。胸壁が硬い患者において，食道内圧（胸腔内圧の代用として）を測定するのはこのような場合である。このコンセプトを図 31-13 に示した。もし PEEP を 18 cmH$_2$O に設定したならば，吸

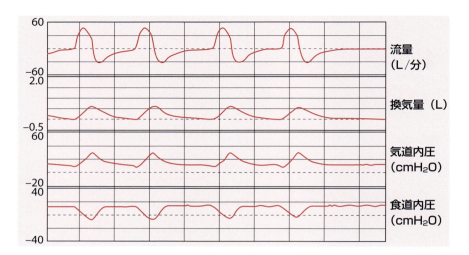

図31-14 食道内圧の変化（下段の波形）から，プレッシャーサポート換気中の1回ごとの吸気における患者の呼吸努力を評価することができる。

気終末肺内外圧差（応力）は12 cmH$_2$Oで，ゆがみは1である。この場合，プラトー圧が30 cmH$_2$Oより大きくても，12 cmH$_2$Oの応力と1のゆがみは両方安全域にあるといえる。

患者と人工呼吸器の呼吸仕事量

人工呼吸中であっても，特に患者トリガーモードにおいては，患者はしばしば呼吸仕事を行っている。患者によって行われる呼吸仕事量が多くなることがあるが，これを呼吸補助筋の収縮や呼吸の非同期だけから評価するのは困難である。食道内圧，近位気道内圧，流量の測定は，人工呼吸器と患者が行った吸気仕事量の評価を可能にしてくれる。人工呼吸器と患者の仕事量の合計が総吸気仕事量である。あるベッドサイドモニタリングシステムは，1呼吸ごとの呼吸仕事量を算出し，表示してくれる。正常の吸気仕事量は0.5 J/L（0.05 kg-m/L）である。高い呼吸仕事量（＞1.5 J/L もしくは＞15 J/L/分）は疲労をもたらし，人工呼吸器からの離脱失敗が起きる。患者の呼吸努力は，吸気中の食道内圧の低下を観察することによっても評価が可能である（図31-14）。

自発呼吸とauto-PEEP

受動的な人工呼吸中に，auto-PEEPは呼気終末ホールドにより評価可能である。能動的な自発呼吸の場合，auto-PEEPを評価するには食道バルーンカテーテルが必要である。患者トリガー呼吸の場合，胸腔内圧がauto-PEEPと等しくなるまでは，近位気道において吸気流は起きない。このため，近位気道内で気流を生じさせるために必要な胸腔内圧の変化を観察することで，auto-PEEPを数量化することができる（図31-15）。

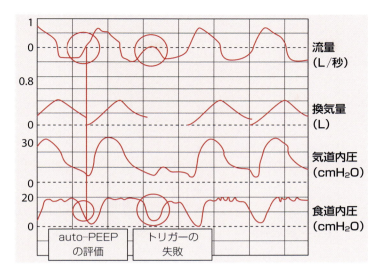

図 31-15　auto-PEEP のある患者における，気道内圧，流量，換気量ならびに食道内圧グラフィック．人工呼吸器をトリガーするのに食道内圧の低下が必要で，トリガーされなかった吸気努力では，呼気終末に流量は 0 に戻っていない．

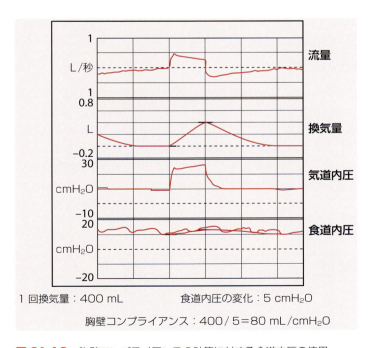

1 回換気量：400 mL　　食道内圧の変化：5 cmH$_2$O
胸壁コンプライアンス：400 / 5 = 80 mL/cmH$_2$O

図 31-16　胸壁コンプライアンスの計算に対する食道内圧の使用

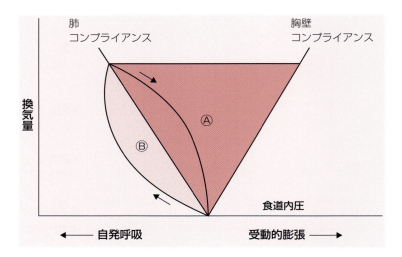

図 31-17 Campbell ダイアグラム。自発呼吸中の圧–換気量曲線の傾きは，肺コンプライアンスを意味する。胸壁コンプライアンスの線は，受動的陽圧呼吸時の食道内圧–換気量曲線の勾配である。肺コンプライアンス線と胸壁コンプライアンス線の間の領域が，弾性呼吸仕事量を意味している（Ⓐ）。肺コンプライアンス線と吸気圧–換気量曲線の間の領域は，抵抗に対する呼吸仕事量を表している（Ⓑ）。総吸気仕事量は，抵抗に対する仕事量と弾性に対する仕事量の総和である。

自発呼吸患者において auto-PEEP は疲労を伴う負荷なので，auto-PEEP を低下させる手段を適用すべきである（例：外因性 PEEP の設定，気管支拡張薬の投与）。

胸腔への圧の伝播

食道内圧の測定は，受動的陽圧呼吸患者において，気道内圧がどれくらい胸腔内に伝播しているかの評価にも使用できる。受動的膨張時の胸腔内圧は，1 回換気量と胸壁コンプライアンスに依存する（図 31-16）。もし肺が受動的に膨張するならば，胸壁コンプライアンスは，もたらされた 1 回換気量を食道内圧の変化で割ることにより算出される。食道バルーンカテーテルが入っていなければ，中心静脈圧の呼吸変動を胸腔内圧の変動とみなして用いることができる。Campbell ダイアグラムでは，胸壁コンプライアンス，肺コンプライアンス，気道抵抗をもとにして，呼吸仕事量を算出することができる（図 31-17）。

腹腔内圧

胃内圧

腹腔内圧を測定する 1 つの方法として，胃の中にバルーンカテーテルを留置する方法がある。バルーンの中の圧は，腹腔内圧を反映するとされる胃内圧を意味している。自発

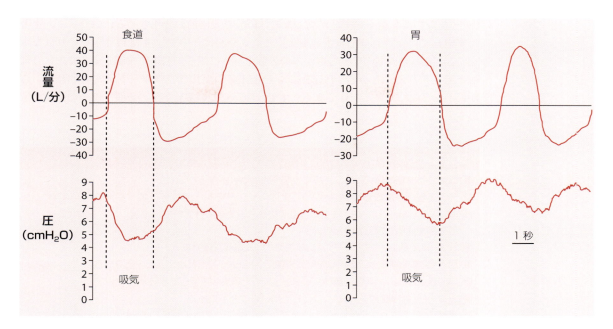

図 31-18 食道内圧（左）と胃内圧（右）。正の流量は吸気を意味しており，負の流量は呼気を意味している。横隔膜麻痺があると，食道内圧も胃内圧も吸気で低下する。
Lecamwasam HS, Hess D, Brown R, et al. Diaphragmatic paralysis after endovascular stent grafting of a thoracoabdominal aortic aneurysm. *Anesthesiology.* 2005；Mar；103（3）：690-692 より。

呼吸において，食道内圧と胃内圧は同時に測定することができる。胃内圧と食道内圧の差は，経横隔膜圧（Pdi）と呼ばれる。Pdi は，横隔膜の張力を反映している。このため，Pdi は横隔膜の脆弱性の評価に用いられる。吸気中の胃内圧の低下は横隔膜麻痺で起こる（図 31-18）。

膀胱内圧

腹腔内圧を測定する別の方法としては，Foley カテーテルの入っている患者であれば，膀胱内圧を測定する方法がある。この方法は，腹部コンパートメント症候群を評価するときに最もよく用いられる。人工呼吸患者においては，腹腔内圧が胸壁コンプライアンスに与える影響を評価する意味で有用である。

肺気量

EELV は，吸入酸素濃度（F_{IO_2}）を段階的に変化させながら窒素洗い出しを行えば，人工呼吸中であっても測定可能である。EELV は 20 呼吸 1 シリーズ（1 セット）の 2 回の測定から行われる。EELV を求めるための F_{IO_2} の段階的変化は 0.1 ずつ行い，F_{IO_2} が

0.4〜0.65の間で最も正確性が高くなる．F_{IO_2}を段階的に変化させるに先立って，患者は安定していなければならず，少なくとも5分間はそのF_{IO_2}を維持できなければならない．PEEPの滴定，そしてゆがみの評価を行うに際し，EELVを測定することは合理的と考えられる．しかし，PEEPによるEELVの変化はリクルートメントされているか否かを反映しているだけでなく，すでに開存している肺単位の膨張，縮小の結果でもある．

覚えておくべきポイント

- 気道内圧曲線の観察により，多くの定性的な情報が得られる
- 呼気流量が0に復帰しないということは，auto-PEEPの存在を示す
- 肺からの大量のリーク（気道のカフ周辺から，もしくは気管支胸膜瘻）がある場合では，呼気換気量は吸気換気量よりも少ない
- 流量−換気量ループから，気管支拡張薬への反応を評価できる
- 圧−換気量曲線から，適切な呼気終末陽圧（PEEP）設定と過膨張を評価できる
- 応力係数から，1回換気量リクルートメントと過膨張を評価できる
- 食道内圧は，胸腔内圧のかわりとして用いることができる
- 食道内圧の測定により，適切なPEEP設定，患者の呼吸仕事量，自発呼吸中のauto-PEEP，胸壁コンプライアンスを評価することができる
- 腹腔内圧の測定により，経横隔膜圧，腹腔内圧が胸壁コンプライアンスに与える影響を評価することができる

推奨文献

Albaiceta GM, Blanch L, Lucangelo U. Static pressure-volume curves of the respiratory system: were they just a passing fad? *Curr Opin Crit Care.* 2008;14:80-86.

Benditt, JO. Esophageal and gastric pressure measurements. *Respir Care.* 2005;50:68-77.

Blanch L, López-Aguilar J, Villagrá A. Bedside evaluation of pressure-volume curves in patients with acute respiratory distress syndrome. *Curr Opin Crit Care.* 2007;13:332-337.

Branson RD, Johannigman JA. Innovations in mechanical ventilation. *Respir Care.* 2009;54:933-947.

Dellamonica J, Lerolle N, Sargentini C, et al. PEEP-induced changes in lung volume in acute respiratory distress syndrome: two methods to estimate alveolar recruitment. *Intensive Care Med.* 2011;37:1595-1604.

Grasso S, Stripoli T, De Michele M, et al. ARDS net ventilatory protocol and alveolar hyperinflation: role of positive end-expiratory pressure. *Am J Respir Crit Care Med.* 2007;176:761-767.

Harris RS. Pressure-volume curves of the respiratory system. *Respir Care.* 2005;50:78-99.

Harris RS, Hess DR, Venegas JG. An objective analysis of the pressure-volume curve in the acute respiratory distress syndrome. *Am J Respir Crit Care Med.* 2000;161:432-439.

Hess DR. Approaches to conventional mechanical ventilation of the patient with acute respiratory distress syndrome. *Respir Care.* 2011;56:1555-1572.

Hess DR, Bigatello LM. The chest wall in acute lung injury/acute respiratory distress syndrome. *Curr Open Crit Care.* 2008;14:94-102.

Hickling KG. Best compliance during a decremental, but not incremental, positive end-expiratory pressure trial is related to open-lung positive end-expiratory pressure: a mathematical model of acute respiratory distress syndrome lungs. *Am J Respir Crit Care Med.* 2001;163:69-78.

Lecamwasam HS, Hess D, Brown R, Kwolek CJ, Bigatello LM. Diaphragmatic paralysis after endovascular stent grafting of a thoracoabdominal aortic aneurysm. *Anesthesiology.* 2005;102:690-692.

Loring SH, O'Donnell CR, Behazin N, et al. Esophageal pressures in acute lung injury: do they represent artifact or useful information about transpulmonary pressure, chest wall mechanics, and lung stress? *J Appl Physiol.* 2010;108:515-522.

Lu Q, Constantin JM, Nieszkowska A, et al. Measurement of alveolar derecruitment in patients with acute lung injury: computerized tomography versus pressure-volume curve. *Crit Care.* 2006;10:R95.

Lucangelo U, Bernabé F, Blanch L. Respiratory mechanics derived from signals in the ventilator circuit. *Respir Care.* 2005;50:55-67.

Olegard C, Sondergaard S, Houltz E, et al. Estimation of functional residual capacity at the bedside using standard monitoring equipment: a modified nitrogen washout/washin technique requiring a small change of the inspired oxygen fraction. *Anesth Analg.* 2005;101:206-212.

Rouby JJ, Arbelot C, Brisson H, Lu Q, Bouhemad B. Measurement of alveolar recruitment at the bedside: the beginning of a new era in respiratory monitoring? *Respir Care.* 2013;58:539-542.

Stenqvist O. Practical assessment of respiratory mechanics. *Br J Anesthesiol.* 2003;91:92-105.

Talmor D, Sarge T, Malhotra A, et al. Mechanical ventilation guided by esophageal pressure in acute lung injury. *New Engl J Med.* 2008;359:2095-2104.

Terragni PP, Filippini C, Slutsky AS, et al. Accuracy of plateau pressure and stress index to identify injurious ventilation in patients with acute respiratory distress syndrome. *Anesthesiology.* 2013;119:880-889.

Chapter 32
栄養評価

- 導入
- 酸素消費量，二酸化炭素産生量とエネルギー消費量
- 飢餓の影響
- 栄養評価
- 間接熱量測定
  開放回路式
  閉鎖回路式
  そのほかのアプローチ
  間接熱量測定の一般的な問題
- 人工呼吸患者における栄養サポート
- 覚えておくべきポイント
- 推奨文献

目的

1. 換気と代謝の関連を説明する
2. 低栄養が呼吸機能に及ぼす影響を説明する
3. 過剰な栄養が呼吸機能に及ぼす影響を説明する
4. 人工呼吸患者における栄養状態のリスク指標を説明する
5. 開放回路式，閉鎖回路式の間接熱量測定を比較する
6. 人工呼吸患者における間接熱量測定の問題を議論する
7. 栄養サポートにおける経腸，非経腸投与を比較する

導入

人工呼吸管理中の栄養評価と栄養サポートは非常に重要である（図32-1）。人工呼吸患者の栄養状態と栄養需要の評価には，医師，栄養士，呼吸療法士，看護師のチームワークが必要となる。投与カロリーが低すぎると，呼吸筋の異化と呼吸筋力低下をまねくことになる。逆にカロリーが多すぎる場合（特に炭水化物が多すぎると），代謝率を上昇させ，二酸化炭素産生量（$\dot{V}_{CO_2}$）の増加に伴って呼吸筋疲労や高二酸化炭素血症をきたすことになる。

酸素消費量，二酸化炭素産生量とエネルギー消費量

代謝，酸素消費量（$\dot{V}_{O_2}$），$\dot{V}_{CO_2}$ の関係は，代謝される基質の種類に依存している。$\dot{V}_{CO_2}$ を $\dot{V}_{O_2}$ で割ったものが呼吸商（R）である。炭水化物が代謝されるときのRは1，脂肪の代謝は0.7，蛋白の代謝は0.8，脂肪合成時は8.7，ケトン合成時は0.25である。からだ全体のRは通常0.7～1である。代謝のバランスがとれているときのRは0.8で，

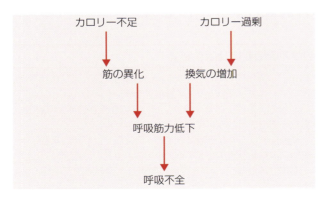

図32-1　栄養と呼吸の関連。カロリーが過剰でも過少でも，呼吸不全をきたしうる。

炭水化物の代謝はこれを1に近づけ，脂肪の代謝はこれを0.7に近づけることになる。脂肪合成時にはからだ全体のRは1より大きくなるが，1.2を超えることはまれである。ケトン合成時，からだ全体のRは0.7以下であるが，0.65を下回ることはまれである。

心肺系の本質的な機能は，エネルギー産生に必要な酸素を供給し，産生された二酸化炭素を排出することである。代謝率の増加は$\dot{V}_{O_2}$と$\dot{V}_{CO_2}$を増加させ，その結果換気の必要性が増し，呼吸（$\dot{V}_{O_2}$と$\dot{V}_{CO_2}$）と栄養消費（kcalで表示されるエネルギー）の関係が生じることになる。過剰なカロリー摂取，特に炭水化物の摂取は$\dot{V}_{CO_2}$を増加させることになる。

飢餓の影響

不適切な栄養サポートを受けている人工呼吸患者は，飢餓の影響を受けることになる。飢餓に対する最初の反応は，グリコーゲンと脂肪代謝の増加である。グリコーゲンの分解によって，脳代謝に必須のグルコースが産生される。グリコーゲンの貯蔵は，絶食4～5日で枯渇する。脂肪組織の中性脂肪の脂肪分解によってケトン体が産生されるが，ケトン体もまた脳組織によって代謝される。糖新生も起こるが，それは主に筋肉や内臓の蛋白の分解による。絶食3日目には，ケトン体合成と糖新生は最大に達する。飢餓に伴う代謝の低下も起きるので，栄養貯蔵の枯渇もゆっくりとなる。飢餓は呼吸機能に多くの影響を与えるが（表32-1），特に重要なのは呼吸筋の異化による呼吸筋量の減少である。

栄養評価

身長と体重から，基礎エネルギー消費量（basal energy expenditure：BEE）はHarris-Benedictの式を使って次のように算出される：

$$BEE = 66 + 13.7 \times W + 5 \times H - 6.8 \times A \quad （男性）$$
$$BEE = 655 + 9.66 \times W + 1.8 \times H - 4.7 \times A \quad （女性）$$

表32-1　飢餓が呼吸機能に及ぼす影響

- 呼吸筋機能：筋蛋白の異化は呼吸筋の筋力低下を引き起こす。これは自発呼吸患者の呼吸筋の疲労を引き起こし，人工呼吸患者の呼吸器離脱を難しくする
- サーファクタント産生：飢餓ではサーファクタントの産生が減少し，肺コンプライアンスの低下と呼吸仕事量の増加が起こる
- 換気ドライブ：飢餓により，低酸素症に対する呼吸の反応性が悪化する
- 肺防御機序：飢餓により免疫能が低下する。飢餓による死亡の原因は，しばしば肺炎である
- 膠質浸透圧：飢餓により循環アルブミン量が減少し，膠質浸透圧の低下，肺水分量の増加，肺水腫が起こる
- 気道上皮：低栄養は，長期挿管に伴う喉頭の潰瘍を引き起こすことがある

ここで，W は体重（kg），H は身長（cm），A は年齢（歳）である。Harris-Benedict の式から算出される 1 日の必要カロリーは，活動因子および損傷ストレス因子により増加し，その結果，患者の必要カロリーが決定される。活動因子として，患者が臥床していれば 20％，歩行していれば 30％ である。典型的な損傷ストレス因子として，重症外傷で 10 ～ 30％，敗血症で 25 ～ 60％，熱傷で 50 ～ 110％ である。

Ireton-Jones 式では肥満患者と人工呼吸患者に対する補正を行う。肥満患者では以下のようになる：

$$REE = [(606 \times G) + (9 \times W) - (12 \times A)] + (400 \times V) + 1444$$

ここで，REE は安静時エネルギー消費量，G は性別（男性＝1，女性＝0），W は体重（kg），A は年齢（歳），V は人工呼吸器の有無（あり＝1，なし＝0）である。

Ireton-Jones 式で人工呼吸患者は以下のようになる：

$$REE = 1925 - (10 \times A) + (5 \times W) + (281 \times G) + (292 \times T) + (851 \times B)$$

ここで，T は外傷の有無（あり＝1，なし＝2），B は熱傷の有無（あり＝1，なし＝0）である。もしほかのデータが使用できない場合には，エネルギー必要量は体重 kg あたりのカロリー（一般的には 25 ～ 35 kcal/kg）で見積もることができる。

生化学データも栄養状態を評価するのに有用である（表 32-2）。アルブミンレベルは低栄養の程度と相関し，その低下は死亡率の上昇や合併症の増加と関連している。アルブミンの半減期は 20 日と長いので，アルブミンレベルは急性の蛋白欠乏というよりは慢性的な蛋白欠乏を表している。アルブミンは，重症患者の内臓蛋白の状態を示す特異的指標とは考えられていない。トランスフェリンはその半減期が 8 ～ 10 日なので，アルブミンより栄養状態の急性の変化を表す指標と考えられている。サイロキシン結合プレアルブミン（トランスサイレチン）は，特に急性の蛋白エネルギー低栄養状態において，内臓蛋白状態の鋭敏な指標になる。プレアルブミンはその短い半減期（2 ～ 3 日）から，栄養状態の指標としての利点がある。レチノール結合蛋白は半減期が 12 時間なので，栄養状態の変化にさらに鋭敏である。しかし，レチノール結合蛋白は糸球体で濾過され，腎臓で代謝を受けるので，腎不全時の栄養評価指標として使うには限界がある。

表 32-2 栄養評価で用いられる生化学データの基準値

測定	基準値	欠乏を示す値
アルブミン	3.5 ～ 5 g/dL	< 2.5 g/dL
トランスフェリン	200 ～ 400 mg/dL	< 100 mg/dL
プレアルブミン	10 ～ 20 mg/dL	≦ 10 mg/dL
レチノール結合蛋白	3 ～ 6 μg/dL	≦ 3 μg/dL
総リンパ球数	2,000 ～ 3,500 cells/mm^3	≦ 1,200 cells/mm^3
窒素バランス	プラス	マイナス

総リンパ球数は非重症患者における栄養スクリーニングとして有用で，術後の死亡率ならびに合併症率という点においてアルブミンと相関する。

窒素バランスは，窒素の平衡を維持するのに必要な窒素（蛋白）の量を決定し，同化/異化ならびに蛋白分布を反映する。窒素バランスは次のように算出される：

$$窒素バランス = 窒素摂取量 - 窒素排泄量$$
$$= \frac{蛋白摂取量}{6.25} - (UUN + 4)$$

ここで，UUN は尿中の尿素窒素（urine urea nitrogen）である。窒素バランスの決定には，正確な24時間蓄尿，正確な蛋白摂取量，50 mL/分以上のクレアチニンクリアランスが必要である。窒素バランスは通常プラスで，カロリーや蛋白摂取の不足，代謝ストレスがあるとマイナスになる。

間接熱量測定

間接熱量測定は $\dot{V}_{O_2}$ および $\dot{V}_{CO_2}$ の測定からエネルギー消費量を算出するもので，これらは Weir 法によってエネルギー消費量（kcal/日）に換算される：

$$エネルギー消費量 = \dot{V}_{O_2} \times 3.941 + \dot{V}_{CO_2} \times 1.11 \times 1440$$

間接熱量測定から R を計算することもできる。間接熱量測定には開放回路式と閉鎖回路式がある。

開放回路式

開放回路式では，$\dot{V}_{O_2}$ と $\dot{V}_{CO_2}$ を求めるために，吸気ガスならびに呼気ガスの量と濃度を測定する。開放回路式熱量計（metabolic cart）の基本的構成は，分析器（酸素と二酸化炭素），換気量測定器，ミキシングチャンバーである。分析器はガス濃度の小さな変化でも測定が可能でなければならないし，換気量モニターは 0.05〜1 L までを正確に測定できなければならない。患者からの呼気ガスは，直接ミキシングチャンバーに入る。ミキシングチャンバーの出口で，酸素と二酸化炭素を測定するための少量のサンプルが真空ポンプによって吸引される。分析の後，このサンプルはチャンバーに戻される。そしてガスの全量が換気量モニターを通って排出される。分析器は定期的に吸入酸素濃度も測定する。必要な計算はマイクロプロセッサで行われる。開放回路式熱量計で正確な結果を得るためには，細部にわたる綿密な注意が必要である（表 32-3）。

閉鎖回路式

閉鎖回路式熱量計で重要となる構成は，換気量が測定可能なスパイロメータ，ミキシングチャンバー，二酸化炭素分析器，二酸化炭素吸収器である。スパイロメータは既知の量の酸素で充満されており，これが患者に連結される。患者がスパイロメータから再呼

表32-3　開放回路式で注意しなければならない重要なポイント

- F_{IO_2} は安定していなければならない（±0.005%）。人工呼吸器における空気酸素混合の不安定性からくる変動を防止するために，空気−酸素ブレンダーが用いられる
- F_{IO_2} は0.60以下でなければならない。開放回路式熱量計では，高い F_{IO_2} だと酸素消費量（$\dot{V}_{O_2}$）の測定が不正確になる
- システム全体でリークがあってはならない。リークは，カフのないチューブ，気管支胸膜瘻，サイドストリーム式カプノグラフが装着されている場合に問題となる。透析を受けている患者でも問題が生じることがある
- 吸気ガスと呼気ガスは完全に分離されていなければならない。これは定常バイアス流量がある場合に問題となる

吸すると，酸素は除去され，二酸化炭素が付加される。ガスがスパイロメータに戻る前に，二酸化炭素は吸収器によりシステムから除去される。システムから減少したガス量が $\dot{V}_{O_2}$ である。患者からのガスはミキシングチャンバーに入り，混合呼気二酸化炭素分画（$F\bar{E}_{CO_2}$）測定のためにサンプルが吸引される。ミキシングチャンバーからは，ガスは二酸化炭素吸収器を通り，スパイロメータへ戻る。1回換気量を測定するために，スパイロメータの容量は電子的にモニタリングされる。$\dot{V}_{O_2}$ を求めるために，呼気終末容量の差が電子的に測定される。もし患者が人工呼吸中であれば，bag-in-the-box システムが熱量計の吸気側に取り付けられて利用される。ベローズ（蛇腹）が人工呼吸器により加圧されることで，患者の換気が行われる。計測時間は，吸入酸素濃度（F_{IO_2}）とスパイロメータの容量により制限される。スパイロメータの容量がギリギリまで減少すると，スパイロメータを再び満たすまで測定は中断される。

閉鎖回路式でリークがあると（カフのないチューブ，気管支胸膜瘻，サイドストリーム式カプノグラフ），$\dot{V}_{O_2}$ は間違った高い値を表示してしまう。閉鎖回路式のもう1つの問題点は，圧縮可能な容量が増え，トリガー感度が鈍くなることである。閉鎖回路式が開放回路式よりも優れている点は，高い F_{IO_2}（1まで可能）でも測定可能なことである。

そのほかのアプローチ

肺動脈カテーテルが挿入されている患者では，動脈血酸素含量（Ca_{O_2}），混合静脈血酸素含量（$C\bar{v}_{O_2}$），心拍出量（$\dot{Q}c$）から $\dot{V}_{O_2}$ の計算が可能である：

$$\dot{V}_{O_2} = \dot{Q}c \times (Ca_{O_2} - C\bar{v}_{O_2})$$

代謝率は $\dot{V}_{O_2}$ から計算できる：

$$REE = \dot{V}_{O_2} \times 4.83 \times 1440$$

代謝率は換気量測定可能なカプノグラフィーと連結して，$\dot{V}_{CO_2}$ からも計算可能である：

$$REE = \dot{V}_{CO_2} \times 5.52 \times 1440$$

> **表 32-4　間接熱量測定の適応**
>
> - いくつかの栄養的ストレス因子がある患者（外傷，敗血症，熱傷など）
> - 人工呼吸器からの離脱が困難な患者
> - 必要カロリーがわからない小児患者
> - 必要カロリーがわからない肥満患者
> - 必要カロリーがわからない栄養失調患者
> - 栄養サポートをしても，その反応が悪い患者

正常の $\dot{V}_{O_2}$ は 250 mL/分で，正常の $\dot{V}_{CO_2}$ は 200 mL/分（2.6 mL/kg/分）である。

間接熱量測定の一般的な問題

間接熱量測定は手がかかり，高価であることからも，選択された患者に適応すべきである（表32-4）。間接熱量計を用いて REE を測定する場合には，信頼のおける1日の総エネルギー消費量の値を得るための，1回あたりの測定時間と測定回数が問題となる。理想的には，持続的な24時間の間接熱量測定によって最も適切な REE を求めることができる。しかし，ほとんどの重症患者においては，数日に1回でも15〜30分以上の測定を行うことは不可能である。短い時間，低い頻度で行われる測定では，REE 評価の信頼性は低いことを認識しなければならない。間接熱量測定を行うときには，患者は仰臥位で安静を保ち，体動がなく，周囲を認識できる意識状態（昏睡状態ではない）でなければならない。患者は持続的な栄養サポートを受けているか，測定に先立って数時間前から絶食の状態でなければならない。間接熱量計で測定を行う前には，少なくとも90分間は換気状態に変化がなく，少なくとも60分間は $\dot{V}_{O_2}$ に影響するようなことがなく，少なくとも2時間は血行動態が安定していなければならない。REE は安静状態で測定されるものなので，患者の活動度に見合うカロリーを付加しなければならない。REE は日によって，あるいは1日のうちでも相当の変動がありうる。

人工呼吸患者における栄養サポート

消化管が機能している患者であれば，常に経腸栄養を考えるべきである。栄養素は，門脈を通って肝臓に送られる経路では吸収もよく，免疫力の増強にもよい結果となる。消化管の中に栄養素があるということは，腸管粘膜の萎縮を防ぎ，消化管粘膜の吸収能力の維持につながる。経腸栄養は，正常細菌叢や胃液 pH の維持にも役立ち，このことは小腸内の細菌の繁殖を防ぎ，肺炎への進展に対抗することになる。適切な経腸栄養が可能であれば，それは静脈栄養よりも安全で安上がりになるだろう。

　望ましい栄養サポートの方法は，経口的に摂取することである。しかしこのことは，人工呼吸患者においては現実的には不可能である。人工呼吸患者においては，しばしば経鼻胃管や経口胃管が最初に挿入されている。これらは短期間の栄養素投与に使用され，重症な食道逆流のある患者，胃が空虚になるのに時間がかかる患者，誤嚥のリスクのあ

る患者では禁忌になる。栄養チューブの先端が小腸に留置されている場合は，干渉を受けない十二指腸ないしは空腸栄養が可能になる。一般的に，胃の遠位で栄養投与することは，誤嚥のリスクを減らすことにつながると考えられている。経腸栄養には誤嚥のリスクがあるので，栄養投与時は semirecumbent 体位（30度頭部挙上体位）にすべきである。人工呼吸患者で早期経腸栄養が開始されている場合，人工呼吸器関連肺炎の防止という意味においては，胃残量のモニタリングをしないことは，ルーチンで胃残量をモニタリングすることよりも劣っているとはいえないとされている。最小量の経腸栄養投与，いわゆる trophic nutrition であっても，腸粘膜上皮の保護に有益な可能性がある。ARDS（急性呼吸促迫症候群：acute respiratory distress syndrome）ネットワークによる研究においては，人工呼吸管理の最初の6日間に trophic nutrition とフル経腸栄養を行った急性肺傷害患者2群間の臨床的予後に有意差はなかったと報告された。

　胃のさらに遠位に栄養が投与された場合には，栄養投与に伴う誤嚥の頻度は低くなる。幽門を越えた適切なチューブ留置部位とは，トライツ靱帯を越えたところか，十二指腸の第4部位である。Dobhoff チューブは径が小さな軟らかい経鼻胃管で，スタイレットを使って挿入され，消化管内での進行方向のガイドとなる重しが先端に入っている。

　長期間の栄養投与が必要となった場合には，外科的，内視鏡的，放射線学的，腹腔鏡的にチューブを皮膚から胃に通したり，小腸に通したりする。経皮内視鏡的胃瘻造設術（percutaneous endoscopic gastrostomy：PEG）は，内視鏡的に胃瘻を置く方法である。これらのチューブは，経鼻胃管や経口胃管と比較して一般的にはより快適である。

　静脈栄養は消化管をバイパスするものであるが，消化管が機能していなかったり，消化管や膵臓への刺激が患者の状態を悪化させることが考えられるような場合に必要となる。静脈栄養のためには，中心静脈または末梢静脈カテーテルの挿入が必要である。浸透圧が 600～900 mOsm/L の静脈栄養剤が用いられることが多く，栄養剤の量に制限をしなくていいことやサポートが長期間続くことを考慮すると，中心静脈アクセスが一般的には望ましい。静脈栄養は消化管を刺激しないが，逆に，消化管の萎縮，粘膜からの易感染性，消化管粘膜バリアの脆弱化，肺炎のリスク増加などを引き起こす。無作為化比較試験からは，集中治療室（ICU）入室後4～8日は不完全な経腸栄養を静脈栄養で補足し，エネルギー供給を補完する方法の臨床的な有用性が示唆された。この方法では，院内感染症，抗菌薬投与日数，人工呼吸管理期間が減少したという。しかし，早期からの静脈栄養には利点がなかったとする無作為化比較試験も存在する。

　人工呼吸患者における栄養サポートの目的は，除脂肪体重や免疫能を維持し，代謝関連合併症を避けることにある。早期からの経腸的な栄養投与は，疾患の重症度を低下させ，合併症を減らし，ICU滞在を短くし，生存率を改善させる，積極的な戦略である。さまざまな栄養サプリメントが市販されている。しかし，人工呼吸中の患者に対するオメガ-3（omega-3）や抗酸化性サプリメントには，重要な患者予後の改善にかかわる利点はみつかっていない。血糖コントロールは重要であるが，最近のエビデンスでは，厳格な血糖コントロールは患者の予後改善という意味では有用性は示されておらず，むしろ低血糖のリスクを増すとされている。米国集中治療医学会（Society of Critical

表 32-5　人工呼吸患者に対する栄養サポートガイドライン

- 経腸栄養は，入院してから 24〜48 時間以内に開始すべきである
- 重症患者にとって，経腸栄養は静脈栄養よりも栄養投与経路として優れている
- 重症患者においては経腸栄養の開始にあたって，腸蠕動音，腸管ガスあるいは便が移動した証拠は不要である
- 投与経路として，胃と小腸のどちらも許容できる
- 重症患者において，誤嚥の高いリスクがあったり胃投与に耐えられない場合は，小腸に留置した経腸アクセスから栄養を投与することが望ましい
- 経腸栄養 7〜10 日間でエネルギー要求を満たすことができなかった場合には，静脈栄養で補完することを考える
- 肥満のある重症患者では，経腸での最低限のカロリー投与，もしくは低カロリーを許容する投与法が推奨される
- 以下の方法は誤嚥のリスクを減らすことが示されている：ベッドの頭部側を 30〜45 度挙上する；経腸栄養の持続的な注入；運動性を促進する薬物の使用；幽門部より奥のチューブ留置
- 呼吸商の操作や二酸化炭素産生量（$\dot{V}_{CO_2}$）の減少のためにつくられた高脂質-低糖質製剤をルーチンで使用することは推奨されない

Care Medicine）の人工呼吸患者における栄養サポートガイドラインを表 32-5 に示した。

覚えておくべきポイント

- 代謝（エネルギー消費）と酸素消費量（$\dot{V}_{O_2}$），二酸化炭素産生量（$\dot{V}_{CO_2}$）の間には関連がある
- 呼吸商（R）は代謝される基質に依存する
- カロリーが少なすぎると筋肉の異化から呼吸筋疲労をまねくが，カロリーが多すぎても高い換気需要から呼吸筋疲労をまねく
- 栄養評価には，身体計測データ，Harris-Benedict 式，生化学データ，間接熱量測定が用いられる
- 間接熱量測定は，$\dot{V}_{O_2}$ と $\dot{V}_{CO_2}$ の測定に基づいてエネルギー消費量を計算するものである
- 間接熱量計には開放回路式と閉鎖回路式がある
- 必要カロリーは，$\dot{V}_{O_2}$ 単独，$\dot{V}_{CO_2}$ 単独，$\dot{V}_{O_2}$ と $\dot{V}_{CO_2}$ の両方により決定できる
- 栄養の投与経路として，静脈栄養よりは経腸栄養のほうが望ましい

推奨文献

Casaer MP, Mesotten D, Hermans G, et al. Early versus late parenteral nutrition in critically ill adults. *N Engl J Med.* 2011;365:506-517.

Dummler R, Zittermann A, Schafer M, et al. Postoperative assessment of daily energy expenditure. Comparison of two methods. *Anaesthesist.* 2013;62:20-26.

Flancbaum L, Choban PS, Sambucco S, et al. Comparison of indirect calorimetry, the Fick method, and prediction equations in estimating the energy requirements of critically ill patients. *Am J Clin Nutr.* 1999;69:461-466.

Heidegger CP, Berger MM, Graf S, et al. Optimization of energy provision with supplemental parenteral nutrition in critically ill patients: a randomized controlled clinical trial. *Lancet.* 2013;381:385-393.

Heyland DK, Cahill N, Day AG. Optimal amount of calories for critically ill patients: depends on how you slice the cake! *Crit Care Med.* 2011;39:2619-2626.

Huang YC, Yen CE, Cheng CH, et al. Nutritional status of mechanically ventilated critically ill patients: comparison of different types of nutritional support. *Clin Nutr.* 2000;19:101-107.

Joosten KF. Why indirect calorimetry in critically ill patients: what do we want to measure? *Intensive Care Med.* 2001;27:1107-1109.

Martindale RG, McClave SA, Vanek VW, et al. Guidelines for the provision and assessment of nutrition support therapy in the adult critically ill patient: Society of Critical Care Medicine and American Society for Parenteral and Enteral Nutrition: Executive Summary. *Crit Care Med.* 2009;37:1757-1761.

McArthur CD. Prediction equations to determine caloric requirements in critically ill patients. *Respir Care.* 2009;54,453-454.

McClave SA, Martindale RG, Vanek VW, et al. Guidelines for the provision and assessment of nutrition support therapy in the adult critically ill patient. *J Parenter Enteral Nutr.* 2009;33:277-316.

Petros S, Engelmann L. Validity of an abbreviated indirect calorimetry protocol for measurement of resting energy expenditure in mechanically ventilated and spontaneously breathing critically ill patients. *Intensive Care Med.* 2001;27:1164-1168.

Pirat A, Tucker AM, Taylor KA, et al. Comparison of measured versus predicted energy requirements in critically ill cancer patients. *Respir Care.* 2009;54:487-494.

Reignier J, Mercier E, Le Gouge A, et al. Effect of not monitoring residual gastric volume on risk of ventilator-associated pneumonia in adults receiving mechanical ventilation and early enteral feeding: a randomized controlled trial. *JAMA.* 2013;309:249-256.

Rice TW, Wheeler AP, Thompson BT, et al. Enteral omega-3 fatty acid, gamma-linolenic acid, and antioxidant supplementation in acute lung injury. *JAMA.* 2011;306:1574-1581.

Schulman RC, Mechanick JI. Metabolic and nutrition support in the chronic critical illness syndrome. *Respir Care.* 2012;57:958-978.

The National Heart, Lung, and Blood Institute Acute Respiratory Distress Syndrome (ARDS) Clinical Trials Network. Initial Trophic vs Full Enteral Feeding in Patients With Acute Lung Injury. The EDEN Randomized Trial. *JAMA.* 2012;307:795-803.

Walker RN, Heuberger RA. Predictive equations for energy needs for the critically ill. *Respir Care.* 2009;54:509-521.

PART 4
人工呼吸に関連したトピック

Chapter 33
気道管理

- 導入
- 人工気道の適応
- 経口挿管 vs. 経鼻挿管
- 気道の合併症
- 抜管
  - 抜管の評価
  - 抜管の合併症
- 気管切開
  - 気管切開の時期
  - 気管切開チューブの種類
  - 気管切開チューブと発声
  - カニューレの抜去
- そのほかの気道器具
- 覚えておくべきポイント
- 推奨文献

目的
1. 人工気道の適応を列挙する
2. 人工気道の合併症を列挙する
3. 抜管やカニューレ抜去患者の評価を行う
4. スピーキングバルブの使用について説明する

導入

非侵襲的人工呼吸が増加してきているものの，多くの機械的人工呼吸患者は，気管挿管下または気管切開下に管理されている．したがって，人工呼吸を行うにあたって気道管理について理解していることは重要である．

人工気道の適応

4つの古典的な人工気道の適応がある：
1. 換気補助を行うため
2. 気道分泌物を除去するため
3. 上気道閉塞をバイパスするため
4. 誤嚥を防止するため

これらの各項目はいずれも相対的適応である．たとえば，換気補助や気道の清浄化は非侵襲的な手段でも可能である．大量の誤嚥は人工気道を用いることでその影響を最小にできるが，カフのついた人工気道であっても微小誤嚥（microaspiration）は起こりうる．

経口挿管 vs. 経鼻挿管

経鼻挿管の利点は，患者が覚醒していても気管挿管に耐えることができる点，口腔内の清浄の容易さ，頸椎損傷がある場合でも挿入が容易であること，そして自己抜管を少なくできるかもしれない点にある．しかし，欠点のほうがこれら利点を上回る．経鼻挿管ではより細く長い気管チューブを挿入するので，気道抵抗が増大し，吸引や気管支鏡操作が困難となるし，副鼻腔炎や中耳炎といった合併症が増加しうる．したがって，一般的には経口挿管が推奨され，ほとんどの気管挿管患者は経口的に挿入されている．

気道の合併症

生命にかかわるような気道管理の合併症には，チューブの留置位置の間違いがある（表33-1）．計画外抜管をした患者の多くは再挿管が不要であるとされるが，再挿管が必要になると死亡率が著明に上昇することも知られている．計画外抜管を防止するための

表33-1 人工気道の合併症

- チューブの位置異常
  - 計画外抜管
  - 食道挿管
  - 主気管支挿管（片肺挿管）
- 気道外傷
  - 喉頭
  - 気管
- カフリーク
- 誤嚥や肺炎
- 上気道の機能喪失
- 呼吸抵抗の増加
- 分泌物を除去する能力の低下

　対策としては，チューブの固定（固定具を頭に回すことが望ましい），必要に応じた身体的あるいは薬物を用いた拘束，患者や人工呼吸器のチューブが動いた場合には気道をしっかり観察すること，などがある。気管チューブは，食道や主気管支（一般的には右）へ間違って留置される可能性がある。これらは一般的には挿管時に発生するものだが，挿管後にも起こりうる。気管チューブの先端は，首の屈曲伸展に伴い数cm移動することがある。首の屈曲ではチューブの先端は尾側へ，伸展では頭側へずれることになる。

　気管チューブが適切に留置できたら，ランドマークとして口唇または外鼻孔でのチューブ上の目盛をマーキングし，このランドマークを頻回にチェックする必要がある。新たに挿管された患者においては，経口的に気管挿管された患者のチューブの位置は，一般的には歯の位置で女性21 cm，男性で23 cmである。チューブの位置は頻回に聴診して確認し，定期的に胸部X線写真で確認する。気管チューブの位置を確認するためのすべての評価は，挿管後ただちに行わなければならない（表33-2）。

　気管チューブが入っているということは，気道にとっては外傷の原因となりうる。喉頭や気管壁は損傷を受けやすく，抜管するまでは損傷の存在は認識されない。喉頭損傷には，浮腫，声帯麻痺，声門狭窄，肉芽形成などが含まれる。気管損傷としては，気管狭窄，気管軟化症，食道や無名動脈への瘻孔形成が含まれる。気管損傷は通常，気管チューブのカフによる気管粘膜の圧迫と関連している。気管壁損傷は，カフの圧力を30 cmH$_2$O未満にして，カフの過剰な膨張を避けることによって改善させることができる。一方で，症状のない誤嚥のリスクは，カフ内圧が20 cmH$_2$O未満となることで高まることが知られている。このため，カフ圧は定期的にモニタリングし，20〜30 cmH$_2$Oの間で維持しなければならない。

　カフリークは時に起こりうる。カフの破損，パイロットチューブの偶発的な切断，パイロットバルーンバルブの障害などが原因となることがある。カフを膨らますことができなければ，患者を適切に換気することができなくなり，再挿管の必要性が出てくる。

重症患者において気管チューブを交換するときは，半剛性のチューブエクスチェンジャーを用いると容易である。市販されているチューブエクスチェンジャーは中空性で，ここから酸素を投与することができる。

挿管により上気道の正常フィルター機能がバイパスされると，汚染された粒子が下気道に入っていくこととなる。挿管はまた，上気道での吸気の加温・加湿機能をバイパスすることになる。人工気道による声門のバイパスは，機能的残気量を低下させることになる。気管挿管されている患者では，呼気終末陽圧（positive end-expiratory pressure：PEEP）を3～5 cmH$_2$O かけると機能的残気量を維持するのに有用とされているが，"生理学的 PEEP（正常でも肺胞に存在するという PEEP）" という用語の妥当性は，科学的に証明されているわけではない。慢性閉塞性肺疾患（chronic obstructive pulmonary disease：COPD）患者では，口唇すぼめ呼吸により呼気を制御することができなくなるので，上気道のバイパスが問題となる。

気管チューブを通した流量抵抗は，もともとの気道抵抗と比較すると大きい。一部の医療者は，自発呼吸トライアルの最中に気管チューブの抵抗に打ち勝つために，低いレベルのプレッシャーサポート圧もしくはチューブ補正（tube compensation）を用いる。しかしながら，通常使用するような成人サイズの気管チューブを用い，これに見合う分時換気量であれば，気管チューブの抵抗は臨床的にはあまり重大ではない。気道の浮腫が起きれば，気管チューブの抵抗は，抜管後の上気道を通した抵抗と同程度である。それでも，細い気管チューブを通した長時間の自発呼吸トライアルは好ましくなく，プレッシャーサポート圧またはチューブ補正で補助すべきである。

表33-2 気管チューブの位置を評価するテクニック

- 聴診：気管挿管と食道挿管を区別するために，胸部と心窩部を聴診する。気管挿管と気管支挿管を区別するために，左右の胸を聴診する
- 視診：気管にチューブが入っていれば，両側胸部の挙上がみられる。気管にチューブが入っていれば，気管チューブの内面に結露がみられる
- CO$_2$検出器：呼気 CO$_2$が出てこないか低い（＜5 mmHg）場合は，食道挿管を意味している。これは安価な CO$_2$検出器でもわかることであり，高価なカプノグラフを必要とするものではない
- 気管支鏡：チューブの位置を直接的に確認でき，挿管困難の場合にもチューブを適切な方向へ誘導できる
- ライトワンド（光つきスタイレット）：このスタイレットが気管チューブの先端を出ると，気管チューブが適切な位置にあれば，胸骨上切痕の部位で透過する光を確認することができる
- 食道挿管検出器：スクイーズバルブ器具で，気管チューブが気管にあるときは，チューブに取り付けられたバルブが迅速に再膨張する
- 胸部X線写真：チューブの先端は気管分岐部よりも上で，気管の中央に位置すべきである。また，大動脈弓の高さに位置している必要がある

抜管

抜管の評価

多くの患者では，人工呼吸による換気サポートが不要になったときに抜管することになる。しかしながら一部の患者においては，換気サポートが不要になった時点においても人工気道が必要な場合もある。上気道閉塞がある，分泌物が適切に喀出できない，下気道を誤嚥から守ることができない患者などがこれに含まれる。抜管が失敗となる可能性は，咳嗽が弱い患者で5倍，分泌物が大量な患者で3倍，4つの簡単な従命（目を開く，目で追う，手を握る，舌を突き出す）が完遂できない患者で4倍高くなるといわれている。もし，このうち2つ以上のリスクがあれば，抜管失敗となる可能性は7倍高くなる。

抜管前に確かめるべきは，上気道に腫脹や炎症がないかどうかである。このことは，陽圧呼吸中にカフを虚脱させたときの，気管チューブ周囲からのリーク量によってしばしば評価される（リークテスト）。抜管後に上気道閉塞を発症する患者は，カフ虚脱時に，リークがなかったかもしれないが，カフ虚脱時にリークのない患者でも抜管に成功することは多い。

抜管の合併症

抜管の合併症を表33-3に列挙した。抜管の失敗は10〜25%の患者に起こるとされている。非侵襲的人工呼吸は，抜管失敗リスクのある患者の再挿管率を低下させる。嗄声は抜管後にはよくみられ，一般的には短期間の良性のものである。上気道の浮腫に伴う抜管後の喘鳴（stridor）に対しては，冷たいミストを用いた治療，ラセミ体アドレナリンの入ったエアロゾル療法，ステロイドの静脈投与，ヘリオックス治療などがある。これらの治療は，急性の可逆性の浮腫で，治療に比較的迅速に反応するもののみに有用である。不可逆性の抜管後閉塞（例：声帯麻痺）に対しては，再挿管するか，気管切開が必要となる。

表33-3 抜管の合併症
- 嗄声
- 喉頭浮腫
- 喉頭けいれん
- 喘鳴（stridor）
- 声帯麻痺
- 声門狭窄
- 肉芽形成

気管切開

気管切開の時期

喉頭を通した気管挿管と気管切開には，ともに利点と欠点がある（表33-4）。いつ気管チューブにかわって気管切開を行ったほうがいいかに関する明らかなエビデンスやコンセンサスはない。経皮的テクニックは近代的な気管切開手技で，ベッドサイドでもできる比較的容易な手技である。多くの患者は合併症なく数週間は気管挿管に耐えられるが，気管挿管の遷延は声門損傷のリスクを高めることになる。一方で，気管切開は，気管狭窄のリスクを増すことになる。気管切開は通常，長期間の換気補助が必要な患者，長期間の気道保護が必要な患者（例：神経疾患患者），あるいは何回か抜管に失敗した患者に適応される。人工呼吸器からの離脱に失敗した患者でも，気管切開後に人工呼吸器からの離脱に成功する場合もある。これは，気管切開のほうが抵抗や死腔がより小さくなり，分泌物を喀出する能力が改善し，患者を安楽にすることができることに関連する。

気管切開チューブの種類

気管切開チューブは，いろいろなメーカーから多種多様なサイズとタイプのものが出ている。気管切開チューブの寸法は，内径，外径，長さ，曲率などで表される。チューブが適切にフィットするか否かは重要なことで，フィットが悪いと気管の遠位で閉塞をき

表33-4　遷延性換気補助患者における気管挿管と気管切開の利点

気管挿管	気管切開
容易で迅速な挿入	除去後の再挿入の容易さ
外科的手技の回避	喉頭損傷の減少
最初の留置にかかるコストが低い	吸引による気道分泌物除去が良好
	チューブ閉塞が起こりにくい
	口腔損傷の減少
	患者の快適さの改善
	良好な口腔衛生
	会話能力の改善
	声門機能の保護
	経口栄養を可能にする嚥下能
	気流の低い抵抗
	少ないチューブ死腔
	低い自発呼吸仕事量
	人工呼吸器からの迅速な離脱

Jaeger JM, Littlewood KA, Durbin CG. The role of tracheostomy in weaning from mechanical ventilation. *Respir Care*. 2002；Apr；47（4）：469-480 より許可を得て改変。

たし，肉芽形成を起こしてしまう．気管切開チューブには，気管内でのフィットを改善させるために角度やカーブがついている．近位側が長いチューブは首が太い患者における留置に優れており，遠位側が長いチューブは気管の異常がある患者の留置に優れている．いくつかのチューブには螺旋（スパイラル）ワイヤーが入っており，しなやかさをもたせるようにデザインされている．また，さらに大きなチューブが必要となった場合にベッドサイドでも長さが調節可能なように，移動式調節フランジ（つば）がついているものもある．いくつかの気管切開カニューレには，内筒がついているものがある．内筒は洗浄のために外すことができる．気管切開チューブのカフには，高容量低圧カフ，tight-to-shaft カフ，foam（泡，気泡）カフなどがある．気管切開チューブの背側，カフの上に穴があいているチューブがあるが，これは内筒を抜いた後に上気道を通して呼吸できるようにするものである．また，いくつかの気管切開チューブには声門下分泌物を吸引できるように，カフ上に吸引ポートがついている．

気管切開チューブと発声

気管切開を介して人工呼吸している患者において，カフをへこませてリークを起こすことは，上気道を通しての発声を促進させることになる．人工呼吸器で，高い PEEP（これは呼気にリークを増加させる），長い吸気時間，大きな1回換気量を設定しておくと，リークによる換気量の喪失を代償することができ，多くの患者において質のよい発声が可能になる．また，多くの患者において，スピーキングバルブを用いないほうが声の質は良好で，スピーキングバルブを使用している場合に起こる上気道閉塞に対しても安全性は高い．

スピーキングバルブによって，患者は気管切開チューブから吸入し，上気道から息を吐くことが可能となる．スピーキングバルブは陽圧呼吸が不要となった患者においてより多く用いられる．スピーキングバルブを取り付けた際には，患者が適切に上気道から息を吐けるということが重要である．このことは，バルブを装着したときに気管圧を測定することで評価が可能である．もし呼気の気管圧が $10\ cmH_2O$ 以上であれば，より細いチューブに変えるか，上気道の閉塞をきたすような病変について考慮すべきである．

カフをへこませることに耐えられない患者には，スピーキング気管切開チューブが用いられる．このチューブでは，ガス流量はカフ上に流され，これが声帯を通って発声を促す．スピーキングバルブの有無にかかわらず，カフをへこますほうがスピーキング気管切開チューブよりはいい声を出すことができる．

カニューレの抜去

人工呼吸が不要になった患者における意識レベル，咳の有効性，気道分泌物，酸素化は，気管切開カニューレ抜去の準備ができているかどうかを決定する重要な因子である．一般的には段階的な手順が踏まれる．患者は最初にカフをへこますことに耐えられるか否かが評価され，引き続いてスピーキングバルブに耐えられるか，キャップをつけても耐えられるかどうかが観察される．もし患者が気管切開チューブにキャップを取り付けて

も24〜72時間耐えられるようなら，積極的にカニューレ抜去の方向で考えるべきである。カニューレ抜去の失敗とは通常，計画された気管切開カニューレの抜去後48〜96時間以内に人工気道の再挿入を必要とした場合をいう。

そのほかの気道器具

そのほかの気道管理器具として，食道閉鎖式エアウェイ，咽頭気管腔エアウェイ，食道−気管コンビチューブなどがある。しかしこれらの器具は，初期蘇生の時期を超えて用いるべきではない。もう1つの声門上器具として，ラリンジアルマスクエアウェイがある。これは喉頭鏡を用いることなく挿入でき，膨張可能なリム（カフ）を有しており，低圧によって声門を覆うことができる。これは，挿管された気道が不確実で，ただちにかわりの気管チューブに変更しなければならないような場面において，つなぎの短時間の換気時に用いられる。ビデオ喉頭鏡は気管挿管の際に用いられ，3つのグループに分けられる。すなわち，スタイレット，ガイドチャンネルがあるもの，古典的な喉頭鏡（通常Macintosh型）にビデオを装着したもの，である。

覚えておくべきポイント

- 人工気道の適応としては，換気補助を行う，分泌物を除去する，上気道閉塞をバイパスする，誤嚥を防止する，がある
- 経口挿管と経鼻挿管を比較すると，短いチューブを用いることができる点，太い気管チューブを選択できる点，折れ曲がりにくいという点において，経口挿管が好まれる
- 人工気道の合併症として，チューブの位置異常，気道の外傷，カフリーク，肺炎，正常な上気道や声門のバイパス，分泌物を除去する能力の低下，誤嚥などがある
- 気管挿管を評価するテクニックとして，聴診，視診，CO_2検出，気管支鏡，胸部X線写真がある
- 抜管の合併症として，嗄声，喘鳴（stridor），喉頭浮腫，喉頭けいれん，声帯麻痺，声門狭窄，肉芽形成などがある
- 多くの患者は，最小の合併症で数週間にわたる気管挿管に耐えられるものである
- 気管にフィットする気管切開チューブを選択することが重要である
- 気管切開チューブを用いて人工呼吸されている患者では，カフを縮ませて，リークとバランスをとるように人工呼吸器の設定を補正すれば，発声を促進できる
- スピーキングバルブは，呼気を上気道へ通すことによって患者の発声を可能にする
- 人工呼吸が不要になった患者においては，意識レベル，咳の有効性，気道分泌物，酸素化が，カニューレ抜去の決定要因として重要であると考えられる
- 挿管が困難でない限り，ラリンジアルマスクのような器具は気管チューブのかわりにはならない

推奨文献

Bittner EA, Schmidt UH. The ventilator liberation process: update on technique, timing, and termination of tracheostomy. *Respir Care.* 2012;57:1626-1634.

Durbin CG. Early complications of tracheostomy. *Respir Care.* 2005;50:511-515.

Durbin CG. Indications for and timing of tracheostomy. *Respir Care.* 2005;50:483-487.

Durbin CG. Techniques for performing tracheostomy. *Respir Care.* 2005;50:488-496.

Durbin CG. Tracheostomy: why, when, and how? *Respir Care.* 2010;55:1056-1068.

Durbin CG, Perkins MP, Moores LK. Should tracheostomy be performed as early as 72 hours in patients requiring prolonged mechanical ventilation? *Respir Care.* 2010;5:76-87.

Epstein SK. Decision to extubate. *Intensive Care Med.* 2002; 28:535-546.

Epstein SK. Extubation. *Respir Care.* 2002; 47:483-495.

Epstein SK, Nevins ML, Chung J. Effect of unplanned extubation on outcome of mechanical ventilation. *Am J Respir Crit Care Med.* 2000; 161:1912-1916.

Fisher DF, Kondili D, Williams J, et al. Tracheostomy tube change before day 7 is associated with earlier use of speaking valve and earlier oral intake. *Respir Care.* 2013;58:257-263.

Hess DR. Facilitating speech in the patient with a tracheostomy. *Respir Care.* 2005;50:519-525.

Hess DR. Tracheostomy tubes and related appliances. *Respir Care.* 2005;50, 497-510.

Hoit JD, Banzett RB, Lohmeier HL, et al. Clinical ventilator adjustments that improve speech. *Chest.* 2003;124:1512-1521.

Hurford WE. The video revolution: a new view of laryngoscopy. *Respir Care.* 2010;55:1036-1045.

Jaeger JM, Littlewood KA, Durbin CG. The role of tracheostomy in weaning from mechanical ventilation. *Respir Care.* 2002; 47:469-482.

O'Connor HH, White AC. Tracheostomy decannulation. *Respir Care.* 2010;55:1076-1081.

Schmidt U, Hess D, Kwo J, et al. Tracheostomy tube malposition in patients admitted to a respiratory acute care unit following prolonged ventilation. *Chest.* 2008;134:288-294.

Stelfox HT, Crimi C, Berra, L, et al. Determinants of tracheostomy decannulation: an international survey. *Crit Care.* 2008;12:R26.

Stelfox HT, Hess DR, Schmidt UH. A North American survey of respiratory therapist and physician tracheostomy decannulation practices. *Respir Care.* 2009;54:1658-1664.

Terragni PP, Antonelli M, Fumagalli R, et al. Early vs late tracheotomy for prevention of pneumonia in mechanically ventilated adult ICU patients: a randomized controlled trial. *JAMA.* 2010;303(15):1483-1489.

White AC, Kher S, O'Connor HH. When to change a tracheostomy tube. *Respir Care.* 2010;55:1069-1075.

Young D, Harrison DA, Cuthbertson BH, Rowan K; TracMan Collaborators. Effect of early vs late tracheostomy placement on survival in patients receiving mechanical ventilation: the TracMan randomized trial. JAMA. 2013;309:2121-2129.

Chapter 34
気道の清浄化

- **導入**
- **気道の清浄化**
  - 過膨張療法
  - 吸引
  - 生理食塩水注入
  - Mucus Shaver
  - 体位ドレナージ療法
  - 人工呼吸器の波形の操作
  - カフアシスト
  - 気管支鏡
  - 気管支鏡によらない気管支肺胞洗浄
- **体位管理**
  - 生理的効果
  - キネティックベッド療法
- **覚えておくべきポイント**
- **推奨文献**

> **目的**
> 1. 人工呼吸患者において気道を清浄化する方法を説明する
> 2. 気管吸引の合併症を列挙する
> 3. 人工呼吸患者において，吸引関連合併症を減少させるテクニックを列挙する
> 4. 側臥位と腹臥位が酸素化に及ぼす影響を説明する

導入

機械的人工呼吸患者のケアとして，気道の清浄化は重要である。これらには，吸引，生理食塩水の注入，気管支鏡，体位ドレナージ，体位管理などがある。もし，気管支の清浄化を必要としている患者にこれらが適切に行われなければ，人工呼吸患者に合併症が発生することになる。

気道の清浄化

挿管患者では線毛上皮の活動が低下し，効果的な咳ができなくなるため，気道の清浄化は悪化している。線毛上皮の活動の悪化は，人工気道，吸引に伴う外傷，不適切な加湿，高い吸入酸素濃度（F_{IO_2}），薬物（例：麻薬），背景となっている肺疾患などが原因となる。有効な咳ができなくなるのは，人工気道や意識状態の抑制があるからである。挿管患者において分泌物の清浄化を改善させる一般的な方法としては，吸引，体位ドレナージ療法の単独使用，体位ドレナージ療法にパーカッションや振動法を加える方法，体位管理，気管支鏡などがある。

過膨張療法

用手的換気方法による肺の過膨張は，挿管患者において分泌物の清浄化を促す方法として使われている。しかし，この方法が分泌物の清浄化を改善させるとする高いレベルのエビデンスは不足している。さらに，過膨張療法中にもたらされる高い気道内圧により，肺傷害や血行動態の合併症が増加することが考えられる。

吸引

非侵襲的な手技とはいえないが，吸引は気道ケアの点から重要である。気管内吸引の合併症を表34-1に列挙した。適切なテクニックを用いて行えば，吸引関連合併症はしばしば避けることができる（表34-2）。選択的な気管支吸引（特に左）を促進する方法として，先端の曲がったカテーテルの使用，患者の頭部を横に向ける（例：頭部を右に向けると，左の気管支を吸引しやすくなる），側臥位をとる，などがある。このなかでも，先端の曲がったカテーテルの使用が最も有効である。

閉鎖式吸引システムは，呼吸回路と気道の間に連結され，保護的シースでカバーされ

表 34-1　吸引の合併症

- 低酸素血症
- 無気肺
- 気道の外傷
- 汚染
- 不整脈
- 右気管支からの選択的吸引
- 頭蓋内圧亢進
- 咳嗽と気管支攣縮

表 34-2　吸引に関連した合併症を避けるテクニック

- $F_{IO_2}=1$ で高度に酸素化する
- 閉鎖式吸引カテーテルを用いる
- 適切なカテーテルのサイズを用いる
- 分泌物を吸引するのに必要な最低限の吸引を行う
- ていねいに行う
- 各吸引に時間制限を設ける
- カテーテルを奥から引いてくるときのみ吸引する

たカテーテルからなる。このように，このカテーテルは呼吸回路の一部として組み込まれている。このシースにより，カテーテルは外部の汚染から守られ，人工呼吸器を外さなくても吸引が可能となる。閉鎖式吸引システムは，吸引中の肺胞虚脱を防止し，吸引手技中の医療者の汚染を防止してくれる。閉鎖式吸引システムは反復して用いられるが，決まった間隔で交換する必要はなく，費用対効果もよい。

生理食塩水注入

過去には，分泌物の除去を促進するために，しばしば気道内に生理食塩水が注入されていた。しかし，吸引される量よりも注入される生理食塩水量のほうが多いという問題があった。これは分泌物の量を増加させ，気道閉塞を悪化させる可能性がある。生理食塩水の注入に際しては，気道内の汚染を避けることに十分な注意を払う必要がある。生理食塩水の注入はまた，気道内の易刺激性，咳嗽，気管支攣縮を誘発する。この手技は分泌物が粘調な患者を選んで行えば有効かもしれないが，ルーチン手技とすべきではない。

Mucus Shaver

Mucus Shaver とは軸を中心として膨らませることのできるカテーテルで，気管チューブ内側表面の粘液や分泌物を除去するために使用される。Mucus Shaver を気管チューブ先端まで挿入し，膨らませ，引き抜く。この器具は，人工気道内に分泌物が蓄積していると考えられるときに有用である（図 34-1）。

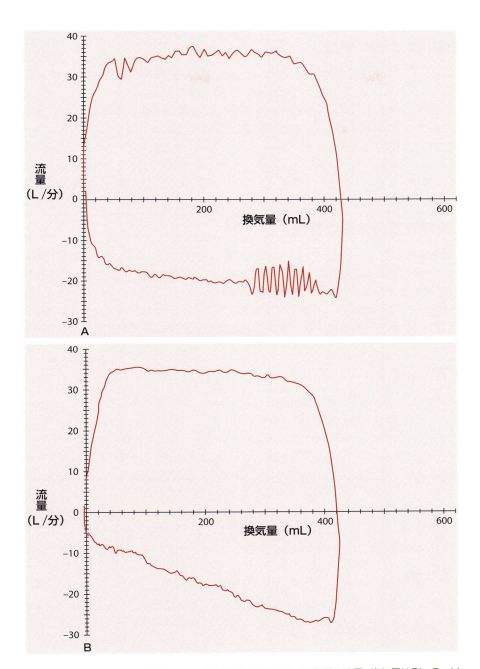

図 34-1　A：分泌物により気管チューブが著明に閉塞している患者の流量–換気量波形。B：Mucus Shaver を使用した直後の流量–換気量波形。

体位ドレナージ療法

体位ドレナージ療法（またはそれにパーカッションや振動法を加える方法）は，重力，体位，パーカッション，振動，咳の効果を使って，気管支の分泌物の移動を改善させることを意図して行われる。挿管患者の無気肺や急性の肺葉の虚脱においては，気管支鏡と同等に有効である。しかし，分泌物が貯留していない患者における予防的体位ドレナージ療法の有効性を支持するエビデンスはない。この治療方法は手がかかり，お金もかかる。喀痰がないか少なく，挿管された急性患者における体位ドレナージ療法の効果は小さい。体位ドレナージ療法の合併症としては，低酸素血症，高二酸化炭素血症，頭蓋内圧亢進，急性の低血圧，肺出血，疼痛，嘔吐と誤嚥，気管支攣縮，不整脈などがある。

人工呼吸器の波形の操作

頭側方向に気流の加速が起こると，気道内の粘液が移動することになる。呼気において気道が狭くなると，気流の速度とずり応力が増加し，頭側方向に気流の加速が発生する。人工呼吸中には吸気最大流量よりも呼気最大流量のほうが大きいため，この結果，開いている気道の方向に向かって粘液が移動する（図 34-2）。低い吸気流量は気道の清浄化を促進させるかもしれないが，流量の非同調や auto-PEEP を発生させる可能性がある。

カフアシスト

排痰補助装置（mechanical insufflation-exsufflator：MIE）はカフアシスト（cough assist）とも呼ばれ，陽圧で肺を膨らませ，引き続いて陰圧で咳を誘発するものである。何サイクルかの MIE の使用を行い，分泌物が除去されるまで必要に応じて反復させる。各サイクルにおいて，吸気圧を 25～35 cmH$_2$O で 1～2 秒，引き続いて呼気圧を −30～−40 cmH$_2$O で 2～4 秒行う。MIE は，口鼻マスクとともに，あるいは人工気道に装着して用いることができる。MIE に用手的腹部圧迫を組み合わせることにより，呼気流量を増加させ，分泌物の喀出を促すことができる。この方法は，神経筋疾患患者において有効であることが示されている。挿管されていない延髄障害の患者における MIE の使用は，能動的陰圧呼気相で上気道が閉塞してしまうため，その効果は限定的である。

気管支鏡

挿管患者に対する気管支鏡の最も一般的な適応は，検体保護ブラシもしくは気管支肺胞洗浄（bronchoalveolar lavage：BAL）を使った人工呼吸器関連肺炎の診断である。ファイバー気管支鏡はまた，挿管患者の分泌物を除去するためにも使われる（表 34-3）。しかし，気管支鏡は侵襲的であり，保存的な方法（カフアシストや吸引）によっても改善しない無気肺の患者に適応とすべきである。

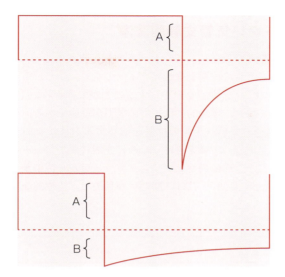

図 34-2　呼気−吸気流量の差と比率を決定する方法。上段は，呼気−吸気流量差が正（つまり B−A ＞ 0），または呼気−吸気流量率が 1 より大きくなる（つまり B/A ＞ 1）流量パターンの例を示した。これらは呼気流量加速を起こし，粘液を排出する傾向を生む。この例では，auto-PEEP は人工呼吸器設定においてつくられることになる。下段は，B−A ＜ 0，B/A ＜ 1 の流量パターンを示した。吸気流量加速と呼気抵抗増大により，粘液は貯留する方向に向かう。この例においては，慢性閉塞性肺疾患のときのように，auto-PEEP はインピーダンスによって生じる。

Volpe MS, Adams AB, Amato MB, Marini JJ. Ventilation patterns influence airway secretion movement. *Respir Care*. 2008；Oct；53（10）：1287–1294 より許可を得て転載。

表 34-3　挿管患者におけるファイバー気管支鏡の適応と合併症

適応	合併症
● 肺炎の診断のために下気道の分泌物を採取する	● 低酸素血症
● 保存的手法により適切に清浄できない分泌物を吸引除去する	● 高二酸化炭素血症
● 保存的手法で改善しない遷延性の無気肺	● 人工気道内に挿入した気管支鏡によるエア・トラッピング（特に細い気管チューブで問題になる）
● 上気道の開存の評価	● 気管支攣縮
● 血痰の評価	● 下気道の汚染
● 毒物の吸引や誤嚥において，損傷の程度や部位を同定する	● 気胸
	● 血痰
● 挿管困難に対して用いる	● 不整脈
● 誤嚥した異物の除去	

気管支鏡によらない気管支肺胞洗浄

mini-BAL は，少量の洗浄液を用いて行われる非気管支鏡的な BAL であり，人工呼吸器関連肺炎が疑われる患者の抗菌薬選択のガイドのために使われる。カテーテルの径は気管支鏡よりも細いので，合併症を最小にすることができる。いくつかの BAL カテーテルは先端が曲がっており，理論的には左右の吸引が可能である。しかし，手技は盲目的であり，術者は実際のカテーテルの位置を確認する方法がない。ほかの mini-BAL カテーテルには，上気道での汚染を避けるために先端に蓋がついている。先端のポリエチレングリコールの蓋が，内部のサンプリングカテーテルを汚染から守ってくれる。気管支鏡とは異なり，mini-BAL 手技は診断だけが目的で，治療的な気道の清浄には用いることができない。

体位管理

生理的効果

正常の肺機能では，胸腔内圧の勾配（胸腔内圧は肺底部付近で最も陰圧になる）に従って，換気は血流の多い肺領域（dependent lung zone）に一致して最も大きくなる。この部位の血流の多い肺胞領域は，圧–換気量曲線上でコンプライアンスのいいところとなっている。このことは，肺傷害や浮腫が肺の背側領域で最も強い急性呼吸促迫症候群（acute respiratory distress syndrome：ARDS）のような病的条件では当てはまらないことがある。もし，このような患者が仰臥位から腹臥位に体位変換したならば，しばしば酸素化の改善がみられる。これは血流と胸腔内圧勾配に対する重力による影響で，結果的に $\dot{V}/\dot{Q}$ が改善することになる。この効果は常にみられるとは限らず，約 25％の患者においては反応がないともいわれている。一部の患者では，動脈血酸素分圧（Pao_2）の改善によって，Fio_2 や PEEP を低下させることができる。腹臥位には技術的な困難が伴い，気道や静脈ラインなどが折れ曲がったりしないか注意して観察する必要がある。腹臥位を楽にすることのできるベッドが市販されている。腹臥位では胸壁コンプライアンスが低下し，その結果，量制御換気においては気道内圧が上昇し，圧制御換気においては 1 回換気量が低下する。腹臥位では，顔面の浮腫やからだ前方の褥瘡が起こりうる。患者を腹臥位にすべき時間は不明である。腹臥位は Pao_2 を改善させるだけでなく，重症 ARDS 患者の生存率も改善するとするエビデンスがある。ARDS において，PEEP を適切に滴定した後も Pao_2/Fio_2 が 150 未満の場合には，腹臥位を考慮すべきである。

片側性の肺疾患の場合には，側臥位も有効である。健側肺を下に位置すれば，よい Pao_2 が得られるようになる。重力によって dependent 肺領域の血流が増加するので，健側肺を下にすると血流の多い領域で十分な換気が行われ，$\dot{V}/\dot{Q}$ が改善すると考えられる。片側性の肺疾患の患者では，体位どりは PEEP よりも Pao_2 の改善に高い効果を示すことがある。PEEP は健側肺から患側肺へと肺血流をシャントさせてしまうので，

片側性肺疾患患者ではかえって動脈血の酸素化を悪化させる可能性がある。

キネティックベッド療法

キネティック療法とは，自動的かつ連続的に患者を左右に傾けることのできるベッドを用いる方法である。このベッドを用いることで，肺炎の発生率が減少することが知られているが，予後やコストに影響するかは示されていない。これらのベッドは一部の病院ではポピュラーなものであるが，人工呼吸患者の管理に与える影響はわかっておらず，むしろコストが増加するかもしれないという問題がある。

覚えておくべきポイント

- 適切なテクニックを用いることによって，吸引に関連した合併症を回避することができる
- 人工呼吸患者において，閉鎖式吸引システムは開放式よりも好ましい
- 生理食塩水の注入は特定の患者にとっては有用だが，ルーチン手技にすべきではない
- 急性重症患者であっても，喀痰がないか少ない場合では体位ドレナージ療法の利益は小さい
- 分泌物を除去するための用手的過膨張療法の利点は少ない
- 呼気流量が吸気流量を超えるような人工呼吸器の波形の操作は，気道内分泌物の頭側への移動を促進させる
- 挿管患者における気管支鏡の適応は，分泌物の清浄化と人工呼吸器関連肺炎の診断である
- mini-BAL は非気管支鏡的手技であり，人工呼吸器関連肺炎が疑われる患者における抗菌薬選択のガイドとなる
- 排痰補助装置（MIE）は，陽圧で肺を拡張させ，引き続いて陰圧で咳を誘発するデバイスである
- 急性呼吸促迫症候群（ARDS）患者において，仰臥位から腹臥位への体位変換を行うと，しばしば酸素化が改善する
- 腹臥位は，重症 ARDS 患者の生存率を改善させる可能性がある
- 健側肺を下にして行う側臥位は，片側肺疾患患者において有効である
- キネティックベッド療法は肺炎の率を低下させるようだが，予後とコストに関して優れているかは示されていない

推奨文献

AARC Clinical Practice Guidelines. Endotracheal suctioning of mechanically ventilated patients with artificial airways. *Respir Care*. 2010;55:758-764.

Berra L, Coppadoro A, Bittner EA, et al. A clinical assessment of the mucus shaver: a device to keep the endotracheal tube free from secretions. *Crit Care Med*. 2012;40:119-124.

Branson RD. Secretion management in the mechanically ventilated patient. *Respir Care*. 2007;52:1328-1347.

Cereda M, Villa F, Colonbo E, et al. Closed system suctioning maintains lung volume during volume-controlled mechanical ventilation. *Intensive Care Med*. 2001;27:648-654.

Gattinoni L, Carlesso E, Taccone P, et al. Prone positioning improves survival in severe ARDS:

a pathophysiologic review and individual patient meta-analysis. *Minerva Anestesiol.* 2010;76:448-454.

Guérin C. Prone position. *Curr Opin Crit Care.* 2014;20:92-97.

Guérin C, Reignier J, Richard JC, et al. Prone positioning in severe acute respiratory distress syndrome. *N Engl J Med.* 2013;368:2159-2168.

Hess DR. Airway clearance: physiology, pharmacology, techniques, and practice. *Respir Care.* 2007;52:1392-1396.

Hess DR. Patient positioning and ventilator-associated pneumonia. *Respir Care.* 2005;50:892-898.

Hess DR. The evidence for secretion clearance techniques. *Respir Care.* 2001;46:1276-1292.

Li Bassi G, Saucedo L, Marti JD, et al. Effects of duty cycle and positive end-expiratory pressure on mucus clearance during mechanical ventilation. *Crit Care Med.* 2012;40:895-902.

Lorente L, Lecuona M, Jiménez A, et al. Tracheal suction by closed system without daily change versus open system. *Intensive Care Med.* 2006;32:538-544.

Maggiore SM, Iacobone E, Zito G, Antonelli M, Proietti R. Closed versus open suctioning techniques. *Minerva Anestesiol.* 2002;68:360-364.

Ntoumenopoulos G, Shannon H, Main E. Do commonly used ventilator settings for mechanically ventilated adults have the potential to embed secretions or promote clearance? *Respir Care.* 2011;56:1887-1892.

Paulus F, Binnekade JM, Vroom MB, Schultz MJ. Benefits and risks of manual hyperinflation in intubated and mechanically ventilated intensive care unit patients: a systematic review. *Crit Care.* 2012;16:R145.

Siempos II, Vardakas KZ, Falagas ME. Closed tracheal suction systems for prevention of ventilator-associated pneumonia. *Br J Anaesth.* 2008;100:299-306.

Strickland SL, Rubin BK, Drescher GS, et al. AARC clinical practice guideline: effectiveness of nonpharmacologic airway clearance therapies in hospitalized patients. *Respir Care.* 2013;58:2187-2193.

Volpe MS, Adams AB, Amato MB, Marini JJ. Ventilation patterns influence airway secretion movement. *Respir Care.* 2008;53:1287-1294.

Chapter 35
吸入薬投与

- 導入
- 吸入ガス
  - 一酸化窒素（NO）
  - ヘリオックス
  - 吸入麻酔薬
- 吸入エアロゾル投与
  - ネブライザー
  - 持続的エアロゾル投与法
  - 定量噴霧器（MDI）
  - 用量
  - 反応の評価
  - 非侵襲的人工呼吸時のエアロゾル投与
- 覚えておくべきポイント
- 推奨文献

> **目的**
> 1. 人工呼吸中に一般的に吸入薬として用いられる薬物を列挙する
> 2. 人工呼吸中の一酸化窒素吸入，ヘリオックス吸入，吸入麻酔薬の使用について説明する
> 3. 人工呼吸中のネブライザーと定量噴霧器（MDI）の使用を比較する
> 4. 人工呼吸中の適切なエアロゾル供給方法を選択する

導入

吸入酸素濃度（F_{IO_2}）は酸素と空気を混合して決定される。まれに一酸化窒素（NO），ヘリウム，吸入麻酔薬が吸入ガスに追加される。エアロゾルの薬物もまた吸入ガスに投与される。本章では，吸入ガスとエアロゾル投与について述べる。

吸入ガス

一酸化窒素（NO）

NO 吸入（inhaled nitric oxide：iNO）は選択的肺血管拡張作用をもつ。換気されている肺単位の血流が改善するので，換気血流比は改善し，酸素化は上昇し，肺動脈圧は低下する。成人の急性呼吸促迫症候群（acute respiratory distress syndrome：ARDS）では，iNO は一過性の酸素化の改善をもたらす。しかし，ARDS 患者における iNO が，生存率を改善させたり人工呼吸器離脱期間を短縮させるという報告はない。iNO により，腎機能障害のリスクが増加する。iNO の使用によりメトヘモグロビン血症や吸入二酸化窒素の産生が起こるとされるが，高用量を用いない限りはまれなことである。酸素化の改善がみられるのは，典型的には iNO が 20 ppm 以下の場合である。iNO を中止すると，リバウンドによる低酸素血症が起こりうる。予後が改善するというエビデンスが欠如しているにもかかわらず，iNO は難治性低酸素血症のレスキューとして用いられている。米国における iNO のコストは非常に高く，第三者機関による医療費償還によっても相殺されず，人工呼吸期間が短縮されるぐらいでは費用の節約にはならない。

ヘリオックス

ヘリオックスとは，ヘリウム（60〜80％）と酸素（20〜40％）の混合気体である。重症喘息に対するヘリオックスの使用は，ガス交換を改善し，呼吸仕事量を改善させるといわれている。ヘリオックスはまた，慢性閉塞性肺疾患（chronic obstructive pulmonary disease：COPD）の急性増悪時に，侵襲的または非侵襲的人工呼吸のどちらにおいても使用される。部分的に閉塞した気道においては，低い密度のヘリウムが低い圧で気流を生むことができる。理想的には 80％ヘリウムが望ましいが，40％程度でも臨床状態の改善が起こることがある。いくつかの人工呼吸器を通してヘリオックスを投与す

ることができるが，このことはほかのいくつかの機能において有害となりうる。閉塞性肺疾患（例：喘息やCOPD）において，ヘリオックスによる予後の改善を支持する質の高いエビデンスは不足している。ヘリオックスにはエアロゾルの運搬を改善する利点があることについては相反するエビデンスもある。ヘリオックスはエアロゾル運搬を改善させるかもしれないが，そのことで患者予後を改善させるかどうかはわかっていない。抜管後の喘鳴患者にヘリオックスを使用することを考慮してもよいが，逆にヘリオックスの使用が致死的な上気道閉塞の進行をマスクするのではないかという懸念がある。

吸入麻酔薬

吸入麻酔薬は，重症喘息発作においてガス交換を改善させる目的で用いられる。吸入麻酔薬には気管支拡張作用があるため，喘息などの病態で用いられている。吸入麻酔薬には麻酔作用もあるので，その鎮静作用により人工呼吸器との同調性が促される。急性の難治性喘息に対しては，従来からの治療に加えてハロタン，enflurane[訳注1]，セボフルラン，イソフルランなどが最もよく使用される。このなかで安全面から最もよく使用されるのがイソフルランである。しかし，喘息発作患者に対する吸入麻酔薬の使用は，経験豊富な医療者が適切な器具を用いてこれを投与し，また適切に除去しなければならないため，一般的とはいえない。人工呼吸器や近代的な麻酔器の機能が向上することによって，集中治療室（intensive care unit：ICU）においても吸入麻酔薬を安全に投与することが可能になってきている。しかし，吸入麻酔薬の使用が，死亡率，人工呼吸期間，人工呼吸の合併症などの重要な予後を改善させるか否かのエビデンスは不足している。

訳注1
2015年現在，販売中止になっている。

吸入エアロゾル投与

治療を目的としたエアロゾル投与は人工呼吸患者においてはよく行われ，そのなかでもβ刺激薬である気管支拡張薬が一般的である。しかし，ARDS患者ではβ刺激薬は死亡率を上昇させるため，避けるべきである。そのほかのエアロゾルとして，抗コリン薬，ステロイド，抗菌薬，プロスタサイクリンなども人工呼吸中に投与される。治療を目的としたエアロゾルは，ネブライザーや定量噴霧器（metered dose inhaler：MDI）でも投与される。人工呼吸中には，多くの因子がエアロゾルの運搬にかかわっている（表35-1）。

ネブライザー

従来からあるジェットネブライザーでは，下気道に沈着するのは装置に準備された薬液の約5%である。人工呼吸中にジェットネブライザーを用いることにはいくつもの欠点がある。もし，ネブライザーが細菌エアロゾルの温床になっていれば，下気道の感染が起こりうる。ネブライザーからの定常流は，量制御換気においては1回換気量を，圧制御換気においては圧を上昇させる。ネブライザーからの定常流は，呼気フィルターやタコメータの抵抗を増し，人工呼吸器のトリガーを困難にする。人工呼吸器によっては，

表 35-1　人工呼吸中のエアロゾル運搬に影響する重要な技術的因子

ネブライザー
ネブライザーのタイプ：メーカーによってジェットネブライザーのタイプはさまざまである。一般的に，メッシュ式ネブライザーはジェットネブライザーよりも優れている
回路中の位置：ジェットネブライザーは気管チューブから少なくとも 15 cm 離す。メッシュ式ネブライザーは人工呼吸器と加湿器の間に装着させる
呼吸作動：ネブライザーが吸気相にのみ作動すると，その運搬量は最も増加する
流量と充填量：ジェットネブライザーでは，流量は 6～8 L/分で充填量は 4～5 mL である
ネブライゼーションの時間：持続的ネブライザーを用いると，多くの量を運搬できる
吸気時間：吸気時間を長くとると，多くの量を運搬できる

定量噴霧器（MDI）
チャンバーデバイス：回路内チャンバーにより，より多くの量が運搬できる
作動：MDI は吸入のときに作動させる

ネブライザーもしくは MDI
加湿：吸気ガスが加湿されていなければ，多くのエアロゾルが運搬されることになるが，このことは気管チューブの閉塞のリスクを増すことになる
チューブサイズ：内径の小さな気管チューブまたは気管切開チューブでは，運搬されるエアロゾルは少なくなる
ガス密度：密度の低いガス（例：ヘリオックス）では，より多くのエアロゾルを運搬することができる
リーク部位：非侵襲的人工呼吸において，装置をリーク部位とマスクの間に装着すると，より多くの量を運搬できる
用量：用量を増やすと，より多くの薬物を運搬することができる
患者因子：閉塞の重症度，非同調

これらネブライザーの欠点はその機能によって相殺される。すなわち，吸気にのみネブライザーを作動させ，ネブライザーにより付加された流量を代償することができる。

振動メッシュ式ネブライザーは，エアロゾルをつくるために，メッシュまたは多孔性のプレートを用いるものである。制御ユニットを作動させるために電気を必要とする（これらは高用量薬物投与装置であり，残量は無視することができる）。メッシュ式ネブライザーはジェットネブライザーのいくつかの問題を解決しており，回路に新たなガス流量を加えることはないし，治療中に装置を回路に残しておくことができる。メッシュ式ネブライザーは，人工呼吸器と加湿器の間に配置する（図 35-1）。メッシュ式ネブライザーは，ジェットネブライザーと比較するとエアロゾル運搬がより効果的である。

持続的エアロゾル投与法

メッシュ式ネブライザーやシリンジポンプを用いて，人工呼吸回路内にエアロゾルを持続的に投与することができる。持続的エアロゾル気管支拡張薬投与は，重症の喘息発作で使用される。持続的エアロゾル血管拡張薬（例：プロスタサイクリン）は，難治性の低酸素血症の酸素化を改善させ，肺高血圧症において肺動脈圧を低下させる目的で投与

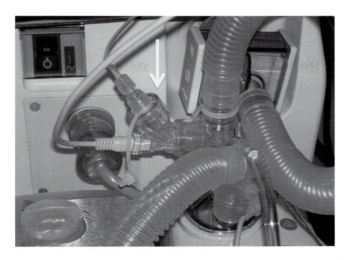

図 35-1　加温加湿器の入り口に取り付けられたメッシュ式ネブライザー

される。

定量噴霧器（MDI）

人工呼吸中のジェットネブライザーの合併症の多くは MDI の使用により避けることができる。MDI からの肺沈着は，ジェットネブライザーと同等である（5%）。MDI もジェットネブライザーも，どちらも人工呼吸患者において効果的に用いることができる。MDI は，エルボーアダプター，インラインアダプター，チャンバーアダプターを用いて，人工呼吸器回路に組み込むことができる。同じ回数を作動させた際，肺への沈着が最大になるのはチャンバーアダプターである。運搬を最大にするため，MDI は吸気の始めに作動させるべきである。ネブライザーの場合と同じく，気管チューブはエアロゾルが通り抜ける際の非常に大きな障壁になる。最新の MDI にはコストの問題があり，ネブライザーと比較して高額になっている。

用量

ネブライザーで投与される常用量は，MDI の 10 倍多い。MDI の常用量は，ネブライザーの量と比較するとわずかであるが，肺への沈着は両方同じであるため，ネブライザー，特にメッシュ式ネブライザーのほうが，より多くの薬物が肺に沈着することになる。大量のエアロゾルが必要な場合には（例：喘息発作時），メッシュ式ネブライザーのほうが MDI より効果的で便利である。吸入薬の量（ネブライザーもしくは MDI）は，気管チューブを通り抜けることで肺への沈着が減少するため，気管挿管患者では増量が必要である。

反応の評価

吸入気管支拡張薬への反応としては，最高気道内圧，プラトー圧，auto-PEEP，抵抗圧（最高気道内圧－プラトー圧）の低下がある。気管支拡張薬への反応を評価する方法として，選択された患者においては，気道抵抗や流量-換気量ループといったより洗練された評価項目がある。

非侵襲的人工呼吸時のエアロゾル投与

非侵襲的人工呼吸（noninvasive ventilation：NIV）時のエアロゾルの投与は，チャンバースペーサーを用いた MDI，もしくはネブライザーを用いて可能である。NIV 中のエアロゾル運搬に影響する因子は多岐にわたる。これらには，人工呼吸器のタイプ，モード，回路の条件，マスクのタイプ，エアロゾル装置のタイプ，薬物に関連した因子，呼吸のパラメータ，患者因子などが含まれる。定常流，高い吸気流量，リーク，加湿，非同調性の影響にもかかわらず，NIV 中の気管支拡張薬投与には著明な治療効果があることが報告されている。NIV 中の吸入療法の効果を適切にするためには，必要な技術について注意を払っておくことが要求される。

覚えておくべきポイント

- 吸入肺血管拡張薬は急性呼吸促迫症候群（ARDS）において酸素化を改善させるが，死亡率に与える影響については不明である
- 閉塞性肺疾患患者において，ヘリオックスはガス交換やエアロゾル運搬を改善させるが，人工呼吸期間を短くするか否かは不明である
- ヘリオックスは，人工呼吸器やそのほかの呼吸ケア物品のパフォーマンスに影響を与える
- 吸入麻酔薬の使用が喘息患者の予後に与える影響は不明である
- ジェットネブライザーや定量噴霧器（MDI）の薬物用量の約 5％のみが挿管された患者の肺に沈着する
- メッシュ式ネブライザーのエアロゾル運搬は，ジェットネブライザーよりも大きい
- MDI もネブライザーも，どちらも人工呼吸患者に効果的に用いることができる
- インラインもしくはエルボーデバイスを用いるよりは，チャンバーアダプターを用いると MDI から投与される薬物量が多くなる
- 吸入気管支拡張薬への反応は，最高気道内圧，プラトー圧，auto-PEEP の低下として評価できる
- 持続的エアロゾル療法では，気管支拡張薬や肺血管拡張薬を投与することができる
- ネブライザーも MDI も，非侵襲的人工呼吸（NIV）中のエアロゾル投与に使うことができる

推奨文献

Adhikari NK, Burns KE, Friedrich JO, et al. Effect of nitric oxide on oxygenation and mortality in acute lung injury: systematic review and meta-analysis. *BMJ*. 2007;334:779.

Afshari A, Brok J, Møller AM, Wetterslev J. Aerosolized prostacyclin for acute lung injury (ALI) and acute respiratory distress syndrome (ARDS). *Cochrane Database Syst Rev*. 2010:CD007733.

Afshari A, Brok J, Møller AM, Wetterslev J. Inhaled nitric oxide for acute respiratory distress syndrome and acute lung injury in adults and children: a systematic review with meta-analysis and trial sequential analysis. *Anesth Analg*. 2011;112:1411-1421.

Ari A, Fink JB, Dhand R. Inhalation therapy in patients receiving mechanical ventilation: an update. *J Aerosol Med Pulm Drug Deliv*. 2012;25:319-332.

Char DS, Ibsen LM, Ramamoorthy C, Bratton SL. Volatile anesthetic rescue therapy in children with acute asthma: innovative but costly or just costly? *Pediatr Crit Care Med*. 2013;14:343-350.

Dhand R. Aerosol delivery during mechanical ventilation: from basic techniques to new devices. *J Aerosol Med Pulm Drug Deliv*. 2008;21:45-60.

Dhand R. Aerosol therapy in patients receiving noninvasive positive pressure ventilation. *J Aerosol Med Pulm Drug Deliv*. 2012;25:63-78.

Dhand R, Guntur VP. How best to deliver aerosol medications to mechanically ventilated patients. *Clin Chest Med*. 2008;29:277-296.

Dolovich MB, Ahrens RC, Hess DR, et al. Device selection and outcomes of aerosol therapy: evidence-based guidelines. *Chest*. 2005;127:335-371.

Gao Smith F, Perkins GD, Gates S, et al. Effect of intravenous β-2 agonist treatment on clinical outcomes in acute respiratory distress syndrome (BALTI-2): a multicentre, randomised controlled trial. *Lancet*. 2012;379:229-235.

Hess DR. Aerosol delivery during mechanical ventilation. *Minerva Anestesiol*. 2002;68:321-325.

Hess DR. Heliox and noninvasive positive-pressure ventilation: a role for heliox in exacerbations of chronic obstructive pulmonary disease? *Respir Care*. 2006;51:640-650.

Hess DR. Nebulizers: principles and performance. *Respir Care*. 2000;45:609-622.

Hess DR. The mask for noninvasive ventilation: principles of design and effects on aerosol delivery. *J Aerosol Med*. 2007;20(Suppl 1):S85-S99.

Hess DR, Fink JB, Venkataraman ST, et al. The history and physics of heliox. *Respir Care*. 2006;51:608-612.

Matthay MA, Brower RG, Carson S, et al. Randomized, placebo-controlled clinical trial of an aerosolized $β_2$-agonist for treatment of acute lung injury. *Am J Respir Crit Care Med*. 2011;184:561-568.

Vaschetto R, Bellotti E, Turucz E, et al. Inhalational anesthetics in acute severe asthma. *Curr Drug Targets*. 2009;10:826-832.

Venkataraman ST. Heliox during mechanical ventilation. *Respir Care*. 2006;51:632-639.

Chapter 36
緊急時の換気と災害時の換気

- 導入
- 呼気ガス換気テクニック
    口対口換気
    フェイスシールドバリア
    　デバイス
    口対マスク換気
- **用手的換気テクニック**
    自己膨張式用手換気器具
    流量膨張式用手換気器具
- 酸素駆動デマンドバルブ
- 災害時の機械的人工呼吸
    多数傷病者呼吸不全時の
    　人工呼吸器
- 覚えておくべきポイント
- 推奨文献

> **目的**
> 1. 呼気ガス換気テクニックを比較する
> 2. 自己膨張式と流量膨張式用手換気器具を比較する
> 3. 機械的人工呼吸と災害への準備に関連した問題を議論する
> 4. 多数傷病者呼吸不全（MCRF）時に使用可能な人工呼吸器を説明する

導入

緊急時の換気として使用できるのは，呼気ガス換気テクニック，用手換気器具，酸素駆動デマンドバルブなどである。これらの方法のいくつか（例：呼気ガステクニック）は，非医療者である一般人によっても使用されることがある。そのほか（例：用手換気器具）は，緊急時の換気（例：心肺蘇生）で使用される。近年，災害時にどのような換気手段を用いるかについての関心が高まっている。

呼気ガス換気テクニック

口対口換気

口対口換気（mouth-to-mouth ventilation）には，容易に行うことができ，効果的かつ標準的で，特別な器具を必要とせず，大きなリザーバー容量をもつ（供給される換気量は救助者の肺活量に依存するのみである）などの利点がある。しかし，口対口換気には，関連する重要な問題点がある。高い気道抵抗に伴う咽頭圧の上昇（例：気道閉塞），肺の低いコンプライアンス，短い吸気時間（高い吸気流量を生み出す），換気回数の多さ〔呼吸と呼吸の間に肺が虚脱するための十分な時間がなく，auto-positive end-expiratory pressure（auto-PEEP）が発生する〕などから，胃への送気が起こる。口対口換気において供給される酸素濃度は約16％であり，供給される二酸化炭素濃度は約5％である。口対口換気の最大の懸念は，感染症が伝播する可能性があることである。そこで，緊急換気においては，保護的なバリアデバイスを用いることが賢明である。このような理由から，口対口換気は基本的には推奨されず，可能な限りはバッグバルブマスクのようなほかの換気デバイスを用いるべきである。

フェイスシールドバリアデバイス

フェイスシールドバリアデバイスは軟らかいプラスチックシートを用いており，患者と救助者を分ける目的でバルブまたはフィルター，もしくはその両方がついている。このデバイスは，呼気ガス換気という行為を救助者にとって保護的なものにしてくれる。しかし，このデバイスが感染症の伝播をどのくらい防止してくれるのかは不明である。口対口換気の種々の限界（デバイスの使用が困難，胃送気，低い吸入気酸素）は，このデ

バイスにも当てはまる。

口対マスク換気

口対マスク換気（mouth-to-mask ventilation）に使用されるデバイスは，緊急換気時の感染症の伝播を防ぐために，患者と救助者の間にバリアをつくるものである。マスクは空気で満たされた弾力性のあるカフで適切に密封され，酸素投与ができるポートがあるべきである。マスクは透明な素材でつくられ，嘔吐があったときに視認できるようでなければならない。患者の呼気ガスや吐物の汚染から救助者を保護するために，マスクには一方向弁もしくはフィルターが装着されていなければならない。患者と救助者との間にさらなるバリアをつくる場合には延長チューブをつけ，患者の呼気ガスが換気により出ていくようにする。弁やフィルターは，吐物や加湿によって詰まることがあってはならないと同時に，気流抵抗も最小でなければならない。マスクの死腔は可能な限り小さくなくてはならない。

　正しいテクニックを用いてマスクを保持することが重要である。救助者は，患者の頭側に位置するようにする。マスクで患者の鼻と口を覆い，救助者の親指で保持する。両手の第一指（人さし指）を患者の下顎の下に置き，頭部を後ろに傾けながら，下顎を挙上させる。マスクは救助者の親指によって密着させる。両手の親指と人さし指を使ってマスクを保持する別の方法として，そのほかの指を使って下顎を挙上させ，頭部を後屈させる方法がある。どちらの方法においても，救助者の両手はマスクを保持して気道を開通させるために使われる。頸椎外傷患者においては，頭部を傾けることなく下顎を挙上しなければならない。

用手的換気テクニック

自己膨張式用手換気器具

自己膨張式用手換気器具は，蘇生時や患者搬送時に用いられる。これらは自己膨張式なので，バッグを膨らませるために追加の流量や酸素は必要としない。このデバイスはマスクとともに使うこともできるし，気管チューブや気管切開チューブに直接装着することもできる。バッグバルブ換気器具（bag-valve manual ventilator）にとって重要な意味をもつ4つの性能基準とは，換気能力（換気回数や1回換気量），酸素供給，バルブ機能，耐久性である。

　バッグバルブ換気器具は，自己膨張式バッグ，酸素リザーバー，非再呼吸バルブからなる（図36-1）。バッグは救助者によって換気のためにスクイーズされる。バッグの容量はメーカーによって異なっており，1〜2Lの範囲である。バッグからの気流を一方向に流すために一方向弁が使われており，バッグが膨張するときはバッグの中にガスを引き込み，バッグが圧迫されたときはバッグのガスを患者に向けて流すことになり，これを通して呼気ガスの再呼吸を防いでいる。

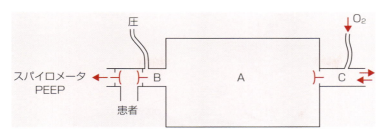

図36-1　バッグバルブ換気器具の模式図。A：自己膨張式バッグ，B：非再呼吸バルブ，C：酸素リザーバー
PEEP：呼気終末陽圧

　バッグバルブ換気器具では，肺コンプライアンスや気道抵抗に変化が起こった場合，救助者がインピーダンスの変化を感じられるようになっている。非再呼吸バルブの抵抗は低くなければならず，高酸素流量で詰まるようなことがあってはならず，死腔は可能な限り小さく，バルブを介した前方あるいは後方のリークがあってはならない。気道内圧を測定するために圧マノメータを装着できなければならないし，呼気ポートにはスパイロメータやPEEPバルブが装着できる必要がある。バッグバルブ換気器具が装着されている患者が自発的に呼吸している場合，呼気バルブは閉じているべきで，患者は酸素をバッグから吸入することになる。しかし，バッグバルブ換気器具で自発呼吸を続けることはあまり勧められない。というのも，バルブの抵抗によって高い仕事量が患者に付加されるようになるからである。マスクや人工気道と連結するために，標準的アダプター（内径15 mm，外径22 mm）を有していなければならない。
　バッグバルブマスク換気では，適切なテクニックが必要とされる（図36-2）。バッグを圧迫したときに，バッグのすべての容量が患者に供給されるわけではないことを認識することが重要である。バッグバルブ換気器具から供給される換気量に影響する因子は多岐にわたる（表36-1）。1人の救助者のみでバッグバルブマスクから適切な1回換気量を供給するのは困難である。これは，片手で適切に気道を開放させながらマスク密着を維持しつつ，片手で適切な1回換気量を得るためにバッグをスクイーズすることが困難だからである。
　一般的に行われていることではないが，バッグバルブ換気中には呼気1回換気量をモニタリングすることが望ましい。用手換気中の気道内圧のモニタリングは，患者にリークのリスクがある場合には重要である（例：開胸術後）。バッグバルブ換気中に供給される酸素濃度に影響する因子も多岐にわたっている（表36-2）。蘇生，吸引，患者搬送，特別な手技を行うに際しては，ほぼ100％に近い酸素が供給されなければならない。
　バッグバルブマスク換気中の胃への送気は重大な問題である。これは，低い肺コンプライアンス時に換気圧が高くなると起こりやすくなる。吸気流速を遅くすると，胃送気のリスクは減少する。セリック手技〔Sellick maneuver（輪状軟骨の圧迫）〕も使用できるが，その有用性は不明である。

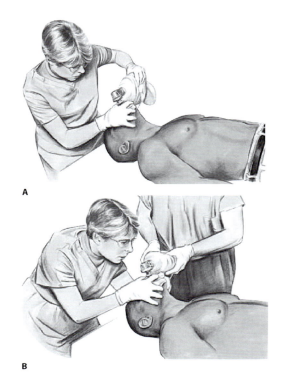

図36-2 バッグバルブマスク換気テクニック。**A**：一人法，**B**：二人法
American Heart Association : Guidelines 2000 for Cardiopulmonary Resuscitation and Emergency Cardiovascular Care. Part 3 : adult basic life support. The American Heart Association in collaboration with the International Liaison Committee on Resuscitation, Circulation 2000；Aug 22；102 [8 Suppl]：I22-I59 より許可を得て転載。

　人工呼吸器の不具合時に使用できるように，用手換気器具を機械的人工呼吸患者のベッドサイドに準備しておくべきである。しかし，用手換気器具は細菌感染の温床となりうる。これら器具の汚染には十分注意する必要があり，汚染が高度の場合は交換すべきである。

流量膨張式用手換気器具

　成人の重症患者ケアにおいては，流量膨張式バッグは一般的には用いられない。これらは，定常流，半閉鎖，非再呼吸弁のない呼吸システムである。回路には，薄い素材の麻酔バッグ，気管チューブまたはマスクコネクター，バッグの端にガスを逃がす装置（bleed-off[訳注1]）が付いている。バッグの膨張は，酸素流量と bleed-off で決定される。酸素流量ならびに bleed-off はまた，バッグの中の圧力をコントロールする。このようにして，バッグは換気だけではなく PEEP を供給するものとしても使用でき，マノメータを取り付けたり，圧の pop-off[訳注2] を取り付けることもできる。患者はバッグに向かっ

訳注1
三方活栓など。

訳注2
バルブ構造になっており，開放すると急激に圧を逃がすことのできる装置。

表 36-1　バッグバルブ換気器具から供給される1回換気量に影響を与える因子

因子	コメント
マスク vs. 気管チューブ	バッグバルブマスク換気で供給される換気量はしばしば不適切である。バッグバルブマスクでは胃への送気の可能性がある
片手 vs. 両手	片手でバッグを圧迫するよりは，両手で圧迫したほうが大きな換気量が供給される
手の大きさ	大きな手の人のほうが，大きな換気量を供給できる
肺インピーダンス	気道抵抗が上昇し，肺コンプライアンスが低下すると，供給される換気量は減少する
商品	市販されている器具によって供給される換気量が異なる
疲労	バッグバルブ換気を長時間していると，供給される換気量が減少する
手袋	どのような医療手袋をしているかは，1回換気量の供給に影響しない

表 36-2　バッグバルブ換気中の酸素濃度に影響する因子

因子	コメント
酸素流量	酸素流量が少なければ，供給される酸素濃度も低くなる；成人のバッグバルブ換気器具においては，15 L/分の流量を使用すべきである
酸素リザーバー	リザーバー容量が少ないと，供給される酸素濃度は低くなる。理想的には，リザーバー容量はその器具の容量を上回っているべきである
酸素供給バルブ	酸素供給バルブにより100%酸素供給が可能となるが，バッグの再膨張を阻害するかもしれない
バッグリコイル時間	バッグリコイル時間が遅いと，供給酸素濃度は高くなる
ブランド	メーカーによって供給される酸素濃度に違いがある

て呼出することになるので，二酸化炭素の貯留を防止するためにも，十分な高流量の酸素を流しておく必要がある。バッグの bleed-off は著明な呼気抵抗となりうる。このシステムの欠点は，圧縮ガスが必要なこと，自己膨張式用手換気器具と比較すると使用が複雑なことにある。

酸素駆動デマンドバルブ

病院のなかで用いられることは一般的ではないが，酸素駆動デマンドバルブは救急現場で活動する救急隊員によって使用されている。この装置は圧縮されたガスで駆動され，このガスがないところでは使用不能である。この装置は，救助者によってトリガーされ

た場合（蘇生機能），または患者によってトリガーされた場合（デマンドバルブ機能）には，100％酸素を供給することができる。この器具は，マスクでも人工気道でも用いることができる。この装置からは肺のインピーダンスを感じとることはできない。この器具は，過換気や胃への送気を引き起こすので，その使用はあまり勧められない。

災害時の機械的人工呼吸

自然災害，テロリズム，発熱性の重症呼吸器疾患などが，集団発生した傷病者に対する機械的人工呼吸の必要性に関する注意喚起をもたらしている。多数傷病者発生シナリオにおける機械的人工呼吸を考えた場合，不必要な死亡防止のためには機械的人工呼吸のキャパシティーの増加が必要とされる。多数傷病者のケアにおいては，事故現場からの移動時，施設間での患者移動時，重症の院内患者や外傷患者のために，人工呼吸器が必要となる。

多数傷病者呼吸不全時の人工呼吸器

多数傷病者呼吸不全（mass casualty respiratory failure：MCRF）への使用に適した人工呼吸器の特性を表36-3に列挙した。自動蘇生器具，気圧式あるいは電気起動によるポータブル人工呼吸器，集中治療のための人工呼吸器，非侵襲的人工呼吸（noninvasive ventilation：NIV）の人工呼吸器も，MCRFに使うことができる。

　自動蘇生器具は，用手換気器具のかわりになるものとしてデザインされている。これらの機器は気圧で駆動され，圧サイクルである。これらにはアラームはなく，一定の1回換気量を供給することはできず，1回換気量と呼吸数を別々に設定することはできず，通常100％酸素のみが投与可能であるか，空気混入機序（air-entrainment mechanism）により酸素濃度を低くすることができる。洗練された気圧式のポータブル人工呼吸器は，PEEPとともに持続的強制換気の機能をもっており，1回換気量と呼吸数を別々に設定することができる。電気で起動するポータブル人工呼吸器は，在宅や院内搬送で用いられることが最も多い。重症患者に用いられる人工呼吸器はすべてのタイプの呼吸不全の管理に用いることができるが，その機器の大きさ，費用，複雑さを考慮すると，MCRFにおける使用はあまり推奨されない。

　NIVをMCRFに用いることには議論がある。MCRFの多くの患者は急性呼吸促迫症候群（acute respiratory distress syndrome：ARDS）となっており，ARDSにおけるNIVの意義は限定的である（NIVは重症ARDSには推奨されていない）。また，NIVはエアロゾルをまき散らす行為でもあり，医療者への曝露が懸念されている。NIVのために設計された人工呼吸器であっても，侵襲的人工呼吸器としても用いることができるものもある。

　災害時に十分な数の人工呼吸器が使用可能かどうかが懸念される。MCRFシナリオにおいて，十分な数の人工呼吸器を確保するのに考えられる調達元について表36-4に示した。地域で発生した災害時にどのようにして十分な人工呼吸器を調達するかにつ

表 36-3　多数傷病者呼吸不全時に対する人工呼吸器の作動特性

特性	根拠・原理	能力 必須	能力 望ましい
成人と小児において FDA 承認である	自然災害，感染症の流行，化学・生物テロリズムは小児にも影響する	10〜kg の患者を換気できる	5〜kg の患者を換気できる
50〜psig の圧縮ガスがなくても作動する	病院の電気余剰は酸素備蓄や余剰を大きく上回る	50〜psig がなくても作動する	50〜psig のガス源以外でも，電流でも作動できる
	高圧酸素がなくても F_{IO_2} を上昇させるためにフローメータからの低流量酸素が使用できる	0.21〜1.0 の F_{IO_2}	
バッテリー 4 時間以上	施設間搬送に使用可能 間欠的な電力の枯渇があっても継続的なサポートができる	通常で名目 4 時間	通常で名目 4 時間以上
一定の換気量を供給できる	ARDS ネットワークプロトコールで述べられている指針に見合う 1 回換気量を供給できる 人工呼吸器関連肺傷害の可能性を減少できる 年齢に応じた設定ができる	量制御換気 （250〜750 mL）	圧制御換気と量制御換気
モード：CMV	ARDS ネットワークガイドラインに適合できる 少ない医療者と多数傷病者という状況において，最低限の換気を保証してくれる	CMV	CMV，IMV，プレッシャーサポート換気
PEEP	ARDS ネットワークガイドラインに適合できる 人工呼吸器関連肺傷害を予防できる 低酸素血症に対処できる	5〜15 cmH$_2$O に調節できる	5〜20 cmH$_2$O に調節できる
呼吸数と 1 回換気量を分けて制御できる	ARDS ネットワークガイドラインに適合できる 無呼吸の患者において，分時換気量を保証してくれる	呼吸数 6〜35 回/分	呼吸数 6〜75 回/分（小児患者対象）
気道内圧と 1 回換気量をモニタリングできる	ARDS ネットワークガイドラインに適合できる 患者の肺コンプライアンスを評価できる 患者の安全：過膨張を防止できる	最高吸気圧と供給された 1 回換気量がモニタリングできる	プラトー圧や患者の 1 回換気量がモニタリングできる
適切なアラーム	患者の安全 少ないスタッフで多数の患者をモニタリングする能力を改善する	アラーム： 　回路の外れ 　高い気道内圧 　低い気道内圧（リーク） 　電力不足 　高圧ガス源の不足	アラーム： 　圧モードにおける高 1 回換気量 　低分時換気量 　アラームの遠隔操作

ARDS：急性呼吸促迫症候群，CMV：持続的強制換気，FDA：米国食品医薬品局，IMV：間欠的強制換気，PEEP：呼気終末陽圧

Branson RD, Johannigman JA, Daugherty EL, Rubinson L. Surge capacity mechanical ventilation. *Respir Care*. 2008 Jan；53（1）：78-88 より許可を得て転載．

表 36-4　多数傷病者呼吸不全シナリオにおける人工呼吸器の考えられる調達元

調達元	戦略	考えられる問題
影響を受けた病院	待機手術の延期 麻酔器ワークステーションを人工呼吸器ならびに集中治療室のモニターとして転用（非外傷性の災害時に）	麻酔器の数には限界がある。もし人工呼吸期間が遷延したら、手術やほかの処置のために麻酔器が必要となるかもしれない
影響を受けなかった病院	災害の影響を受けなかった病院から、必要とする病院に機器を再分配させる	通常でも、ほとんどの病院で数台の人工呼吸器が余っている。影響を受けなかった病院が災害の状況を知ることが遅れれば、進んで機器をシェアしてもらえる機会が減る
人工呼吸器の貸し出しサービス	レンタル会社からの貸し出し	1つのレンタル会社が影響を受けた複数の病院と契約していることが考えられ、その場合は調達できる人工呼吸器の数も限られる。遠方からの人工呼吸器調達となると、調達が遅れる可能性がある
戦略的国家備蓄	国や自治体に人工呼吸器を配備する	ほとんどの自治体で戦略的国家備蓄からの展開能力に限界があるため、分配が遅れる可能性がある。複数の都市・病院が同時に人工呼吸器を必要とした場合、どのように優先順位をつけるのかが不明

Branson RD, Johannigman JA, Daugherty EL, Rubinson L. Surge capacity mechanical ventilation. *Respir Care*. 2008；Jan；53（1）：78-88 より許可を得て転載。

いて、各地域社会は計画を策定しておくべきである。

覚えておくべきポイント

- 口対口換気の限界は、感染症伝播の可能性、不適切なパフォーマンス、低い酸素濃度の供給、胃への送気がよく起こることである
- 口対マスク換気器具では、救助者と患者の間にバリアをつくることができる
- 自己膨張式用手換気器具では、高濃度酸素を供給することが可能である
- 弁の部分が抵抗となるため、バッグバルブ換気器具をつないだ患者を自発呼吸のままにしてはならない
- 流量により膨張する用手換気器具は、自己膨張式用手換気器具より扱いが難しい
- 自動蘇生器具、気圧式もしくは電気駆動式ポータブル人工呼吸器、重症患者用の人工呼吸器、非侵襲的人工呼吸のためにデザインされた人工呼吸器のいずれも、多数傷病者呼吸不全（MCRF）において使用可能である
- 各地域社会は、災害が発生した際にどのようにして十分な数の人工呼吸器を調達するかについて、計画を策定しておくべきである

推奨文献

Adelborg K, Dalgas C, Grove EL, et al. Mouth-to-mouth ventilation is superior to mouth-to-pocket mask and bag-valve-mask ventilation during lifeguard CPR: a randomized study. *Resuscitation*. 2011;82:618-622.

AriñoIrujo JJ, Velasco JM, Moral P, et al. Delivered oxygen fraction during simulated cardiopulmonary resuscitation depending on the kind of resuscitation bag and oxygen flow. *Eur J Emerg Med*. 2012;19:359-362.

Barnes TA, Catino ME, Burns EC, et al. Comparison of an oxygen-powered flow-limited resuscitator to manual ventilation with an adult 1,000-mL self-inflating bag. *Respir Care*. 2005;50:1445-1450.

Bergrath S, Rossaint R, Biermann H, et al. Comparison of manually triggered ventilation and bag-valve-mask ventilation during cardiopulmonary resuscitation in a manikin model. *Resuscitation*. 2012;83:488-493.

Blakeman TC, Rodriquez D, Dorlac WC, et al. Performance of portable ventilators for mass-casualty care. *Prehosp Disaster Med*. 2011;26:330-334.

Branson RD, Johannigman JA, Daugherty EL, Rubinson L. Surge capacity mechanical ventilation. *Respir Care*. 2008;53:78-88.

Branson RD, Rubinson L. Mechanical ventilation in mass casualty scenarios. *Respir Care*. 2008;53:38-39.

Carter BG, Fairbank B, Tibballs J, et al. Oxygen delivery using self-inflating resuscitation bags. *Pediatr Crit Care Med*. 2005;6:125-128.

Godoy AC, Vieira RJ, De Capitani EM. Alterations in peak inspiratory pressure and tidal volume delivered by manually operated self-inflating resuscitation bags as a function of the oxygen supply rate. *J Bras Pneumol*. 2008;34:817-821.

Neumar RW, Otto CW, Link MS, et al. Part 8: Adult Advanced Cardiovascular Life Support: 2010 American Heart Association Guidelines for Cardiopulmonary Resuscitation and Emergency Cardiovascular Care. *Circulation*. 2010;122:S729-S767.

Rabus FC, Luebbers HT, Graetz KW, Mutzbauer TS. Comparison of different flow-reducing bag-valve ventilation devices regarding respiratory mechanics and gastric inflation in an unprotected airway model. *Resuscitation*. 2008;78:224-229.

Rubinson L, Hick JL, Curtis JR, et al. Definitive care for the critically ill during a disaster: medical resources for surge capacity: from a Task Force for Mass Critical Care summit meeting, January 26-27, 2007, Chicago, IL. *Chest*. 2008;133:32S-50S.

Schumacher J, Weidelt L, Gray SA, Brinker A. Evaluation of bag-valve-mask ventilation by paramedics in simulated chemical, biological, radiological, or nuclear environments. *Prehosp Disaster Med*. 2009;24:398-401.

Von Goedecke A, Wagner-Berger HG, Stadlbauer KH, et al. Effects of decreasing peak flow rate on stomach inflation during bag-valve-mask ventilation. *Resuscitation*. 2004;63:131-136.

Chapter 37
運動療法とポータブル人工呼吸器

- 導入
- 運動療法
  人工呼吸患者における歩行のアプローチ
- ポータブル人工呼吸器
  ポータブル人工呼吸器の特徴
- 覚えておくべきポイント
- 推奨文献

> **目的**
> 1. 人工呼吸患者の運動療法と歩行の理論的根拠について述べる
> 2. 人工呼吸患者における歩行のアプローチを説明する
> 3. ポータブル人工呼吸器の特徴を説明する

導入

近年，機械的人工呼吸患者が運動療法を行ったり歩行したりすることへの関心が高まっている。これらの治療を行う際には，ポータブル人工呼吸器が必要となる。ポータブル人工呼吸器はまた，院内搬送時，病院間搬送時にも使用される。本章では，人工呼吸患者の運動療法や歩行の問題とともに，搬送時に用いられるポータブル人工呼吸器について考える。

運動療法

人工呼吸管理されていた重症病態の生存者には，筋肉の萎縮や疲労が起こりうる。急性呼吸促迫症候群（acute respiratory distress syndrome：ARDS）の生存者においても，集中治療室（ICU）退室後数年間も身体的障害が遷延するとされている。これらの後天的な障害は，社会的孤立，施設への長期収容，社会の経済的負担につながりうる。これらの身体的障害の原因として，疾患の重症度，急性の炎症，副腎皮質ステロイドの投与，筋弛緩薬の投与など，多くの因子が考えられる。しかし，最も大きな因子は長期間の臥床である。

　毎日の覚醒と自発呼吸トライアルにより人工呼吸期間が短縮され，人工呼吸患者の早期からの身体的活動を支持するエビデンスが蓄積されつつある。ABCDEバンドルは，人工呼吸管理を受けている重症患者に対するエビデンスに基づいた組織的アプローチである。ABCDEバンドルとは，毎日の鎮静と自発呼吸トライアルによる覚醒と呼吸の協調（**A**wakening and **B**reathing），鎮静と鎮痛薬の適切な選択（**C**hoice of sedative and analgesic），せん妄のモニタリング（**D**elirium monitoring），早期運動療法（**E**arly mobilization）である。

人工呼吸患者における歩行のアプローチ

歩行に先立って，考慮すべき問題がいくつかある。患者がどれくらいの鎮静薬を投与されているかを確認することが大切である。覚醒して反応性がある患者においては，少ない鎮静は早期の抜管を可能にすることがある。また，患者の血行動態は安定している必要がある。急いで完全な歩行を実現したくなるかもしれないが，より緩やかに段階を踏むべきである。最初はベッド上での座位や，ベッドから足を垂らして座る（端座位）ことを行い，そしてベッドサイドでの起立，数歩の歩行，椅子への移動といったステップ

を踏みながら最終的な目標へ向かうべきである。

　人工呼吸患者において運動療法と歩行を考慮する際には，患者は呼吸的に危険な状態にあり，患者の換気状態ならびに予備力から運動耐容力には限界があることを思い出す必要がある。場合によっては，患者の運動や歩行能力を改善させるために，換気補助の設定を上げる必要がある。運動により呼吸筋への酸素需要が増加するが，そのことによりほかの筋肉からの盗血現象（steal）が起こり，運動や歩行に制限をもたらす可能性がある。これは運動や歩行時に換気のサポートを増やすことで対応でき，呼吸筋による酸素需要の増大を起こすことなく換気を増加させることができる。

　重症患者の運動や歩行に関する安全性の懸念にもかかわらず，有害なイベントの報告は少ない。早期運動療法と歩行が成功するためには，歩行が安全に実施できるという協調的なコンセンサスが必要であり，そのコンセンサスは，医師，看護師，理学療法士，呼吸療法士を含めた患者チームすべてのメンバー内で共有されていなければならない。人工呼吸器の設定は，運動療法や歩行の制限因子であってはならない。高い吸入酸素濃度（FIO_2）および高い呼気終末陽圧（positive end-expiratory pressure：PEEP）レベルの患者であっても，安全に歩行することができる。運動療法や歩行の制限因子は投与されている鎮静薬の量であって，人工呼吸器の設定ではない。

　早期運動療法と歩行プログラムの成功には，多職種の専門家の連携や，すべてのスタッフ（主治医，研修医，専門医，看護師，理学療法士，呼吸療法士，重症ケアテクニシャン訳注1 など）による高度な共同作業が必要となる。典型的には，看護師はカテーテルやモニターを管理し，理学療法士は患者の動きを管理し，呼吸療法士は人工呼吸器を管理し，重症ケアテクニシャンは必要に応じてサポートを行う。

　歩行の成功のためには，人工呼吸器は十分なバッテリーがなければならない。市販されているほとんどのポータブル人工呼吸器には数時間の内部バッテリー容量があるが，これはいつも十分に充電されていなければならない。バッテリーが不足していると，電源をとるための長い延長コードが必要となるが，コードに足を引っ掛けるとか，偶発的にプラグが抜けるといったことがないように注意を払う。同調性を促進する人工呼吸モードを選択することが重要である。患者が歩行を始めたら，チームは人工呼吸器の設定を変更する必要があるかどうかを考慮し，患者が歩行中に人工呼吸器と同調しているようにする。

　歩行に関してさらにいうならば，人工呼吸器や酸素シリンダーがキャスター付きのものであること，そして，呼吸回路が歩行時に問題とならない程度に十分な長さがあることが重要である。患者搬送のためにデザインされ，患者の歩行時にも利用できる市販のポータブル人工呼吸器がいくつもある。パルスオキシメータは，患者の酸素飽和度をモニタリングし，人工呼吸器の設定を滴定するために重要であるが，心拍数をモニタリングする意味においても重要である。

　あまりにも不安定で，運動を行うために覚醒させることができない患者では，関節拘縮の進展を最小限に抑えるために，受動的な関節可動域（range-of-motion：ROM）運動や体位運動が重要である。神経筋電気刺激や受動的な自転車こぎ運動は，近い将来さ

訳注1
critical care technician
多くは救急救命士（米国ではEmergency Medical Technician：EMT）の資格をもち，院内においても外傷患者を含む重症患者のケア，救急処置などを担当する職種。

らに使用機会が増す治療法と考えられる。

ポータブル人工呼吸器

重症患者では，ベッドサイドではできない診断のための検査や治療的処置が必要となることがある。重症患者が搬送を必要とした場合，患者とともにICU機能を移動させる努力が必要である。これは人工呼吸中の患者にとって，患者，モニタリング機器，気道関連器具，人工呼吸の提供手段に慣れている人物が関与することを意味している（表37-1）。搬送中の換気は，用手換気器具を用いてもポータブル人工呼吸器を用いても提供することができる。用手換気器具よりもポータブル人工呼吸器が優れている点には，一定の換気状態を提供できることと，医療者の手が離れるので，ほかのことができるよ

表37-1 搬送機器とサプライ

タイプ	例
モニタリング機器	心電図リードとケーブル，パルスオキシメータのプローブとケーブル，体温計，聴診器，血圧測定用カフ
吸引器具	吸引カテーテル，ヤンカー，吸引チューブ
静脈内，骨髄内器具	血管カテーテル，アームボード，骨髄内穿刺針，ターニケット，テープ，テガダーム，ガーゼ
胸腔ドレーン，ニードルドレナージ器具	胸腔ドレーン，pleurovacs（チェストドレーンシステム），シリンジ，活栓
経鼻胃管，尿路器具	経腸栄養チューブ，経鼻胃管，フォーリー（Foley）カテーテル，シリンジ
術野滅菌サプライ	ポビドンヨード，クロルヘキシジン，アルコール綿，滅菌手袋，滅菌ドレープ
コミュニケーション器具	携帯電話，無線
気管挿管器具	気管チューブ，鼻および口エアウェイ，CO_2検出器，スタイレット，ラリンジアルマスクエアウェイ，テープ，マギール（Magill）鉗子，市販のチューブホルダー，気管切開チューブ
喉頭鏡	喉頭鏡ブレード/ハンドル，バッテリー，電球
酸素関連器具	鼻カニューレ，酸素チューブ，フローメータ，ヘッドフード，自己膨張式バッグ，蘇生マスク，単純マスク，ベンチュリーマスク，非再呼吸マスク
エアロゾル器具	エアロゾルマスク，気管切開マスク，エアロゾルチューブ，滅菌水，ネブライザー
そのほか	除細動パッド，テープ，針，頸椎カラー，翼状針，シリンジ，ブランケット

データはHorowitz R, Rosenfeld RA. Pediatric critical care interfacility transport. Clin Pediatr Emerg Med. 2007；8（3）：190-202より。

うになることがある。

ポータブル人工呼吸器の特徴

洗練されたマイクロプロセッサ制御のポータブル人工呼吸器が市販されている。理想的には，人工呼吸器は ICU で使われているようなモードが提供できる機能をもっているべきである。呼吸数と 1 回換気量は別々に設定できるべきである。また人工呼吸器は，量制御換気，圧制御換気のどちらも提供できるべきである。F_{IO_2} も調節できなければならない。PEEP が使え，PEEP 補正ができるトリガー感度機能を有していなければならない。高圧アラームや，回路外れ時のアラームも必要である。

　最も大きな問題は，その携行性である。人工呼吸器は軽量でなければならない。人工呼吸器の大きさは，患者とともに搬送することが容易なものである必要がある（例：ベッドの上に乗る大きさ）。搬送用の人工呼吸器は，気圧式あるいは電気駆動式のどちらかであろう。気圧式人工呼吸器の主な欠点は，作動させるのに医療ガスを消費することで，急速なガス源の枯渇が問題となる。マイクロプロセッサ制御ポータブル人工呼吸器は，ガス源の圧変動に影響を受けることなく，また医療ガスを大量に消費することなく，より正確な人工呼吸器設定を提供してくれる。バッテリーで作動する人工呼吸器は，少なくとも 4 時間以上のバッテリー寿命があるべきで，使用したら即座に再充電しておかなければならない。

　人工呼吸患者を MRI のために搬送するときには，特有の課題が発生する。MRI では強い磁場が発生するため，強磁性の構造をもったデバイス（人工呼吸器も含む）は使用できない。患者の換気には用手換気器具を用いるか，MRI 時に使用できるようにデザインされた人工呼吸器を使用する。また，酸素投与のためには，アルミニウム酸素シリンダーやアルミニウム調節器が必要である。

覚えておくべきポイント

- 人工呼吸患者においては，運動と歩行が予後を改善させる
- 歩行に先立って，患者は覚醒していて，血行動態は安定していなければならない
- 運動や歩行時には，人工呼吸器のサポートレベルは上げなければならない
- 人工呼吸患者の運動や歩行においては，多職種連携アプローチが求められる
- 用手換気器具よりもポータブル人工呼吸器が優れているのは，一定の換気状態を提供できることと，医療者の手が離れるので，ほかのことができるようになることである
- ポータブル人工呼吸器は，ICU で行われているのと同じレベルの換気を提供できる必要がある

推奨文献

Bailey PP, Miller RR 3rd, Clemmer TP. Culture of early mobility in mechanically ventilated patients. *Crit Care Med.* 2009;37:S429-S435.

Blakeman TC, Branson RD. Evaluation of 4 new generation portable ventilators. *Respir Care.* 2013;58:264-272.

Blakeman TC, Branson RD. Inter- and intra-hospital transport of the critically ill. *Respir Care.* 2013;58:1008-1023.

Blakeman TC, Rodriquez D, Dorlac WC, et al. Performance of portable ventilators for mass-casualty care. *Prehosp Disaster Med.* 2011;26:330-334.

Chipman DW, Caramez MP, Miyoshi E, et al. Performance comparison of 15 transport ventilators. *Respir Care.* 2007;52:740-751.

Kress JP. Clinical trials of early mobilization of critically ill patients. *Crit Care Med.* 2009;37:S442-S447.

Kress JP. Sedation and mobility: changing the paradigm. *Crit Care Clin.* 2013;29:67-75.

Mendez-Tellez PA, Needham DM. Early physical rehabilitation in the ICU and ventilator liberation. *Respir Care.* 2012;57:1663-1669.

Morandi A, Brummel NE, Ely EW. Sedation, delirium and mechanical ventilation: the 'ABCDE' approach. *Curr Opin Crit Care.* 2011;17:43-49.

Schweickert WD, Kress JP. Implementing early mobilization interventions in mechanically ventilated patients in the ICU. *Chest.* 2011;140:1612-1617.

Schweickert WD, Pohlman MC, Pohlman AS, et al. Early physical and occupational therapy in mechanically ventilated, critically ill patients: a randomized controlled trial. *Lancet.* 2009;373:1874-1882.

Chapter 38
体外式生命維持装置

- 導入
- 体外式生命維持装置のタイプ
    - 静脈-静脈（VV）ECMO
    - 静脈-動脈（VA）ECMO
- ポンプ，人工肺，カテーテル
- 体外式二酸化炭素除去装置
- ECMO の適応
    - 新生児
    - 小児
    - 成人
- 将来
- 覚えておくべきポイント
- 推奨文献

目的

1. 体外式ガス交換に関する歴史と将来における利用について述べる
2. 静脈−静脈（V−V）と静脈−動脈（V−A）体外式ガス交換装置の利点と欠点を比較する
3. 体外式生命維持装置（ECLS）の使用において，異なるタイプのポンプ，人工肺（oxygenator），カテーテルを用いた場合の利点と問題を述べる
4. 体外式二酸化炭素除去装置が使用される状況について述べる
5. 新生児，小児，成人における体外膜型肺（ECMO）の適応について述べる

導入

体外式生命維持装置〔extracorporeal life support：ECLS，一般的には体外膜型肺（extracorporeal membrane oxygenation：ECMO）と呼ばれる〕のコンセプトは，心臓手術において心肺バイパスが導入されたときからあったものである．最初に ECMO が手術室外で用いられたのは 1960 年代で，急性呼吸促迫症候群（acute respiratory distress syndrome：ARDS）患者の重症難治性低酸素血症に対して行われた．ARDS 患者に対する ECMO が最初に成功したのは 1970 年代で，その後，ECMO と標準的な従来型治療との無作為化比較試験が ARDS 患者を対象に行われた．この研究における両群の死亡率は 90％で，ECMO の有用性を示すことはできなかった．この結果，成人 ARDS における ECMO は，ほとんどの施設でオプションとはみなされないようになった．1980 年代に入っていくつかのグループが，胎便吸引症候群，横隔膜ヘルニア，敗血症，肺炎，そのほかの原因の重症呼吸不全の早産児の死亡率を低下させるために，新生児 ECMO を用い始めた．1990 年代，新生児 ECMO の成功をみて，多くの施設が小児や成人の重症呼吸不全に対して ECMO を使い始めた．2000 年に入ると，ECMO の使用はすべての年齢層の心臓患者に拡大していった．ARDS における ECMO の使用が支持されるようになったのは最近のことで，2009 年の H1N1 流行の際に，ECMO を用いた治療が成功したためであった．今日，ECMO は肺や心臓移植のブリッジとしても用いられており，また，二酸化炭素排出が著しく悪化している患者において，肺保護換気を確かにするためにも使われている．

体外式生命維持装置のタイプ

ECLS には，静脈−静脈（venovenous：VV）と静脈−動脈（venoarterial：VA）という 2 つのアプローチがある．VV ECMO では，血液は太い静脈から脱血し，ポンプと人工肺を通って，再び患者の太い静脈へ返血される．VA ECMO では，血液は太い静脈から脱血するが，ポンプと人工肺を通った後は患者の太い動脈へ返血される．

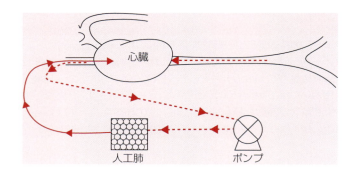

図 38-1　VV ECMO。血液は静脈から脱血され，静脈に返血される。
Turner DA, Cheifetz IM. Extracorporeal membrane oxygenation for adult respiratory failure. *Respir Care*. 2013；58：1038-1052 より。

静脈-静脈（VV）ECMO

この ECMO のアプローチは，呼吸システムをサポートするためにデザインされたものである。血液は太い静脈，普通は大腿静脈から挿入して先端を下大静脈まで進めたカテーテルから脱血し，再びほかの太い静脈（たとえば反対側の大腿静脈や，頸静脈を通して上大静脈）へ返血される（図 38-1）。動脈系の循環は影響を受けないので，通常の拍動流が維持される。このアプローチでは，正常な心機能が必要である。したがって，血流は肺循環を通ることになる。ガス交換は，ECMO システムを介するものと，肺を介するものとの組み合わせになる。それぞれの部位でのガス交換の量は，それぞれの部位への血流量によって決定される。ECMO 血流が多いということは，ガス交換における肺の寄与は小さいことになる。

　VV ECMO は動脈循環に侵入しないという利点があり，空気塞栓のリスクは最小である。肺灌流も維持されており，腎臓への拍動流も維持される。VV ECMO の主な欠点は，心機能が比較的正常に保たれていなければならない点にある。心機能の悪化が重症な患者は，VV ECMO の候補とはならない。カテーテルの位置は非常に重要である。再循環（recirculation）は，ECMO の効果を相殺するものになる。酸素化と換気の注意深いモニタリングが重要となる。VV ECMO によって患者を酸素化する能力は，同等の血液量が ECMO に供給されているなら VA ECMO よりも低い。患者には抗凝固療法を行う必要があり，出血が主な合併症となる。

静脈-動脈（VA）ECMO

VA ECMO では，血液は VV ECMO と同様に静脈（大腿静脈または頸静脈）から脱血されるが，返血は太い動脈を介して行われ，新生児や小児では頸動脈，成人では大腿動脈が使われることが多い（図 38-2）。VA ECMO は不全心をサポートするようにデザインされている。このアプローチでは，心拍出量の 100％を ECMO システムを通して

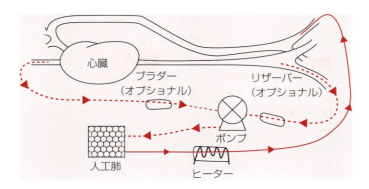

図 38-2　VA ECMO。血液は静脈から脱血され，動脈に返血される。
Turner DA, Cheifetz IM. Extracorporeal membrane oxygenation for adult respiratory failure. *Respir Care*. 2013 ; 58 : 1038-1052 より。

供給することができる。その結果として拍動流は消失する。すべてのガス交換はECMOシステムを介して行われる。

　このアプローチの利点は心機能に依存しない点にあり，すべての血流をECMOに転送することができ，酸素化を最大にし，換気サポートの必要性を最小にすることができる。動脈系循環に侵入するため，空気塞栓の可能性があることが最大の欠点となる。拍動流が消失するため，パルスオキシメータは機能しなくなる。正常の肺血流，腎血流は失われる。患者は抗凝固されなければならず，出血が主な合併症となる。

ポンプ，人工肺，カテーテル

　どのようなアプローチで使用するかにかかわらず，ECMOは3つのパーツから成り立っている。すなわち，ポンプ，人工肺，血管アクセスを行うためのカニューレである。もともとのECMOシステムは，回路内の血液が流れるようにするためにローラーポンプを用いていた。これらのポンプは，新生児領域ではまだ使用されている。しかし，ほとんどの成人や小児のECMOシステムにおいては，遠心ポンプが用いられている。ローラーポンプの最大の問題点は，血液を流すためにローラーとケースの間に回路を挟んで，ローラーが回るときに回路が圧縮されることである。これは回路にストレスを加え，回路のリークの原因になりうる。加えて，圧迫は赤血球や血小板を破壊し，その結果として輸血の必要性が増す。これらの問題はいずれも遠心ポンプでは発生しない。

　もともとの人工肺は非常に大きいものだった（直径が1mあるものもあった）。新しいモデルは小さくなり，約25cmの長さで，直径は12.7cmである。すべての人工肺は対向流の原理で作動している。すなわち，血液は半透過性膜の人工肺の膜表面を1つの方向に流され，酸素はその反対側を反対方向に流れるということである。酸素と二酸化炭素はその膜を通して，それぞれ反対方向に動くことになる。酸素は膜を通して血液に

拡散していき，二酸化炭素は血液から拡散して出てくる。人工肺に通すガス流は，sweep flow（吹き付けるような流れ）と呼ばれている。人工肺の種類にもよるが，15 L/分までの sweep flow が設定できる。血液による酸素運搬の生理から，二酸化炭素と比較すると，人工肺は酸素の付加よりも二酸化炭素の除去に優れている。VV ECMO 症例のうち，人工肺における酸素化の必要性が大きい場合，sweep flow に二酸化炭素を付加して低二酸化炭素血症やアルカローシスを防ぐ場合もある。このように，人工肺は二酸化炭素除去に優れているため，近年，VV ECMO が慢性閉塞性肺疾患（chronic obstructive pulmonary disease：COPD）患者における高二酸化炭素血症性呼吸不全の管理に用いられるようになってきている。

安全性を担保するために，ECMO システムには多くのモニターを装着することができる。人工肺の前の圧，後ろの圧，血液ガスは持続的に測定でき，返血する血液の加温器なども備えている。ECMO システムでは迅速に患者体温を制御することができる。VA ECMO ではほぼ 100％の血液を脱血するので，体温は短時間で変化しうる。

たくさんのカニューレが ECMO 用にデザインされている。そのほとんどはシングルルーメンカニューレである。近年，VV ECMO においてはダブルルーメンカニューレが一般的になりつつあるが，その目標は，ECMO が安定したら患者を運動させることにある。このカニューレは外頸静脈から挿入し，大静脈へと進めることになる。脱血は上大静脈または下大静脈から行い，三尖弁のレベルで返血する（図 38-3）。このタイプのカニューレの問題点は，カテーテルの位置が不適切だった場合，血液の再循環が起きることである。逆に，このカニューレの利点は，患者が動きやすくなることである。大腿静脈のときに懸念しなければならないようなカテーテルの折れに起因する血流の低下などを心配することなく，患者を運動させることができる。

体外式二酸化炭素除去装置

VV もしくは VA ECMO は，二酸化炭素の除去にとても効果的である。ECMO から体に戻される血液の二酸化炭素は，ほぼ 0 にすることができる。動脈血二酸化炭素分圧（$PaCO_2$）を大きく低下させるため，心拍出量をそれほど VV ECMO に向かわせる必要がない。1～2 L/分の心拍出量を VV ECMO システムに通すだけで，$PaCO_2$ は 20 mmHg 低下する。ポンプ不要な VV ECMO は，COPD の急性増悪，重症喘息発作，保護的換気が限界にきている重症 ARDS，リハビリテーションが必要な肺移植待機患者などで起こる高二酸化炭素血症に使われるようになるであろう。このシステムでは，心機能が適切であること，血流に対する回路の抵抗が非常に低いこと（3 L/分の血流が人工肺を通るときの血圧の低下が ≦ 15 mmHg）が求められる。

ECMO の適応

新生児，そのほかの小児，そして成人で用いられている ECMO は，もともと重症呼吸

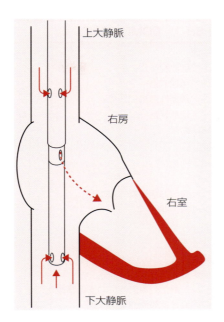

図 38-3 ダブルルーメン二腔式カニューレ（double-lumen bicaval cannula）。脱血は上大静脈または下大静脈から行い，三尖弁のレベルで右室腔方向に返血する。
Turner DA, Cheifetz IM. Extracorporeal membrane oxygenation for adult respiratory failure. *Respir Care*. 2013；58：1038-1052 より。

不全に対する管理を行うためにデザインされたものである。しかし，近年のトレンドとしては，心不全や慢性の呼吸不全に対しての使用も増加してきている（表 38-1）。

新生児

ECMO は最初，新生児で使用されていた。新生児での ECMO の総使用件数は，そのほかの小児や成人を合わせた使用件数よりもはるかに多い。しかし現在は，新生児における ECMO の使用は減少している。これは，新生児における心肺不全の管理が改善してきているためである。サーファクタントや肺保護戦略の導入とともに，新生児の内科的管理の向上などが，新生児における ECMO の使用を 1990 年代半ばをピークに年々減少させている。新生児における ECMO の基本的適応は，先天性横隔膜ヘルニア，胎便吸引症候群，新生児遷延性肺高血圧症，呼吸促迫症候群，敗血症，重症心奇形，心臓手術後である。

小児

1980 年代中盤以降，小児に対する ECMO は毎年増加してきている。ARDS，肺炎，もしくはほかの原因でも，小児における重症呼吸不全には早期から ECMO を用いること

表 38-1　ECMO の適応

新生児
先天性横隔膜ヘルニア
胎便吸引症候群
新生児遷延性肺高血圧症
呼吸促迫症候群
心臓手術後

小児
心臓手術後
肺炎
急性呼吸促迫症候群（ARDS）
非 ARDS 呼吸不全

成人
重症心不全
心臓手術後
移植までのブリッジ
重症高二酸化炭素血症に対する管理
重症難治性低酸素血症の管理

が基本となってきている．しかし今日，小児に対して ECMO を行う主な理由は，重篤な心奇形に対する心臓手術後となっている．

成人

1990 年以前には，成人に対する ECMO の報告はまれであった．しかし，1990 年代中ごろより成人の ECMO 症例の増加が始まり，2009 年に非常に大きな増加となった．これは，2009 年の H1N1 流行時の重症患者管理において，多くの施設で ECMO が用いられた際の肯定的な報告の結果である．また，心不全患者に対する ECMO 使用の増加も寄与している．一方，移植までのブリッジとして，あるいは COPD や喘息の急性増悪に対しても ECMO が使用されるようになってきた．

将来

小児ならびに成人の ECMO 症例は，ECMO を行う施設が増えていく限りは今のまま増加すると考えられる．ECMO 使用の増加は，3 つの特異的な患者グループに対して起きている．1 番目の最も大きい増加は，心不全患者に対する使用である．心不全や心臓手術を扱っている大きな施設では，ECMO プログラムを実施している．2 番目は，肺保護戦略で適切に管理できない急性高二酸化炭素血症患者，もしくは保存的治療で改善しない慢性肺疾患あるいは肺移植待機でリハビリテーションを要する患者である．そして 3 番目は，理由のいかんにかかわらない重症難治性低酸素血症の患者である．H1N1

の流行のような臨床的課題は，このグループにおける ECMO の使用を促進していくだろう。ECMO を実施する施設は今後も増加していくことが予想される。

覚えておくべきポイント

- 体外膜型肺（ECMO）の 2 つのアプローチとは，静脈-静脈（VV）と静脈-動脈（VA）である
- VV ECMO は主に呼吸サポートである
- VA ECMO は主に心血管系のサポートである
- ECMO のガス交換は対向流の原理で行われている
- VV ECMO は，血液の酸素化よりも二酸化炭素の除去により有効である
- 小児や成人の ECMO では，遠心ポンプが最もよく使用される。新生児ではいまだローラーポンプが使用される
- VV ECMO の問題は再循環（recirculation）で，この懸念はダブルルーメンカテーテルの使用で増加する
- VA ECMO での主な懸念は，システムリークでの空気塞栓である
- 抗凝固療法を行う必要があるため，VV および VA ECMO では出血が主な問題となる
- ポンプ不要の ECMO システムは，二酸化炭素の除去に使用されている
- 心奇形や心臓手術を除き，新生児における ECMO の使用は減少することが予測される
- 小児や特に成人に対する ECMO 症例や実施施設は増加すると考えられる
- 小児や成人に対する ECMO は，心血管系のサポート，高二酸化炭素血症の管理，重症難治性低酸素血症の管理に対して行われる

推奨文献

Abrams DC, Brenner K, Burkart KM, et al. Pilot study of extracorporeal carbon dioxide removal to facilitate extubation and ambulation in exacerbations of chronic obstructive pulmonary disease. *Ann Am Thorac Soc*. 2013;10:307-314.

Brown KL, Ichord R, Marino BS, Thiagarajan RR. Outcomes following extracorporeal membrane oxygenation in children with cardiac disease. *Pediatr Crit Care Med*. 2013;14(5 Suppl 1):S73-S83.

Burki NK, Mani RK, Herth FJ, et al. A novel extracorporeal CO_2 removal system: results of a pilot study of hypercapnic respiratory failure in patients with COPD. *Chest*. 2013;143:678-686.

Dalton HJ. Extracorporeal life support: moving at the speed of light. *Respir Care*. 2011;56:1445-1453.

Davies A, Jones D, Bailey M, et al. Extracorporeal membrane oxygenation for 2009 influenza A(H1N1) acute respiratory distress syndrome. *JAMA*. 2009;302:1888-1895.

Elbourne D, Field D, Mugford M. Extracorporeal membrane oxygenation for severe respiratory failure in newborn infants [review]. *Cochrane Database Syst Rev*. 2002;(1):CD001340. Update in *Cochrane Database Syst Rev*. 2008;(3):CD001340.

Hayes D Jr, Tobias JD, Kukreja J, et al. Extracorporeal life support for acute respiratory distress syndromes. *Ann Thorac Med*. 2013;8:133-141.

Luyt CE, Comes A, Becquemin MH, et al. Long-term outcomes of pandemic 2009 influenza A(H1N1)-associated severe ARDS. *Chest*. 2012;142:583-592.

MacLaren G, Dodge-Khatami A, Dalton HJ, et al. Joint statement on mechanical circulatory support in children: a consensus review from the Pediatric Cardiac Intensive Care Society and Extracorporeal Life Support Organization. *Pediar Crit Care Med*. 2013;14 (5 Suppl 1):S1-S2.

Noah MA, Peek GJ, Finney SJ, et al. Referral to an extracorporeal membrane oxygenation center and mortality among patients with severe 2009 influenza A(H1N1). *JAMA*. 2011;306:1659-1668.

Patroniti N, Zangrillo A, Pappalardo F, et al. The Italian ECMO network experience during the 2009 influenza A(H1N1) pandemic: preparation for severe respiratory emergency outbreaks. *Intensive Care Med*. 2011;37:1447-1457.

Peek GJ, Mugford M, Tiruvoipati R, et al. Efficacy and economic assessment of conventional ventilatory support versus extracorporeal membrane oxygenation for severe adult respiratory failure (CESAR): a multicentre randomised controlled trial. *Lancet*. 2009;374:1351-1363.

Pham T, Combes A, Roze H, et al. Extracorporeal membrane oxygenation for pandemic influenza A(H1N1)-induced acute respiratory distress syndrome: a cohort study and propensity-matched analysis. *Am J Respir Crit Care Med*. 2013;187:276-285.

Terragni P, Faggiano C, Ranieri VM. Extracorporeal membrane oxygenation in adult patients with acute respiratory distress syndrome. *Curr Opin Crit Care*. 2014;20:86-91.

Turner DA, Cheifetz IM. Extracorporeal membrane oxygenation for adult respiratory failure. *Respir Care*. 2013;58:1038-1052.

索引

語頭が数字・ギリシャ文字・アルファベットのものは原則として欧文索引に収めた。斜体になっている数字は図表中の掲載を示す。

和文索引

あ行

アシストウィンドウ 58, *59*
アシスト/コントロール（A/C）換気 55
アシドーシス 14, 149, 196
アシネトバクター属 32
アセタゾラミド治療 282
アダプティブ制御 49
アーチファクト 289
圧 319
圧–換気量曲線 323, *324*, *325*
圧挫創 290
圧縮因子 128
圧縮容量 128, *130*
圧傷害 6, 21, *21*, 211, 260
圧制御換気（PCV） 48, 53, 63
　── での気道内圧 *85*
　── での吸気流量 *96*
　── での流量, 圧, 換気量波形 *95*
　── でモニタリングするもの *70*, *71*
　── における主要な変数 55
　── における典型的な気道流量波形 *312*
　── の流量波形 *92*
圧制御逆比換気（PCIRV） 94
圧制御持続的強制換気〔PC-CMV（A/C）〕 66
圧波形
　──, APRV *87*
　──, BiLevel *87*
　──, チューブ補正 *86*
　──, プレッシャーサポート換気 *86*
圧ベース指標 277
アニオン・ギャップ（AG） 282
アラーム 131
アルカローシス 269, 392
アルブミン
　── 補正 283
　── レベル 339
安静時エネルギー消費量（REE） 338
アンプリチュード 108

医原性過換気 217
イソフルラン 367
一酸化炭素（CO）
　── シアン化合物 253
　── 中毒 253, *253*
　── ヘモグロビン（HbCO） 253
一酸化窒素（NO） 366
胃内圧 332, *333*
陰圧呼吸器 43
インターフェイス 116, *116*
インテリジェント制御 49
咽頭気管腔エアウェイ 354
院内肺炎 131
インフルエンザ菌 32
インラインアダプター 369

右室1回仕事係数（RVSWI） 305
うっ血性心不全 243
運動療法 383〜385

エア・トラッピング 68, 163, 193
エアリーク 211, 261
　── 量の評価 265
エアロゾル療法 125
鋭的胸部外傷 208
栄養
　── サポート 337
　── 評価 336〜344
　── 評価で用いられる生化学データの基準値 *339*
腋窩動脈 301
エチレングリコール 283

索引

エネルギー消費量 337, 340
エルボーアダプター 369
炎症性メディエーター 6, 22, 26
遠心ポンプ 391

横隔膜
　── 損傷 207
　── の活動電位（EAdi） 83
嘔吐 360
応力 22, 329
　── 係数（SI） 187, 326
オートトリガー 18, 156
オプティマル制御 49
オメガ-3 343

か行

咳嗽 358
　── 補助 239
快適さ 164
開放回路式熱量計 340, 341
解剖学的死腔 4, 5, 130, 279
解剖学的シャント 3, 3
過換気 7
　── の臨床的原因 279, 279
拡散障害 138, 277
較正 290
拡張期血圧 301
加湿 124
過剰塩基（BE） 281
過剰な塩化物の投与 282
過剰な換気負荷 147
ガス交換 168
　── の目標 17, 17
活性酸素 22
カテーテル 391
カニューレ 391

── の抜去 353
痂皮形成 251
カフアシスト 239, 360
カプノグラフ 293
カプノグラフィー 293～296
　── の限界 295
　── の測定原理 293
　── の有用性 295
カプノグラム 293, 294, 296
カフリーク 349
　── テスト 175
過膨張 156, 260
　── 療法 239, 357
下方変曲点 323, 324
換気 4, 17, 274, 279
　── ドライブの低下 147
　── ポンプ 147
　── 量 322
換気血流比（V̇/Q̇） 293
間欠的強制換気（IMV） 45, 46
患者-人工呼吸器同調 18, 82
患者-人工呼吸器非同調 10, 14, 18, 118, 154～166
　──，サイクルによる 161
　──，トリガーによる 156
　── へのアプローチ 162
患者の能動的努力 319, 320
間接熱量測定 340
　── の一般的な問題 342
　── の適応 342
完全換気補助 60
感染コントロール 35
感染に関連した人工呼吸器関連合併症（IVAC） 33, 34
陥没呼吸 157

気圧式人工呼吸器 386

奇異呼吸 141, 193, 194
機械的死腔 4, 5, 130, 238
飢餓が呼吸機能に及ぼす影響 338, 338
気管気管支損傷 207
気管狭窄 352
気管支炎 22
気管支拡張症 193
気管支拡張薬 367
気管支鏡 360
気管支胸膜瘻（患者） 259～266
　── の人工呼吸器設定 262, 263
　── の人工呼吸器離脱 265
　── の人工呼吸中のモニタリング 265, 265
　── の人工呼吸のアルゴリズム 264
　── の人工呼吸の適応 262, 263
　── の病態生理 260
気管支循環 3
気管支肺胞洗浄（BAL） 360, 362
気管支攣縮 252, 358, 360
気管切開 352
　── の時期 352
気管切開チューブ 353
　── の種類 352
気管損傷 349
気管チューブの位置を評価するテクニック 350
基準変数 49
基礎エネルギー消費量（BEE） 338
既存の肺傷害 24
気道

和文索引

―の炎症性変化 22
―の合併症 348, 349
―の清浄化 357〜362
気道管理 347〜354
気道抵抗 130
気道内圧 305, 310
　―の変化（P_{aw}） 306
気道内の易刺激性 358
気道熱傷 249〜258
　―の臨床的予後予測指標 252, 252
キネティックベッド療法 363
機能的残気量（FRC） 14, 139, 300
奇脈 291
逆トリガー呼吸 156, 159
吸引 357
　―の合併症 357, 358
吸気圧 63, 150
吸気気道陽圧（IPAP） 80
吸気サイクルクライテリア 64
吸気時間 63, 68, 150, 162
吸気仕事量 330
吸気終末ポーズ 67, 311
吸気ターミネーションクライテリア 64
吸気抵抗（Ri） 314
吸気努力 24
吸気ポーズ 162
吸気流量 66
　―波形 63, 66, 68, 162
吸収性無気肺 139
急性換気不全 262
急性高二酸化炭素血症（患者） 244, 394
急性呼吸促迫症候群（ARDS）（患者） 141, 179〜190, 378

―における体液管理 307
―における体外膜型肺（ECMO） 389
―に対する高頻度振動換気（HFOV） 265
―に対する呼気終末陽圧（PEEP） 142
―ネットワーク（ARDSNet）アプローチ 182, 185
―ネットワーク（ARDSNet）のPEEP/F_{IO_2}表 82
―の1回換気量 186
―のガス交換，圧，1回換気量の目標 182, 183
―の重症度分類 277
―の人工呼吸器設定 182, 182
―の人工呼吸器離脱 189
―の人工呼吸中のモニタリング 188, 189
―の人工呼吸のアルゴリズム 183, 184
―の人工呼吸の適応 181, 182
―の特徴 180
―の肺外要因 181
―の肺内要因 181
―の病理像 181
―のプラトー圧（Pplat） 186
―の分類 180
―の臨床経過 180
急性呼吸不全に対する非侵襲的人工呼吸（NIV）

―開始のアルゴリズム 120
―のエビデンスレベル 114
急性心筋梗塞（AMI） 243
急性心原性肺水腫 113
急性の低血圧 360
急性肺傷害 180
吸入エアロゾル投与 367
吸入ガス 366
吸入酸素濃度（F_{IO_2}） 138, 366
　―の設定 151
吸入二酸化窒素の産生 366
吸入麻酔薬 366
吸入薬投与 365〜370
強イオン較差（SID） 283
胸郭異常 233
胸腔チューブ 260
胸腔内圧の変化（ΔPpl） 300, 306
胸腔への圧の伝播 332
強制呼吸 45, 45, 163, 165
胸部外傷（患者） 141, 206〜212
　―に対する非侵襲的人工呼吸 209
　―に対するマスクによる持続気道陽圧（CPAP） 209
　―の人工呼吸器設定 209, 209
　―の人工呼吸器離脱 211
　―の人工呼吸中のモニタリング 211, 212
　―の人工呼吸のアルゴリズム 210
　―の人工呼吸の適応

208, 209
胸腹奇異呼吸　157
胸壁コンプライアンス　14, 24, 150
ギラン・バレー症候群　233
近位気道内圧　311
筋萎縮性側索硬化症　233, 238
緊急時の換気　372〜380
菌血症　26
筋ジストロフィー　233
近赤外光吸収法　293
筋力低下　147

空気系システム　42
空気混入機序　378
矩形型　92, 310
矩形波の波形　94
口対口換気　373
口対マスク換気　374
クッシング現象　215
グラム陰性菌　32
グラム陽性球菌　32
グリコーゲン　338
クローズドループ制御　49, 79
クローズドループ・フィードバック制御　98
クロルヘキシジン　38

経横隔膜圧（Pdi）　333
計画外抜管　348
経口挿管　348
頸静脈球酸素飽和度（Sjvo$_2$）測定　221
経腸栄養　342
経鼻挿管　348
経皮的酸素分圧（Ptco$_2$）　296
経皮的二酸化炭素分圧（Ptcco$_2$）　296
経皮的モニタリング　296, 297
経皮内視鏡的胃瘻造設術（PEG）　343
血液ガス　238, 273〜286
血管損傷　207
血行動態　170, 291, 305
　── 管理　216
　── 指標　304
　── 指標に及ぼす呼気終末陽圧（PEEP）の影響　306
　── 指標の基準値　300, 301
　── の合併症　357
　── のモニタリング　300
血清抗利尿ホルモン（ADH）　8
血流の多い肺領域　362
ケトン体　338
煙
　── の吸入　250, 251
　── の毒性化学物質　252
検体保護ブラシ　360

高圧酸素療法　253
高位脊髄損傷　233, 238
抗炎症性メディエーター　26
抗菌薬　367
口腔衛生　38
高クロール性アシドーシス　282
抗コリン薬　367
抗酸化性サプリメント　343
口唇すぼめ呼吸　350
喉頭けいれん　252
喉頭損傷　349
喉頭浮腫　252

高二酸化炭素許容人工換気法　5, 14, 185, 199, 211, 218, 229, 256
　── の生理学的影響　15
高二酸化炭素血症　196, 337, 360
　── 性呼吸不全　113, 147, 176
　── 性呼吸不全の原因　148
広範囲皮膚熱傷患者　250
口鼻マスク　116, 116
高ビリルビン血症　290
高頻度換気（HFV）　105〜110, 261, 265
　── のガス交換に関与する要因　106
　── の種類　105
　── を使用する根拠　108
　── を使用する適応　108
高頻度ジェット換気（HFJV）　105
高頻度振動（HFO）　105
高頻度振動換気（HFOV）　105, 106, 188, 256
高頻度パーカッション換気（HFPV）　105, 256
　── での流量，圧，換気量の波形　107
高頻度陽圧換気（HFPPV）　105
後負荷　300
誤嚥　269, 360
コカイン　268
呼気ガス換気テクニック　373
呼気時間　142
呼気終末二酸化炭素分圧（Petco$_2$）　293
呼気終末肺気量（EELV）

319, 325
呼気終末ポーズ　312
呼気終末ホールド　202
呼気終末陽圧（PEEP）　14, 139, 243, 300, 311
　── 調節に関するほかのアプローチ　187
　── 滴定　329
　── の圧傷害への影響　141
　── のガス交換への影響　140
　── の心血管機能への影響　140
　── の頭蓋内圧への影響　141
　── の生理学的影響　139, *140*
　── の設定　151
　── の適応　141, *141*
　── の肺メカニクスへの影響　139
　── を設定するアプローチ　325
呼吸管理　216
呼吸筋
　── の異化　337
　── 疲労　337
　── 負荷　172, *173*
呼吸筋量の減少　338
呼吸筋力（筋力低下）　172, 173, 337
呼吸困難　164
呼吸サイクル中の圧変化の影響　305
呼吸仕事　243
呼吸仕事量　70, 83, 139, 316, 330
　── の増加　244

呼吸システムコンプライアンス　311
呼吸商（R）　337
呼吸障害　225
呼吸数　63, 105
　── の設定　151
呼吸性アシドーシス　18, 160
呼吸性アルカローシス　7, 18, 66, 238
呼吸性変動（ΔPOP）　291
呼吸促迫症候群　393
呼吸努力増加　181
呼吸の力　316
呼吸の配分　44, 45
呼吸不全　250
　── を起こす中枢神経系の疾患　*234*
　── を起こす末梢神経系の疾患　*234*
呼吸補助を徐々に減らす方法　173
呼吸メカニクス　315
呼気流量　99
固形臓器移植後　113
骨折　207
混合呼気ガス
　── 採集　280
　── 内のP_{CO_2}（$P\bar{E}_{CO_2}$）　279
混合静脈血P_{CO_2}（$P\bar{v}_{CO_2}$）　285, 294
混合静脈血P_{O_2}（$P\bar{v}_{O_2}$）　284
混合静脈血ガス　284
混合静脈血酸素含量（$C\bar{v}_{O_2}$）　278, 341
混合静脈血酸素飽和度（$S\bar{v}_{O_2}$）　284
コンプライアンス　314

さ行

災害時
　── の換気　372〜380
　── の機械的人工呼吸　378
細菌エンドトキシン　22
サイクルによる患者-人工呼吸器非同調　161
サイクル変数　48
最高気道内圧（PIP）　64, 71, 310
最高肺胞内圧　14, 68, 71
再循環　390
最小二乗フィッティング法　315
最大吸気圧（P_{Imax}）　172, *174*, 238
最大吸気流量　63, 150, 162
最大強制吸気量（MIC）　239
最適治療　217
サイドストリーム方式カプノグラフ　293
サイロキシン結合プレアルブミン（トランスサイレチン）　339
左室1回仕事係数（LVSWI）　305
左室コンプライアンスの低下　300
左室の前負荷増加　243
嗄声　351
作動アルゴリズム　45
サーボ制御　49
サリチル酸　269
酸-塩基平衡　18, 274, 281
　── 異常に対して期待される代償　*282*
　── の解釈のアルゴリズム

81
三環系の抗うつ薬 268
酸素化 14, 17, 109, 135, 211, 274
── の障害 149
── の治療 144
酸素含量（C_{O_2}） 276
酸素供給（D_{O_2}） 276, 278
酸素駆動デマンドバルブ 377
酸素指数（OI） 277
酸素消費量（$\dot{V}_{O_2}$） 278, 337
酸素毒性 7, 16, 21, 22, 138, 262
酸素分圧（P_{O_2}） 276
酸素ヘモグロビン解離曲線 274, 275, 290
酸素飽和度 274, 290

ジェットネブライザー 367
死腔 4, 130, 279
── , 解剖学的 4, 5, 130
── , 機械的 4, 5, 130
── , 肺胞 4, 5
死腔/1回換気量比（V_D/V_T） 169, 202, 279
死腔換気量（$\dot{V}_D$） 4, 5
自己膨張式用手換気器具 374
自然災害 378
持続気道陽圧（CPAP） 56, 139
── のグラフィック 57
持続的エアロゾル投与法 368
持続的強制換気（CMV） 45, 46, 54
持続的自発換気（CSV） 45, 46, 56
時定数（τ） 91, 142, 193, 194

── , 肺 193, 194
自動ウィーニング 173
自動蘇生器具 378
自発覚醒トライアル（SAT） 38, 170
自発呼吸 45, 45, 163, 165, 170, 330
自発呼吸トライアル（SBT） 38, 171
── 失敗の基準 172
── に失敗したときのアプローチ 172
── の失敗の原因 172
脂肪代謝 338
シャント 3, 135, 136, 277
── , 解剖学的 3, 3
── 式 278
── , 毛細血管での 3, 3
収縮期血圧 301
重症筋無力症 233
重症疾患多発ニューロパチー 235
重症疾患ミオパチー 148, 235
重症心奇形 393
重症難治性低酸素血症（患者） 394
── の管理 188
集中治療室（ICU）における筋弛緩薬の使用に伴う遷延性の麻痺 233
集中治療用人工呼吸器 118
── でのプレッシャーサポート 119
重度の低酸素血症がある急性呼吸促迫症候群（ARDS） 113
術後（患者） 224〜230
── に対する非侵襲的人工呼吸（NIV） 229
── に対するマスクによる持続気道陽圧（CPAP） 229
── の人工呼吸器設定 226, 228
── の人工呼吸器離脱 229
── の人工呼吸中のモニタリング 229, 230
── の人工呼吸のアルゴリズム 227
── の人工呼吸の適応 225, 226
術後無気肺 141
受動的加湿 126
受動的な関節可動域（ROM）運動 384
受動的な自転車こぎ運動 384
消化管からの重炭酸イオンの喪失 282
上気道の熱傷害 252
上方変曲点 323, 324
静脈カニュレーション
── の合併症 300, 301
── の適応 300, 301
静脈還流 300
── の駆動圧 300
静脈-静脈（VV）ECMO 390, 390
静脈-動脈（VA）ECMO 390, 391
上腕動脈 301
初期設定
── , 1回換気量と呼吸数 151
── , 人工呼吸器 150
食道-気管コンビチューブ 354

食道穿孔　207
食道内圧　328, *333*
食道閉鎖式エアウェイ　354
除脳肢位　216
除皮質肢位　216
心筋仕事量の増加　244
心筋損傷　207
シングルルーメンカニューレ　392
神経学的機能障害　215
神経筋疾患（患者）　232〜240
　――の緩徐発症　233
　――の急性発症　233
　――の人工呼吸器設定　236, *236*
　――の人工呼吸器離脱　238
　――の人工呼吸中のモニタリング　238, *238*
　――の人工呼吸のアルゴリズム　*237*
　――の人工呼吸の適応　235
神経筋電気刺激　384
神経筋伝達の異常　147
神経原性肺水腫（NPE）　216
心係数（CI）　302
心血管機能の低下　138
心原性肺水腫　142
人工気道　142
　――のケア　36
　――の適応　348
人工気道関連肺炎　31
人工呼吸（患者）　147, 338
　――開始に関連した血圧低下　150
　――における栄養サポート　342
　――における栄養サポートガイドライン　344
　――におけるコンプライアンス低下の原因　*315*
　――における抵抗上昇の原因　*315*
　――における歩行のアプローチ　383
　――による生理学的影響　1〜10
　――の胃への影響　8
　――の栄養への影響　8
　――の開始　150
　――の肝臓・内臓への影響　9
　――の気道への影響　9
　――の神経筋への影響　9
　――の神経への影響　8
　――の心臓への影響　7
　――の腎臓への影響　8
　――の心不全患者への影響　243
　――の睡眠への影響　9
　――の生理学的目標　12〜19
　――の肺への影響　3
　――の分類　43
　――の倫理的な問題　151
人工呼吸器
　――回路　128
　――回路のケア　37
　――からの離脱パラメータ　170, *171*
　――動力システム　42
　――による肺傷害　21
　――の波形の操作　360
　――の不具合　10
　――モード　53, *53*, 75, 150
人工呼吸器関連事象（VAE）　33
人工呼吸器関連状態（VAC）　33, *34*
人工呼吸器関連肺炎（VAP）　7, 30〜40, 142
　――可能性例　35, *35*
　――推定例　35, *36*
　――の疫学　32
　――の同定　32
　――の予防　35
　――バンドル　35, *37*
人工呼吸器関連肺傷害（VILI）　6, 20〜28, 86, 150, 181
人工呼吸器惹起性横隔膜機能障害（VIDD）　9
人工呼吸器設定　150
　――, 気管支胸膜瘻患者　262, *263*
　――, 急性呼吸促迫症候群（ARDS）患者　182, *182*
　――, 胸部外傷患者　209, *209*
　――, 術後患者　226, *228*
　――, 神経筋疾患患者　236, *236*
　――, 心不全患者　245, *247*
　――, 喘息患者　199, *199*
　――, 頭部外傷患者　219, *219*
　――, 熱傷および気道熱傷患者　254, *254*
　――, 慢性閉塞性肺疾患（COPD）患者　196, *197*
　――, 薬物中毒患者　269, *269*
人工呼吸器離脱
　――, 気管支胸膜瘻患者　265
　――, 急性呼吸促迫症候群（ARDS）患者　189

──, 胸部外傷患者　211
──, 術後患者　229
──, 神経筋疾患患者　238
──, 心不全患者　245
──, 喘息患者　203
──, 頭部外傷患者　221
── と抜管へのアプローチ　175
──, 熱傷および気道熱傷患者　257
── の評価　168
── プロトコール　174
──, 慢性閉塞性肺疾患患者　203
──, 薬物中毒患者　270
人工呼吸時の換気量波形　322, 322
人工呼吸中
　── のエアロゾル運搬に影響する因子　368
　── の気胸の徴候と症状　261
　── の気道内圧曲線　391, 320
　── の気道流量波形　321, 321
　── の肺メカニクス　309〜334
　── のメカニクスの評価　310
人工呼吸中のモニタリング
　──, 気管支胸膜瘻患者　265, 265
　──, 急性呼吸促迫症候群（ARDS）患者　188, 189
　──, 胸部外傷患者　211, 212
　──, 術後患者　229, 230

──, 神経筋疾患患者　238, 238
──, 心不全患者　245, 247
──, 喘息患者　202, 202
──, 頭部外傷患者　221, 221
──, 熱傷および気道熱傷患者　256, 257
──, 慢性閉塞性肺疾患（COPD）患者　202, 202
──, 薬物中毒患者　269, 271
人工呼吸のアルゴリズム
　──, 気管支胸膜瘻患者　264
　──, 急性呼吸促迫症候群（ARDS）患者　183, 184
　──, 胸部外傷患者　210
　──, 術後患者　227
　──, 神経筋疾患患者　237
　──, 心不全患者　246
　──, 喘息患者　200
　──, 頭部外傷患者　220
　──, 熱傷および気道熱傷患者　255
　──, 慢性閉塞性肺疾患（COPD）患者　198
　──, 薬物中毒患者　270
人工呼吸の適応　149, 149
　──, 気管支胸膜瘻患者　262, 263
　──, 急性呼吸促迫症候群（ARDS）患者　181, 182
　──, 胸部外傷患者　208, 209
　──, 術後患者　225, 226
　──, 神経筋疾患患者　236, 236
　──, 心不全患者　244, 245

──, 喘息患者　196, 196
──, 頭部外傷患者　218, 219
──, 熱傷および気道熱傷患者　253, 254
──, 慢性閉塞性肺疾患（COPD）　195, 196
──, 薬物中毒患者　268, 268
人工肺　391
人工鼻　126
新生児遷延性肺高血圧症　393
心臓手術後　393
心臓の収縮力　300
心臓-肺相互作用　243
浸透圧ギャップ　283
振動数　108
振動メッシュ式ネブライザー　368
心肺蘇生（CPR）　295
心肺負荷の軽減　226
心肺連関　300
心拍出量の減少　243
心拍数　300
心不全（患者）　242〜247, 394
　── に対する持続気道内陽圧（CPAP）　244
　── の人工呼吸器設定　245, 247
　── の人工呼吸器離脱　245
　── の人工呼吸中のモニタリング　245, 247
　── の人工呼吸のアルゴリズム　246
　── の人工呼吸の適応　244, 245
心房性ナトリウム利尿ペプチド

（ANP） 8
親和性　276

水封（underwater seal）　260
頭蓋内圧（ICP）　215
　── 亢進　360
　── の管理　217
頭蓋内容積（intracranial volume）　215
スカラー　319
ステロイド　367
スピーキングバルブ　353

生化学データ　339
生活の質（QOL）　235
制御変数　43,44
正常クロール性アシドーシス　282
成人患者での高頻度振動換気（HFOV）設定　109
声帯浮腫　252
声門損傷　352
生理学的呼気終末陽圧（PEEP）　350
生理食塩水注入　358
切迫した急性換気不全　262
セボフルラン　367
セリック手技　375
遷延性換気補助患者
　── における気管切開の利点　352
　── における気管挿管の利点　352
遷延性人工呼吸（PMV）　176, 177
漸減型（ramp flow）　310
漸減波　92
　── の波形　94

全シャント量　3
全身性炎症性メディエーター　26
全身熱傷　250
全生理学的死腔率（V_D/V_T）　4
全層性熱傷　251
喘息（患者）　193
　── の人工呼吸器設定　199, 199
　── の人工呼吸器離脱　203
　── の人工呼吸中のモニタリング　202, 202
　── の人工呼吸のアルゴリズム　200
　── の人工呼吸の適応　196, 196
先天性横隔膜ヘルニア　393
前負荷　300
喘鳴（stridor）　351
せん妄　9, 170
線毛上皮の活動　357

挿管患者におけるファイバー気管支鏡
　── の合併症　361
　── の適応　361
総換気量における死腔の分画（V_D/V_T）　279
早期運動療法　384
早期人工呼吸器関連肺炎　32
早期目標指向型治療　284
総吸気仕事量　330
相変数　45, 47
総リンパ球数　340
側臥位　362
側索硬化症　238
組織低酸素症　22

蘇生機能　378

た行

体位
　── 運動　384
　── 管理　362
　── 管理の生理的効果　362
　── ドレナージ療法　360
体外式生命維持装置（ECLS）　188, 388〜395
体外式二酸化炭素除去装置　392
体外膜型肺（ECMO）　389
　──, venoarterial（VA）　390, 391
　──, venovenous（VV）　390, 390
　── の将来　394
　── の適応　392, 394
体血管抵抗（SVR）　304
胎児ヘモグロビン　290
代謝　337
代謝性アシドーシス　148, 282
　── の臨床的原因　282
代謝性アルカローシス　283
　── の臨床的原因　282
大腿動脈　301
胎便吸引症候群　393
多数傷病者呼吸不全（MCRF）　378
　── シナリオにおける人工呼吸器の考えられる調達元　380
　── 時に対する人工呼吸器の作動特性　379
多臓器不全　27
多臓器不全症候群（MODS）

28
多発ニューロパチー 9
ダブルルーメン
　── カニューレ 392, 393
　── 気管チューブ 264
ターミネーションクライテリア 98, 98
　── を変えたときの影響 98
ため息呼吸 100
端座位 383

チェーン-ストークス呼吸 216
致死レベル以下の酸素濃度 22
窒素バランス 340
チャンバーアダプター 369
中級人工呼吸器 118
中耳炎 348
中心静脈圧（CVP） 302
中心静脈血酸素飽和度（Scvo$_2$） 284
中枢神経系 268
中枢神経性過換気 216
チューブ
　── の留置 348
　── 補正（TC） 84, 350
　── 補正（TC）の圧波形 86
長期人工呼吸 177
調節換気 70
腸内グラム陰性菌 32
治療抵抗性の低酸素血症 108
治療的低体温 226

低換気 7, 138
　── の臨床的原因 279, 279

抵抗 310, 314
低コンプライアンス 180
低酸素許容人工換気法 17
低酸素血症 180, 181, 243, 244, 274, 360, 366
　── 性呼吸不全 149
　── 性呼吸不全の原因 149
　── 性呼吸不全の臨床的な原因 275
　── の病態生理 135
低酸素症 274
　── の臨床的な原因 275
定常流 310
低体温の患者 226
低二酸化炭素血症 392
定量噴霧器（MDI） 367, 369
適応
　──, 高頻度換気 108
　──, 呼気終末陽圧（PEEP） 141, 141
デクスメデトミジン 9, 170
デマンドバルブ機能 378
デュアル制御モード 75
テロリズム 378
電子系システム 43

等温飽和境界（ISB） 124
同期式間欠的強制換気（SIMV） 58, 163, 165
　── の圧波形 60
　── のグラフィック 59
盗血現象 384
橈骨動脈 301
糖新生 338
同調性 164
疼痛 360
動的過膨張 163
動的コンプライアンス 187

糖尿病性ケトアシドーシス 282
頭部外傷（患者） 214～223
　── の管理 216
　── の人工呼吸器設定 219, 219
　── の人工呼吸器離脱 221
　── の人工呼吸のアルゴリズム 220
　── の人工呼吸の適応 218, 219
　── の人工呼吸のモニタリング 221, 221
　── の臨床所見 216
動脈カテーテル
　── の測定値から算出された項目 302
　── の直接的な測定項目 301
動脈カニュレーション
　── の合併症 300, 301
　── の適応 300, 301
動脈血酸素含量（Cao$_2$） 278, 341
動脈血酸素分圧（Pao$_2$） 274
動脈血サンプリング 280
特異的肺エラスタンス 329
トータルフェイスマスク 116, 116
トライツ靭帯 343
トラブルシューティング 131
トランスフェリン 339
トリガー
　── 感度 63, 156
　── による患者-人工呼吸器非同調 156
　── 変数 45
トリスヒドロキシメチルアミノ

メタン（THAM） 15
ドレナージシステム 260
トレンデレンブルク位 38
鈍的胸部外傷 207

な行

二酸化炭素産生量（V̇co₂） 5, 337
二酸化炭素分圧（Pco₂） 279
二段呼吸 18
乳酸アシドーシス 282
尿中の尿素窒素（UUN） 340
尿毒症性（腎性）アシドーシス 282

熱希釈法 302
熱・湿度交換器（HME） 124, 127
　── の禁忌　*128*
熱傷　249～258,290
熱傷および気道熱傷患者
　── の人工呼吸器設定　254,*254*
　── の人工呼吸器離脱　257
　── の人工呼吸中のモニタリング　256,*257*
　── の人工呼吸のアルゴリズム　*255*
　── の人工呼吸の適応　253,*254*
　── の肺合併症　250,*250*
ネブライザー　367
　── の投与量　369
粘膜線毛運動　252

脳灌流圧（CPP）　215
脳コンプライアンス曲線　*216*
脳組織 Po₂（Pbto₂）　285

能動的加湿　125
　── システム　125
脳内プローブによる脳 Po₂（P$_b$o₂）測定　221
囊胞性線維症　193

は行

バイアス流　131
肺炎　252
肺活量（VC）　238
肺気量　300,333
肺血管抵抗（PVR）　300,304
　── 係数（PVRI）　304
敗血症　253,393
肺コンプライアンス　139
肺挫傷　207
肺疾患　260
肺シャント　278
肺終末毛細管酸素含量（Cc'o₂）　278
肺出血　360
肺傷害　357
肺水腫　243
排痰補助装置（MIE）　239, 360
肺動脈圧（PAP）　302
　── 波形　*305*
肺動脈カテーテル　302
　── によって記録された圧波形　303
肺内外圧差　2,262
ハイブリッドマスク　116
肺胞外空気　260
肺胞拡張圧　13,22,181
肺胞換気　279
　── 量（V̇A）　4,5,280
肺胞気 Pco₂（PAco₂）　293
肺胞気 Po₂（PAo₂）　276

肺胞気式　138,276
肺胞死腔　4,5,279
肺胞内圧（Palv）　311
肺胞内外圧差　181
肺胞リクルートメント　141
肺保護戦略　26
肺メカニクス　13,91,163, 310
　── の変化　226
肺毛細管楔入圧（PCWP）　302
肺容量と時定数の関係　91
肺リクルートメント（手技）　14,109
抜管　175,351
　── の合併症　351,*351*
　── の評価　351
　── 後の予後を予測する因子　176
バックアップ換気　57
バッグバルブ
　── 換気器具　374,*375*
　── 換気器具から供給される1回換気量に影響を与える因子　377
　── 換気中の酸素濃度に影響する因子　377
　── マスク換気テクニック　375
発声　353
発熱性の重症呼吸器疾患　378
鼻ピローマスク　116
鼻マスク　116,*116*
パルスオキシメトリー　288～293
　── の限界　290
　── の測定原理　289
ハロタン　367

晩期人工呼吸器関連肺炎　32
瘢痕　251
反応の評価　370
反復最小二乗フィッティング法　315

微小誤嚥　348
非侵襲的人工呼吸（NIV）　38, 112〜121, 378
　── 時のエアロゾル投与　370
　── 専用器　118, 119
　── 専用器での吸気気道陽圧（IPAP）　119
　── に適する患者の選択　114
　── に用いるインターフェイスの利点と欠点　117
　── の効果判定　115
　── 用人工呼吸器　118
ビデオ喉頭鏡　354
皮膚熱傷　250, *251*
肥満患者　338
疲労を起こさない程度の負荷　212
頻呼吸　157

フィックの式　278
フェイスシールドバリアデバイス　373
フェイスマスク　141
不感蒸泄　124
腹臥位　362
腹腔内圧　300, 332
副鼻腔炎　348
腹部コンパートメント症候群　333
不整脈　269, 360

部分換気補助　60
プラトー圧（Pplat）　13, 150, 310, *311*
振り子呼吸　99
フリーラジカル　22
プレアルブミン　339
フレイルチェスト　141, 207
ブレオマイシン　22
プレッシャーサポート　80
　── 圧　64
プレッシャーサポート換気（PSV）　48, 56, 57, 64, 79, 96, 184, 256
　── での流量，圧，換気量波形　97
　── の圧波形　65, *86*
　── のグラフィック　58
プロスタサイクリン　367, 368
分時換気量（V̇E）　4, 70
分泌物増加　252
分離肺換気　264

平均気道内圧（P̄aw）　2, 68, 143, 313
　── に影響する因子　143
　── を高くする方法　68
平均血圧　301
平均動脈圧（MAP）　215, 304
平均肺胞内圧（P̄alv）　312, 314
米国疾病対策センター（CDC）　33
米国集中治療医学会　343
米国心臓協会のガイドライン　295
閉鎖回路式熱量計　340
閉鎖式吸引
　── カテーテル　37

　── システム　357
閉塞型睡眠時無呼吸症候群　116
閉塞性肺疾患　192〜204
壁内外圧差　305
ヘモグロビン酸素飽和度　274
ヘリウム　366
ヘリオックス　366
ヘルメット　116, *116*
変曲点　323
ベンゾジアゼピン　9, 170

ボーアの式　279
膀胱内圧　333
膨張・虚脱の反復　187
歩行プログラム　384
ポータブル人工呼吸器　378, 385, 386
　── の特徴　386
ホメオスタシス　285, 294
ポリオ後症候群　233
ポンプ　391

ま行

マイクロプロセッサ制御ポータブル人工呼吸器　386
マススペクトロメトリー　293
マニキュア　290
慢性拘束性肺疾患患者　226
慢性呼吸筋機能障害　193
慢性呼吸不全　116
慢性重症疾患（CCI）　176, *177*
慢性閉塞性肺疾患（COPD）（患者）　113, 193, 350
　── でのプレッシャーサポート換気（PSV）　196
　── における高二酸化炭素血症性呼吸不全の管理　392

―― の栄養 194
―― の呼吸筋機能障害 193
―― の人工呼吸器設定 *197*
―― の人工呼吸器離脱 203
―― の人工呼吸中のモニタリング 202, *202*
―― の人工呼吸のアルゴリズム *198*
―― の人工呼吸の適応 195, *196*

ミオパチー 9
未熟児網膜症 7
ミストリガー 18
脈圧変動（PPV） 187, 306, *307*
脈波灌流指数（PI） 293
脈波変動指数（PVI） 291

無気肺 5
無呼吸 187, 216, 226, 262
―― テスト 222

メインストリーム方式カプノグラフ 293
メインストリーム容積測定カプノグラフィー 130
メタノール 283
メチシリン耐性黄色ブドウ球菌 32
メチレンブルー 290
メトヘモグロビン血症 366
免疫抑制のある患者の呼吸不全 113

毛細血管でのシャント 3, *3*
目標スキーム 44, 49
モード

―― , 人工呼吸器 150
―― による患者–人工呼吸器非同調 163

や行

薬物中毒（患者） 267〜271
―― の人工呼吸器設定 269, *269*
―― の人工呼吸器離脱 270
―― の人工呼吸中のモニタリング 269, *271*
―― の人工呼吸のアルゴリズム *270*
―― の人工呼吸の適応 268, *268*

輸液
―― 過多 253
―― とカテーテル治療トライアル（FACT trial） 307
ゆがみ 22, 329

陽圧呼吸 2, 300
―― 器 42
―― における心血管反応の決定因子 244
用手換気器具 373
用手的換気方法 357, 374
陽性変力作用を有する薬物 305
容量傷害 21, 23
予防的体位ドレナージ療法 360

ら行

ライズタイム 57, 64, 94, 159
―― 調整 97
ラリンジアルマスクエアウェイ 354
卵円孔開存（PFO） 136

リークテスト 351
リクルートメント手技 185, *185*, 186
リミット変数 48
流量 310, 319
―― –換気量ループ（flow-volume loop） 322, *323*
―― サイクル 163
―― による患者–人工呼吸器非同調 157
―― 波形 150
―― 波形による I : E 比への影響 99
―― 波形による生理学的影響 99
―― 膨張式用手換気器具 376
量制御換気（VCV） 48, 53, 63
―― で矩形波を使った場合の気道内圧波形 *93*
―― で矩形波を使った場合の流量, 圧, 換気量波形 *93*
―― での気道内圧 85
―― での漸減波 *95*
―― でモニタリングするもの 70, *71*
―― における主要な変数 54
―― における典型的な気道内圧波形 *310*
―― の流量波形 *92*
量制御–持続的強制換気（VC-CMV）のグラフィック *56*
両側浸潤影 180
緑膿菌 32

ループ 322

レチノール結合蛋白 339

肋骨骨折 207
ローラーポンプ 391

欧文索引

A

ABCDE（Awakening and Breathing, Choice of sedative and analgesic, Delirium monitoring, Early mobilization）バンドル 9, 383
ACCP（American College of Chest Physicians）-SCCM（Society of Critical Care Medicine）-AARC（American Association for Respiratory Care）合同のエビデンスに基づいた人工呼吸器ウィーニング・離脱ガイドライン 169
Acinetobacter 属 32
acute lung injury 180
acute myocardial infarction（AMI） 243
acute respiratory distress syndrome（ARDS）（患者） 141, 179〜190, 378
　　　── における体液管理 307
　　　── における体外膜型肺（ECMO） 389
　　　── に対する高頻度振動換気（HFOV） 265
　　　── に対する呼気終末陽圧（PEEP） 142
　　　── ネットワーク（ARDSNet）アプローチ 182, 185
　　　── ネットワーク（ARDSNet）の PEEP/

　　　　F_{IO_2} 表 82
　　　── の1回換気量 186
　　　── のガス交換，圧，1回換気量の目標 182, 183
　　　── の重症度分類 277
　　　── の人工呼吸器設定 182, 182
　　　── の人工呼吸器離脱 189
　　　── の人工呼吸中のモニタリング 188, 189
　　　── の人工呼吸のアルゴリズム 183, 184
　　　── の人工呼吸の適応 181, 182
　　　── の特徴 180
　　　── の肺外要因 181
　　　── の肺内要因 181
　　　── の病理像 181
　　　── のプラトー圧（Pplat） 186
　　　── の分類 180
　　　── の臨床経過 180
adaptive 制御 49
adaptive pressure control 77, 80
　　　── での制御ロジック 77
adaptive pressure ventilation 77
adaptive support ventilation（ASV） 53, 80, 81, 82
air-entrainment mechanism 378
airway pressure-release ventilation（APRV） 85, 98, 188
　　　── の圧波形 87
American Heart Association のガイドライン 295

anion gap（AG） 282
antidiuretic hormone（ADH） 8
artificial airway-associated pneumonia 31
assist/control（A/C）換気 55
atelectrauma 21,24
atrial natriuretic peptide（ANP） 8
AutoFlow 77
AutoMode 79
auto-positive end-expiratory pressure（auto-PEEP） 69,142,156,193,312,*313*,330
average volume-assured pressure support（AVAPS） 80

B

bag-valve manual ventilator 374,*375*
barotrauma 6,*21*,21,260
basal energy expenditure（BEE） 338
base excess（BE） 281
Baydur 手技 328
BiLevel 85
── の圧波形 *87*
biotrauma 6,*21*,26
BIPAP（biphasic positive airway pressure） 85
BiPhasic 85
Bird 63
BiVent 85
bleed-off 376
Bohr の式 279

brain P_{O_2}（P_bO_2）測定 221
bronchoalveolar lavage（BAL） 360,362

C

calibration 290
Campbell ダイアグラム 332,*332*
CaO_2 278,341
cardiopulmonary resuscitation（CPR） 295
$Cc'O_2$ 278
Centers for Disease Control and Prevention（CDC） 33
── ガイドライン 33
central venous pressure（CVP） 302
cerebral perfusion pressure（CPP） 215
Cheyne-Stokes 呼吸 216
chronic critical illness（CCI） 176,*177*
chronic obstructive pulmonary disease（COPD）（患者） 113,193,350
── でのプレッシャーサポート換気（PSV） 196
── における高二酸化炭素血症性呼吸不全の管理 392
── の栄養 194
── の呼吸筋機能障害 193
── の人工呼吸器設定 *197*
── の人工呼吸器離脱 203
── の人工呼吸中のモニタリング 202,*202*
── の人工呼吸のアルゴリズム *198*

── の人工呼吸の適応 195,*196*
closed-loop 制御 49,79
CO
── オキシメトリー 276
── シアン化合物 253
CO_2 276
consolidation 180,187
continuous mandatory ventilation（CMV） 45,*46*,54
continuous positive airway pressure（CPAP） 56,139
── のグラフィック 57
continuous spontaneous ventilation（CSV） 45,*46*,56
cough assist 239,360
critical illness myopathy 148,235
critical illness polyneuropathy 235
Cushing 現象 215
$C\bar{v}O_2$ 278,341

D

decremental PEEP trial 185,*185*
definitive therapy 217
dependent lung zone 362
DO_2 276,278
Dobhoff チューブ 343
DuoPAP 85

E

early goal-directed therapy 284

electromyographic activity of the diaphragm (EAdi) 83
end-expiratory hold 202
end-expiratory lung volume (EELV) 319, 325, 333
enflurane 367
extracorporeal life support (ECLS) 188, 388〜395
extracorporeal membrane oxygenation (ECMO) 389
　—, venoarterial (VA) 390, *391*
　—, venovenous (VV) 390, *390*
　— の将来　394
　— の適応　392, *394*

F・G

Fick の式　278
F_{IO_2}　138, 366
　— の設定　151
flow-volume loop　322, *323*
fluid and catheter treatment trial (FACT trial) 307
Foley カテーテル　333
functional residual capacity (FRC) 14, 139, 300

Guillain-Barré 症候群　233

H

H1N1 流行　389, 394
Haemophilus influenzae 32
Haldane 効果　7

Harris-Benedict の式　338
HbCO (carboxyhemoglobin) 253
heat and moisture exchanger (HME) 124, *127*
　— の禁忌　*128*
Henderson-Hasselbalch の式　281
high frequency jet ventilation (HFJV) 105
high frequency oscillation (HFO) 105
high frequency oscillatory ventilation (HFOV) 105, *106*, 188, 256
high frequency percussive ventilation (HFPV) 105, 256
　— での流量，圧，換気量の波形　*107*
high frequency positive pressure ventilation (HFPPV) 105
high frequency ventilation (HFV) 105〜110, 261, 265
　— のガス交換に関与する要因　106
　— の種類　*105*
　— を使用する根拠　108
　— を使用する適応　108
hyperinflation 156, 260
　— 療法　239, 357

I

iatrogenic hyperventilation 217
I：E 比　63, 101, 108

inflection point 323
infection-related ventilator-associated complication (IVAC) 33, *34*
inhaled nitric oxide (iNO) 366
inspiratory positive airway pressure (IPAP) 80
intelligent 制御　49
Intellivent 81, *82*
intensive care unit (ICU) における筋弛緩薬の使用に伴う遷延性の麻痺　233
intermittent mandatory ventilation (IMV) 45, *46*
intracranial pressure (ICP) 215
　— 亢進　360
　— の管理　*217*
intracranial volume 215
Ireton-Jones 式　338
isothermic saturation boundary (ISB) 124
iterative least squares fitting method 315

J・L

jugular venous bulb oxygen saturation ($Sjvo_2$) 測定　221

least squares fitting method 315
left ventricular stroke work index (LVSWI) 305
lower inflection point 323, *324*

欧文索引　413

M

machine volume　75
Macintosh 型　354
mandatory minute ventilation (MMV)　88
mass casualty respiratory failure (MCRF)　378
　── シナリオにおける人工呼吸器の考えられる調達元　380
　── 時に対する人工呼吸器の作動特性　379
maximum insufflation capacity (MIC)　239
mean arterial pressure (MAP)　215, 304
mechanical insufflation-exsufflator (MIE)　239, 360
metabolic cart　340, 341
metered dose inhaler (MDI)　367
methicillin-resistant *Staphylococcus aureus*　32
microaspiration　348
mini-BAL　361
mouth-to-mask ventilation　374
mouth-to-mouth ventilation　373
MRI (magnetic resonance imaging)　386
Mucus Shaver　358, 359
multiple organ dysfunction syndrome (MODS)　28

N

National Healthcare Safety Network　33
neurally adjusted ventilator assist (NAVA)　48, 82, 83, 98, 163
　── での気道内圧　85
neurogenic pulmonary edema (NPE)　216
NO　366
noninvasive ventilation (NIV)　38, 112～121, 378
　── 時のエアロゾル投与　370
　── 専用器　118, 119
　── 専用器での吸気気道陽圧 (IPAP)　119
　── に適する患者の選択　114
　── に用いるインターフェイスの利点と欠点　117
　── の効果判定　115
　── 用人工呼吸器　118

O

omega-3　343
open lung アプローチ　182, 184, 185
optimal 制御　49
oxygenation index (OI)　277

P

P(A-a)O_2　277
$Paco_2$ と $Petco_2$ の関係　295
P_{ACO_2}　293
P(a-et)co_2　295
Palv　311
$\bar{P}$alv　312, 314
Pao_2　274
P_{AO_2}　276
Pao_2/Fio_2　277
Pao_2/P_{AO_2}　277
patent foramen ovale (PFO)　136
$\bar{P}$aw　2, 68, *68*, 143, 313
　── に影響する因子　143
P_bo_2 測定　221
Pbto$_2$　285
PC-CMV (A/C)　66
PCIRV　94
Pco$_2$　279
PCV　48, 53, 63
　── での気道内圧　85
　── での吸気流量　96
　── での流量，圧，換気量波形　95
　── でモニタリングするもの　70, 71
　── における主要な変数　55
　── における典型的な気道流量波形　312
　── の流量波形　92
PCV+　85
Pdi (transdiaphragmatic pressure)　333
peak inspiratory pressure (PIP)　64, 71, 310
$P\bar{E}co_2$　279
percutaneous endoscopic gastrostomy (PEG)　343
permissive hypercapnia　5, 14, 185, 199, 211, 218, 229, 256

―の生理学的影響　15
permissive hypoxemia　17
Petco$_2$　293
pH
　―の測定　274
　―の体温補正　285
PI$_{max}$　172, *174*, 238
Plateau pressure（Pplat）　13, 150, 310, *311*
plethysmographic perfusion index（PI）　293
plethysmographic variability index（PVI）　291
Po$_2$　274
pop-off　376
positive end-expiratory pressure（PEEP）　14, 139, 243, 300, 311
　―調節に関するほかのアプローチ　187
　―滴定　329
　―の圧傷害への影響　141
　―のガス交換への影響　140
　―の心血管機能への影響　140
　―の頭蓋内圧への影響　141
　―の生理学的影響　139, *140*
　―の設定　151
　―の適応　141, *141*
　―の肺メカニクスへの影響　139
　―を設定するアプローチ　325
possible ventilator-associated pneumonia　35, *35*

power of breathing　316
pressure augmentation　75
pressure-controlled inverse ration ventilation（PCIRV）　94
pressure-controlled ventilation（PCV）　48, 53, 63
　―での気道内圧　85
　―での吸気流量　96
　―での流量，圧，換気量波形　95
　―でモニタリングするもの　70, *71*
　―における主要な変数　55
　―における典型的な気道流量波形　312
　―の流量波形　92
pressure-controlled volume guarantee　77
pressure-regulated volume control　49, 53, 77, 163
pressure support ventilation（PSV）　48, 56, 57, 64, 79, 96, 184, 256
　―での流量，圧，換気量波形　97
　―の圧波形　65, *86*
　―のグラフィック　58
pressure-volume curve　323, *324*, *325*
probable ventilator-associated pneumonia　35, *36*
prolonged mechanical ventilation（PMV）　176, *177*
proportional assist ventilation（PAV）　49, 66, 82, 83, *84*, 98, 163, 256

―での気道内圧　85
Pseudomonas aeruginosa　32
Ptcco$_2$　296
Ptco$_2$　296
pulmonary artery pressure（PAP）　302
pulmonary capillary wedge pressure（PCWP）　302
pulmonary vascular resistance（PVR）　300, 304
　― index（PVRI）　304
pulse contour 波形解析法　302
pulse pressure variation（PPV）　187, 306, *307*
Puritan-Bennett　63
P$\bar{v}$co$_2$　285, 294
P$\bar{v}$o$_2$　284

Q・R

quality of life（QOL）　235

R　337
Raman スペクトロスコピー　293
ramp flow　310
range-of-motion（ROM）運動　384
rapid-shallow breathing index（RSBI）　171
recirculation　390
resting energy expenditure（REE）　338
R$_I$　314
right ventricular stroke work index（RVSWI）　304

S

Scvo₂ 284
Sellick maneuver 375
semirecumbent 体位 343
Servo-i 76
servo 制御 49
Sjvo₂ 測定 221
SmartCare 49
SmartCare/PS 80
smoke inhalation 250, 251
Society of Critical Care Medicine 343
Spco 289
Sp$_{HB}$ 289
Sp$_{MET}$ 289
spontaneous awakening trial (SAT) 38, 170
spontaneous breathing trial (SBT) 38, 171
　── 失敗の基準 172
　── に失敗したときのアプローチ 172
　── の失敗の原因 172
steal 384
Stewart アプローチ 283
　── を用いた酸-塩基平衡異常の分類 283
strain 22, 329
stress 22, 329
　── index (SI) 187, 326
stridor 351
stroke volume (SV) 302
　── index (SVI) 303
strong ion difference (SID) 283
subfatiguing load 212

S$\bar{v}$o₂ 284
sweep flow 392
synchronized intermittent mandatory ventilation (SIMV) 58, 163, 165
　── の圧波形 60
　── のグラフィック 59
systemic vascular resistance (SVR) 304

T

THAM〔tris (hydroxymethyl) aminomethane〕 15
Thebesian 静脈 3
tidal recruitment/derecruitment 187
tidal volume (V_T) 4, 13, 63, 70, 71, 142, 150, 311
transpulmonary pressure 2, 262
Trendelenburg 位 38
trophic nutrition 343
tube compensation (TC) 84, 350

U

underwater seal 260
upper inflection point 323, 324
urine urea nitrogen (UUN) 340

V

$\dot{V}_A$ 4, 5, 280
VC-CMV のグラフィック 26, 56
$\dot{V}co_2$ 5, 337
$\dot{V}_D$ 4, 5

V_D/V_T 4, 169, 202, 279
$\dot{V}_E$ 4, 70
venoarterial extracorporeal membrane oxygenation (VA ECMO) 390, 391
venovenous extracorporeal membrane oxygenation (VV ECMO) 390, 390
ventilator-associated condition (VAC) 33, 34
ventilator-associated event (VAE) 33
ventilator-associated pneumonia (VAP) 7, 30〜40, 142
　── の疫学 32
　── の同定 32
　── の予防 35
　── バンドル 35, 37
ventilator-induced diaphragm dysfunction 9
ventilator-induced lung injury (VILI) 6, 20〜28, 86, 150, 181
vital capacity (VC) 238
$\dot{V}o_2$ 278, 337
volume-assured pressure-support 75
　── での制御ロジック 76
volume control+ (VC+) 77
volume-controlled ventilation (VCV) 48, 53, 63
　── で矩形波を使った場合の気道内圧波形 93
　── で矩形波を使った場合の流量，圧，換気量波形 93
　── での気道内圧 85

―― での漸減波　*95*
―― でモニタリングするもの　*70*, *71*
―― における主要な変数　*54*
―― における典型的な気道内圧波形　*310*
―― の流量波形　*92*
volume support（VS）　*79*, *163*
―― での制御ロジック　*79*
volume-targeted pressure control　*77*
volutrauma　*21*, *23*
V̇/Q̇　*294*
―― ミスマッチ　*13*, *277*
―― ミスマッチの酸素化への影響　*137*

W
Weir 法　*340*
West の zone　*8*
work-of-breathing　*70*, *83*, *139*, *316*, *330*
―― の増加　*244*

Z
zone
―― 1　*8*, *306*
―― 3　*306*
―― of comfort　*80*

数字・ギリシャ文字
1 回換気量（V_T）　*4*, *13*, *63*, *70*, *71*, *142*, *150*, *311*
―― と呼吸数の初期設定　*151*
1 回拍出量（SV）　*302*
―― 係数（stroke volume index：SVI）　*303*
2 段呼吸　*96*, *156*
2-ヒット作用　*24*
100％酸素　*139*
β 刺激薬　*367*
β 遮断薬　*305*
ΔPOP　*291*
ΔPpl　*300*, *306*
τ　*91*, *142*, *193*, *194*
――, 肺　*193*, *194*

ヘスとカクマレックの THE 人工呼吸ブック 第2版

定価：本体 5,000 円＋税

2007 年 5 月 30 日発行　第 1 版第 1 刷
2015 年 8 月 26 日発行　第 2 版第 1 刷 ©

著　者　　ディーン R. ヘス
　　　　　ロバート M. カクマレック

訳　者　　田中　竜馬（たなか　りょうま）
　　　　　瀬尾　龍太郎（せお　りゅうたろう）
　　　　　安宅　一晃（あたぎ　かずあき）
　　　　　新井　正康（あらい　まさやす）

発行者　　株式会社 メディカル・サイエンス・インターナショナル
　　　　　代表取締役　若松　博
　　　　　東京都文京区本郷 1-28-36
　　　　　郵便番号 113-0033　電話 (03) 5804-6050

印刷：双文社印刷／表紙装丁：岩崎邦好デザイン事務所

ISBN 978-4-89592-825-0 C3047

本書の複製権・翻訳権・上映権・譲渡権・公衆送信権（送信可能化権を含む）は(株)メディカル・サイエンス・インターナショナルが保有します。
本書を無断で複製する行為（複写，スキャン，デジタルデータ化など）は，「私的使用のための複製」など著作権法上の限られた例外を除き禁じられています。大学，病院，診療所，企業などにおいて，業務上使用する目的（診療，研究活動を含む）で上記の行為を行うことは，その使用範囲が内部的であっても，私的使用には該当せず，違法です。また私的使用に該当する場合であっても，代行業者等の第三者に依頼して上記の行為を行うことは違法となります。

JCOPY 〈(社)出版者著作権管理機構 委託出版物〉
本書の無断複写は著作権法上での例外を除き禁じられています。複写される場合は，そのつど事前に，(社)出版者著作権管理機構（電話 03-3513-6969，FAX 03-3513-6979，info@jcopy.or.jp）の許諾を得てください。